# 现代脊柱外科学

## （第三版）

# MODERN SPINE SURGERY
## (3rd)

主 编 赵定麟

副主编 （按姓氏笔画排序）

严力生 吴德升 沈 强 陈德玉
赵 杰 侯铁胜 袁 文 倪 斌

# 1

# 脊柱外科总论

（按姓氏笔画排序）

主 编 王成才 卢旭华 张继东 林 研
副主编 于 彬 刘忠汉 姜 宏 徐 燕 鲍宏玮

世界图书出版公司

上海·西安·北京·广州

图书在版编目（CIP）数据

现代脊柱外科学 / 赵定麟主编 . — 3 版 . — 上海：
上海世界图书出版公司, 2017.1
ISBN 978-7-5192-0949-0

Ⅰ . ①现… Ⅱ . ①赵… Ⅲ . ①脊椎病 – 外科学 Ⅳ .
① R681.5

中国版本图书馆 CIP 数据核字 (2016) 第 087856 号

出 版 人：陆　琦
责任编辑：金　博
装帧设计：姜　明

现代脊柱外科学（第三版）

赵定麟　主编

上海世界图书出版公司 出版发行
上海市广中路88号
邮政编码 200083
上海界龙艺术印刷有限公司印刷
如发现印装质量问题，请与印刷厂联系
（品管部电话：021-58925888）
各地新华书店经销
开本：889×1194　1/16　印张：240.75　字数：5 760 000
2017 年 1 月第 1 版　2017 年 1 月第 1 次印刷
ISBN 978-7-5192-0949-0 / R·367
定价：3980.00元
http://www.wpcsh.com

# 《现代脊柱外科学》（第三版）编写人员

**按姓氏笔画排序**

主　　编　赵定麟

副 主 编　严力生　吴德升　沈　强　陈德玉　赵　杰　侯铁胜　袁　文　倪　斌

特邀作者　王予彬　朱丽华　刘大雄　李也白　李国栋　张文明

　　　　　周天健　侯春林　党耕町　富田胜郎　Kenji Hannai

主编助理　于　彬　刘忠汉　李　国　鲍宏玮

参编作者

| | | | | | | | | |
|---|---|---|---|---|---|---|---|---|
| 丁　浩 | 于　彬 | 于凤宾 | 万年宇 | 川原范夫 | 马　敏 | 马　辉 | 马小军 | 王　冰 | 王　亮 |
| 王　晓 | 王　霆 | 王义生 | 王予彬 | 王占超 | 王成才 | 王向阳 | 王良意 | 王秋根 | 王素春 |
| 王海滨 | 王继芳 | 王新伟 | 亓东铎 | 牛惠燕 | 尹华斌 | 石　磊 | 卢旭华 | 叶晓健 | 田海军 |
| 史国栋 | 史建刚 | 匡　勇 | 吕士才 | 吕国华 | 朱　亮 | 朱　炯 | 朱丽华 | 朱宗昊 | 朱海波 |
| 刘　林 | 刘　洋 | 刘　菲 | 刘大雄 | 刘志诚 | 刘忠汉 | 刘宝戈 | 刘洪奎 | 刘祖德 | 刘晓光 |
| 刘晓伟 | 刘雁冰 | 刘锦涛 | 池永龙 | 许　鹏 | 许国华 | 许建中 | 纪　方 | 孙　伟 | 孙京文 |
| 孙钰岭 | 孙梦熊 | 孙韶华 | 严力生 | 杨　操 | 杨立利 | 杨兴海 | 杨述华 | 杨建伟 | 杨胜武 |
| 杨海松 | 杨维权 | 杨惠林 | 李　华 | 李　国 | 李　侠 | 李　博 | 李　雷 | 李也白 | 李立钧 |
| 李国栋 | 李宝俊 | 李建军 | 李临齐 | 李盈科 | 李铁锋 | 李增春 | 肖建如 | 吴志鹏 | 吴晓东 |
| 吴德升 | 邱　勇 | 何志敏 | 何海龙 | 沙卫平 | 沈　彬 | 沈　强 | 沈晓峰 | 沈海敏 | 张　丹 |
| 张　伟 | 张　振 | 张　颖 | 张文林 | 张文明 | 张玉发 | 张世民 | 张兴祥 | 张志才 | 张帮可 |
| 张秋林 | 张彦男 | 张继东 | 张清港 | 陆爱清 | 陈　宇 | 陈红梅 | 陈利宁 | 陈峥嵘 | 陈德玉 |
| 陈德纯 | 邵增务 | 范善钧 | 林　研 | 林在俊 | 林浩东 | 罗旭耀 | 罗卓荆 | 罗益滨 | 金根洋 |
| 金舜瑢 | 周　杰 | 周　晖 | 周　跃 | 周　强 | 周天健 | 周许辉 | 孟祥奇 | 赵　杰 | 赵　鑫 |
| 赵卫东 | 赵长清 | 赵定麟 | 郝跃东 | 胡玉华 | 胡志前 | 胡志琦 | 战　峰 | 钮心刚 | 侯　洋 |
| 侯春林 | 侯铁胜 | 俞鹏飞 | 姜　宏 | 祝建光 | 袁　文 | 袁红斌 | 袁琼英 | 顾庆国 | 党耕町 |
| 钱海平 | 倪　斌 | 徐　辉 | 徐　燕 | 徐成福 | 徐华梓 | 徐荣明 | 徐海涛 | 郭永飞 | 郭群峰 |
| 席秉勇 | 唐伦先 | 海　涌 | 黄　权 | 黄宇峰 | 黄其衫 | 章祖成 | 梁　伟 | 蒋家耀 | 富田胜郎 |
| 谢幼专 | 鲍宏玮 | 蔡郑东 | 臧鸿声 | 廖心远 | 缪锦浩 | 潘孟骁 | 戴力扬 | 臧　磊 | Giovanni |

Kenji Hannai　　Luc F. De Waele

# 第一卷
# 编写人员

按姓氏笔画排序

主　　编　　王成才　　卢旭华　　张继东　　林　研

副 主 编　　于　彬　　刘忠汉　　姜　宏　　徐　燕　　鲍宏玮

主编助理　　王　亮　　陈红梅

参编作者

于　彬　　马　敏　　王　亮　　王予彬　　王成才

王良意　　石　磊　　卢旭华　　刘　林　　刘　菲

刘大雄　　刘忠汉　　刘晓伟　　刘雁冰　　刘锦涛

孙京文　　杨海松　　李盈科　　沈　彬　　沈晓峰

张　伟　　张　振　　张帮可　　张继东　　陈红梅

陈德玉　　林　研　　周　杰　　周　晖　　周天健

孟祥奇　　赵卫东　　赵定麟　　郝跃东　　战　峰

俞鹏飞　　姜　宏　　袁红斌　　袁琼英　　徐　燕

郭永飞　　郭群峰　　蒋家耀　　鲍宏玮

# 第 三 版 前 言

当今是互联网的时代，也是各行各业都向互联网靠拢和攀亲的时代，"互联网 +"已成为时尚的代名词。

由于信息传递的方式变了，速度也快了，手续也简化了，只要打开手机或电脑，一切都历历在目，好不快捷清晰，而且形象逼真。由于这一现状，当今执笔写文章、写书，甚至阅读书本和看报的人也少了！用电脑著书立说的人也未见增加！尤其是富有朝气的中青年一代受其影响更甚。在此情况下要想下功夫完成一部专著的修订与增删工作可真是今非昔比了。当年的应约撰稿者大多是提前，至少是按时交稿；当前却成了明日黄花，往事只好存在浓浓的记忆和回味之中了！

说也奇怪，世上诸事往往说不清、道不明！譬如使用互联网，什么都快了！但是患颈椎病的速度也快了；在 20 世纪数十年间大学生中患颈椎病者不足 1%，可自从电脑、手机、游戏机等出现后，患颈椎病的人数像各种设施更新换代一样，迅速增加，自新纪元开始后在大学生中颈椎病的发生率逐年上升，数年前从 2% 到 5% 已令人惊讶！但 2014 年的统计，每百位大学生中颈椎病发病率已超过 25%，达 27% 之多！此种直线上升速度比 iPad 的更新换代还快！像与网速、宽带竞赛一般，仅仅 15 年，以超越 20 倍的速度直线上升怎不让人震惊！过去在青少年中难以遇到的肩颈腰背痛患者，目前也是成倍地增加！

大家千万不要误会，我并非老拔贡，而且对新生事物的认知一向走在前面。例如当年在长征医院骨科主持工作时，全院第一台传真机在骨科，我们率先购置了打印材料的四通机和复印机，电脑问世后，我们也是在全院率先鼓励全科医生购置个人电脑，并在经济上予以无息贷款支持……同样，我也每天上网了解天下大事，用微信、用 4G 手机等均和年轻人一样，包括在网上、在手机上查地图、找航班、选物和购物等等；但我从不玩游戏，也确实没有时间去网聊；微信主要是用于传递 X 线片、CT 和 MR 等会诊资料和国际信息交流。我的颈椎虽用了 80 年尚属正常，究其原因，大概是每当我浏览网页或看手机时都是采取平视体位。即便是主刀手术时，也是在操作间歇择机仰颈；如此每天低头的时间也就有限了，从而也保护了自己。

任何事物都有正反两面，尤其是新生事物，在接受它的同时应加以全面了解，并力求掌握分寸，这也就是"度"；在分享网络便捷和快乐的同时，且勿忘乎所以。当你天天埋头在屏幕下、长时间陶醉在视听享受的梦幻时，你的颈椎椎间盘由于长时间屈颈(低头)而处于高压状态下岂能不退变。时间越长、压力越大，持续愈久，退变就越严重。也就是说，此种持续长时间低头就是颈椎病高发的罪魁祸首。

虽然不能将"低头族"与"颈椎病"画等号，但天长日久地持续下去也就"基本如此"了。这也是老子所讲的"福祸相依"吧！试想，在年纪轻轻的学子中就有 1/4 人群在风华正茂时患上颈椎病，毕业后步入社会再继续维持如此生活工作习惯（性），大概到了 30 多岁中青年期时发病率至少再增加一倍。那么到了壮年，正是事业有成、步入成功人士群体时岂不都成了脊柱病患者了！未老先衰！届时何来生活质量，想去旅游也只好心有余而力不足，更不要说登山下海了！当然"梦游"还是可行的！

鉴于上述情况，即便是为了年轻一代，我们也必须下定决心，在广泛开展科普知识宣传的同时，努力完成《现代脊柱外科学》（第三版）修订和补充工作，并从"互联网＋"的角度审视诸多相关问题，以求降低脊柱伤病患者的发生率，提高自愈率；尤其针对低头族人群，对长时间埋头弯腰工作生活、学习者提出告诫：为了您和你们的亲人，更是为了您的未来，请抬（仰）起头，挺起胸！无论是上网看文件、看手机都务必把页面向上提升到可以保持仰颈、两眼平视的状态下阅读，力求减轻颈椎间隙内压，达到防患于未然之目的。当然，您一定要任性也没关系。我国的脊柱外科水平处于世界领先地位，届时您需要手术也会替您安排床位和主刀医师，欢迎光临！哈！哈！笑话而已。相信每个人都会珍惜自己的健康、提高生活质量和对未来美好的期待！愿与您共勉之。

本书的雏形源自 1983 年定稿、1984 年 5 月由上海科学技术文献出版社出版的《脊柱外科临床研究》一书。之后又在同一出版社出版了《颈椎病》（1987 年完稿、1988 年 2 月出版，责任编辑是王慧娟女士）和《下腰痛》（1990 年元月完稿，同年 8 月出版，责任编辑仍是王慧娟女士）；此两本书除简装本外，另有一批高标准的精装本。这在当年缺书、少刊物、纸张紧张的年代十分难得，难怪当我将《颈椎病》（精装本）（全为道林纸、硬壳）送给重庆三军大黎鳌教授请他指教时，他十分惊讶地说："多少年见不到如此精美的出版物了！"

5 年后更为精致的《现代脊柱外科学》正式出版，此书完稿于 1995 年春节，正式出版发行为次年 11 月，有 50 多位中外学者参与撰写，全书内容除涵盖颈椎病、下腰痛和脊椎损伤外，凡与脊柱外科有关的基本理论和临床专题，包括先天畸形、炎症、肿瘤、外伤、退变和劳损等涉及脊柱外科临床的课题几乎都纳入本书，期望能为当年异军突起的脊柱外科贡献一分力量。本书的责任编辑是陆琦女士，一位富有创新精神的女强人。主编助理由老军医、老编辑和撰稿人刘大雄主任担任；全书 139 万字，图文并茂，绘图员都是新中国成立前上海美专毕业、新中国成立后数十年间一直在中国人民解放军第二军医大学绘图室从事教学绘图工作的宋石清老师等担当。每幅图不仅精美，而且与人体结构的形状和比例相一致，确保了其科学性和真实性。

1996 年时一本百余万字的精装巨著能够出版确非易事。首印 3000 册，很快售罄，之后又接二连三的加印。1996 年前的专业出版物甚少，但一批批医科大学毕业生陆续进入临床，从住院医师、住院总医师和主治医师，一般在 10 年后就会面临专科的选择。当年脊柱外科是刚刚从骨科中脱颖而出的新型专业学科，临床患者又多，不少中年资医师都期望专攻脊柱外科。在此前提下，急需一本脊柱外科专著；正好本书问世，这无疑是雪中送炭。因此，后来每当我遇到许多已是主任级（或专家级）同道们时，他们就对我半开玩笑半安慰地说："我（们）当年都是看着您写的书长大的……"欣喜和惭愧之余，想想也是。1996 年的年轻医师，20 年后的今天当然是老医师、老专家了！在那百废待兴的断层年代，除了上课的讲义外，几乎找不到新的出版物，而这些医师每时每刻都要面临各式各样脊柱疾病患者！我国又是人口大国，多数大中城市医院每天都有各种疑难杂症患者前来求医问药，而在当年，脊柱外科专业又是新兴学科。因此，由50多位富有临床经验、处理过各种疑难杂症的专业人士撰写的理论专著当然有利于各位医师们对涉及脊柱各种伤患进行系统、全面的了解。读者可以在翻阅中获取知识，亦可根据临床需要反复与临床病例进行核对，以期最后能为痛苦的患者指点迷津，使其早日康复，重返工作生活岗位。

本书的指导思想是"学以致用"，因此，在内容上采取理论结合实际、文图并重的方式，加之绝大多数论著出自本专业专家之手，当然更适合解决本土病例的实际问题和久拖未愈的各种疑难杂症。对各种专题在阐述中除了重点强调认症、诊断、鉴别诊断和防治原则外，更要明白无误地让读者知晓实施治疗的具体方法，包括手术步骤等均按照恩师屠开元教授教导："要让年轻医师看着你的书不仅可以确定诊断，还要能顺利完成手术操作，真正解决实际问题……"他这种源自德国留学时期的理念也传递了临床医生的务实精神和学以致用的基本观念，并通过我们再传播下去！在此前提下，《现代脊柱外科学》（第三版）各章内容也都本着这种"学以致用和学即可用"的原则，凡涉及手术或各类技术操作等问题尽可能地详加阐述；不仅让读者看得懂并在操作时心中有数，而且对操作中可能发生的意外或容易误解之处均反复提醒，以确保患者的安全。

近年国外翻译专著盛行，虽有其特点，但由于译文在确切表达上十分困难，尤其是一词多义时常会误读、误解，进而影响阅读效率和对内容的判定，加之国情不同、技术条件差异和译者的临床水平等因素常使读者的收益大打折扣。当然如果您对专题需要深入探索，尤其是准备开展实验性或临床性课题前就必须博览群书，拓宽思路，拜读世界各国尤其是欧美先进国家各种专题原文资料，其内容不仅丰富，而且技术先进，尤以斯堪的纳维亚（Scandinavian）地区文献更为超前，以原版为主。记得我在20世纪60年代初准备撰写股骨颈骨折文献综述时，就利用年假时间在中国人民解放军第二军医大学图书馆（曾接收了上海巴士德研究所大量原版图书）整整待了两周，中午馆员休息时我就被锁在馆内继续工作，先后查阅了150篇以上原文专著，包括1900年以前的原版资料，受益颇丰。但要解决临床难题，仍以国内文献为主，尽管少、陈旧、纸张泛黄发脆，但内容紧接地气，十分有益。

在漫长的岁月中，1996年出版的《现代脊柱外科学》确实发挥了它的历史作用，在此应该向各位撰稿人、出版者、发行者表示由衷的谢意！当年大家的辛苦为今日我国脊柱外科的发展与繁荣起到了添砖加瓦的作用。潺潺涓涓水汇成大河，大海！同道们的齐心协力成就了祖国的强盛。为了保证脊柱外科学能与时俱进，我们在2004年经修正补充后出版发行了《现代脊柱外科学》（第二版），全书从百余万字增补到280万字，整整翻了一倍。《现代脊柱外科学》（第二版）由陆琦女士和冯文兵先生任责任编辑。现在又过了10年，由于医学的发展，与之伴随的工程学、材料学、影像学等等又上了一个新的台阶，为了尽可能保持本书的实用性、先进性和科学性，我们又汇集了多位专家对本书加以增删和补充，以适应脊柱外科继续前进之需要。在此期间我们发现一些老照片，在怀念既往岁月的同时，选择十余张具有纪念意义的留影附在文中，期望心中的恩师、前辈、挚友、国际友人和合作者共同见证时代的步伐和曾经的梦想与追求。由于当年条件的限制，失去的画面更多！只能用文字补充了。

在《现代脊柱外科学》（第二版）前言中，我曾建议作为一个成熟的骨科医师，尤其希望专门从事难度较高、风险更大、在国外被称为"大医生（big doctor）"的脊柱外科医师，除了要掌握医学本科、大外科学和其他相关学科的理论知识（如神经内科、神经外科、影像学科、电生理技术等）之外，还应具备一定素质。在严格自我要求下，以勤奋为基础，开动脑筋，不断创新，并在服务患者的实践中寻找问题，解决问题，走创新之路。我在20世纪70年代后期所开始的各种颈椎、胸腰椎伤患的诊断、治疗以及各种术式的设计等也可以说都是被疑难疾病"逼"出来的；无临床实践就遇不到难题，何来解题和发明呢？这也就是"时势造英雄"的医道解读吧！此外，在平日生活、工作和学习中更要注意对个人悟性的培养，包括"举一反三""活学活用""一点就破"等能力，此既与先天相关，又来自后天知识的积累。当今世界的教育界都在对青少年一代强调"多学知识"的理念，只有知识爆炸了，才华才能溢出来。而且书读多了，写作能力也就自然提升。

10年后的今天，"互联网+"的时代，我更相信勤奋、创新、实践和悟性对每一位学者的重要性，尤其是将要步入"资深专家"的行列时更需如此。当然，如再具备"三无精神"（no Sunday, no Holiday, no Birthday）则必成大器。当前社会已今非昔比，共识者不乏其人，真正能做到的恐怕要百里挑一了！可是"江山易改，本性难移"，我虽已是耄耋之年，天天要干活的习性已根深蒂固，除非哪天真得不行了，那就只好老老实实了！哈！哈！80年也算够本了！

我是"九一八"国难后的1935年元月出生（农历应为1934年12月），在动荡与战乱中读过小学、私塾和中学，1950年从开封高中跳入哈尔滨医科大学，1956年毕业分配到当年在上海的解放军军事医学科学院，后又转至同年成立的上海急症外科医院（隶属于解放军总后勤部，是新组建的三个直属医院之一，另两个是北京整形科医院和北京阜外医院），师承屠开元教授，当年裘法祖教授和盛志勇教授等亦在此指导工作，使我们初出茅庐的青年学子获益匪浅。

地处上海市中心汉口路的急症外科医院成立于1956年6月，原址在上海滩著名的惠（汇）中旅馆，也是解放军医学科学院外科所的研究基地（所长为沈克非教授）；1958年医科院迁至北京，上海急症外科医院则由中国人民解放军第二军医大学托管。因该院只有普外科（以急腹症为主）和创伤科（主为骨折及颅脑外伤等）两个专业，难以完成医本科生的临床实习和全科教学要求。此时恰逢上海同济医院全院奉命内迁至武汉地区。1959年年底，上海急症外科医院就顺理成章地从汉口路迁至凤阳路上海同济医院旧址（原址留做宿舍，后被置换改建），仍沿用"上海同济医院"院名（同济为上海四大名医院之一，另三院为仁济、中山、华山）。至1968年因众所周知的时代原因更名为上海长征医院；更名后不久就奉令调往西安古都（中国人民解放军第四军医大学从西安奉令调至重庆，中国人民解放军第三军医大学调至上海，呈三角形走马灯式换防），6年后又返回原地。人受折腾是小，所有科研记录资料、实验标本、病理切片、X线片、临床病历以及图书都不准随迁，以致多年心血付诸东流，至今仍深感心痛。我多年前日以继夜地用India ink和让工厂特意加工精制的超细钡粉灌注的一批大型肢体标本，以及特制的微观显微标本切片和影像学资料再也找不到了！专题文章刚开始发表首篇，余稿再也无法延续下去。大家也只好面对现实，重新开始。当年在这条路上走过的人，深知当年的处境何等艰难心酸！但能够平平安安、健健康康活下来就是最大的胜利，也是对社会、对单位、对家庭最好的报答；所以有人说，灾难也是一种收获。不管怎么讲，从1950年起能够渡过那么多关口，人健在，这就是命！是命运的安排，尤其是能够和大家一步步地走入大发展的国家盛宴大厅，实现中国梦的时代，每位老朋友们再相聚时都深有感触，真是来之不易！在珍惜之同时，也深深羡慕青年一代能与时俱进，步伐一致！

作为交班者，我们除了尽力继续发挥余热外，也应回报社会，尤其对我们的接班者，在庆幸他们茁壮成长的同时，也应给予适当鼓励，因此设立骨科学术发展基金的念头也就应运而生。

不少朋友知道我在1992年当大家都对"股票认购证"心存疑虑之际，我以支援国家改革开放之心用3000元之本金认购100张上海证券公司股票认购证，既是支持国家建设的善举，也是投资；没想到一系列政策的推广使本来收益平平的3000元认购证突然升值达百万元。这就是我的第一桶金，也是我后来能资助幼子赵杰出国深造的经济基础（另一半由他哥哥支付，这样可以直接在美国医院做进修医师参与临床工作）。有了股票就要操作，正好让专职在股市大户室炒股的大女儿和做金融工作的小女儿帮我操作理财。股市风云多变，二十多年间经历了各种风暴、股灾，但至今仍有相当结余。金钱来自社会，也应该回报社会，加之在我八十华诞之日，各位同道、同事、学生和子女们在欢庆同时送给我的礼金也有数十万之巨，应该将其放在一起设置一个"青年骨科医师学术发展奖励基金"，以求鼓励年轻人中的佼佼者。当然具体落实到哪个单位、操作程序及相应安排等等均在操办中，相信不久即可实现。

正当本书收尾时，于2015年10月22日我突然被授予有突出贡献的"终身成就奖"，表彰我"在40年前突破禁区首创颈椎前路扩大性减压术获得成功，确立了我国颈椎外科的国际地位……"在此，深感社会、组织和大家对我既往工作的认可和鼓励，今后当继续努力回报各位的深情厚谊。

最后衷心感谢为本书再版的各位作者们，并感激你们的家人和各位助理人员促使本书得以顺利完成！

谢谢大家！谢谢受本书牵累的协作者和你们的家人！

赵定麟

2015年11月12日于上海

# 第二版前言

十年前，《脊柱外科学》一书问世，承蒙同道们的厚爱，曾多次加印。但随着医学专业的不断发展，临床诊断及治疗水平的日新月异，一本新的脊柱外科专著更为大家所期盼，尤其是年轻的专科医师总希望在案边能有一本与国际诊治水平接轨的脊柱外科方面专著以备参考。加之近年来脊柱外科学方面的新理论、新技术和新型设计不断涌现，对来自不同国家和不同学派的观点亦有加以归纳、确认的必要。基于上述认识，本书在经过将近一年的准备、撰写及反复修改后终于今日面世，以期起抛砖引玉之功效，盼有更多新著出版，并望同道们予以指教。

众所周知，由于我国经济的高速发展，全社会卫生条件的改善及全民健康水平的提高，在我国人均寿命延长这一喜讯到来之同时，退变性疾患也开始与日俱增，真是"福祸相依"；在诸多退变疾患中，尤以人体负荷沉重的大梁——脊柱的退行性变之发病率更高，以致引发一系列与退变直接相关或间接相关的各种伤患，其中最为多发的颈椎病、椎间盘脱出症及椎节不稳症等几乎见于半数以上中老年人群，其次是人生晚年发生的骨质疏松及各种在脊柱上发生或转移的肿瘤亦非少见；此类随年龄增加而发生或加重的病变必将增加诊治上的难度，并将影响疗效及预后。

与我国经济高速发展之同时，我国的工农业、交通运输业以及竞技性体育事业等亦获得蓬勃发展。在此状态下，因外伤所引起的脊柱骨折、脱位甚至伤及脊髓的病例亦呈逐年上升趋势。特别是家用汽车的普及和高速公路的网络化，更增加了脊柱受损的概率，其中病情严重的脊髓伤者中有40%的病例源于此类意外。实际上，逐年递增的致伤率更能反映出这一客观现实。

另一方面，当前我国人民生活水平已普遍提高，并有一批中产阶级出现；在这网络普及、信息瞬间传递的WTO时代，在对当代科技发展现状了如指掌之同时，人们对医疗技术水平的理解和要求亦已开始与国际接轨，尤其是上网一族。在此前提下，对专科临床医生的要求也必然更高；因此作为拯救患者于痛苦之中的医师势必更应深入掌握当代医学发展的现状与相关技术，以适应当今整体社会的共同发展。

鉴于以上诸多因素，一本现代化的脊柱外科学专著也就应运而生。我们企图以此书作为骨科临床医师，尤其是对脊柱外科兴趣颇浓之年轻医师们的案边书，以备随时翻阅及查询，并为临床病例的诊断、治疗及预防提供依据。

本书在编写过程中，除强调科学性与新颖性外，在内容上力求全面；除与脊柱外科相关的解剖学基础、生物力学、影像学、麻醉学等加以阐述外，我们更为重视的是脊柱外科的临床部分，包括发病机制、临床特点、诊断依据，与诸相关疾患的鉴别要点、治疗原则、手术程序、并发症的防治以及预防等，尽可能地加以详述，使每位临床医师展卷有益；并对其中容易发生误解及操作失误之处加以提醒，以求防患于未然。

本书属于"外科学"范畴，因此在倡导"动脑"之同时，亦强调"动手"能力的训练与指点。当然，全能式人才更为社会所需，但此种能想、能作、能讲、能写、能研的天才、地才、全才者毕竟是少数，尤其是同时具有创新精神的精英更属罕见；但罕见并非不见，愿各位临床医师都能向此方向发展。事实上，天才式的人物绝非是天生的，大多是随着社会生活的延续和业务活动的积累而逐渐形成。在诸多成功因素中，"勤奋"（diligent）尤为重要；当然，diligent 的前提必然是三无精神，即 no Sunday，no Holiday，no Birthday，这也是本人所一向倡导、并身体力行的基本原则。

我们并不提倡苦行僧主义，但一个受患者欢迎的脊柱外科医生必然要有吃苦精神。美国政府规定每位医师每周工作时间不能超过 50 小时，也从另一侧面反映出一个医生成长过程的现状；尽管世界各国的发展是不平衡的，但条件优越、设备先进的美国医师每周尚需工作 50 小时以上，作为发展中国家的我们更应奋力追赶，努力超越。作者在美国等先进国讲学及学术交流时曾亲眼看见每位临床骨科医生大多在早晨 7 时前进入病房处理患者，8 时左右进入手术室，持续工作到晚上 8 时还下不了班（离不开手术室或病房）。这种勤奋精神对一个创业者是非常需要的。当然你还要量力而行，切勿勉强。行行出状元，你并非非要干外科医生不行；但你如果一旦决定要做一个称职的临床专家就必然要辛苦在前，几乎每天都要泡在病房中，包括节假日。

其次，一个成功的外科临床专家还应该学会不断创新（create），除了接受他人的新见解、新技术外，更应活学活用，外为中用，并在不断总结临床经验的基础上，创造出具有中国特色的新理论与新技术。此种创新精神不仅可促进自身发展，更能使中华民族在脊柱外科领域中获得长足的发展。因此，本书对国人的新见解、新设计等均持欢迎态度。事实上，我国的临床外科水平并不低于欧美国家，尤其是近年来随着 WTO 时代的到来，无保密可言的医疗技术与最新设计完全处于公开化和商业化状态。我们当然用不到客气，花钱买我们需要的东西；十余年前由美国设计生产的 TFC（颈椎界面内固定器）就是首先在我国用于临床（1995）。我国是一个人口大国，按绝对人口计算，中国外科医生拥有更多的临床病例和医疗资源，当然也具有更多的临床诊治（包括手术操作技术）机遇与经验。因此，在脊柱外科领域超越世界水平并非不可能，事实上我国的颈椎外科水平，无论是从诊断角度，或是手术技术均处于世界一流水平。曾有一位在沪施术的外籍颈椎患者返回美国纽约后、经该国医师复查时，当看到颈部沿皮纹淡淡一条 3 ~ 3.5 cm 长之横切口时，竟说"如此小切口，不可能做颈椎手术"。但当他复查 X 光片后，却惊呼"perfect"。手巧、心细，这是我们中国人的骄傲。一个 3 ~ 4 cm 的横切口可以顺利完成 3 ~ 4 节颈椎前路扩大减压 + 内固定术；这在欧美国家认为是不可思议之举，但东方人可以。因此，当我们看到自己不足之处的同时，更应发掘我们的优势、强项，促使我们早日立于世界先进之林，并力争成为先进之首。

第三，一个成功的外科医师，也必然是一个实践（practice）者，因为作为我们服务对象的人，是生物界最为复杂的生命体，几乎每个在正常状态下的人都是一个有别于其他人的另一型号，含有不可复制的密码；更不用说在患病、负伤之时。因此，要想对每个不同型号的伤患者做到判断正确和处理（含手术）合理，除了不断地实践、更多的实践外，别无他法可供选择。也只有如此，方有解读和破译各个不同密码的可能性。因此，我们在提倡多读书的同时，更强调"实践"，在使自己成为高级医师的同时，也是一个能动手的高级手术师（技师），即目前众所瞩目的"双师"人物。否则，你就是读破万卷书也仍然无济于事，更不会治好患者。个别高职（学）位缺乏实践经验者，竟会在手术台上找不到椎管；颈椎前路减压时竟将环锯旋至 4.7 cm 深度；甚至在术中将正常脊髓组织误认为是肿瘤加以切除……此并非笑话，更不是耸人听闻的"故事新编"。没有实践经验的"纸上谈兵者"、"到处插一脚者"和"脚插多行者"，我们当然劝其切勿随意处置患者，以免在延误患者病情之同时，自己也会陷入医疗纠纷之中。因此，必需再次强调：实践，是一个成功的外科医师必由之路。

第四，已经在临床上经历过长期磨炼的脊柱外科专科医师，在处理各种常见伤患之同时，更应不畏艰难，争取对为数不多、但却十分痛苦的疑难杂症病例予以帮助，特别是那些诊断不清，久治无效，甚至已施术多次至今未愈者。一个人的悟性 (comprehension) 固然重要，但更应重视理论上的升华和精湛技术的修炼，在对疑难病例认真检查和仔细观察的基础上，首先是明确诊断（或拟诊），再确定有无手术适应证，需否翻修术或功能重建术。我们曾多次面对已施术三次、四次，甚至五次、六次之多的难题。由于患者痛苦，影响正常生活，并强烈要求再次手术时；作为主治医生责无旁贷，唯有"知难而上"一条道。在强烈责任感的驱使下去处理每一疑难病例；先是大胆假设、认真设计和充分准备，再落实到手术全程中，术中对每一步骤操作都要细心、耐心；宁慢十分，不抢一秒。我们曾对一例已施术五次的腰椎病例第六次施术，术中持续操作 7 个多小时，终于攻克难题，使患者获得满意恢复。每成功一例，都是对大家的鼓舞，尽管在既往 50 年的临床生涯中尚属顺利，但从不敢预卜未来，我们仍感如履薄冰，视每次手术为第一次，小心，谨慎，认真。并愿与大家共克难关。

衷心感谢大家多年的合作和帮助。趁本书出版之际，仅以个人之见解与同道们共勉之；不当之处，尚请各位见谅，并给予指正。

赵定麟
2006 年 6 月 20 日
写于上海长征医院
完稿于同济大学东方（医院）定麟骨科

# 第一版前言

近年来世界各国脊柱外科正以迅猛之势高速发展，我国亦不例外。随着高、精、尖新颖设备的不断问世，对各种伤患的诊断率明显提高，并促进脊柱外科治疗技术的发展，加之各种新型器材及植入物的研制成功，从而使大量既往认为无法治疗的伤患今日已有起死回生之术。鉴于这一认识，本书特邀请在不同专题上具有特长的专家执笔，以期集各家之长、客观地反映我国在各个专题上的最新水平。本书仅个别新技术邀请国外学者撰写。

本书分为概论、颈椎疾患、腰骶椎疾患、脊椎脊髓伤及其他等五篇、四十章加以阐述。在概论篇中，除有关脊椎的解剖及生物力学外，对脊椎伤患的诊断学基础及脊髓受损的定位诊断等作了较详细的介绍，此对初学者至关重要。在颈椎及腰骶椎两篇脊椎疾患中，较细致地介绍了各种常见的病变，对较少见之疾患亦加以介绍，可作为临床医师参考之用。脊椎脊髓伤一篇虽仅有六章，但内容较为全面。第五篇是将不属于以上四篇之专题归在一起，因其内容较多，也显得有点杂乱。本书原则上每个专题一章，但个别内容较多的题目则分为两章，以便平衡各章节之篇幅。

本书力求全面、新颖和实用，因此在内容上尽可能地包罗脊椎外科的方方面面；在诊断治疗技术上多与国际水平接轨。事实上，我国的临床技术水平并不低于欧美先进国家，这也是本书以国内专家撰写为主的原因。为了易使年轻读者掌握有关内容，本书在文字上深入浅出，并注重文图并茂，使读者一目了然，以便于临床工作的开展而有利于广大脊椎伤病患者。但由于我们水平有限，不当之处在所难免，尚请各位同道给予指正为盼。

衷心感谢为本书早日出版给予大力帮助的朋友们和同道们，感谢周旭平医师、张莹医师、王岚副教授和邱淑明工程师为本书的文字处理及编写做了大量的工作，感谢宋石清画师为本书的制图所给予的全力支持，同时更应感谢鼓励、支持与促进本书出版的同道们。

谢谢大家。

赵定麟

1995 年春节于上海

# 目　　录

## 第一卷　脊柱外科总论

# 第三篇

# 脊柱伤患手术麻醉、围手术期处理、护理及中医传统疗法 219

## 索引

# 第二卷 脊柱脊髓损伤

## 第一篇

### 枕寰、枕颈与上颈椎损伤 465

第三篇

胸腰椎损伤　663

# 第四篇

# 骨盆骨折及骶髂关节和
# 骶尾部损伤 921

## 第五篇

# 其他损伤 977

# 索引

# 第三卷　颈椎疾患

（赵定麟　侯铁胜　陈德玉　袁　文
严力生　赵　杰）

# 第三章　颈椎病的非手术疗法及预防　1125

（赵　杰　倪　斌　陈德玉
李临齐　王新伟　赵定麟）

# 第二章　颈椎后路手术并发症及其防治 1561

（陈德玉　袁　文　吴德升　廖心远　赵定麟）

# 索引

# 第四卷 胸、腰、骶尾椎疾患

## 第一篇

## 第四篇

## 腰椎椎间盘源性腰痛　1821

## 第六篇

# 退变性腰椎滑脱症　1891

## 第七篇

# 腰椎韧带骨化症与腰椎小关节疾病　1925

# 第九篇

## 颈、胸、腰椎手术其他并发症 1985

# 索引

# 第五卷 脊柱畸形与特发性脊柱侧凸

## 第一篇

## 先天发育性和遗传性畸形 2037

# 第四篇

## 非特发性脊柱侧凸　2305

# 第五篇

## 脊髓与脊髓血管畸形及病变 2385

## 索引

# 第六卷 脊柱骨盆肿瘤、炎症、韧带骨化和其他脊柱疾患

## 第一篇

## 脊柱肿瘤 2459

（蔡郑东 孙梦熊 孙 伟 马小军）

# 第三篇

## 脊柱炎症性疾病 2705

（王 晓 李临齐 张玉发 赵定麟）

# 索引

# 第一卷 脊柱外科总论

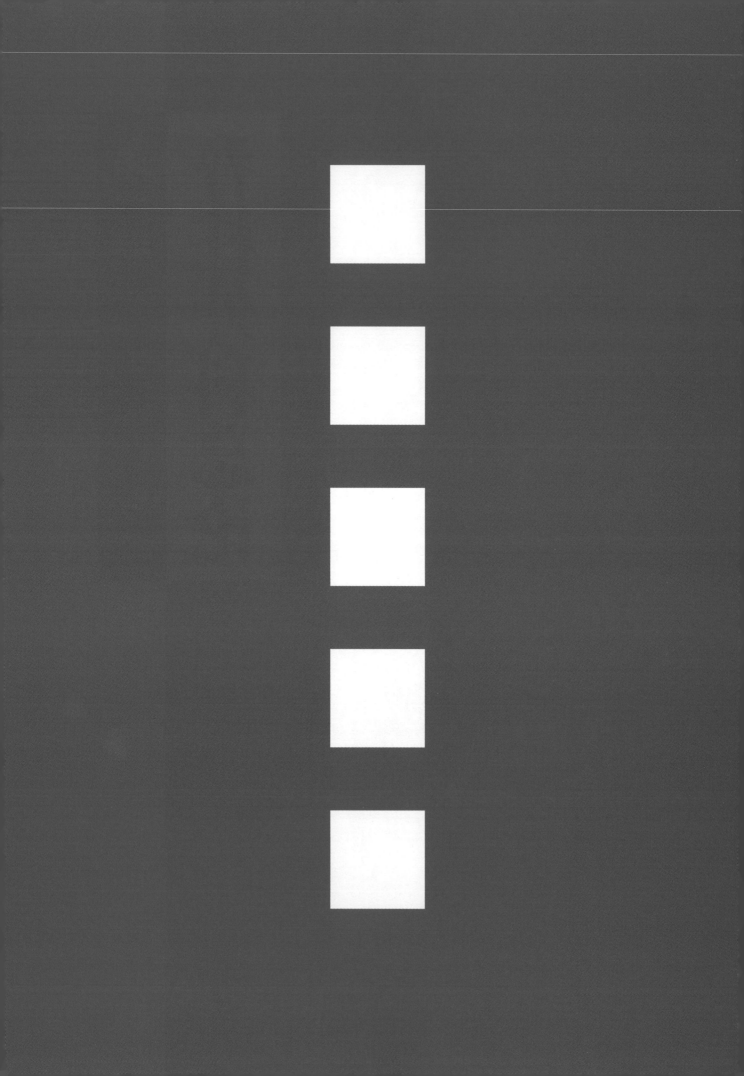

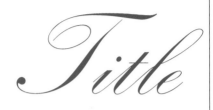

第一篇

# 基本概念

# 第一章 脊柱外科发展史

## 第一节 脊柱疾病非手术治疗史

### 一、古代及19世纪前概况

早在三千年前古典宗教神话及传说等各种书籍就已有脊柱畸形的记载。公元前五世纪，古希腊 Hippocrates 首次描述脊柱侧凸（Scoliosis），提出姿势不良是脊柱侧凸的病因，而且侧弯通常在骨骼生长期加重，他推荐应用器械轴向牵引脊柱治疗脊柱侧凸。公元前 2686-2613 年，古埃及的外科论著 "The Edwin Smith Papyrus" 首次记录了颈椎外伤后瘫痪的症状。Galen（公元 131-201）首次应用侧凸（Scolosis）、后凸（Kyphosis）和前凸（Lordosis）等术语。在治疗方面，他除了赞成轴向牵引外还建议使用胸带（Chest Binder）和背心控制侧弯发展；通过深呼吸和大声唱歌锻炼胸廓周围肌肉，从而改善胸椎畸形。

公元 400-1000 年，脊柱畸形的相关研究与治疗基本上停滞不前，脊柱侧凸甚至被认为是上帝所赐的惩罚，并且也传说在异教徒中常见。

Ambrose Pare（1510-1590）首次描述先天性脊柱侧凸，他认为脊髓受压是造成截瘫的原因。他的主要观点有脊柱侧凸为姿势不良造成侧弯在生长期易加重；可应用铁制背心（Iron Corset）和轴向牵引治疗；处于生长期的患者每三个月更换一次胸部垫板。

1741 年 Nicholas Ander 首次应用 Orthopedia 一词，其原意为直立的儿童。他强调姿势不良产生肌肉不平衡从而导致脊柱侧凸。他认为高度合适的桌椅可以预防学生出现脊柱侧凸。治疗上他推荐使用支具和背心。

1768 年 Francois LeVacher 介绍了桅杆式（Jurymast）支具。该支具可以使患者在直立时达到轴向牵引，它主要通过一木条连于支具后部，从头顶悬下一头帽达到牵引作用。

Jean-Andre Venel 出于对脊柱侧凸治疗的兴趣，于1780年建立了历史上第一家骨科专科医院。此外，他还引入了骨科牵引床和去旋转支具。

19 世纪 80 年代，Lewis Sayre 推广使用了 Paris 石膏让患者站立于垂直牵引架下矫正侧弯及旋转，然后石膏固定。Bradford 和 Brackett 于 1885 年将三点固定原理应用于石膏背心。1817 年 James Parkinson 描述了颈椎神经受压的表现，这是近代对颈椎病症状的最早记载。1824 年 Ollivier 论述了椎间盘突出是造成脊髓受压的原因，并意识到椎间盘退变可以产生临床症状。

在 19 世纪以前，多数学者认为脊柱侧凸是姿势不良引起，治疗上以下方式为主：

1. 支具治疗；
2. 牵引床；
3. 体育锻炼。

### 二、19世纪后概况

自 1915 年开展手术治疗脊柱侧凸后，支具治疗应用愈来愈少。直到 20 世纪中叶，由于脊柱手术的并发症较多，支具治疗才重新引起人们的重视。1945 年 Walter BIount 与 AIbert Schmidt 推广了 Milwaukee 支具，其原理为颈圈与骨盆皮带形成牵引力量，后外侧压垫对肋骨施压。最初，脊柱外科医师将它用于治疗脊髓灰质炎脊柱融合术后。随后，将它作为一种保守治疗方法，应用于治疗特发性脊柱侧凸。Milwaukee 支具不仅可以防止侧弯进展并且可以改善畸形。1970 年 Moe 和 Kettleson 认为 Milwaukee 支具可以永久改善侧弯。但是，Lonstein 和 Winter 认为 Milwaukee 支具有防止侧弯进展的作用，却无永久的矫正作用，当支具治疗停止若干年后，患者侧凸曲度将恢复到治疗前的水平。因此，20 世纪 80 年代中期不少学者对支具治疗的有效性产生怀疑。

虽然 Milwaukee 支具的治疗效果颇佳，但在临床中却难以推广。原因在于患者在心理上不能接受它的颈环。为使患者能够接受支具治疗，人们相继研究并设计了多种类型支具。习惯上根据支具的起源来命名，如 Boston 支具、Wilmington 支具、Charleston 支具和 Providence 支具，以上这些支具均为无颈环的腋下支具，每种支具都有其特点及适应证。

支具治疗期间，要求患者每日穿戴 23h，但患者很少能坚持。Houghton 等曾将压力传感器放在支具顶椎衬垫中进行调查，发现很多患者每日仅部分时间穿戴支具。Green 的随访结果也证实上述结论。尽管如此，这些患者治疗结果仍优于自然发展结果，这表明即使减少穿戴支具时间，仍可获得较为满意的结果。由于部分时间佩戴支具的治疗效果仍可以接受，所以有些医师推荐佩戴支具时间可以降到每日 16h，正是每日支具治疗时间的减少才促进了夜间穿戴支具的研制如 Charleston 和 Providence 侧方弯曲支具，这两种支具使患者向侧方弯曲，矫正侧弯，并且只在夜间穿戴 8h。这两种支具的优点在于每日以更短的时间迅速矫正侧弯。目前对上述两种支具尚未进行充分的随访。

脊柱侧凸的支具治疗从 20 世纪 60 年代广泛应用到 20 世纪 80 年代几乎完全否定，经历了一个曲折的发展过程，直至 20 世纪 90 年代初才重新确立了支具治疗在脊柱侧凸治疗中的正确地位。

# 第二节　脊柱疾病的手术治疗史

## 一、首例矫形手术起自19世纪中叶

资料记载，第一例矫治脊柱侧凸的手术始于 19 世纪中后叶。1839 年法国医师 Jules Guerin 试图应用切断椎旁肌辅以支具固定治疗脊柱侧凸。他报道了应用该种方法成功治愈了 50 名患者。但是，该方法的效果却遭到其同事 Malgaigne 和 Volpau 的质疑。Malgaigne 和 Volpau 随访了其中 20 位患者，发现大部分需再次手术，且术后效果并不满意，Jules Guerin 也因此被禁止在法国行医，被迫移居比利时。事后，Malgaigne 评价说"虽然知道做什么很重要，但是更重要的是应该知道哪些事情不能做"。虽然目前已有各种各样的矫形固定系统充斥于脊柱侧凸医疗器械市场，但是我们仍需谨记这至理名言。

1889 年，Volkman 首次应用切除肋骨畸形治疗脊柱侧凸，这是历史上第一例针对骨性结构的侧凸矫形手术。

1892 年 Horsely 为一个 20 岁的建筑工人做了 $C_6$ 椎板减压术，这是世界上公认的首例颈椎椎板减压术，奠定了脊柱外科手术治疗的基础。1905 年 Cushing 报道第一例脊椎肿瘤切除术；1909 年，

Openheim 报道了一例 L$_5$~S$_1$ 椎间盘切除术。之后，各种脊柱、脊髓疾病手术治疗及各种入路方法相继报道，脊柱外科手术逐渐得以开展。

随着 1895 年 X 线检查的发明，骨科医师可以应用 X 线检查侧弯，计算侧弯的进展以及预测矫形。

在 19 世纪初，脊柱侧凸外科治疗方法多来源于脊柱结核的治疗。在此期间，几名外科医师将脊柱融合这一概念引入脊柱畸形的外科治疗。1902 年 Lange 将钢棒和钢丝固定于棘突两侧，治疗结核性脊柱后凸。

## 二、脊柱融合术于1911年首次完成

1911 年 Russell Albee 应用患者自体胫骨置于劈开的棘突间，形成脊柱融台，从而治疗脊柱结核病（Pott's 病）。

1914 年 Russell Hibb 发明了 Hibb's 脊柱融合术，并应用此法治疗了脊柱侧凸，包括骨膜下剥离、小关节面切除、椎板棘突表面凿粗。1924 年他首次报道了脊柱融合的随访结果，发现 25% 的病例仍需再次手术。Hibb 术前应用牵引背心和头颅骨盆牵引获得矫形，然后行石膏背心固定 6~12 个月维持矫形。Hibb 认为该种方法可以矫正畸形，防止畸形发展。

## 三、1920年脊柱矫形石膏固定架等开始用于临床

1920 年，Joseph Risser 与 Hibb 共同研制了 Tumbuckle 石膏，折页处可产生牵引力和弯曲力，以便在 24 周内产生最大矫形力，其主要缺点是卧床时间较长。20 世纪 50 年代，Risser 设计了石膏固定架（Iocalizer Cast），其原理为在头颅-骨盆牵引基础上应用特制框架，以便从后外侧向肋骨施压。该技术可以在石膏固定的同时进行矫形，此外该技术可以使患者术后早期活动。Risser 建议应用石膏固定架治疗脊柱畸形早期的患者。

1931 年，Hibb Risser 和 Ferguson 报道了应用改良 Hibb's 法治疗 360 例矫正侧凸患者的 13 年随访结果。他们改良并采用了 Turnbuckle 石膏，并在石膏背部开窗，以利于植骨融合手术。

19 世纪 30~40 年代，一些医师应用石膏矫形和 Hibb's 脊柱融合法治疗脊柱畸形，但结果不甚理想。1929 年，Arthur Steindler 发现假关节及矫形失败率为 60%。1943 年 Howorth 报道了 600 例脊柱侧凸患者中假关节发生率为 14%。

1941 年，美国矫形外科学会研究委员会曾对脊柱侧凸治疗进行回顾性研究。他们回顾 425 例病例，结果显示假关节发生率 28%，矫形丢失率 29%；而非手术治疗的病例中，60% 畸形进展、40% 病例变化不大。研究显示，石膏或 Turnbuckle 石膏背心结合脊柱融合的治疗效果优于当时的其他治疗方法。

虽然 Hibb's 方法并不是对每一病例都有效但是仍取得了一定的成功，因此一些医师在 20 世纪 40~50 年代对这种方法进行了改良，主要在石膏矫形、融合技术、融合节段选择以及术后制动等方面有了改进。

## 四、脊柱前路手术始于1934年

随着脊柱后路融合的发展，前路矫正手术逐渐涌现。1934 年 Ito 首次介绍应用脊柱前路手术治疗 Pott's 病。20 世纪 50 年代，脊柱前路手术才逐渐普及。Hodgson 于香港首次应用前路开胸脊柱融台治疗 Pott's 病，1965 年他报道了前路半椎体切除。20 世纪 60 年代末，Dwyer 设计了前路脊椎加压固定系统，该系统应用特制螺钉，螺钉尾部有孔可以通过柔软的钢缆，进行节段间加压。Dwyer 报道应用该系统可以有效地治疗神经肌肉型脊柱侧凸，但是前路腰椎固定易产生后凸。为了预防这一并发症，KIaus Zielke 改良了 Dwyer 系统用坚硬的钢棒替代钢缆，Zielke 系统可以提供坚强固定，并可去旋转恢复生理弧度。

## 五、Harrington系统诞生于1947年

Harrington 发现心肺功能较差的脊柱侧凸患者不能耐受石膏矫形技术，所以从 1947 年开

始，Harrington 试图寻找一种既能提供内在稳定又能起到矫形作用的方法治疗脊柱侧凸。他研制了 Harrington 系统，并应用它治疗了大量的继发于脊髓灰质炎的脊柱侧凸病人。此后的 12 年间，他对设计进行了多次改进，并于 1955 年研制设计了真正的矫形固定系统：Harrington 撑开系统以阻止侧弯进展。这成为脊柱侧凸手术治疗史的里程碑。1962 年，他证实随着手术技术的提高和内固定器械的改良，手术效果得到改善，Harrington 系统的最重要的进步在于它增加了脊柱融合率。1973 年 Harrington 和 Dickson 评价600 例 Harrington 术后的患者，发现技术的改良提高了手术效果。这些技术包括：

1. 彻底的小关节融合；

2. 充分植骨；

3. 塑形良好的石膏固定 6~9 个月。

关于融合水平他提出稳定区（Stable Zone）原理。即上融合椎通常在主弯的上 1 个或 2 个椎体，但下融合椎必须在稳定区内，所谓稳定区，即两侧 $L_5$，$S_1$ 关节垂线内所包括的区域。

## 六、Cobb提出降低假关节发生率（1952）

1952 年 Cobb 报道 672 例脊柱侧凸患者术后15 年的随访结果，结果显示假关节发生率约为4.3%。其技术要点主要包括：

1. 充分植骨；

2. 术前 Turnbuckle 石膏矫形；

3. 术后卧床 6~9 个月。

此外，Cobb 于 1948 年提出了脊柱侧凸弧度的测量方法，至今仍被广泛应用。

## 七、探讨千斤顶型固定器（1955）

1955 年，Allen 应用千斤顶型内固定器固定上端椎与下端椎。其目的在于迅速有效地矫形，但其术后效果不佳，Gruca 认为脊柱侧凸是侧弯凸侧肌肉无力所致，因此他应用弹簧（Spring）固定弯曲上下端椎的凸侧，并行凹侧撑开，辅以凹侧椎旁肌的切断，但术后效果不佳。

## 八、Moe强调小关节融合的重要作用（1958）

1958 年 Moe 回顾了 266 例脊柱融合术后的病例后，提出以下观点：

1. 小关节融合至关重要；

2. 彻底的去皮质化；

3. 充分植骨。

Moe 的小关节融合技术包括去除小关节面后植骨。他发现应用此技术后，假关节发生率由原来的 65% 下降到 14%。在融合水平选择上他提出"中立椎 - 中立椎"原则，同时他建议应用侧方弯曲像评价腰弯柔韧度与去旋转程度。

在这一时期，虽然脊柱侧凸治疗的技术在不断提高但是仍存在住院时间过长、并发症发生率高等问题。为此，一些医师在探索内固定矫形的可行性。

## 九、Risser征于1958年提出

1958 定 Risser 发现了髂骨骨骺的骨化进程与椎体终板生长进程相近似，因此他提出了著名的 Risser 征。这一影像学征象成为脊柱侧凸诊疗中的重要工具。与 Risser 同时期的 John Cobb 也为脊柱侧凸的治疗作出巨大贡献。

## 十、Harrington系统的不断改进

在同一时期，其他医师也改良了 Harrington系统。Moe 发现 Harrington 术后医源性腰前凸消失，因此他将金属棒的两端改成方形。金属钩改成方形以恢复矢状面生理弧度。1962 年以后最有意义的改良是改变了下撑开钩位置，将其从邻近关节突移到椎板下，这样减少了脱钩，在此后二十年间，Harrington 系统基本上无明显的变化。由于 Harrington 系统在脊柱侧凸矫形历史中的功绩，人们习惯上也将它称为"第一代脊柱内固定系统"。

虽然 Harrington 技术是侧弯手术治疗乃至脊柱外科史上的一大革命，然而它也存在一些

不容忽视的问题，例如，内固定物的脱出、不能控制矢状面结构以及术后需要佩带石膏和支具等。Nickel 和 Perry 在矫治严重僵硬的脊柱侧凸时发现快速矫形易引起神经损伤。因此，他们开始应用 Halo- 撑开系统，此后 Halo- 系统逐渐被应用于严重侧弯分期手术的术前准备。Moe 应用 Halo- 股骨系统，DeWald 应用 Halo- 骨盆，Stagnara 应用 Halo- 轮椅。近年来，随着内固定系统以及脊髓监测系统的发展，Halo- 系统应用逐渐减少。

法国里昂 Pierre Stagnara 以及 Berck Plague 的 Yves Colrel 在脊柱侧凸手术治疗做出不少贡献。最初两名医师应用牵引矫正畸形，取自体胫骨或腓骨植骨融合，但是 20 世纪 60 年代后迅速接受了 Harrington 融合方法。Cotrel 研究节段性固定系统并将其名字载入史册。

## 十一、小关节融合技术的改进（1970）

20 世纪 70 年代以后，在脊柱侧凸治疗的各个方面均取得显著成就。20 世纪 70 年代中期 Hall 改良了小关节融合技术，其技术要点为以咬骨钳去除下关节突，以及上关节突关节面骨缺损部位植以松质骨。该技术具有节省时间的优点。

## 十二、Luque棒的出现（1973）

1973 年墨西哥 Luque 采用椎板下钢丝增加 Hartington 棍的固定，即所谓的第二代脊柱内固定系统。他通过将固定点分散到多个椎体，创造更加稳定的结构。手术后患者一般不用石膏外固定。后来 Luque 发现并不需要金属钩来固定，因此他发明了"L"形光滑的 Luque 棒系统，它用椎板下钢丝在每个节段上固定 L 型棒。Luque 系统最初用来治疗神经肌肉性侧弯，而后广泛地用于治疗特发性侧弯。

## 十三、Denis的脊柱三柱理论（1983）

1983 年 Denis 提出的"脊柱三柱理论"，成为

指导脊柱外科的力学基础。在此理论基础上，随着工程学与材料学的发展和结合，诞生了 C-D 内固定系统。由于 C-D 系统不仅仅是器械的改进，而且在侧弯的矫形理论方面产生了一次"革命"，它的出现使侧弯的矫形进入了"三维矫形"的新时代。人们将它及其衍生出的内固定系统称为第三代脊柱内固定系统。尽管 C-D 系统对脊柱侧凸矫形功勋卓著，但是它本身仍存在设计上的缺陷。为了弥补这些缺点，学者们相继研制了 Isola Moss Miami、TSRH 以及 CDH 等改良系统，它们已成为运用最广泛的治疗脊柱侧凸的前、后路内固定物。

## 十四、Wisconsin系统出现（1984）

椎板下穿钢丝技术要求较高，容易发生一些神经系统的并发症，甚至有发生瘫痪的报道。这些问题的出现，客观上需要有一种既能节段性固定脊椎，又无危险的新技术。在此背景，Drummond 于 1984 年发明了 Wisconsin 系统。这一系统联合使用 Harrington 棒、Luque 棒和通过棘突行节段钢丝固定。Wisconsin 系统用钢丝固定至棘突，虽然比椎板下穿钢丝简单安全，但是其稳定性和矫形效果远远不如椎板下穿钢丝的 Luque 技术，且这一系统的旋转控制差，术后仍需要外固定。

## 十五、皮下穿棒技术（1984）

1984 年 Moe 应用皮下穿棒 Harrington 系统固定，同时不行脊柱融台治疗婴幼儿严重脊柱侧凸。

## 十六、自从CT、MR的出现，脊柱外科发展如虎添翼

然而在脊柱外科发展早期，由于影像学技术、手术器械、照明设备的落后以及脊柱外科医生对脊柱稳定性认识的不足，临床工作中诊断脊柱脊髓疾病准确性差，手术治疗效果不佳，手术后经常出现脊髓损伤、脊柱医源性畸形等并发症。

1973 年 Hounsfield 发明了 CT，这是脊柱外科发展史上的第一次重大飞跃；1977 年 MR 的应用成为脊柱外科第二次飞跃。二者的出现给脊柱外科带来了里程碑式的发展。

十年后（1988）上海华山医院和长征医院分别派出陈星荣（放射科）和赵定麟两位教授前往美国考察 MR 技术；之后，两院在国内率先引进 MR 设备与技术，从而促进相关学科的发展（图 1-1-1-2-1）；尤其是近二十年脊柱外科的发展可谓日新月异，速度之快令人惊叹。

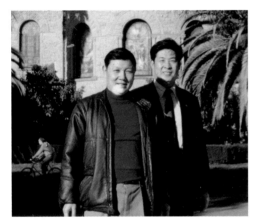

图 1-1-1-2-1　陈星荣教授和赵定麟教授 1988 年在美国旧金山居地合影

## 十七、微创脊柱外科已全面展开

微创脊柱外科是指经非传统手术途径并借助特殊手术器械、仪器或手段进行脊柱疾患的诊断和治疗的技术与方法。近二十年来，伴随着医用手术器械高精技术、生物计算机技术、数码成像技术及人工智能化技术的发展，微创脊柱外科也得到了迅猛发展并被患者广泛接受。目前，微创脊柱外科技术大致包括：经皮穿刺技术、内窥镜技术和显微外科技术。治疗疾病的种类也由椎间盘突出症扩展到了几乎所有的脊柱相关疾病。微创脊柱外科是脊柱外科发展历史进程中的必然，微小的创伤和术后迅速的康复使得其临床效果日趋明显，而且更能为患者所接受。但是也应该认识到微创技术并不能完全取代传统的开放性手术，也不能解决外科中的所有问题，还有许多问题需要我们去思考和解决。

1. 微创技术应用于脊柱外科，其潜在的风险比开放手术更大。部分医师为迎合患者的心理过分夸大其优点，掩盖其潜在危险，使患者期望值过高，并发症发生时导致医患关系紧张；

2. 前述众多微创脊柱外科技术，绝大部分都是"舶来品"，手术方式、手术器械基本都是根据西方人体质设计，与东方人体质相符手术方式的创新以及手术器械的革新相对欠缺；

3. 国内各地区发展的不平衡性，在一些经济欠发达地区的医院由于条件限制、设备和人才的匮乏，目前还不能开展微创手术，微创脊柱外科技术的普及还需要一个漫长的过程；

4. 由于"学习曲线"的原因，开展微创技术的初期并发症要高于传统开放手术。

# 第三节　我国脊柱外科的兴起、发展与未来展望

## 一、随着西医骨科的出现与发展而逐渐促使我国脊柱外科的形成与进步

脊柱外科源自大骨科，除祖国传统医学全面沿袭历史传统不断发展进步外，而西医脊柱外科则是随着西方骨科的传入而逐渐从无到有，从小到大全面发展而来。

我国西医骨科的正式传入在 20 世纪初，一批出国留学深造的医师相继回国，早于 1915 年在美国哈佛大学医学院获医学博士的牛惠生教授

及 1925 年在美国 Rush 医学院毕业的孟继懋教授回国后均在北京协和医学院和北京协和医院从事教学和骨科临床工作。屠开元教授 1930 年毕业于德国柏林大学医学院，获医学博士学位，并于三年后（1933）到奥地利维也纳大学医学院，在 Böhler 教授指导下专修骨科。1937 年抗日战争爆发，他立即回国参加红十字会救护总队，任少将医学专员兼骨科主任。当年，王桂生教授及杨克勤教授等年轻医师均在实习中参与救治工作（图 1-1-1-3-1）。1937 年叶衍庆教授至英国利物浦大学医学院进修骨科，获硕士学位后回国，先后在上海仁济医院和 Marshall Jackson Polyclinic 开展工作。此外，从国外回来的骨科医师还有方先之教授 (1936)、陈景云教授 (1940)、赵长林教授 (1940)，他们都曾先后在北京协和医院骨科任职。20 世纪 40 年代中后期出国深造陆续回国的还有陆裕朴教授（图 1-1-1-3-2）、王桂生教授、过邦辅教授（图 1-1-1-3-3）、谢锡奈教授、杨克勤教授、冯传汉教授（图 1-1-1-3-4）、沈天爵教授、何天琪教授、范国声教授、陶甫教授、田武昌教授、周润综教授等。从此，我国开创了西医骨科，并在此基础上逐渐形成和发展出各个分支，其中包括脊柱外科。

## 二、我国脊柱外科首篇论文发表于1951年

我国脊柱外科起步较晚，1951 年，新中国成立后季祖蔚教授撰写第一篇有关脊柱外科的论文《第 10 胸椎和第 5 腰椎间单纯性压缩骨折的处置问题》发表于《外科学报》(《中华外科杂志》前身)。

## 三、首例枕颈部手术（1950）

20 世纪 50 年代初南京军区总医院范国声主任首创枕颈段融合性手术。二十年后，刘洪奎教授在徐印坎教授、赵定麟教授协助下完成首例寰椎后方切除减压（及融合）术。

## 四、对颈椎病的认识始于20世纪50年代末

20 世纪 50 年代末，最早由米嘉祥教授综述了颈椎病的全貌并引起大家的重视；至 20 世纪 60 年代初，首先由屠开元教授、朱诚教授、杨克勤教授和吴祖尧教授开展了颈椎椎体间植骨融合术治疗颈椎病。

## 五、颈椎根治性减压术（1976）

首例颈椎病根治性减压术起自 20 世纪 70 年代（1976 年 12 月 15 日），由上海长征医院赵定麟和张文明完成以切除压迫脊髓神经骨赘为目的的颈前路扩大减压术获得成功；此后又开展了以解除对椎动脉和脊神经根压迫的颈前路侧前方减压术，均获得推广。从此以后，颈椎伤病外科进入到一个新的时代（图 1-1-1-3-5）。

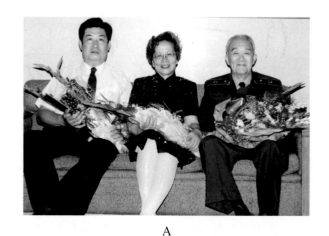
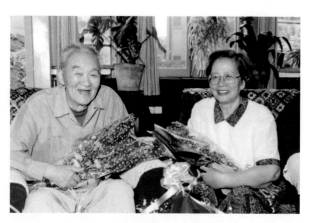

A                                           B

**图 1-1-1-3-1　屠开元教授及夫人韩遥仙女士（A、B）**
A. 屠开元教授及夫人与赵定麟教授合影；B. 屠开元教授夫妇 1993 年 9 月 1 日合影

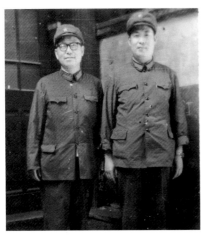

图 1-1-1-3-2　陆裕朴教授（左）1980 年在上海
与赵定麟合影

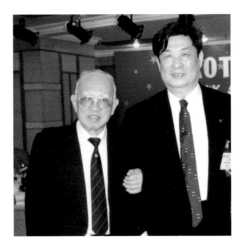

图 1-1-1-3-3　过邦辅教授于 2000 年在上海
SICOT 学术会议中与赵定麟合影

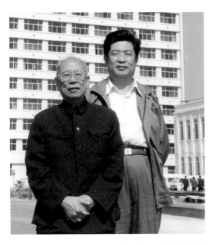

图 1-1-1-3-4　20 世纪 80 年代在太原脊柱外科会上
冯传汉教授（左）与赵定麟合影

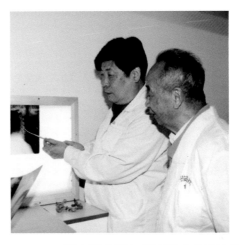

图 1-1-1-3-5　张文明教授与赵定麟术前再次观察
术者颈椎 X 线片，确定施术方案

## 六、颈椎非融合技术起自中国（1979）

　　1979 年底，由上海长征医院赵定麟所设计的颈椎人工关节及人工椎间盘首次用于临床，疗效满意，经十三多年之观察，表明其对减缓邻节退变具有疗效，成为颈椎非融合技术的开创者。曾获国家发明奖及科技成果奖等（图 1-1-1-3-6）。

## 七、首次全国脊柱外科学术大会于 1982 年在贵阳召开

　　改革开放之初的 1982 年，中华医学会首次在贵阳召开了"全国脊柱疾患专题学术会议"；

正式代表仅 100 位，另列席代表 20 位。

## 八、首届颈椎病专题研讨会（1983）

　　1983 年由于《中华外科杂志》廖有谋主任因文稿学术观点争议不下倡议在桂林举办了"首届全国颈椎病座谈会"，以求各抒己见、辩明是非。与会者除骨科医师外，尚包括神经内、外科，解剖学科，放射科及理疗科等；会上争论激烈，并明确了颈椎病诊断与治疗相关的十个基本问题，包括分型、椎管造影利弊、诊断、治疗与预防原则等。会后，《中华外科杂志》分别于 1984 年 12 期及 1985 年 1 期发表了会议纪要及重点论著全文（图 1-1-1-3-7）。

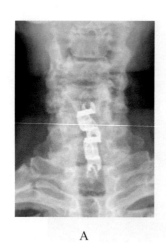 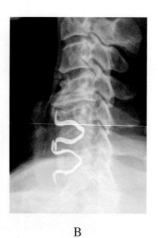 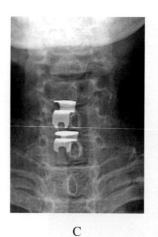 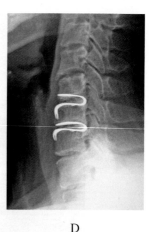

A B C D

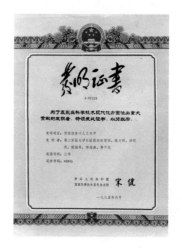

E

**图 1-1-1-3-6 我国首创颈椎非融合技术（A~E）**

A、B.颈椎椎体间人工关节 28 年后正侧位 X 线片；C、D.颈椎人工椎间盘 25 年后正侧位 X 线片；两者仍保留微动功能；
E.国家发明证书（编号：85-06-024 及 A02322）

## 九、成立脊柱外科学组（1985）

在吴之康教授的领导和努力下，1985 年 5 月 30 日经中华医学会骨科学会批准在南京举行"全国骨科学术大会"期间成立了脊柱外科学组，由吴之康教授任组长，副组长为陈之白教授、胡清潭教授，并由吴之康教授、陈之白教授、胡清潭教授、赵定麟教授、柳用墨教授、马景昆教授及张之虎教授七人组成核心组。学组分设下列几个小组：

1. 手术器械组　由赵定麟教授任组长，唐天驷教授、劳汉昌教授任组员；

2. 对外联络组　由陈之白教授兼组长，饶书

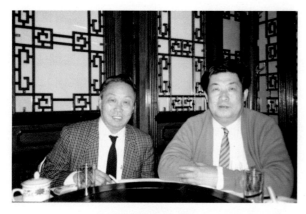

**图 1-1-1-3-7 赵定麟与廖有谋主任在会议中合影**

诚教授任组员；

3. 教育组　由柳用墨教授任组长，吴祖尧教授、胥少汀教授、王尚荣教授、李海平教授、丁训治教授任组员；工作分两部分，一为对患者家属宣传，科普性质；二为办学习班，提高医师水平；

4. 学术会议组　由马景昆教授任组长，郭世绂教授、姜洪志教授为组员；

5. 设秘书兼财务一人　由张之虎教授担任。

标志着我国脊柱外科进入了一个全新的发展阶段。

## 十、第二届全国颈椎病座谈会（1992）

1992 年在青岛举办了"第二届颈椎病座谈会"，有赵定麟教授、党耕町教授、周秉文教授、李贵存教授及胡有谷教授等五百余人与会，进一步明确了颈椎病的分型与治疗要求和技术。会上明确提出将急性颈椎间盘突出症作为一个独立疾患从颈椎病中分列出来。

## 十一、全国第三届颈椎病研讨会（2008）

2008 年在上海举行"全国第三届颈椎病研讨会"，重新修订了有关颈椎病的诊断标准、手术适应证及各种手术的疗效对比，并制定了脊髓功能判定标准的评分法。会议纪要发表于《中华外科杂志》。

## 十二、脊柱内固定物不断创新与推广应用

于 20 世纪 80 年代，北京协和医院吴之康教授邀请世界脊柱外科学会主席 Armstrong 教授（加拿大）来华讲学，举办了国内首届脊柱畸形学习班，系统地介绍了当时最先进的脊柱外科矫形技术，即 Harrington、Luque、Zielk 技术等。并与张家港医疗器械厂合作，使 Harrington、Luque 及 Zielk 等脊柱外科器械和内植物国产化，广泛应用于临床，收到了良好的效果（图 1-1-1-3-8）；同时，吴教授邀请北美脊柱外科学会代表团访华（应届主席为 Hansen A.Yuan 教授）；由七位著名

专家组成，先至上海由赵定麟负责接待、安排讲学和参观（图 1-1-1-3-9），四日后赴北京由协和医学院吴之康教授安排（图 1-1-1-3-10、11）。从而为我国脊柱外科事业的发展奠定了坚实的基础。郑祖根教授等于 1986 年引进了 Roy-Camille 和 Steffee 椎弓根螺钉内固定技术，并在国内开展。与此同时，卢世璧教授等开始尝试应用记忆合金棒对脊柱侧弯进行矫正。叶启彬教授设计了各种适用于国人的脊柱侧凸矫正内固定器械，并在临床上获得满意疗效。

总之，近三十年来，随着内固定与界面技术的广泛应用，Cage、人工椎体、锁定钛板、钛网、椎弓根钉、人工椎间盘及椎节撑开压缩固定复位器等用于颈椎，并扩展到胸段及腰骶段，从此改变了许多传统的术式及其疗效；首次用于颈椎的人工椎体及 CHTF 型 Cage 是在 1995 年由赵定麟教授完成设计及临床应用，疗效满意。

## 十三、脊柱微创外科

由于我国显微外科居世界领先水平，因此，微创脊柱外科技术亦开展较早，且迅速风靡全国，其中骨折减压、复位、固定、病变切除、椎体成形、脊柱椎管镜和椎间孔镜等技术开展较多，且符合患者的想法；温州医学院池云龙教授开展最早、最多；邱勇教授、周跃教授等后来居上，均有创新和发展。

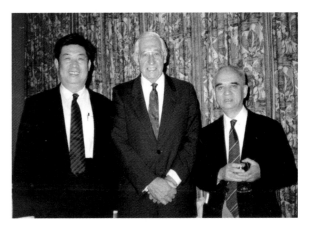

**图 1-1-1-3-8　Armstrong（中）、吴之康（右）与赵定麟合影于 1990 年**

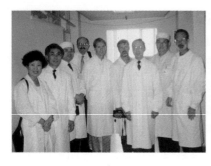
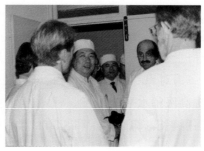
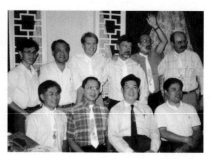

A    B    C

**图 1-1-1-3-9    北美七位著名专家在上海参观、讲学（A~C）**
A. 七位北美脊柱外科专家穿上白大衣准备查房，由赵定麟及侯铁胜陪同（戴白帽者）；
B. 在上海长征医院骨科病房查房中；C. 查房后七位专家与陪同者合影留念

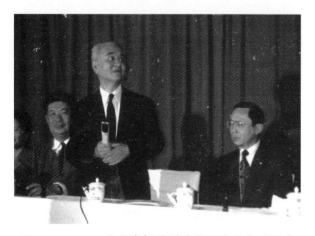

图 1-1-1-3-10    北美脊柱外科访华团在北京欢迎会上，吴之康教授（中）致欢迎辞；右为 Hansen；左为赵定麟

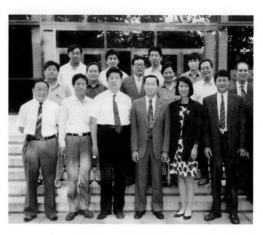

图 1-1-1-3-11    任职于美国纽约大学医学院骨科系主任的 Hansen 教授为我国培养了多位年青脊柱外科学者，并在我国各地讲学。1992 年 9 月 9 日在北京讲学后合影
（前排左 2、3 为 Hansen 夫妇）

## 十四、未来展望

随着计算机技术的飞速发展，许多航空科学成就在脊柱外科领域将得到延伸，导航技术、计算机辅助 3D 技术、新材料技术和远程控制技术都将在脊柱外科实践中得到运用。预期人工智能技术有望应用于模拟脊柱侧凸的矫形。这样可以进行模拟手术治疗从中选取最佳的治疗方案减少并发症的发生。与颈椎病、腰椎间盘突出症以及骨关节炎等疾病相比，脊柱侧凸的发病率相对较低。单一医院治疗的患者的绝对数较少。影响医师经验的积累以及对疾病的研究。而另一方面，脊柱侧凸的危害却非常严重。因此，有必要建立完善的筛查体系及登记制度，建立全国或全球的登记网络，随时查阅患者的治疗情况。只有这样，才能尽早攻克脊柱侧凸这一难题。

随着社会老龄化的发展，许多伴随老年性脊柱疾病发病率会越来越高，需要我们脊柱外科同道努力探索的同时，要善于同康复学科和社会学科合作，提高老年人生活质量，减轻老年人家庭和社会负担，为构建和谐社会贡献自己力量。

（张继东）

# 第二章 脊柱、脊髓的应用解剖

## 第一节 脊柱的大体解剖

脊柱作为人体的中轴骨，具有传导载荷、运动和保护脊髓的三种基本功能。脊柱的解剖结构完美地提供了这三种功能，包括7节颈椎、12节胸椎、5节腰椎、5节融合的骶椎以及3~4节融合的尾骨节段，由于后两者大多呈融合状，故参与活动的椎节仅26节。此26节借助于周围丰富的肌群、韧带与关节囊使之组成一个活动自如，并且有强大支撑力的链条状结构。正常脊柱有四个生理弯曲，颈曲及腰曲前凸，胸曲及骶曲后凸，这种结构能有效吸收和缓解运动中产生的附加力量（图1-1-2-1-1）。脊椎骨的解剖结构在不同的部位有较大的差异，相应的功能及其手术路径和方式也随之变化。现依序按颈椎、胸椎、腰椎及骶尾椎等将各节段的特点阐述如下。

### 一、颈椎

颈椎由七块椎骨构成，在诸椎节中，其体积最小，但活动却最为灵活，且形态各异，在仅有的7节椎骨中，却有以下四种形态结构：

#### （一）普通颈椎

所谓普通颈椎，是指第3、第4、第5、第6颈椎而言，其形态大致相似，每节椎骨均包括：椎体、椎弓和突起等三部所组成（图1-1-2-1-2）。

**【椎体】**

颈椎椎体的横径大于矢状径，在干燥骨上，矢状径平均为16mm左右，横径则可达23mm。

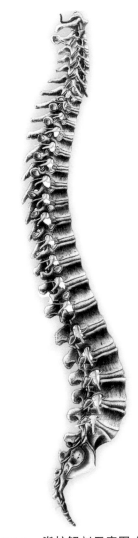

图 1-1-2-1-1　脊柱解剖示意图（侧面观）

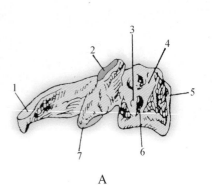 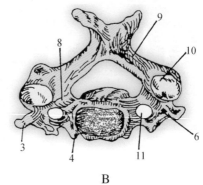 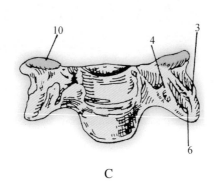

A                                  B                                  C

**图 1-1-2-1-2 普通颈椎示意图（A~C）**
A. 侧方观；B. 上方观；C. 前方观
1. 棘突；2. 上关节突；3. 后结节；4. 前结节；5. 椎体；
6. 脊神经沟；7. 下关节突；8. 椎弓根；9. 椎板；10. 上关节面；11. 横突孔

其中男性略大于女性，下位椎骨较上节为大。

1. 正面观　从正面观，椎体上面中部微凹，两侧偏后呈隆起状，似元宝形，称为钩突。钩突起自椎体前外侧交界处，沿椎体侧方向后陡然突起，并延伸达椎体后缘中外 1/3 交界处变平，因其似钩状，故名钩突。其与相对应的上一椎体下面的斜坡处相咬合而构成钩椎关节，因最早为德国解剖学家Luschka所发现,故又名Luschka关节。

钩椎关节的内侧为致密的椎间盘纤维环及隆起的钩突，从而阻止与减少了髓核自椎体侧后方突出或脱出的机会。其前方偏内为较坚韧的前纵韧带，偏外为血管丰富的颈长肌，后内缘与坚厚的后纵韧带相延续，后外侧有冠状韧带（或称钩椎韧带）附着，以增强关节的稳定性。

钩椎关节属滑膜关节，其表层有软骨覆盖，周围有关节囊包绕，其随着年龄的增长而出现退行性变。该关节参与颈椎的活动，并限制椎体向侧方移动而增强椎体间的稳定性。

2. 下方观　于椎体的下面，其前缘呈唇状突向前下方，因此椎体的前后径，下方大于上方，且使椎间盘的平面前方略低。此与颈椎前路手术关系密切。

3. 侧方观　从椎体的侧面观，由于钩突的隆起，而使椎体形如山峰状，而正面观则形似元宝状。

4. 后方观　椎体的后方较为平坦，中央部有数个小孔，通过静脉。这些静脉参与构成椎内静

脉丛，在手术时涉及此处，则易引起难以控制的出血。

【椎弓】

位于椎节后方，自椎体侧后方发出，呈弓状，故名椎弓。其由两侧一对椎弓根和一对椎板所组成，现分述于后。

1. 椎弓根　短而细，与椎体的外后缘呈 45°相连接，上下缘各有一较狭窄的凹陷，分别称为：颈椎椎骨上切迹和颈椎椎骨下切迹。在相邻两个颈椎上、下切迹之间形成椎间孔，有脊神经和伴行血管通过。由于椎弓根短而使椎间孔较为狭窄，易因各种因素而遭受挤压。

2. 椎弓板　是椎弓根向后延伸部分，呈板状，故又称椎板。其在椎体后缘与两侧椎弓根合拢构成椎管。侧面观呈斜坡状，上缘靠近前方使椎管与神经根管入口处的矢状径略小；而下方则较远离椎管而使椎管与神经根管的矢径略大。于下缘前面有弓间韧带或称黄韧带附着，并向下延伸止于下一椎节椎弓板的上缘。于两节椎弓根之间构成椎管后壁，当其肥厚或松弛时，可突向椎管而压迫脊髓，尤以后伸时为明显。

【骨性突起】

颈椎有横突、上下关节突和棘突三种骨性突起。

1. 横突　起自椎体侧后方与椎弓根，短而宽。中央部有圆形横突孔，通过椎动脉与椎静脉，个别人亦可能有两孔。横突孔的横径较前后径对椎动脉受压更为重要，因此在减压时，应以扩大横

径为主。紧贴横突孔的后方有一自内上向下走行的斜行深沟，即脊神经沟，在手术时，切勿超过前结节，否则易误伤脊神经根和伴行的血管。第6颈椎前结节较为隆起、粗大，正好位于颈总动脉后方，故又称颈动脉结节，用于头颈部出血时压迫止血。横突的根部与钩突紧密相连，因此当该处因退行性变或外伤而出现增生、肥大或钩椎关节松动与肿胀时，则可直接刺激与压迫椎动脉和（或）脊神经根。

2. 关节突　分为上关节突和下关节突，左右各一，呈短柱状，发自椎弓根与椎板交界处。关节面呈卵圆形，表面光滑，与椎体纵轴呈45°，因此易受外力作用而引起脱位，此关节属滑膜关节，表面有软骨面，周围为较松弛的关节囊。其前方直接与脊神经根相贴，因此当该处增生、肿胀或松动时，则易压迫脊神经根。在其周围有丰富的肌群附着，以增加其稳定性。高处跌落，头颈部撞击地面，或重物直接袭击致枕颈部受到屈曲性暴力作用，可导致颈椎双侧关节突关节脱位，可以发生在 $C_2 \sim T_1$ 之间的任何节段，但以 $C_4$ 以下节段最多见。

3. 棘突　居于椎弓的正中，呈矢状位。$C_3 \sim C_5$ 多呈分叉状，突向侧、下、后方，以增加与项韧带和肌肉的附着面积，对颈部的仰伸和旋转运动起杠杆作用。

### （二）特殊颈椎

**【寰椎】**

第1颈椎，呈不规则环形，故亦可称为环椎。它是由一对侧块，一对横突和前后两弓组成；上方与枕骨相连，下方则与枢椎构成关节（图1-1-2-1-3）。

1. 前弓　短而稍平，呈板状与侧块前方相连接。前方正中的隆突称为前结节，有颈前肌与前纵韧带附着。后方正中有圆形的齿突关节面，与枢椎的齿突构成寰齿前关节。在前弓的上下两缘分别有寰枕前膜和前纵韧带附着。

2. 后弓　长而曲度较大，呈不规则的圆棍状与侧块后方相连。后面正中部为粗糙的后结节，

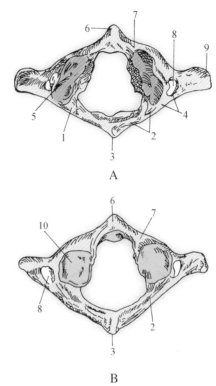

图 1-1-2-1-3　寰椎解剖示意图（A、B）
A. 上方观；B. 下方观
1.侧块；2.后弓；3.后结节；4.椎动脉沟；5.上关节面；
6.前结节；7.前弓；8.横突孔；9.横突；10.下关节面

与普通颈椎的棘突相似，有项韧带和头后小肌附着，限制头部过度后伸。后弓上方偏前各有一斜形深沟通向横突孔，因有椎动脉出第1颈椎横突孔后沿此沟走行，故又名椎动脉沟，此沟尚有枕下神经通过。当手术切除第1颈椎后弓减压或穿绕钢丝内固定时，切勿涉及此沟，以免误伤椎动脉而造成无法控制的大出血。后弓上缘有寰枕后膜附着，椎动脉穿过此膜进入颅腔。后弓下面靠近侧块处亦有一较浅的沟槽，与枢椎椎弓根上缘的浅沟相吻合而形成椎间孔，有第2颈脊神经通过。

寰椎前后弓较细，尤其与侧块连接处，易遭受暴力而引起该处骨折或脱位，引起相应的症状。

3. 侧块　位于寰椎的两侧，相当于一般颈椎的椎弓根与上下关节突，为一对肥厚而坚硬的骨块。从上面观有两个肾形凹陷的关节面，朝向内、上、后方向，称上关节凹，与枕骨髁构成

寰枕关节。在关节中部有一稍微狭窄的切迹将其分为前后两部。于侧块的内侧面为一粗糙结节，系寰椎横韧带附着部。在此结节上尚有一小结节，参与寰枢关节的运动。侧块的前方有头直前肌附着。从下面观，为一对圆形微凹的下关节面，与枢椎的上关节面构成寰枢外侧关节。于上、下关节面的周围分别有寰枕关节囊与寰枢关节囊包绕。

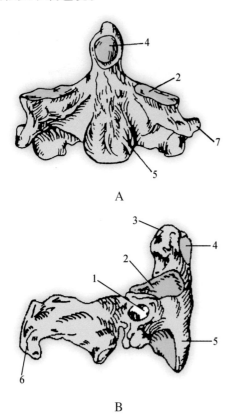

图 1-1-2-1-4  枢椎解剖示意图（A、B）
A. 正面观；B. 侧方观
1. 横突孔；2. 上关节面；3. 齿状突；4. 前关节面；
5. 椎体；6. 棘突；7. 横突

4. 横突  侧块的两端为一三角形的横突，尖端向外，表面粗糙，稍厚，而无分杈，有肌肉与韧带附着，对头颈部的旋转活动起平衡作用。横突孔位于横突基底部偏外，较大，有椎动脉和椎静脉从中穿行。横突骨折容易导致椎动脉损伤引起脑缺血甚至死亡。

【枢椎】

第2颈椎。椎体上方有柱状突直，称"齿突"，具有"枢轴"之作用，故名枢椎（图 1-1-2-1-4）。

除齿突外，枢椎外形与普通颈椎相似。

1. 椎体  较普通颈椎为小，于齿突两旁各有一朝上的圆形上关节面，与寰椎的下关节面面构成寰枢外侧关节。椎体前方中部之两侧微凹，为颈长肌附着部。

2. 齿突  长1.5cm左右，呈乳突状，顶部稍粗而根部较细。其前后分别有椭圆形前关节面和后关节面，前者与寰椎前弓后面的齿突关节面构成寰齿前关节，后者则与寰椎横韧带构成寰齿后关节。齿突的顶端称为齿突尖，上有齿突韧带，两侧则有翼状韧带附着。因齿突根部较细，在外伤时易骨折，游离骨块压迫颈髓可能导致高位截瘫甚至危及生命。齿突骨折发生率约占颈椎损伤的10%，且血供较差，容易导致骨折不愈合。但应注意个别人为先天性分离，此时的齿突称为"齿骨"。

3. 椎弓根  短而粗，其上方有一浅沟，与寰椎下面之浅沟形成椎间孔。其下方有面向前下方的下关节突，与第3颈椎的上关节突构成关节。在关节的前方为枢椎下切迹与第3颈椎上切迹构成的椎间孔，有第3脊神经经此穿出。

4. 横突  较短小，前结节缺如，故不分杈亦无沟槽。横突孔由内下斜向外上方走行。椎弓板呈棱柱状，较厚，其下切迹深，故椎间孔较大。

5. 棘突  粗而大，呈分杈状，下方有纵行深沟。临床上，尤其在术中，多以此作为椎节定位标志。

【隆椎】

即第7颈椎，因隆突于颈项部，故名。其大小与外形均介于普通颈椎与胸椎之间。但其棘突长而粗大，但前结节较小或缺如，如横突过长，或有肋骨出现（称为颈肋），则可引起胸腔（廓）出口狭窄征候群，隆椎横突孔较小，且畸形较多，其中仅有椎静脉通过（图 1-1-2-1-5）。

## 二、胸椎

胸椎的体积大小介于颈椎与腰椎之间，外形与颈椎的隆椎相似，椎体从上向下逐渐增大，横

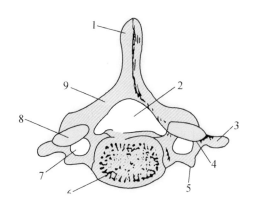

**图 1-1-2-1-5　隆椎解剖（上面观）示意图**
1. 棘突；2. 椎孔；3. 后结节；4. 脊神经沟；5. 前结节；
6. 椎体；7. 横突孔；8. 上关节面；9. 椎板

断面呈心形。胸椎的特点是：每节各有一对肋骨与其附着。双侧关节面角度大于颈椎，约60°状，加之胸廓的作用而不易脱位。胸椎的棘突较长，向后下方倾斜，各相邻棘突呈叠瓦状排列。另外，胸椎横突末端前面各有一个与肋骨结节构成的胸肋关节凹，其中，第1胸椎和第9胸椎以下各胸椎的肋凹不典型。关节突的关节面几乎呈冠状位，上关节突的关节面朝向后，下关节突的关节面朝向前。胸椎椎管矢状径较颈椎和腰椎为小（图1-1-2-1-6），这也是胸椎损伤容易造成相应平面以下瘫痪的解剖学基础。其各部结构

详述如下。

**【椎体】**

其体积介于颈椎与腰椎之间，前缘高度略小于后缘，两者之比值自0.88~0.97不等，从而形成了胸段脊柱的生理后凸。椎体矢状径大于横径，在其后部左右各有一肋凹和相对应的肋骨头构成肋头关节。

**【椎弓根、椎板及椎孔】**

椎弓根及椎板均较短而较腰椎为扁薄，其形成之椎孔呈圆形，较狭小，故外伤时易引起脊髓损伤，且在此处施术时，尤其是内固定术，易引起误伤。

**【棘突】**

胸椎的棘突较长，起自椎弓中部，呈细条状伸向后下方。

**【关节突】**

胸椎关节突几乎呈冠状位，上关节突朝向后外，下关节突则朝向前内。其关节面与冠状面呈20°角、与横断面呈60°角，因此其稳定性较之颈椎为佳。

**【横突】**

胸椎的较短，左右各一，于两侧横突各有一横突肋凹，与肋骨结节构成关节，从而加强了胸段骨性结构的稳定性。

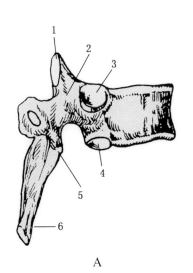
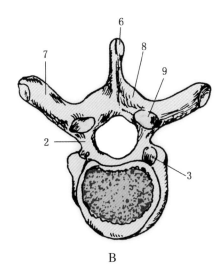
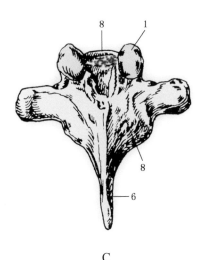

A　　　　　　　　　　B　　　　　　　　　　C

**图 1-1-2-1-6　胸椎解剖示意图（A~C）**
A. 侧面观；B. 上面观；C. 后面观
1. 上关节突；2. 椎弓根；3. 上肋面；4. 下肋面；5. 下关节突；6. 棘突；7. 横突；8. 椎板；9. 上关节面

## 三、腰椎

腰椎不仅体积大，棘突短而宽，呈板状水平伸向后方，相邻棘突间间隙宽，上、下关节突粗大，上关节突的后缘有一卵圆形的隆起，称乳突，关节突关节面呈矢状位。人和其他脊椎动物有五个腰椎，每一个腰椎由前方的椎体和后方的附件组成。椎板内缘成弓形，椎弓与椎体后缘围成椎孔，横断面呈三角形，上下椎孔相连，形成腰椎管，内有脊髓和神经通过，两个椎体之间的联合部分就是椎间盘。且具有以下特点，现分述于后。

**【椎体】**

腰椎的椎体为脊柱上最大的椎体，尤以第4及第3腰椎，下方椎节的矢径及横径均大于上部椎体之矢径及横径。整个椎体是横径大于矢径，形成肾形横断面。椎体前缘高度由上而下递增，而后缘则递减，如此形成腰椎的生理前凸。

**【椎弓根、椎板及椎孔】**

1. 椎弓根　较之胸椎明显为粗，其上下方均

有切迹为腰脊神经根通过。自 $L_1$ 开始，由上下切迹所组成的椎间孔逐渐减小，而神经根却愈往下愈粗大，因之构成该处神经根易受突出物造成的嵌压的解剖学基础。

2. 椎板　较胸椎的椎板明显为厚，一般为6~7mm，超过8mm者应视为增厚，为构成椎管狭窄的原因之一。两侧椎板所构成的夹角如小于90°，亦可引起椎管狭窄。

3. 椎孔　在上段呈卵圆形或三角形，下方则呈三叶草形或草帽形；因之此处易引起马尾或神经根受压。椎间孔愈向下愈小，而脊神经却相反，愈下方愈粗，因之易受累（图 1-1-2-1-7）。

4. 峡部　上下关节突之间较为狭小的部分称为椎弓根峡部。如果一侧或两侧峡部骨质不连续，则称为脊椎峡部不连。腰椎峡部裂是临床上下腰痛的常见病因之一，其基本病变是峡部骨断裂，致椎体小关节对抗剪切应力能力的丧失，腰椎失稳，最终导致椎体向前滑脱（图 1-1-2-1-8）。

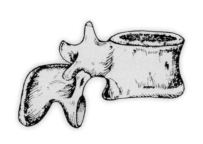

A

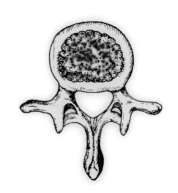

B

**图 1-1-2-1-7　腰椎解剖示意图（A、B）**
A.侧面观；B.上面观

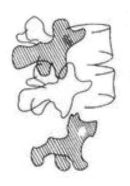
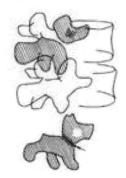

**图 1-1-2-1-8　峡部裂"狗项圈征"示意图（右）**

【关节突】

呈矢状位，其上关节突朝向后内，下关节突则朝向前外。其与横断面呈90°状，与冠状面约45°。因此该处关节伸屈活动自如，侧屈次之，而其他活动则明显受限。关节突发育畸形及内聚在临床上比想象的为多，易引起椎管和（或）根管狭窄。

【横突】

厚薄不一，个别人菲薄如纸状，亦有粗长者，一般以L$_3$横突为大。横突根部后下方为上下关节突之间的峡部，此处易因应力作用而引起断裂。

【棘突】

腰椎的棘突较短，呈水平位，略下斜突向后方，侧方观呈长方形，尾部有一向下之钩状突起。以往的传统观念认为，在腰椎管狭窄手术中切除棘突的广泛减压能够保证减压效果，但近年的研究更关注肌肉韧带等软组织的功能保留。因为棘突切除会导致术后严重肌萎缩，减少肌肉剥离范围及重建后路骨 - 韧带结构可有效减少术中肌肉损伤、预防术后多裂肌萎缩，避免了术后硬膜和椎管外软组织直接接触而形成瘢痕粘连，可以有效缓解术后顽固的下腰痛。

【侧隐窝】

侧隐窝位于侧椎管（图1-1-2-1-9），它不是一个实质存在的腔隙。其前面为椎体后缘，后面为上关节突前面与椎板和椎弓根连结处，外面为椎弓根的内面。内侧入口相当于上关节突前缘。侧隐窝为椎孔两侧向外陷入部分，向外下方形成脊神经根通道，与椎间孔相续。侧隐窝是椎管最狭窄的部分，为神经根的通道，其矢径越小，横径越大，表示侧隐窝越窄越深。侧隐窝狭窄卡压神经根是腰腿痛的原因之一。L$_5$椎间孔最易引起侧隐窝狭窄，原因是：

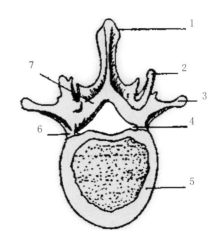

图 1-1-2-1-9　侧隐窝示意图

1.棘突；2.上关节突；3.横突；4.侧隐窝；
5.椎体；6.椎弓根；7.椎板

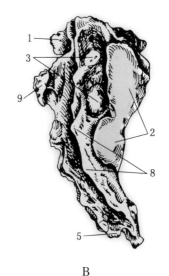

A

B

图 1-1-2-1-10　骶骨解剖示意图（A、B）

A.后面观；B.侧面观

1.上关节突；2.关节面；3.骶骨粗隆；4.骶骨后孔；5.骶骨角；
6.骶孔；7.上关节突；8.外侧嵴；9.中央嵴；10.骶管

1. 椎孔多呈三叶形；

2. 侧隐窝明显，矢径可小至 2~3mm；

3. 上关节突增生变形较多。

## 四、骶尾椎

### 【骶椎】

骶骨由五个骶椎融合而成，呈倒三角形，组成骨盆后壁（图 1-1-2-1-10）。骶骨弯曲，向后倾斜，与第 5 腰椎之间有一个明显成角，称为腰骶角。远端与尾椎相连，近端与第 5 腰椎下方相咬合形成腰骶关节。其左右与髂骨的耳状面以及周围的韧带构成骶髂关节。骶骨的前方为凹状面，上缘中分向前隆凸，称为骶骨岬，是重要的骨性标志；后方则呈嵴状，中央为骶正中嵴，于骶中间嵴两侧各有四个骶后孔，通过骶神经后支。骶骨的上下各有一孔状间隙，与腰椎椎管相延续，上方称之腰骶间隙，下方则为骶尾间隙。经有关学者测量，$S_1$ 椎弓根前、后缘的高度平均为 30.2mm 和 26.1mm，椎弓根深度和骶翼深度平均为 27.8mm 和 45.8mm，骶翼后部平均高度为 28.7mm。

### 【尾椎】

尾骨为人类进化后的"尾巴"所残留的部分，表面上看很不起眼，但内藏玄机。从神经解剖来说，尾骨前面有奇神经节的贴附，尾骨急慢性损伤刺激了奇神经节，反射性引起内脏功能的紊乱。尾椎由 4~5 节尾椎骨组成，呈上宽下尖之三角形块状，其背侧上端有一对骶骨角，借韧带与骶骨相连，同时也是盆底许多韧带的附着点。此骨变异较多，以致外伤后容易误诊。

## 五、椎骨之间的连接

椎骨间的连接，主要通过以下结构。

### （一）椎间盘

椎间盘是一个密封的容器，上下有软骨板，它是透明软骨覆盖于椎体上、下面的软骨面。上下的软骨板与纤维环一起将髓核密封起来。纤维环由胶原纤维束的纤维软骨构成，位于髓核的四周。纤维环的纤维束相互斜行交叉重叠，使纤维环成为坚实的组织，能承受较大的弯曲和扭转负荷。纤维环的前侧及两侧较厚，而后侧较薄。纤维环的前部有强大的前纵韧带，后侧的后纵韧带较窄、较薄。因此，髓核容易向后方突出，压迫神经根或脊髓。除连接椎体的功能外，椎间盘富有弹性，可减轻和缓冲外力对脊柱与颅脑的震荡，并参与颈椎的活动及增加运动幅度。各结构的特点叙述如下（图 1-1-2-1-11）：

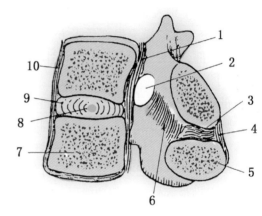

**图 1-1-2-1-11　脊柱椎节之间的连接（矢状面观）示意图**

1. 后纵韧带；2. 椎间孔；3. 棘间韧带；4. 棘上韧带；5. 棘突；6. 黄韧带；7. 椎体；8. 髓核；9. 纤维环；10. 前纵韧带

### 【软骨板】

即椎体上下的软骨面，又称终板，为椎间盘的上下界，可承受压力、保护椎体。终板有半透膜作用，水分及营养物质可渗透至无血液供应的髓核。终板如出现裂口，髓核可由此突入椎体，称为希莫氏结节（Schmorl-Nodules），提示椎间盘退行性变。

### 【纤维环】

为周边部的纤维软骨组织，质地坚韧而富有弹性，将上下两个椎体紧密连接。在横切面及中部冠状切面上，呈同心圆排列，于切线位观察，则呈正反交错的斜形（约 30°）走行。此种结构对椎间关节的弹性、扭曲与旋转等有利。

### 【髓核】

位于椎间盘中央偏后的有弹性的胶冻样物质，由软骨细胞、蛋白多糖、硫酸软骨素和水等物质构成。出生时含水量可达 90%，幼年时其含水量为 80% 左右，随着年龄的增长而水分递减，此种水分使髓核犹如一个水囊，可调节椎间盘内压力及充当轴承的作用。年龄、身高、外力、不良体位、气候等原因均可导致髓核突出或脱出纤维环、压迫相应的神经根。

### （二）椎间关节

关节突关节，由相邻的上下关节突构成，属于滑膜关节，关节面由软骨覆盖，关节囊附着于软骨边缘。颈椎为侧块关节，关节面与水平面成交角，约45°；胸椎上关节突关节面主要向后略向上，下关节突关节面向前略向下；腰椎上关节突关节面主要向中线略向后，下关节突关节面主要向外略向前，上关节突在外侧，下关节突在内侧，与水平面成直角，额状面成45°，容许屈伸和侧屈，几乎不能旋转。因此，腰椎关节突不易发生单纯的脱位和绞锁，如产生脱位，一般合并有关节突骨折。

### （三）韧带组织

除各椎段所特有的韧带（如枕颈间，骶尾部等）外，整个脊柱上之韧带包括以下两大部分。

【连接椎体之间的韧带】

1. 前纵韧带　它为人体中最长而又坚韧的韧带。起于枕骨的咽结节，经诸椎体前面抵于第1或第2骶椎前面。该韧带的宽窄厚薄各节段有所不同，共分为三层，深层纤维跨越椎间盘，将上下椎体缘和椎间盘紧密地连接在一起，中层跨越2~3个椎体；而浅层纤维则可跨越3~5个椎体。深层韧带与椎间盘外层纤维和椎体的骺环相连，但并不进入椎体。其作用主要是限制脊椎过度后伸。

2. 后纵韧带　起自第2颈椎（部分纤维上延移行于覆膜），沿诸椎体后面抵于椎管。其在颈部的分布较宽，尤以椎间盘处稍厚而坚韧。向下逐渐狭窄呈细长状。其深层纤维连接于两个椎体之间，而浅层纤维可跨越3~4个椎体。此韧带在椎体连接处较松，其中部常有裂隙并有椎体的静脉穿过。后纵韧带可以限制脊柱过分前屈以及防止椎间盘向后脱出的作用。

【连接椎弓根之间的韧带】

椎弓间之连接除包括由各椎体上、下关节突所构成的关节突关节外，尚包括以下韧带：

1. 项韧带　在颈部，从颈椎棘突尖向后扩展成三角形板状的弹性膜层，称为项韧带。项韧带常被认为与棘上韧带和颈椎棘突间韧带同源，向上附着于枕外隆凸及枕外嵴，向下达第7颈椎棘突并续于棘上韧带，是颈部肌肉附着的双层致密弹性纤维隔。项韧带的作用主要是维持头颈部的直立体位（图1-1-2-1-12、13）。

2. 棘上韧带和横突间韧带　棘上韧带是架在各椎骨棘突尖上的索状纤维软骨组织。起自第7颈椎棘突，止于骶中嵴。此两者在颈部不发达，主要见于下段脊柱，其作用是限制脊柱过度前屈（图1-1-2-1-12~15）。

3. 棘间韧带　因连于两个棘突之间，故名。自棘突根部至尖端部呈薄片状，前方与黄韧带愈合，后方移行于棘上韧带或项韧带。

4. 黄韧带　或称弓间韧带，为黄色弹性纤维组织构成。活体呈黄色外观，外形为扁平状，位于上下椎板之间，从上往下依次增厚。上方起自上位脊椎椎弓板下缘的前面，下缘止于下位椎弓板上缘和其后面，十分坚韧。此韧带的作用主要是协助围成椎管后壁和后外侧壁，限制脊椎过度前屈及参与维持骨的正常对位。黄韧带多由于长期的坐位或弯腰工作出现病理性的肥厚或骨化，导致椎管狭窄，成为压迫脊髓及神经根的常见致病因素（图1-1-2-1-16）。

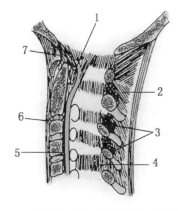

**图1-1-2-1-12　上颈椎与颅骨之连接及项韧带部位（矢状面观）示意图**

1.寰椎后韧带；2.项韧带；3.棘间韧带；4.黄韧带；
5.后纵韧带；6.前纵韧带；7.齿突间韧带

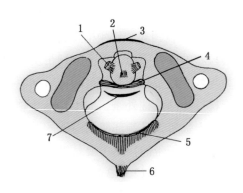

图 1-1-2-1-13　上颈椎与颅骨之连接及项韧带部位
　　　　　　　（横断面观）示意图

1.翼状韧带；2.齿尖韧带；3.前寰枕膜；4.寰椎横韧带；
　5.后寰枕膜；6.项韧带；7.覆膜

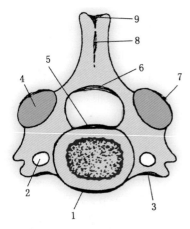

图 1-1-2-1-14　颈椎的连接示意图

1.前纵韧带；2.横突孔；3.横突间韧带；
4.小关节；5.后纵韧带；6.黄韧带；
7.关节囊韧带；8.棘间韧带；9.棘上韧带

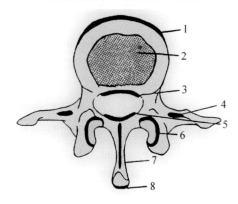

图 1-1-2-1-15　腰段椎节间之棘上、棘间及横突间
　　　　　　　韧带（横断面观）示意图

1.前纵韧带；2.椎间盘；3.后纵韧带；4.横突间韧带；
　5.黄韧带；6.关节囊韧带；7.棘间韧带；8.棘上韧带

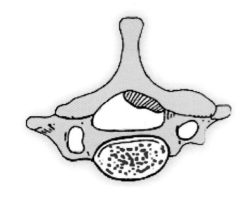

图 1-1-2-1-16　黄韧带骨化（横断面观）示意图

# 第二节　脊髓、脊神经根的大体解剖与血供

## 一、脊髓概述

　　脊髓的外观为扁圆形柱状神经结构，全长
40~50cm（和身高有关），重 26~30g，位于脊柱的
椎管内并被其保护。脊髓是源自脑的中枢神经系
统延伸部分，其主要功能是传递脑和外周之间的
神经信息。脊髓上方在枕大孔处与延髓相延，下
方呈圆锥形，尖端伸出一细长之索状物，称为终丝。
脊髓全长粗细不等，在颈髓与腰髓处各有一膨大

区，上方的颈膨大位于 $C_4$~$T_1$ 节段，下方的腰膨大
则位于 $T_{10}$~$L_1$ 处（图 1-1-2-2-1）。于胎儿是脊髓与
椎骨长度相差较小，初生儿平第 3 腰椎，成人后
脊髓末端相当于第 1 腰椎下缘或第 2 腰椎上缘（表
1-1-2-2-1）。脊髓的表面有前后两条正中纵沟分为对
称的两半。前面的前正中裂较深，后面的后正中沟
较浅。此外还有两对外侧沟，即前外侧沟和后外侧
沟。前根自前外侧沟走出，由运动神经纤维组成；
后根经后外侧沟进入脊髓，由脊神节感觉神经元

的中枢突所组成。每条后根在与前根会合前，有膨大的脊神经节。腰、骶、尾部的前后根在通过相应的椎间孔之前，围绕终丝在椎管内向下行走一段较长距离，它们共同形成马尾。在成人（男性）一般第1腰椎以下已无脊髓，只有马尾。

表 1-1-2-2-1　棘突、椎体与脊髓节段之关系

| 棘　突 | 椎　体 | 脊　髓 |
|---|---|---|
| C$_4$ | C$_4$ | C$_5$ |
| C$_6$ | C$_6$ | C$_8$ |
| T$_1$ | T$_1$ | T$_2$ |
| T$_6$ | T$_7$ | T$_8$ |
| T$_9$ | T$_{10}$ | T$_{12}$ |
| T$_{12}$ | L$_1$ | L$_4$~S$_1$ |
| L$_1$ | L$_2$ | S$_{2-5}$ |

## 二、脊髓大体解剖

### （一）脊髓的被膜

脊髓的被膜共分三层。

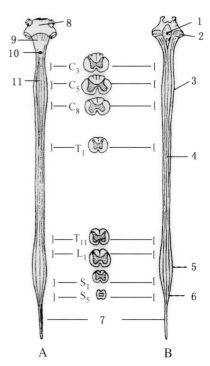

图 1-1-2-2-1　脊髓的外形及各个节段横断面前、后观
示意图（A、B）
A. 前观；B. 后观

1. 菱形窝；2. 小脑中；3. 颈膨大；4. 后正中沟；5. 腰骶膨大；6. 脊髓圆锥；7. 终丝；8. 脑桥；9. 锥体；10. 锥体交叉；11. 前正中裂

【软脊膜】

紧包于脊髓表面，富有血管，故又称血管膜。于脊髓的两侧，软脊膜形成多个三角形突起，其尖端穿越蛛网膜附在硬脊膜内面，称为齿状韧带，对脊髓有固定作用，以防止其左右摆动（图 1-1-2-2-2）。

【蛛网膜】

由很薄的半透明结缔组织构成，紧贴硬脊膜内壁，内方为充满脑脊液的脊髓蛛网膜下腔，在此下腔后方正中部有蛛网膜背侧隔，对脊髓起固定作用。在一定部位，蛛网膜下腔扩展并加深，成为蛛网膜下池。其中最大的是小脑延髓池，它通过正中孔和前侧孔与第四脑室相通；桥池位于脑桥腹侧，脚间池位于脚间凹，交叉池位于视交叉前方。

【硬脊膜】

位于外层，其上方与硬脑膜相连，下方在第2骶椎处形成盲端。硬脊膜和椎管之间有一空隙，称硬膜外间隙，正常情况下为脂肪组织充填，其中有椎间孔动脉分支和丰富的椎内静脉丛，后者为薄壁静脉。硬脊膜外膜脂肪较疏松，易于分离，当椎管狭小时则缺如。在椎管前方，此脂肪组织呈网状结构，中间有丰富的颈内静脉及其分支。并与后纵韧带紧密相连，故当手术波及此处时应

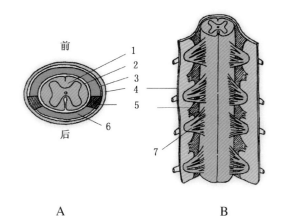

图 1-1-2-2-2　脊髓与各层被膜之间的关系示意图（A、B）
A. 横断面观；B. 前方剖面观

1. 脊髓；2. 软膜；3. 蛛网膜；4. 硬膜；5. 齿状韧带；6. 脑脊液；7. 神经根

小心分离，以免破裂引起大出血，此时可垫以明胶海绵使其停止出血。

### （二）脊髓的沟裂

沟裂共有五种八条。

**【前正中裂】**

位于脊髓前方正中，深达脊髓前后径的前 1/3 处，裂中有脊髓前血管及其分支。

**【后正中沟】**

此沟较前者为浅，但底部有正中隔伸入脊髓两侧背索间，将其均等地分为左右两侧。

**【前外侧沟】**

位于脊髓前外侧，左右各一条，脊神经根沿此纵线排列，成排出入脊髓。出此沟的根丝形成 31 对前根（又叫腹根）。

**【后外侧沟】**

此沟与前者相对应，亦左右各一条，有脊神经后根丝（又叫背根）进入脊髓。后根上有膨大的脊神经节。前后根在椎间孔处汇合成一条脊神经，由椎间孔穿出椎管。

**【后旁正中沟】**

此沟为颈髓与胸髓所特有，位于后正中沟与外侧沟之间，左右各一。

## 三、脊髓内部结构

在脊髓的横切面上可见中央部的灰质和其周围的白质，两者在颈段均较发达，尤以白质为甚（图 1-1-2-2-3）。

### （一）灰质

外观呈 H 形，灰质主要由神经细胞和部分胶质细胞构成，中心部有中央管居中。在中央管前后的横行灰质称为灰质连合，并有前后之分。灰质连合的侧前方延伸部称前角或前柱；而侧后方延伸部则称为后角或后柱。在颈髓缺乏前后角之间向外突出的灰质，即侧角，或称侧柱。

**【前角】**

前角短而粗，为运动细胞组成，在颈段脊髓尤为发达。横切面上运动细胞呈排列分界清楚的

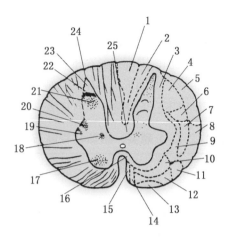

**图 1-1-2-2-3　脊髓的内部结构示意图**

1. 薄束；2. 楔束；3. 外侧固有束；4. 皮质脊髓侧束；5. 脊髓丘脑后束；6. 红核脊髓束；7. 脊髓丘脑侧束；8. 脊髓小脑后束；9. 前庭脊髓前束；10. 网状脊髓束；11. 脊髓橄榄束；12. 前庭脊髓前束；13. 脊髓丘脑前束；14. 顶盖脊髓前束；15. 皮质脊髓前束；16. 内侧纵束；17. 前角细胞群；18. 背核；19. 侧角细胞群；20. 网状结构；21. 后角细胞群；22. 胶状质；23. 海绵带；24. 李氏束；25. 后固有束

细胞群，而纵切面上则为长短不等的细胞柱，分别支配所属肌肉。于颈膨大处细胞群最多，腰膨大处次之，均按躯体定位排位，一般可分为以下各组。

1. 内侧细胞群　其前内侧组（$C_1 \sim S_5$）支配躯干腹面的浅肌（如背阔肌、腹外斜肌等），而后内侧组（$C_3 \sim S_5$）则支配躯干的深肌（如前锯肌、后锯肌、腹横肌和腹内斜肌等）。

2. 外侧细胞群　前外侧组（$C_{4 \sim 8}$，$L_2 \sim S_1$）支配手足的伸肌，而后外侧组（$C_2 \sim T_1$、$L_2 \sim S_3$）则支配手足的屈肌及其他小肌。

3. 中间细胞群　位于 $C_{3 \sim 7}$ 节段，主要支配膈肌，故称之为膈核。同时有副神经位于 $C_{6 \sim 7}$ 前角腹侧。

**【后角】**

除背核、后角固有核及后角边缘核外，后角细胞一般较小，常呈多极，属于传导感觉冲动的中间神经元，与运动反射的调节及各节间联系有关。

**【侧角】**

位于胸髓，在颈段则无。

此外，在颈膨大处其内侧还有前后两组，前组支配附着于肱骨和肩胛骨处的伸肌群，后组则支配上述屈肌群。

### （二）白质

白质由密集的有髓纤维组成，以前、后外侧沟为界，将其分为：前索，指前正中裂与前外侧沟之间；侧索，位于前、后外侧沟之间，前两者之间并无明显界限，可合称为前外侧索；后索，指后外侧沟和后正中沟之间。在灰质连合的前方，有横行纤维构成白质前连合。在灰质连合的后方亦有一狭条白质，称为白质后连合。白质中的神经纤维视其传导通路有不同的走向，又可分为上行束和下行束。上行束为脊髓向脑部传达的纤维，如脊髓丘脑束、脊髓小脑束、薄束、楔束等；下行束为从脑传向脊髓的通路，如皮层脊髓束、红核脊髓束、顶盖脊髓束等。节间束：为节间的联系纤维，多集中于紧贴灰质的外面，构成一薄层，称为固有束。

【前索】

包括皮层脊髓前束、顶盖脊髓前束、内侧纵束和前庭脊髓束。

1. 皮层脊髓前束　位于前内侧，由未交叉的锥体束纤维组成。在其下行过程中不断越过前连合支配对侧前角内的运动神经细胞，此种交叉在胸髓段以前即完成，故下方无此束。

2. 顶盖脊髓前束　位于前者外侧，大部纤维起自四叠体上丘的深层细胞，在内侧纵束的前方形成交叉，大部纤维终止于上四个颈节，少部纤维达颈髓下段。此束主要功能是参与视觉及听觉的姿势反射运动。

3. 内侧纵束　位于前者后方，主要为下行纤维。起自前庭内侧核、网状结构、上丘、中介核、连合核等，大部止于上部颈髓，小部下行达腰段，参与头颈肌的共济和姿势反射。

4. 前庭脊髓束　起于前庭外侧核，其纤维大部终止于颈、腰髓，其作用参与身体平衡反射。

两侧前索以白质前连合相互连结。

【侧索】

包括脊髓小脑前束、后束，脊髓丘脑束、皮

质脊髓侧束，红核脊髓束和网状脊髓束。

1. 脊髓小脑前束　起自腹侧海绵质之神经细胞，其轴突经前白质连合至对侧或同侧上行，经小脑上脚至小脑蚓，为共济运动反射的传入纤维。

2. 脊髓小脑后束　在前者之后方，起自背核，传导来自同侧关节、肌腱及肌肉的传入冲动，轴突向上经小脑下脚至小脑蚓及简单小叶，作用同前。

3. 脊髓丘脑束　分为前束和侧束两组，为温度觉、痛觉和粗触觉的传导束，均经过前白质连合上行达丘脑。

4. 皮质脊髓侧束　为来自对侧大脑皮质下行的随意运动纤维，位于后角前方。其纤维排列由内向外依次为颈、上肢、躯干和下肢。此束内常伴有部分同侧来自大脑皮质下行之纤维（支配同侧肌肉），故如受累时可导致同侧轻瘫。

5. 红核脊髓束　位于前者前外侧，起自中脑红核，经被盖腹交叉至对侧，向下终止于脊髓前柱，起姿势调节作用。

6. 网状脊髓束　起自脑干网状结构，终于脊髓前柱和侧柱，有调节随意运动及某些反射作用。

【后索】

主为上行纤维，有内侧的薄束与外侧的楔束，传导躯体同侧的本体感觉和精细触觉。

## 四、脊髓生理功能

### （一）感觉的传导

主要有以下四类。

1. 浅感觉　指轻触觉、痛感觉和温度觉。

2. 深感觉　又称本体觉，包括运动觉、位置觉、压觉和震动觉。

3. 内脏觉　指胃肠、膀胱等脏器的痛、胀感觉。

4. 复合感觉　又称立体感觉或辨形感觉，即闭目后能察知物体大小、形态、质量等，由深浅感觉复合而成。

### （二）运动的传导

人体肌肉均由脊髓前角大运动细胞所支配，

每个细胞的轴突与其所支配肌肉纤维合成一个运动单位。此细胞一旦破坏则引起截瘫。

### （三）营养作用

前角细胞对所支配的肌肉及骨关节具有营养作用。如该细胞破坏则可出现肌萎缩及骨质疏松等现象。

### （四）支配内脏活动

其主要通过 $T_1$~$L_1$ 的脊髓交感神经与副交感神经对血管的舒缩、腺体的分泌和立毛肌的收缩发挥作用。

### （五）反射活动

包括伸反射和屈反射，其与脊髓的定位关系密切，结合临床意义较大。

1. 伸反射　又称牵张反射。其反射弧位于脊髓内，并受皮质脊髓束影响。前者破坏反射消失，后者受阻则由于肌张力增高而反射亢进。以此有助于诊断。

2. 屈反射　属于防御反射性质，即当肢体或内脏受到刺激后迅速出现收缩。

以上反射均与脊髓的具体节段相联系，并可以此来对脊髓进行定位诊断。

## 五、脊神经

脊神经位于脊髓两侧的脊神经，左右成对，在颈髓段有 8 对（$C_1$ 后根可缺如，或发育不良），胸段为 12 对，腰段为 5 对及骶尾段等（图 1-1-2-2-4）

### （一）脊神经根

【组成】

系由前根和后根组成。在椎管内自脊髓侧方向椎间孔走行，当其穿过诸层脊膜时，各层脊膜分别包绕其外面，并于软脊膜与蛛网膜之间保留与蛛网膜下腔相通之间隙。于脊神经节（在椎间孔内）外方形成脊神经，该神经又分为：

1. 腹侧根（又称前根）　其纤维来自颈髓的前角细胞，分布于横纹肌，起运动作用。

2. 背侧根（又称后根）　沿脊髓的后外侧沟

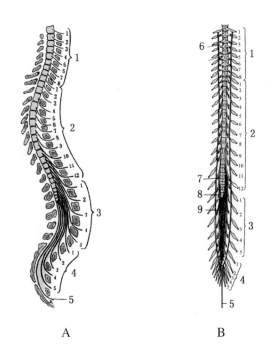

图 1-1-2-2-4　脊神经走行侧面观及后面观示意图( A、B )
A. 侧方观；B. 后面观

1. 颈段；2. 胸段；3. 腰段；4. 骶段；5. 终丝；6. 硬膜颈膨大；7. 腰骶膨大；8. 圆锥；9. 马尾神经

排列成行。其较前根为粗（第 1 颈神经除外，且有 20% 者缺如），主要为感觉性的传入纤维。在其与前根汇合前，有一纺锤形膨大，长 4~6mm，此即为脊神经节。各后根之间均有交通支相连，以颈段最为丰富，腰骶部次之，胸段较少。

前、后根汇合成脊神经，向椎间孔延伸，其在颈部较短。第 1 颈神经穿行于枕骨与寰椎后弓之间，经椎动脉沟在椎动脉下方穿出。第 2~ 第 7 颈神经则经相对应的椎骨上方的椎间孔穿出。第 8 颈神经则由 $C_7$~$T_1$ 之间的椎间孔穿出。脊神经节位于椎间管外，胸腰段大致相似，唯骶尾的脊神经节位于椎间管内。在神经根出口减压的临床操作中，Kambin 三角是对腰椎"安全三角工作区"即出口神经根、下位椎体后上缘与硬膜囊外侧缘之间的区域解剖研究及概念描述（图 1-1-2-2-5）。

【包膜】

脊神经根之包膜与脊髓的诸层被膜相延续。当前根和后根穿经软脊膜和蛛网膜时，两层脊膜呈鞘状包裹诸根的四周，蛛网膜下腔亦显于两鞘之间。自此前、后两根再各自穿经硬脊膜，

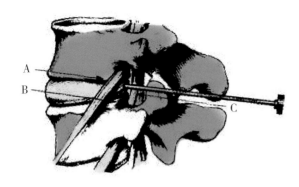

图 1-1-2-2-5　Kambin 三角示意图

A. 出口神经根；B. 下位椎体后上缘；C. 硬膜囊外侧缘

并分别被此膜构成的鞘所包围，其间有一裂隙，称为根间隙（脊膜束）。再向下延伸，穿过脊神经节，两根合成一干，硬脊膜亦合成一鞘，其下方即构成脊神经的被膜（图 1-1-2-2-6）。

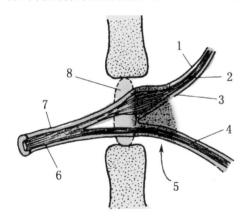

图 1-1-2-2-6　脊神经根与各层被膜之关系及易引起蛛网膜粘连之部位示意图

1. 硬膜；2. 神经根（感觉）；3. 蛛网膜；4. 神经根（运动）；5. 易形成粘连区；6. 神经束膜；7. 神经外膜；8. 椎间孔

【生理解剖特点】

1. 对脊髓的固定作用　因其根短，且呈近水平状走行，故可牵制脊髓不致过分活动而固定作用。

2. 易受累　其内前方为椎体间关节，颈段则主要是钩椎关节，后方有小关节。在此骨性管道中易因三者的松动、移位及骨增生而遭受刺激或压迫，尤其是颈段钩椎关节及腰椎椎体间关节处的退变及骨刺形成较早，易先受累。

3. 易形成粘连　由于该处易受刺激或压迫，同时也最早出现创伤性炎性反应，以致纤维蛋白

渗出而形成粘连（图 1-1-2-2-6）。它是继发性粘连性蛛网膜炎开始最早的部位，并由此向椎管方向蔓延。鉴于这一情况，对其病变应及早诊治。

（二）脊神经

脊神经干很短，出椎间孔后立即分为前支、后支、脊膜支和交通支：

【脊膜支及窦 - 椎神经】

脊膜支为脊神经的第 1 分支，最细，逆方向经椎间孔返回椎管，故称之谓脊脑膜返回神经支。它又分为较粗的升支和较细的降支，两者相互吻合构成脊膜前丛和脊膜后丛。上方进入颅内，下方各髓段呈相延续状。脊膜支内除有来自脊经节的感觉纤维，且有细支与相邻近的交感神经节相连，两者合称为窦椎神经。其神经纤维返回进入椎管。其中除含有血管运动纤维外，尚有来自后根的无髓纤维亦参与。其分支布于椎管内各组织，包括脊髓本身的血管、硬脊膜、钩椎关节（颈段）及后纵韧带等处。每一窦椎神经分布至 2~3 个椎节，其主干多呈上行分布，少有下行者（图 1-1-2-2-7）。

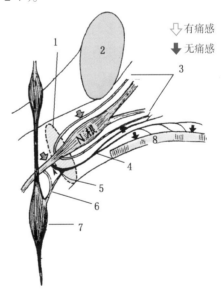

图 1-1-2-2-7　脊膜支与窦 - 椎神经之间关系示意图

1. 椎间孔；2. 小关节；3. 硬膜；4. 窦椎神经；5. 脊脑膜返回神经支；6. 交通支（节后纤维）；7. 交感神经节；8. 后纵韧带

【后支】

有内侧支与外侧支之分，此种以感觉为主的神经纤维主要分布至邻近皮肤。

**【前支】**

主要分布至邻近之肌肉（群）、或参与组成神经丛（颈丛、臂丛、腰丛、骶丛等）。

**【交通支】**

为连于脊神经与交感干之间的细支。其中发自脊神经连至交感干的叫白交通支；而来自交感干连于每条脊神经的叫灰交通支。

## 六、脊髓血供

供应脊髓的血循环主要来源于两个：

1. 椎动脉的降支即脊髓后动脉，即脊髓动脉；

2. 从节段性血管来的多个根动脉；并经相同部位之静脉回流。

### （一）动脉系统

**【脊髓前动脉】**

位于脊髓前正中裂迂曲下行，上方与双侧椎动脉所形成的基底动脉环相连（图1-1-2-2-8），供应脊髓全长。在颈段该血管较粗，约为250um，其分支有沟动脉和软脊膜动脉。主要向脊髓的前2/3部供血（图1-1-2-2-9）。脊髓前动脉血栓形成，在年轻患者多与感染有关，老年患者则多与动脉粥样硬化斑块有关。脊髓前动脉分布

区域血供受累，可引起肢体瘫痪、痛觉、温觉障碍、直肠膀胱括约肌障碍等综合症状，叫脊髓前动脉综合征（又叫Beck综合征、Davison综合征、脊髓前动脉闭塞综合征）。

近年来，作者发现多例沟动脉一旦受压，则可引起类似髓内肿瘤样症状的病例。因此对该动脉需引起重视。该动脉支在前正中裂沟入底布于两侧脊髓实质，脊髓全长不足200条；在12cm长之颈段约80支，口径约200um。其从脊髓前动脉呈锐角走出，每条沟动脉纵向管理范围在颈段为0.4~1.9cm，在胸段则增加1/2左右；其在脊髓实质中分布于两侧前角（侧支）和灰质连合（中间支）。

**【脊髓后动脉】**

自椎动脉内侧壁或小脑后动脉发出，绕延髓下行，并有细小的分支布于薄束、楔束及其核和绳状体尾背侧部。该动脉左右各一支沿脊神经后根内侧下行，并在各节段和后根动脉相吻合。该血管主要供应脊髓的后1/3部（图1-1-2-2-10）。脊髓后动脉如果完全闭塞，主要引起同侧后角后索软化体征，表现为：

1. 感觉障碍　以深感觉受累最多，平面愈高，症状愈明显，主要症状有：

（1）深感觉障碍　严重的震颤觉、位置觉及关节运动觉等深感觉可以完全消失；

（2）浅感觉障碍　可出现节段性浅感觉分离，即触觉存在而痛觉消失；

（3）其他症状　包括感觉性共济失调等均可同时出现。

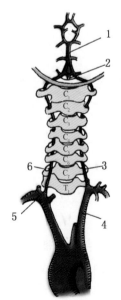

**图1-1-2-2-8　椎动脉走行示意图**

1. 基底动脉；2. 脊髓前中央动脉；3. 左椎动脉；
4. 左锁骨下动脉；5. 右锁骨下动脉；6. 右椎动脉

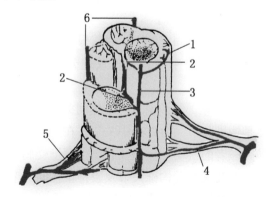

**图1-1-2-2-9　脊髓血供示意图**

1. 动脉冠；2. 沟动脉；3. 脊髓前中央动脉；
4. 前根动脉；5. 后根动脉；6. 脊髓后动脉

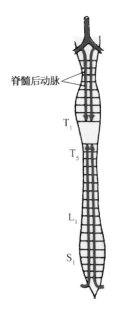

**图 1-1-2-2-10　脊髓后动脉之血供范围示意图**

2. 运动功能　一般多无影响，主要是由于锥体束的血供来自脊髓前动脉及动脉环之故，单纯的脊髓后动脉受累一般影响不大。

【动脉冠】

又称冠状动脉环，系脊髓前、后动脉和根软膜动脉的分支在脊髓表面相互吻合的软脊膜丛。其在颈膨大、腰骶膨大处较为密集，而胸段则稀疏。由动脉冠发出之分支沿软脊膜隔呈反射状进入脊髓实质，其与脊髓表面呈垂直状。主要供应脊髓前束和侧束的周边部分（图 1-1-2-2-11）。

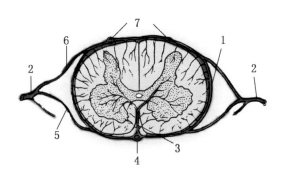

**图 1-1-2-2-11　脊髓动脉冠与周邻血管关系示意图**

1. 动脉冠；2. 根动脉；3. 沟动脉；4. 脊髓前中央动脉；
5. 前根动脉；6. 后根动脉；7. 脊髓后动脉

【根动脉】

其直接来自椎管外的动脉干，呈节段性，来自颈升动脉、颈深动脉、肋间动脉、腰动脉和骶动脉等。进入椎间孔后分为前根动脉和后根动脉。该动脉干分为以下四段：

1. 颈段　主要来自椎动脉第 2 段和甲状肋颈干的升支。其沿脊神经根进入椎管，并有前、后根动脉之分，两者分别与脊髓前动脉和脊髓后动脉吻合，并参与构成脊髓的动脉冠。一般根动脉均较细小或缺如，以 $C_6$ 或 $C_8$ 处较多见，且粗大，通过吻合支同时供应相邻节段的脊髓（图 1-1-2-2-12）。

2. 胸段　其多起自第 7（或第 8 段）肋间动脉，进入椎管后亦分为前后根动脉参与对脊髓的血供。其供血范围向上达下颈髓，因此，如此动脉受阻，则可出现颈髓症状；向下达下胸髓，此血管可缺如，而被后者取代供血。

3. 腰段　多自上方腰动脉和（或）髂外动脉发出、沿腰脊神经进入椎管后，即参与构成脊髓下段的脊髓前中央动脉。上方达第 7 胸椎，下方至 $S_3$，主要供应该段脊髓前方 2/3 的血供。

4. 下部附加根动脉　其起自髂内动脉第 1 分支 - 髂腰动脉腰支，故又称之为下部附加根动脉，其主要构成 $S_{3-4}$ 以下脊髓的血供（图 1-1-2-2-13）。

从脊髓的横断面看，脊髓前动脉和前根动脉分布于脊髓前角、白质前索、前连合及侧索的深部，其中由脊髓前动脉所发出的沟动脉，不仅数量多，且从前正中裂发出左右各一支交替进入脊髓，越过白质前连合，分布至脊髓的前柱、侧柱、前索、后柱的基底部和侧索深部（包含皮质脊髓侧束）。如果脊髓前动脉栓塞，则出现双侧瘫痪和部分痛温觉消失，甚至大小便失禁。脊髓后动脉、后根动脉和冠动脉，分布于灰质后角的表浅部分。

如图 1-1-2-2-13 所示，在脊髓上有三对主要根动脉直接参与脊髓前中央动脉的血供。其中任何一根主要根动脉发生痉挛或栓塞，则将有可能引起脊髓神经功能部分或全部障碍。对这一点临床医师必须要有充分认识，尤其是在手术中必须设法保留根动脉的完整。作者在近几年中曾会诊过数例因该血管损伤而引起脊髓完全瘫痪的病例，其中包括胸、腰段施术病例。此外。对下部

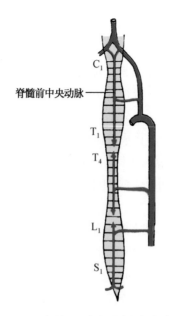

图 1-1-2-2-12　脊髓三对主要根动脉参与脊髓前中央动脉血供及其供应范围示意图

附加根动脉亦应注意观察。

**（二）静脉系统**

脊髓全长的静脉与动脉大致相似。Malcolm等认为脊髓前静脉是由一条前正中静脉干和一对前外侧静脉干组成。脊髓后方有数支后根静脉，在后正中沟处形成纵形的脊髓后正中静脉延续脊髓全长。两侧各有一较小的脊髓外后静脉与之伴行，此组静脉主要收集后索和后角的静脉血。脊

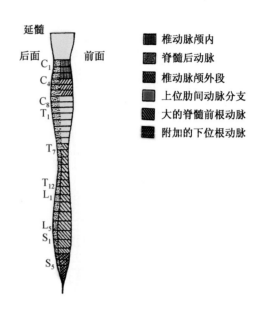

图 1-1-2-2-13　下部附加根动脉及其他血管支的血供分布示意图

髓前静脉通过沟静脉收集沟缘白质和前角内侧部的血液构成一条脊髓前正中静脉，亦有一对脊髓外前静脉伴行。各纵行静脉干由静脉冠连接形成软脊膜静脉丛，其本身收集来自前角外侧部、侧角、前索和侧索的静脉血（图 1-1-2-2-14~17）。对静脉系统的深入了解，将有助于防止及减少椎管手术中的失血量。

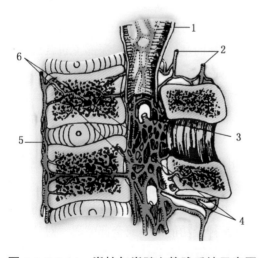

图 1-1-2-2-14　脊柱与脊髓之静脉系统示意图

1. 硬膜；2. 椎外后静脉丛；3. 椎间静脉；4. 椎内后静脉丛；
5. 椎外前静脉丛；6. 椎内前静脉丛

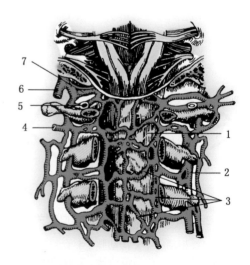

图 1-1-2-2-15　椎管内静脉分布（上颈段椎板已切除，后面观）示意图

1. 硬膜；2. 椎静脉；3. 椎内后静脉丛；4. 颈深静脉；5. 枕静脉；6. 颈静脉；7. 椎静脉

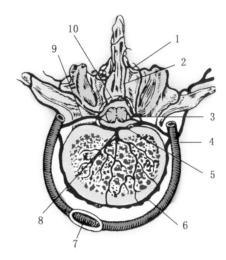

图 1-1-2-2-16　脊髓静脉分布示意图

1. 脊髓后正中静脉；2. 椎内后静脉丛；3. 后根动脉；
4. 前根动脉；5. 椎间动脉；6. 椎内前静脉丛；
7. 椎骨静脉；8. 脊髓前外静脉；9. 脊髓前沟静脉；
10. 髓内静脉；11. 周围静脉丛；12. 脊髓后沟静脉

图 1-1-2-2-17　腰段椎节静脉分布示意图

1. 椎外后静脉丛；2. 静脉穿支；3. 根静脉；4. 腰静脉；
5. 椎内前静脉丛；6. 椎外前静脉丛；7. 下腔静脉；
8. 椎骨静脉；9. 椎间静脉；10. 椎内后静脉丛

# 第三节　上颈椎的大体解剖

## 一、上颈椎概述

上颈段系指 $C_2$ 以上的颈椎部分，包括寰枕关节和寰枢关节。因该段不仅解剖关系特殊，位置重要，而且邻近解剖关系复杂。由该区域病变创伤引起的临床症状严重、多变及轻重不一，且损伤后的后送、院前处理、诊断与治疗亦有其特点，故一般均与下颈段损伤分述之。本节就其解剖特点及概况加以阐述。

## 二、上颈椎骨骼特点

上颈椎为寰椎与枢椎，二者在解剖与生理功能上不同于普通颈椎，此已在上节中阐述，本节不再赘述。

## 三、上颈椎连接

上颈椎的连接主要为寰枕关节与寰枢关节两

种（图 1-1-2-1-13）。

### （一）寰枕关节

如前所述，系由寰椎的上关节凹与枕骨髁构成的椭圆形关节。其关节囊以后部和外侧较肥厚，内侧薄弱，有时缺如。寰枕关节在结构上是独立的，在机能上是联合的，两侧关节联合运动，使头部俯仰和侧屈。寰枕关节和寰枢关节构成联合关节，使头能作多轴运动，即能使头做俯仰、侧屈和旋转运动。该关节的关节囊呈松弛状，其周围有以下韧带。

【前寰枕膜】

连结于枕大孔前缘和寰椎前弓上缘之间，为前纵韧带的延续部，中间肥厚，而两侧宽阔而略薄，与关节囊融合。

【后寰枕膜】

连于枕大孔后缘和寰椎后弓上缘之间。较前者薄而稍窄，中部略厚，前方与硬脊膜相融合，后方接头后小直肌，两侧与关节囊相延续，在与寰椎后弓的椎动脉沟之间形成一管，有椎动脉和枕下神经通过。

**【寰枕外侧韧带】**

连于寰椎横突上与枕骨颈静脉突之间，起加强关节囊外侧壁作用。

**（二）寰枢关节**

第1颈椎寰椎和第2颈椎枢椎之间连结的总称，包括三个独立的关节，即两个寰枢外侧关节和一个寰枢正中关节和两组韧带。寰枢关节以齿突为垂直轴进行旋转运动，使头连同寰椎绕齿突做旋转运动。和寰枕关节构成联合关节，使头能做多轴运动，即能使头做俯仰、侧屈和旋转运动。在暴力或其他因素作用下，此关节可能造成脱位或半脱位。外伤史、X线摄片X线张口位摄片，主要特征表现是枢椎齿状突与寰椎两枚侧块间距不对称、侧位X线片能清晰显示齿状突和寰椎弓之间的距离 >3mm、CT横截面见寰枢关节旋转超过47°，可诊断寰枢关节脱位。

**【三个关节】**

1. 寰枢外侧关节　为寰椎的下关节与枢椎上关节咬合构成，关节囊壁薄而松弛。

2. 寰齿前关节　由寰椎的齿突关节与枢椎齿突的前关节构成，关节囊壁薄而松弛。

3. 寰齿后关节　由寰椎横韧带与枢椎齿突后方的关节面构成，关节囊薄而松弛，且常与寰枕关节相交通。

**【两组韧带（见图 1-1-2-1-14）】**

1. 寰枢关节间的韧带

（1）前寰枢膜　起自寰椎前弓前方和下缘，止于枢椎椎体前方，位于两侧的寰枢关节之间，其中部与前纵韧带移行，故长而坚韧。

（2）后寰枢膜　位于寰椎后弓下缘与枢椎椎弓上缘之间，宽而薄，中部略厚，两侧有第2颈神经穿过。

（3）寰椎横韧带　起附于寰椎左右两侧块内侧面，肥厚而坚韧，将寰椎的椎孔隔成前、后两部。前部较小，容有齿突，并与此韧带前面中部略凹的由纤维软骨构成的关节面构成寰齿后关节。其后部较大，容纳脊髓及其被膜。自此韧带中部向上下各发出一束纵行纤维，形成十字状，故名寰椎十字韧带。其上缘抵于枕大孔前缘，下缘止于枢椎椎体后面。此十字韧带虽十分坚强，但强烈暴力或其他病变仍可使其断裂或病变，以致引起寰枢关节脱位而压迫脊髓。

2. 枢椎与枕骨间的韧带

（1）覆膜　起自枕骨底部的斜坡，在齿突及其周围韧带的后方向下移行于后纵韧带，前面连接寰椎十字韧带，外侧附于寰枢外侧关节囊。

（2）翼状韧带　起自齿突尖的两侧，左右各一条，为坚韧之圆索状，斜向外上方，止于枕骨髁内侧面的粗糙部，并分别和寰齿前关节囊、后关节囊以及寰枕关节融合。此韧带主要功能是限制头部过度前屈和旋转，是枢椎上最主要的韧带。

（3）齿突尖韧带　呈细索状，居中，位于齿突尖和枕大孔前缘，并分别与寰枕前膜及寰椎十字韧带的上脚相融合，仰头时此韧带紧张，俯首则松弛。

# 第四节　下颈椎的大体解剖

## 一、下颈椎概述

下颈椎系指 $C_3 \sim C_7$ 这一解剖段，其中 $C_3 \sim C_6$ 属于"普通颈椎"；而第7颈椎则称为"隆椎"。

## 二、下颈椎骨骼特点

下颈椎系指第3、第4、第5、第6、第7颈椎，每节椎骨均由椎体、椎弓及突起等三大部分组成，其解剖特点已在第一节中阐述，故略之。

## 三、下颈椎连结

### （一）椎体间连接

除前节详述的椎间盘外，尚有以下韧带及关节（见图 1-1-2-1-14）。

【前纵韧带】

它为人体中最长而又坚韧的韧带。起于枕骨的咽结节，经诸椎体前面抵于第 1 或第 2 骶椎前面，共分为三层。深层纤维跨越椎间盘，将上下椎体缘和椎间盘紧密地连结在一起；中层跨越 2~3 个椎体，而浅层纤维则可跨越 3~5 个椎体。其作用主要是限制颈椎过度后伸；一旦断裂，则易引起颈髓的过伸性损伤，即脊髓中央管症候群。

【后纵韧带】

起自第 2 颈椎（部分纤维上延移行于覆膜），沿诸椎体后面抵于骶管。其颈部较宽，尤以椎间盘处稍厚而坚韧；向下逐渐狭窄呈细长状。其深层纤维连结于两个椎体之间，而浅层纤维可跨越 3~4 个椎体。此韧带在椎体处连接较松，其中部常有裂隙而有椎体的静脉穿过。

【钩椎关节】

其位于椎体之两侧，以滑膜关节形式使上、下两节相邻之椎体相联结，其外后方尚有一冠状韧带（或称钩椎韧带），从而增加椎体间关节的稳定性。

### （二）椎弓间连接

包括椎间关节及局部的韧带。

【关节突关节】

自 C₂ 以下开始，由上一颈椎的下关节突与下一颈椎的上关节突咬合而成。表面有透明软骨覆盖，关节囊薄而松弛，内面有滑膜，构成滑膜关节。因其关节面近于水平，限制作用不大，故对颈椎的稳定性仅有增强作用。

【黄韧带】

或称弓间韧带，为黄色弹性纤维组织构成。活体呈黄色外观，外形为扁平状，位于上下椎板之间。上方起自上位颈椎椎弓板下缘的前面，下缘止于下位椎弓板上缘和其后面，十分坚韧。前面凹陷，中央部有一裂隙，有静脉穿过，并构成椎内和椎外静脉丛的交通支。此韧带在颈椎部薄而宽，富于弹性而不易变形；但如发生变性、纤维化或增厚时，则其弹性骤减，易随颈椎的后伸而呈皱褶状突向椎管，甚至可达颈椎椎管前后径的 1/3 而造成对脊髓的压迫，尤其是在椎管矢状径狭窄及椎体后缘有骨刺形成时。此韧带的作用主要是限制颈椎过度前屈及参与维持颈椎的正常对位。

【棘间韧带】

因连于两个棘突之间，故名。自棘突根部至尖端部呈薄片状，前方与黄韧带融合，后方移行于棘上韧带或项韧带。此韧带在颈部较弱，作用与前者相似。

【项韧带】

为颈项部强而有力的韧带，基底宽而紧密地依附于枕外嵴和枕外隆凸。其弹力纤维呈三角形，尖部向下与寰椎后结节和下六个颈椎棘突尖部相连。与棘上韧带相延续。后缘游离而肥厚，有斜方肌附着，主要维持头颈部的直立体位。

【棘上韧带和横突间韧带】

此两者在颈部不发达，主要见下段脊柱。

# 第五节　胸、腰椎的大体解剖

## 一、胸腰椎段脊柱概述

　　位于脊柱中段的胸、腰段脊柱具有重要作用，不仅是许多主要内脏的附着点或保护器，胸腔及腹腔内的器官均悬挂在脊柱上，而且胸腰段脊椎椎管包围着整个脊髓。因此，胸、腰椎损伤不仅可造成脊髓损伤，引起截瘫，并可严重地影响内脏的解剖和生理改变。胸段脊柱呈弧形后凸，其椎管及胸脊髓均较颈段和腰段为细，由于胸段脊柱的曲线后凸，因而无论遭受的是屈曲外力或垂直外力胸段脊柱均易发生屈曲型损伤，骨折椎体向后成角及椎间盘后突。另外，胸脊髓靠近椎管前方，即胸脊髓与椎管壁的前间隙小于后间隙，故胸椎损伤导致椎管狭窄，常从椎管前方压迫脊髓。$T_{1~10}$ 与肋骨及胸骨相联，构成完整的胸廓，具有坚强的稳定性，一般轻度的暴力，常有胸廓对暴力的吸收而缓解，因而胸椎遭受损伤的机会相对较少，一旦出现临床所见的骨折，常为严重暴力所致。腰椎承受和传递着身体上半部的全部负荷，其中腰椎椎体承受其负荷的 80% 以上，而后部结构承重不足 20%，故腰椎椎体在承重方面具有重要意义，腰椎椎体四周薄壳皮质骨及上下终板构成的硬壁，和其中充填的致密三维工字形的松质骨，其复杂的几何结构和生物力学构筑满足了椎体承重功能。胸、腰椎椎体间具有弹性和移动性的椎间盘，并有方向不同活动范围不一的椎间小关节，身体任何部分的动作，均需要通过脊柱的适当活动调整，才能使身体动作或姿势得到平衡。因此，脊柱不仅是全身的支柱和内脏的保护器，而且也是全身主要平衡结构。

　　脊椎间的小关节是由下一脊椎的上关节突与上一脊椎的下关节突连接而成。椎间小关节与椎间盘构成脊柱活动平面，同时小关节对脊柱活动又有控制作用。小关节与椎间盘病变之间存在密切的相关性，在椎间盘损伤时小关节对脊柱的稳定性起重要作用。在胸椎上关节突关节面主要向后略向上，下关节突关节面主要向前略向下，胸椎关节突关节面与水平面几乎垂直，故不易发生脱位。在腰椎上关节突关节面主要向中线略向后，下关节突关节面主要向外略向前，腰椎关节突的排列是一内一外，即一左一右，上关节突在外，下关节突在内，因此，腰椎关节突不易发生单纯脱位和绞锁，而脱位时常合并一侧关节突骨折。椎弓根峡部是脊椎前、后部结构及上、下小关节的接合部，是不同条件下力学的集中点，该部位对脊柱骨折的手术治疗，特别是椎弓根钉固定的应用有重要价值。椎板构成椎管的后壁，也是脊椎后部重要承载结构。横突、棘突是椎旁肌肉及韧带的附着点，为脊柱自主运动提供了不同力矩及维持其稳定性。脊椎韧带既可允许椎体间有充分的生理活动，又对运动节段起稳定作用，并可通过缓冲暴力、限制位移、吸收能量提供对脊髓的保护。前纵韧带较坚强，能阻止脊柱过度伸展，是临床上脊椎压缩骨折施行伸展复位的软组织张力基础，同样，手术对爆裂骨折的间接复位也是建立在前、后纵韧带完整的基础上。胸、腰椎活动度差异很大，上胸椎的活动范围很小，$T_{1~10}$ 仅略有伸屈和旋转，$T_{11、12}$ 和腰椎的活动范围较大，仅次于颈椎，可伸、屈、侧弯和旋转。在胸腰段 ($T_{11}$~$L_2$)，即不活动的胸椎与活动较大的腰椎接合部、胸椎后凸与腰椎前凸的转折部，是胸腰椎损伤最常见的部位。所以，在处理脊柱骨折或脱位时必须要注意这些解剖特点和生理特点。

## 二、下腰椎解剖与其生理特点

　　下腰椎位于脊柱的下端，其虽不像颈段灵活，也不像胸段稳定，但对颈胸椎而言，是二者灵活与稳定的基础。由于在临床上此处是引起下腰痛及损伤的主要解剖段，因此，有必要对其解剖及生理等相关特点做一全面了解。

下腰部是指以腰骶关节为中心的解剖段。狭义的指 $L_4 \sim$ 骶骨这一范围；广义的应包括 $L_{2-3}$ 及双侧骶髂关节及其邻近组织。由于此处含有马尾和构成坐骨神经的脊神经根，故其症状范围除见于腰部外，尚涉及臀部和下肢，并易与该处本身疾患相混淆。因此对其解剖与生理特点必须加以重视。

### （一）人体倒三角形力学结构中负荷最大的部位

从生物力学的角度来看，人体共有三个倒三角形力学结构，即上三角、中三角和下三角（详见本章第七节）。在此三个倒三角形结构中，从所承受负荷力强度来看，当然以下三角为最大；但实际上，由于此种作用力通过腰骶部，以双下肢所分别承受的分力形式而将其分散，以致下肢诸骨关节结构平均所承受的负荷不仅相对减少，而且为多关节所承担。而上三角与中三角由于负荷力集中到脊柱上某一椎节，因此从单一骨关节来讲，较下三角明显为大，临床上显示 $C_{5\sim6}$ 和 $L_5 \sim S_1$，最早出现退变即证实这一点，尤其是腰骶段更为明显。

### （二）椎管形态的改变

在新生儿时，下腰椎椎管与颈、胸及腰上段相似，亦呈卵圆形，但随着后天的负荷、运动和劳动等，致使腰骶部椎管逐渐演变成三角形或三叶草形。种形态的椎管，虽然在生物力学上提高了局部负荷强度，可承受日益增加的体重与活动、劳动及运动的强度，但却造成椎管和神经根管的矢状径明显狭小；以致椎管与神经根管的有效间隙减少或消失，从而提高了椎管与神经根管的内压（图 1-1-2-5-1、2）。如再加上各种后天获得性因素，诸如椎间隙的膨隆、下腰椎的失稳、黄韧带的松弛与肥厚，以及凡是可减少椎管内容积病变，均可对马尾与脊神经根形成刺激与压迫，或是通过局部的窦 - 椎神经反射引起症状。

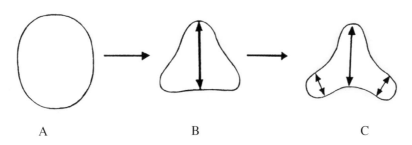

图 1-1-2-5-1 下腰椎椎管形态的演变示意图（A~C）
A.幼年；B.青少年；C.成年

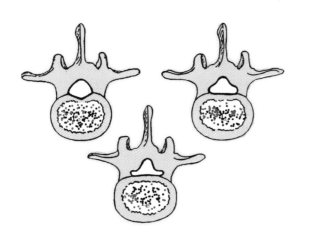

图 1-1-2-5-2 成年人第 2、第 4、第 5 腰椎椎管的常见形态示意图

### （三）小关节面特点

从图 1-1-2-5-3 可以看出，颈椎的小关节面呈水平状，因此其在活动时相当灵活，但在外伤时易引起脱位而造成对脊髓神经的压迫与损伤。胸椎的小关节面角度较大，与人体横切面约成 $60°$，由于其有两侧肋骨及前方胸骨所构成的胸廓的固定与制动作用，其活动度十分有限。但在腰椎，由于其小关节面近于矢状，尤以腰骶关节，而使局部的侧弯和旋转活动范围明显受限。然而其伸屈活动范围却较大，越是下方越大。有人测量腰部的活动量，发现在屈曲时从 $L_{1-4}$ 这三个椎

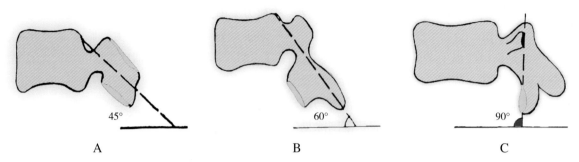

**图 1-1-2-5-3　颈椎、胸椎与腰椎小关节面的角度（腰椎小关节面近似矢状位）示意图（A~C）**
A. 颈椎；B. 胸椎；C. 腰椎

节的活动量为 5%~10%，$L_{4-5}$ 为 15%~20%，但 $L_5$~$S_1$ 却达 60%~75%。如此，不仅此处易引起退行性变，且也必然增加其外伤机会。

**（四）小关节的旋转活动轨迹位于后方体外**

由于椎体在水平位上前后均有关节存在，因此椎节在做左右旋转活动时，二者有其特定的运动轨迹，尤其是后方的小关节，视其轨迹中心点的差异，对病变的形成以及病理生理与病理解剖的演变提出相应的依据。

当颈椎做左右旋转活动时，椎节后方两侧小关节运动轨迹中点的垂直线相交于前方体外，胸椎位于椎节前方（体内）；而腰椎的运动轨迹交叉于椎节后方体外（图 1-1-2-5-4）。因此，只要腰椎小关节少许活动，即可引起椎体间关节的大幅度运动，以致椎体间关节较之后方小关节易于出现劳损、退行性变和损伤性关节炎。

尽管小关节的病变出现较早，且在术中多可

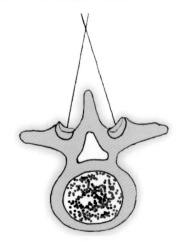

**图 1-1-2-5-4　小关节旋转运动时之轨迹中心交叉点示意图**

证实，但在普通腰椎 X 线平片上却难以发现；此主要是由于该处骨骼组织重叠较多及腰围较粗而不易获得清晰的图像。因此在读片时应多加注意，并增加斜位片或 CT 扫描检查等。

**（五）退变早**

由于下腰部的负荷和活动量大，其退行性变的开始时间也较其他关节为早。髓核及纤维环多在 20~30 岁左右，棘间韧带 30~40 岁，黄韧带肥厚与松弛可见于各种年龄（其多与外伤及过多的超限活动有关）。在此基础上，$L_5$~$S_1$ 椎体间关节易出现狭窄、松动及失稳等征象，进而易于继发椎间关节和后方小关节的增生性变化与损伤性关节炎。因此，当在 X 线片上发现此种现象时，则意味着椎间盘与韧带的病变更早，更加广泛。

在髓核退变早期，主要表现为含水量降低。当胎儿初生时，纤维环及髓核的含水率分别为 80% 与 90%；发育至成年时，则各减少 10%；之后随着退变的加剧而水分日渐减少，至 35 岁左右，纤维环降至 65%，髓核则为 75%~78%。由于失水，纤维环及髓核的体积相应减小，以致引起椎节的失稳、松动与狭窄等病理解剖变异。

在正常状态下，由于椎间隙呈饱满状态而与椎管维持相应的比例关系，椎管内的马尾与神经根处于游离与松弛状态，一旦椎间隙变窄，椎体后方的后纵韧带与椎板前方的黄韧带必然突向较为空虚的椎管，以致神经根或马尾易受到刺激或压迫。椎节的松动与失稳亦出现相似的病理解剖所见，其致压物主要为椎间关节或小关节的椎管侧骨缘（包括增生、变形之骨刺），后突的髓核及增厚的黄韧带等。

### （六）强大的肌群与深层筋膜易于受累

众所周知，腰骶段为人体肌群最为丰富、强大的部位，除直接作用于脊柱腰骶段的背肌群（浅层有：背阔肌与下后锯肌；深层包括：骶棘肌、棘突间肌、横突间肌及横突棘肌等）与腰肌（主指腰大肌与腰方肌）外，间接作用于腰骶部的肌群有：臀肌（臀大肌及臀中肌），股后肌群（股二头肌、半膜肌及半腱肌等）和腹外侧、腹前方肌群（包括腹直肌、腹外斜肌、腹内斜肌及腹横肌等）。

腰骶部筋膜则直接与胸背部（上方）及髋股部（下方）相延续。位于该处的筋膜主要有：

【腰背筋膜】

为全身最宽、最厚，且最为强大之筋膜之一，其将骶棘肌包绕其中，并构成较坚强的肌鞘。基本上分为浅、深两层（亦有分为浅层、中层及深层三层者）。浅层起自腰椎及骶椎的棘突、棘上韧带与髂嵴，该层较厚，在临床上易出现纤维质炎而引起一系列症状；在周边部其与背阔肌、下后锯肌的起始腱膜相连接，并得到加强。深层则起自腰椎横突，走行于腰方肌与骶棘肌之间，在外方与浅层相连接；上方较厚，并与腰肋韧带相连，具有调节、限制第12肋之功能。深、浅两层所形成的外侧缘为腹内斜肌及腹横肌的起点。

【腰大肌筋膜】

位于椎体的侧前方，包绕于腰大肌外方。其系由腹内筋膜所形成的单独鞘膜。上方起于第12胸椎下缘前方，下方与髂肌筋膜相融合抵于髋关节前方。

【腰方肌筋膜】

位于前二者之间侧方处，其前层位于腰方肌前方，与侧方的腹横筋膜相连续，亦属腹内筋膜之一部；后层与腰背筋膜深层相延续。上方起自第12肋下缘及$L_{1-4}$横突，下方止于髂嵴内后缘及髂腰韧带。

在正常情况下，上述诸肌群及筋膜参与腰骶椎之生理功能，但易因外伤、劳损或风寒而出现

病变，尤其是该处筋膜较多且厚，一旦引起纤维质炎，甚易对该处之神经干、神经支及末梢神经造成卡压而引起多种疾患。

### （七）其他特点

【椎管狭窄】

从形态学上来看，腰椎在诸椎节中体积最大，两侧横突上无颈椎所特有的横突孔，也不具有胸椎椎体两侧有肋骨头附着的小关节；尤其是椎管，较之颈椎狭小，加之在腰骶段形成三角形或三叶草形，以致两侧脊神经根发出处明显狭窄，从而构成该处脊神经根易受累的解剖因素之一。

【椎间孔狭小】

腰脊神经根越往下方越粗，但由上、下椎弓根切迹所构成的椎间孔却愈往下方愈狭小，尤以$L_5 \sim S_1$处为明显。此种反比关系构成该处脊神经根更易受压的又一解剖学基础。

【椎间盘高度逐年减少】

青少年时，椎间盘的高度随年龄的增加递增；但至成年后则逐年减少，尤于50岁以后，或女性更年期后更为明显，以致脊柱本身原有的生理曲线产生变异及身材缩短，并使椎管内的有效间隙缩小。

【脊神经根的定位与命名】

其不同于颈段，由于自枕下及第1颈椎之间发出的脊神经命名为第1颈脊神经。以此类推，诸颈脊神经的命名是以颈椎关节的下一序列数定位命名的，即从$C_{5-6}$椎节发出的脊神经为第6颈脊神经，$C_{6-7}$发出的为第7颈脊神经，而$C_7 \sim T_1$发出的则为第八颈脊神经。因此，于胸、腰椎椎节发出的脊神经，则按椎节上的序列数定位命名（图1-1-2-5-5A）。

【脊神经走行的角度】

颈脊神经由颈髓发出几乎呈水平状，胸髓则角度逐渐减少，于腰骶段则可达50°~60°状。此种角度的大小与腰椎间盘突（或脱）出所造成的根性受压定位具有一定关系（图1-1-2-5-5B）。

【神经支分布】

腰椎的各组织内不仅有着丰富的血供，且其

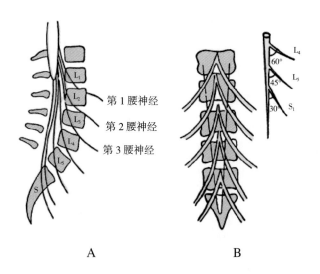

**图 1-1-2-5-5　腰脊神经的命名和走行角度示意图（A、B）**
A.命名；B.走行角度

神经支的分布亦遍及每一部位（图 1-1-2-5-6）；其包括体神经与交感神经支（以及二者所组成的窦椎神经）。因此，其对疼痛的反应比较敏锐，且通过交感神经与内脏保持联系；当病变时，则于相应的内脏区出现症状。但髓核组织的营养来源及与神经感受器之间的关系尚有待更进一步的研究。

## 三、胸腰椎段平面与脊髓分节的关系

人体在发育过程中，脊柱的生长速度比脊髓快。因此，成人的脊髓末端仅达第 1 腰椎的下缘，第 2 腰椎以下为马尾。脊髓内部运动和感觉分节及其神经的分出与相对的脊椎平面不相符，脊髓的分节较高，脊椎的平面低。在脊柱的 $T_{1-6}$ 部位，脊髓分节平面等于胸椎数目加 2，例如胸椎第 4 平面的脊髓分节应该是 4 + 2 = 6，$T_{7-9}$ 部位等于胸椎数目加 3。从 $T_{10}$ 至 $T_{12}$ 的上半部相当腰髓的平面。$T_{12}$ 的下半部及 $L_1$ 的全部，相当于整个骶脊髓的水平。另外，在胸腰椎骨折最常见的部位，$T_{10}$ 至 $L_1$ 之间，下肢运动、感觉中枢及膀胱自主排尿中枢均集中于此。上述这些解剖生理及功能特点，在检查和诊断、治疗胸、腰椎损伤时也必须予以注意。

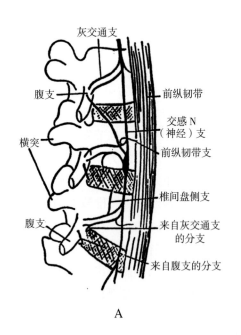

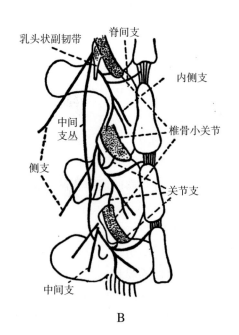

**图 1-1-2-5-6　腰椎神经支配示意图（A、B）**
A.前方观；B.后方观

# 第六节　骶尾部及骨盆的大体解剖

## 一、骶尾部解剖特点

骶骨原系五节骶椎，成年后融合成一三角形块状结构（图 1-1-2-6-1），其底部在上方，尖端朝下。椎体构成骶骨中嵴（柱）；骶骨远端与尾椎相连，近端为一与腰椎外形相似之关节面与第5腰椎下方相咬合形成腰骶关节。其左右呈耳状（面），与髂骨的耳状面以及周围的韧带组织等构成骶髂关节。

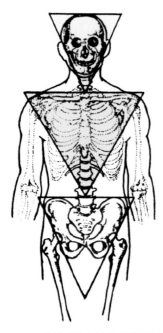

**图 1-1-2-6-1　人体倒三角力学结构示意图**

骶骨的前方为较为平滑的凹状面，后方则呈嵴状。中央为由棘突相连的骶正中嵴，其两侧则为关节突相互融合构成的骶中间嵴。于骶中间嵴的外侧各有四个骶后孔，通过骶神经后支。骶后孔的外侧则为骶外侧嵴。骶骨上下的中心各有一孔状间隙，与腰椎椎管相延续；上方称之腰骶间隙，下方则为骶尾间隙。相通的骶前孔和骶后孔是骶骨的薄弱部位；无论骶骨发生纵行或横行骨折，骨折线大多经由骶骨孔而易合并骶神经根损伤。由于骶骨缺乏骨性支持，仅通过 $S_{1-2}$ 侧块的耳形关节面和髂骨连接，骶髂关节的稳定性主要依靠骶髂韧带维持；因此，骶髂关节脱位后，虽经复位，也难以保持其位置不变。骶骨参与骨盆环的组成，因此，亦可将骶骨骨折或脱位均视为骨盆损伤的一部分。

尾椎由 4~5 节组成，呈上宽下尖之三角形块状。此骨变异较多，其前弯之曲度亦差别较大，以致外伤后的诊断意见不一。人体尾骨的功能主要是给提肛肌提供附着点及维持臀部外形，别无其他重要功能。

## 二、骨盆解剖特点

骨盆介于脊柱与双下肢之间，除承接脊柱所承受的应力及将其分散和传导至双下肢外，同时具有保护盆内脏器、血管与神经等重要结构的功能。了解骨盆应用解剖，有助于对骨盆损伤的诊断与治疗。

### （一）骨盆的结构与生物力学

**【骨盆的结构】**

骨盆是一个完整的闭合骨环，由骶尾骨和两侧的髋骨组成，借助坚强有力的韧带将诸盆骨连接成为一个整体。髋骨包括髂骨、坐骨与耻骨，三块骨初为软骨连接，16 岁左右形成骨性连接，三块骨融合处的外侧即髋臼，后者与股骨头构成髋关节。骶骨位于骨盆的后正中部，上三个骶椎两侧的耳状关节面和两侧髋骨的耳状关节面连接构成骶髂关节。骶髂关节属真正的滑膜关节，但一般只能作上下的微动。关节周围主要的韧带有骶髂前韧带、骶髂后韧带、骶髂间韧带及骶结节韧带等（图 1-1-2-6-2）。两侧的耻骨体在骨盆前

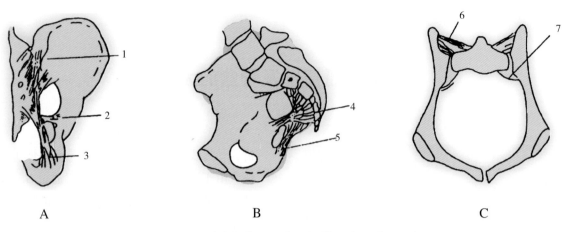

**图 1-1-2-6-2　骶髂关节周围主要韧带示意图（A~C）**
A. 正面观；B. 侧面观；C. 上面观
1. 骶髂后韧带；2. 骶棘韧带；3. 骶结节韧带；4. 骶棘韧带；5. 骶结节韧带；6. 骶髂后韧带；7. 骶髂前韧带

正中线连接形成耻骨联合，关节面覆以透明软骨，其间的纤维软骨盘具有真正的连接作用。关节周围还有前、后、上、下四条韧带以助耻骨体的连接。正常的耻骨联合间距为 0.1~0.6cm，平均为 0.5cm。

骨盆骨主要由血运丰富的骨松质构成，骨折后断端极易渗血，其出血量与骨折部位及严重程度成正相关。

**【骨盆的生理特征】**

骨盆是躯干和下肢的桥梁，躯干重力是通过骨性骨盆结构向下肢传递。以髋臼为界可将骨盆环分为前后两部分。骨盆后部是承重的主要部分，故称承重弓或主弓。骨盆承接和向下传递躯干重力是通过两个承重弓来完成的，骨盆传递应力部位的骨小梁呈弧形排列，主要集中于骶骨翼、弓状线、髋臼上部及坐骨结节。立位时躯干重力是通过两侧骶髂关节、髂骨后部及髋臼至股骨，该承重弓称为骶股弓。坐位时重力经髂骨后部及坐骨上支抵坐骨结节，称为骶坐弓（图 1-1-2-6-3）。

骨盆前部由两侧耻骨上、下支与耻骨联合构成的弓形结构称为联结弓（或称副弓）。联结弓有两个，一个经耻骨体及其水平支连接骶股弓，另一个经耻骨体及其下支与坐骨支连接骶坐弓。副弓的力学作用是稳定和加强主弓。

骨盆骨骼在力线经过的部位，骨质增厚，骨小梁亦按应力线排列。主弓骨质粗厚坚实，副弓则较薄弱。因此，骨盆受损时副弓常先折断，而

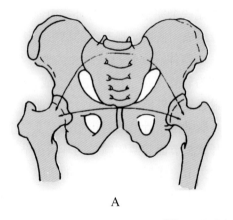
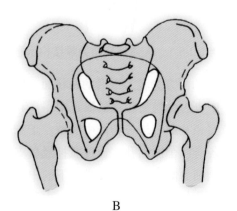

**图 1-1-2-6-3　骨盆承重弓示意图（A、B）**
A. 骶股弓；B. 骶坐弓

主弓骨折时副弓常多同时骨折。承重弓骨折将破坏骨盆环的稳定性，影响承重功能。有关骨盆环稳定性结构的认识，是对这类损伤评估和治疗的基础。

### （二）盆腔

【盆腔脏器】

盆腔是指小骨盆上下口之间的腔隙。前壁为耻骨联合及耻骨支部分，后壁为骶尾骨与髂肌及腰大肌，侧壁为髋臼、坐骨上支与闭孔内肌及梨状肌。就腹膜、盆筋膜及内脏器的连续性而言，盆腔可分为盆腹膜腔、盆腹膜下腔及盆皮下腔。

1. 盆腹膜腔　这是腹膜腔的延续部，相当于大盆腔部位，其内有进入盆腔的小肠与结肠及腹膜内直肠。

2. 盆腹膜下腔　此腔大体上相当于小盆腔，其上界为腹膜，下面为盆筋膜。腔内有膀胱、直肠的腹膜外部分、输尿管的盆部、前列腺、输精管盆部与输精管壶腹。女性还有子宫颈与阴道的上部。腹膜下腔内还有血管、神经、淋巴管及淋巴结。

3. 盆皮下腔　此腔位于盆筋膜和会阴部皮肤之间，前为尿生殖器官，后为直肠末端。

【盆腔内血管】

盆内血管主要为髂内动、静脉及其分支。髂内动脉在髂骶关节部从髂总动脉分出后，在坐骨大孔上缘分支供给盆腔脏器、盆壁及外生殖器。壁动脉支是贴盆壁而行，主要有髂腰动脉、骶外侧动脉、臀上与臀下动脉及阴部内动脉。脏动脉支较小，其分支有膀胱上、下动脉和直肠动脉，在女性另有子宫与阴道动脉。此外，还有直接来自腹主动脉的骶中动脉，以及来自肠系膜下动脉和痔上动脉。贴盆壁而行的血管，在前、后和两侧相互吻合成环，并和腹主动脉、髂外动脉及股动脉的分支相通连，形成丰富的侧支循环（图1-1-2-6-4）。

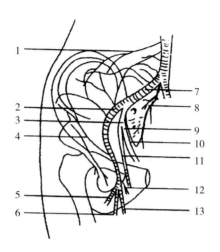

图 1-1-2-6-4　盆腔内动脉示意图

1. 腰动脉；2. 髂外动脉；3. 髂内动脉；4. 旋髂深动脉；5. 旋髂外动脉；6. 股深动脉；7. 髂总动脉；8. 骶正中动脉；9. 骶外侧动脉；10. 臀上动脉；11. 闭孔动脉；12. 旋股内侧动脉；13. 股动脉

盆腔内还有和动脉伴行的静脉及异常丰富的静脉丛，后者之面积约为动脉的10~15倍，且相互通连，由于盆腔内外有密布的血管，而动脉支及静脉丛又多围绕盆腔内壁，骨盆骨折时极易损伤邻近的血管引起大量出血，除形成盆腔血肿外，出血量大者还将沿腹膜后间隙向上扩展，形成巨大的腹膜后血肿，引起腹膜刺激症状及低血容量性休克。

【盆腔内神经】

盆腹膜下腔的神经非常丰富，主要为骶神经丛和植物神经系统的骶支。骶丛为腰骶干（由$L_4$神经下部和$L_5$神经组成）和$S_{1-3}$前支与$S_4$前支的一半构成，贴于骨盆后壁，分支有坐骨神经、阴部神经，臀上、下神经等。坐骨神经由坐骨大孔出盆。阴部神经由梨状肌下缘出盆，并由坐骨小孔回到盆内进入坐骨直肠窝。上述神经在盆内的移动性小，骨盆骨折移位时可因牵拉致伤，骶骨骨折与骶髂关节损伤合并神经损伤的发生率特别高。盆内脏器由盆内脏神经支配。

# 第七节　附着至脊柱的主要肌群与生理功能

脊柱的骨骼与肌群是维持体形、保持身体的运动与平衡、重量传递及保护脊髓、内脏等功能的解剖学基础。现从以下几个方面阐述。

## 一、附着至脊柱的主要肌群

附着至脊柱的肌肉主要有以下两组。

### （一）背侧肌群

该组肌主要位于项、背部，并分为浅层和深层；另有附于骨盆后方的臀肌和大腿后肌群。现分述于后。

【浅层肌群】

起自棘突，止于上肢带骨骼、肱骨上端和肋骨，主要功能是维持上肢和肋骨活动，其中某些肌肉作用于脊柱。

1. 斜方肌　位于项部和背上部，在脊柱上的作用是使头颈后伸。

2. 背阔肌　位于背下部，其作用与前者相似。

以上二肌的深层，在项部有肩胛提肌（向同侧屈颈），胸部有菱形肌和上后锯肌，腰部有下后锯肌。

【深层肌群】

使脊柱仰伸的肌群，其纵列于棘突和肋角间，分为长肌和短肌两组：

1. 长肌　有夹肌和骶棘肌。夹肌又分为头夹肌和颈夹肌，它们自项韧带和上位胸椎棘突向外上方斜行，止于枕骨和颈椎横突，使颈后伸和侧屈，并向对侧转头。骶棘肌起自骶骨和髂嵴，向上分多数肌齿，走行中止于椎骨和肋骨，最上可达颅骨。全肌分为三组，外侧为髂肋肌（分为腰、胸、颈三部），中间为最长肌（分胸、颈、头三部），内侧为棘肌（分胸、颈、头三部）。

两侧骶棘肌收缩，使脊柱挺伸、仰头；一侧骶棘肌收缩，使脊柱侧屈。

2. 短肌　有横突棘肌，位于骶棘肌深层。它们起自横突，向内上止于棘突，自浅入深有半棘肌（头、颈、胸半棘肌）、多裂肌和回旋肌。一侧肌肉收缩，脊柱向对侧旋转；两侧肌肉收缩，脊柱挺伸。此外，短肌还有各相邻椎骨突起之间的横突间肌及棘间肌，它们参与脊柱的侧屈和脊柱的伸展运动。

此外，在枕部的最深层有枕下肌，即头上、下斜肌及头后大、小直肌，其作用是使头部旋转和后伸。头后大直肌和头上、下斜肌围成枕三角，在其深部有寰椎后弓、枕段椎动脉（Ⅷ）和第1颈神经根（其后支为枕下神经），枕大神经又从头下斜肌的下方穿出。当枕下肌痉挛时，则可刺激或压迫枕下神经、枕大神经和椎动脉，引起枕部疼痛和椎动脉供血不足。

【臀肌和大腿后肌群】

其功能主要是使骨盆后仰。

### （二）前外侧肌组

在颈段，浅层有胸锁乳突肌参与屈颈、仰头和向对侧转头等活动。深部肌群位于颈椎的侧方和前方，如头长肌和颈长肌，其主要作用为使头、颈的前屈。在颈部两侧为前、中、后斜角肌，从颈椎横突附至第1、第2肋骨，使颈前屈和侧屈。此外，还有自寰椎至颅底之间的头前直肌和头外侧直肌。在胸腰段则有腹直肌、腹外斜肌、腹内斜肌和腹横肌。其除了保护腹腔脏器及调节腹压外，尚能使脊柱前屈、侧屈和旋转。位于腹后壁的是腰方肌，可使脊柱侧屈。另有腰大肌和髂肌（髂腰肌），分别起自腰椎的椎体、横突和髂骨窝部，二组肌群向下外走行，止于股骨小粗隆，使脊柱和骨盆前屈。

## 二、脊柱运动功能

相邻的两个椎骨及其之间的椎间盘构成一个运动节（节段），其是脊柱的功能单位。在正常情况下，每个节段连接相对稳固、运动范围较小，大多是几个运动节段联合起来共同参与活动。其运动总和则使整个脊柱有较大幅度的活动范围，包括前屈、后伸、侧屈和旋转等。脊柱运动是在神经和肌肉的协调作用下完成的，主动肌起发动和完成运动作用，拮抗肌则起控制和修正作用。

由于各个椎骨和椎骨间连接的形态、结构和部位不同，使脊柱各部运动的种类和范围有所差异。在胸段，由脊柱和肋骨组成的胸腔可限制胸椎的运动；而倾斜位的骨盆因在髋关节上方活动，则增大躯干运动的幅度。

脊柱的运动范围，其个体差异较大，视性别、年龄及职业等不同，运动范围也有差别；从幼年到老年，其运动范围减少50%以上。

颈部脊柱的运动范围较大，有前屈、后伸、侧屈和旋转。前屈可达45°，后伸可达75°，前后共成120°；侧屈左右共成67°；旋转左右共144°。腰部屈伸范围较大，主要在下腰部，前屈为50°，后伸为30°，共80°；侧屈左右共40°。旋转幅度甚小，左右共16°，总体来看，屈伸幅度以颈部最大，腰部次之，胸部最小；侧屈和旋转都以颈部最大，侧屈在胸腰部基本相等。旋转以腰部最小。

脊柱的前屈幅度可达128°左右，开始的50°~60°发生在腰部，主要是下腰部，是腹肌和腰大肌脊柱部分的收缩之故；上身重量促使脊柱进一步弯曲。随着脊柱的前屈，骶脊肌的肌力也逐渐增大，以求控制脊柱弯曲的程度。当脊柱完全弯下，骶脊肌不再起作用，而是由被拉紧的脊柱后部的韧带保持平衡。如增大躯干前屈幅度则靠髂腰肌收缩，使骨盆在髋关节上方前倾。整个脊柱后伸可达125°左右。主要是背部骶脊肌的作用，腹肌参与对后伸活动的控制和修正。脊柱的侧屈，两侧共达145°左右。脊柱旋转可达230°，背肌一侧收缩使脊柱屈向同侧，对侧背肌起校正作用。脊柱旋转总是伴有侧屈。胸腰部的旋转幅度以胸、腰段交界处最大；旋转是两侧背、腹肌协调活动的结果，骨盆的运动可进一步增加脊柱的旋转活动。

## 三、脊柱负载作用

脊柱通过骨盆及双侧下肢，对人体上半身承受载荷作用，此种涉及头、胸、腹及脊柱的支撑力主要是通过人体之三个倒三角来完成，即：

【上三角】

指以头顶水平切线为底边，通过头颅两侧形成夹角，致使头颈部的负荷（自身重量及各种运动等的负荷等）集中于下颈段；在一般情况下，以$C_{5-6}$所受的压应力最大（见图1-1-2-6-1）。

【下三角】

指以双侧髂嵴水平线为底边，并通过骨盆及髋部两侧将头颈、躯干及盆腔的负荷沿身体中部使力量向下传递的倒三角形力学结构。

【中三角】

介于前两者之间，是以双侧肩峰为底边，沿胸腹两侧将头、颈、躯干之负荷集中至腰骶椎的倒三角形力学结构。

以上三个倒三角形结构，从所承受负荷力强度来看，当然以下三角为最大；但实际上，由于此种作用力通过腰骶部，以双下肢所分别承受的分力形式而将其分散，以致下肢诸骨关节结构平均所承受的负荷不仅相对减少，而且为多关节所承担。而上三角与中三角由于负荷力集中到脊柱上某一椎节，因此从单一骨关节来讲，较下三角明显为大；临床上显示$C_{5-6}$和$L_5{\sim}S_1$最早出现退变即证实这一点，尤其是腰骶段更为明显。

## 四、脊柱对脊髓和内脏的保护功能

无论是静止或运动状态，脊柱通过其骨性结构及各种韧带、硬膜等结构对娇嫩的脊髓起着保护作用，除非十分强大的外力或脊柱本身病变，一般不易伤及脊髓。另外，脊柱前方的胸、腹及骨盆等部位的内脏亦受到保护与支撑，遮挡了来自后方的暴力；尤其是在胸部，其与肋骨组成的框架结构，使心脏、肺及纵隔等重要组织和器官得到充分保护，这也是人类生存与延续至今的解剖学基础。

## 五、脊柱是维持人体体形的支柱

作为人体大梁和支撑物的脊柱，其天生的生理弯曲构成了人体曲线美的基本条件，一旦此种生理弯曲改变，即便是其中的一小段，则必然使这种完美的人体造型遭到破坏，同时影响到人体的生理功能及形象，包括步态及姿势等。

（卢旭华　刘忠汉　杨海松　王良意　王　亮）

# 参 考 文 献

1. Abuzayed B, Tuna Y, Gazioglu N. Thoracoscopic anatomy and approaches of the anterior thoracic spine: cadaver study. Surg Radiol Anat. 2012 Aug;34(6):539-49.

2. Bajwa NS, Toy JO, Ahn NU. L5 pedicle length is increased in subjects with spondylolysis: an anatomic study of 1072 cadavers〔J〕. Clin Orthop Relat Res. 2012，470(11):3202-3206.

3. Bican O, Minagar A, Pruitt AA. The spinal cord: a review of functional neuroanatomy〔J〕. Neurol Clin. 2013，31(1):1-18.

4. Christodoulou AG, Apostolou T, Ploumis A. Pedicle dimensions of the thoracic and lumbar vertebrae in the Greek population〔J〕. Clin Anat. 2005;18(6):404-408.

5. Civelek E, Karasu A, Cansever T. Surgical anatomy of the cervical sympathetic trunk during anterolateral approach to cervical spine. Eur Spine J. 2008 Aug;17(8):991-5.

6. Devereaux MW. Anatomy and examination of the spine. Neurol Clin. 2007 May;25(2):331-51.

7. Ellis H. The clinical anatomy of lumbar puncture. Br J Hosp Med (Lond). 2010 Jun;71(6):M84-5.

8. Fell SC, Pearson FG. Historical perspectives of thoracic anatomy. Thorac Surg Clin. 2007 Nov;17(4):443-8.

9. Güvençer M, Naderi S, Kiray A, et al. The relation between the lumbar vertebrae and the spinal nerves for far lateral lumbar spinal approaches[J].J Clin Neurosci. 2008，15(2):192-197.

10. Haller JM, Iwanik M, Shen FH. Clinically relevant anatomy of high anterior cervical approach. Spine (Phila Pa 1976). 2011 Dec;36(25):2116-21.

11. Hansen L, de Zee M, Rasmussen J. Anatomy and biomechanics of the back muscles in the lumbar spine with reference to biomechanical modeling. Spine (Phila Pa 1976). 2006 Aug;31(17):1888-99.

12. Holck P. Anatomy of the cervical spine. Tidsskr Nor Laegeforen. 2010 Jan 14;130(1):29-32.

13. Klosinski M, Sienkiewicz-Zawilinska J, Lipski M. Cervical vertebral column--anatomy, fractures, treatment. Folia Med Cracov. 2009;50(3-4):119-27.

14. Komiyama M. Functional vascular anatomy of the spine and spinal cord. No Shinkei Geka. 2013 Jun;41(6):481-92.

15. Kraan GA, Delwel EJ, Hoogland PV, et al.Extraforaminal ligament attachments of human lumbar nerves〔J〕. Spine.2005，30(6):601-605.

16. Lapsiwala SB, Anderson PA, Oza A. Biomechanical comparison of four C1 to C2 rigid fixative techniques:anterior transarticular, posterior transarticular, C1to C2 pedicle, and C1 to C2 intralaminarscrews〔J〕. Neurosurgery. 2006; 58(3): 516 -521.

17. Li X, Zhang Y, Hou Z. The relevant anatomy of the approach for axial lumbar interbody fusion. Spine (Phila Pa 1976). 2011 Feb;37(4):266-71.

18. Min JH, Kang SH, Lee JB, et al. Anatomic analysis of the transforaminal ligament in the lumbar intervertebralforamen〔J〕.Neurosurgery. 2005，57(1 Suppl):37-41.

19. Mirkovic J, Lau C, McGee S. Effect of anatomy on spectroscopic detection of cervical dysplasia. J Biomed Opt. 2009 Jul-Aug;14(4):044021.

20. Nourry V. Anatomy and physiology of the spine. Soins Gerontol. 2013 May-Jun (95):45-6.

21. Olinger AB, Homier P. Functional anatomy of human scalene musculature: rotation of the cervical spine. J Manipulative Physiol Ther. 2010 Oct;33(8):594-602.

22. OuYang H, Ding Z. Research of thoracolumbar spine lateral vascular anatomy and imaging. Folia Morphol (Warsz). 2010 Aug;69(3):128-33.

23. Saito T, Steinke H, Miyaki T, et al. Analysis of the posterior ramus of the lumbar spinal nerve: the structure of the posterior ramus of the spinal nerve〔J〕. Anesthesiology. 2013, 18(1):88-94.

24. Shaikh KA, Bennett GM, White IK, et al. Computed-tomography-based anatomical study to assess feasibility of pedicle screw placement in the lumbar and lower thoracic pediatric spine〔J〕.Childs Nerv Syst. 2012，28(10):1743-1754.

25. Stamatiou D, Skandalakis JE, Skandalakis LJ. Lumbar hernia: surgical anatomy, embryology, and technique of repair. Am Surg. 2009 Mar;75(3):202-7.

26. Stefan M, Ciupilan C, Scutariu DM. Study on the association of imaging and clinical anatomic data in the prediction of difficult intubation〔J〕. Rev Med Chir Soc Med Nat Iasi. 2012，116(1):75-82.

27. Tubbs RS, Salter EG, Custis JW. Surgical anatomy of the cervical and infraclavicular parts of the long thoracic nerve. J Neurosurg. 2006

May;104(5):792–5.

28. Willburger RE, Kramer J, Wiese M. Surgical anatomy of the lumbar spine. Orthopade. 2005 Oct;34(10):970–5.

29. Xing-guo L, Yun H, Yan Z. Applied anatomy of the lower cervical pedicle screw insertion. Chin J Traumatol. 2007 Oct;10(5):299–305.

30. 李开南，汪学军，张进军，等 . 微创脊柱手术时椎弓根的体表定位解剖及临床应用［J］. 华西医学，2011，26(5):684–687.

31. 李芸 黄广智 白燕 . 上胸椎及毗邻结构的局部解剖和影像学研究［J］. 医药前沿，2012;2(16):141.

32. 林海滨 郑晓晖 陈振光，等 . 腰椎峡部骨性解剖特点及其临床意义［J］. 中华医学杂志，2008，88(15):1051–1054.

33. 林永绥，王万明，郑和平，等 . 下颈椎血供的解剖研究及其临床意义［J］. 中国临床解剖学杂志，2012;30(3):247–250.

34. 卢旭华、陈德玉、袁文，等 . 胸椎黄韧带骨化症外科治疗 56 例功能恢复相关分析［J］. 中国临床康复，2006;10(24):158–160.

35. 王方永、李建军 . 胸腰椎椎弓根解剖参数三维分析［J］. 中国康复理论与实践，2012;18(2):134–136.

36. 张慧、蔡文丽 . 颈椎的解剖结构及变异［J］. 四川解剖学杂志，2005，13(3):17–18.

37. 王春，刘清平，刘成招，等 . 寰椎椎弓根轴位 CT 测量研究与临床应用［J］. 中华创伤杂志 2012;8(7):629–632.

38. 胡庆丰，徐荣明，潘浩，等 . 上胸椎椎板螺钉内固定可行性的解剖学研究［J］. 中华外科杂志，2012;50(3): 268–271.

39. 赵定麟 现代骨科手术学 上海：上海世界图书出版公司 2012.

40. 赵定麟 . 颈椎后纵韧带骨化症的手术选择［J］. 中华外科杂志，2012;50(7): 585 –586.

41. 赵建华，刘鹏 . 胸椎椎弓根解剖与临床 . 局解手术学杂志［J］. 2008，17(5): 297 – 299.

42. 郝定均，王岩，田伟 . 脊柱创伤外科治疗学 北京：人民卫生出版社 2011.

43. 郭世绂 骨科临床解剖学 山东：山东科学技术出版社 2000.

# 第三章 脊柱运动学与其生物力学特点

## 第一节 概述与颈椎运动学

### 一、颈椎运动学概述

　　脊柱的生物力学功能主要为以下三个方面，即提供在三维空间中的生理活动，将头部和躯干的载荷传递到骨盆，以及保护脊髓和马尾神经。在冠状面上，脊柱平直且两侧对称；在矢状面上，脊柱有四个正常的生理弯曲，包括颈段和腰段的前凸、胸段和骶尾段的后凸。这些生理弯曲的存在可增加脊柱的柔韧性，加强吸收震荡的能力并在椎间关节水平保持足够的限制性和稳定性。对脊柱进行生物力学研究，有助于深入了解脊柱伤病的产生机制，并指导脊柱内固定器械的技术应用与发展。

　　运动学是力学的一个分支，脊柱运动学是指脊柱在没有承担外部载荷的情况下运动的研究。脊柱的运动学特征取决于关节表面的几何形状和关节间软组织的性能。脊柱的运动方式分为两种：旋转运动（角度运动）和平移运动（线性运动）。两种运动都可用 Cartesian 三维坐标系统来表示，具有六个自由度（图 1-1-3-1-1）。在临床上，通常以沿 X 轴的旋转运动代表脊柱的伸屈运动；沿 Y 轴的旋转运动代表轴性旋转；沿 Z 轴旋转代表侧屈运动。然而，由于颈、胸、腰椎结构上的变化，其运动学特征亦有区别。

### 二、颈椎运动范围

　　有多种因素有利于颈椎活动，如无肋骨、椎间盘相对较厚、椎板不互相重叠等。因此，颈椎是脊柱活动度最大的部分（图 1-1-3-1-2）。

#### （一）寰枕关节

　　该关节平移活动很小，约为 0~1mm，大多数人认为超过 1mm 者为病理性。屈曲时，伴有其他方向上微小的运动，包括 1.5° 的伸屈和 2.7° 的侧屈。伸屈活动度约为 13°，而轴向旋转则为 0°，一旦出现轴向运动即提示骨、韧带出现病理变化。这是由于关节面的几何形状之缘故，在矢状面上枕骨关节面拱起与寰椎的杯状关节面相嵌合，从

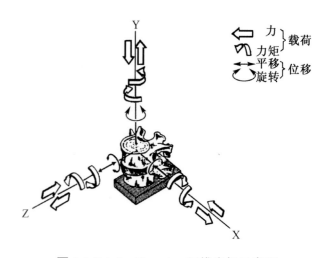

图 1-1-3-1-1　Cartesian 三维坐标示意图

而阻止了旋转动作。临床上利用寰枕关节没有轴性旋转这一特点，通过拍摄标准的颅骨侧位片即可获得真正的寰椎侧位片，并以此来判定寰枕关节之间有无关系异常。

### （二）寰枢关节

与寰枕关节相比，寰枢关节之间的前后平移较大，为2.5mm，大于3mm者提示横韧带可能断裂。只有在做侧屈和轴性旋转时才会发生侧向平移，大于4mm者可视为异常。

尸体上，寰枢间可达到47°旋转度、10°的屈伸度和5°的侧屈。但在活体，由于X线平片无法精确测量其旋转角度，只能依据X线平片作出推测。采用二维投照X线法测量枕骨髁-$C_2$间的旋转度为75.2°，而且伴有14°的伸展和大约24°的对侧方向上的侧屈。同样，寰椎的轴向旋转运动也伴随一定程度的伸展运动。CT扫描也可用来研究寰椎的旋转运动。Dvorak等首先在人尸体上对于寰椎横韧带的解剖、寰椎的运动进行了详尽的研究，他们将该技术应用于正常人和交通伤后主诉颈部疼痛，怀疑存在寰枢椎不稳的患者。结果证实了寰椎横韧带在限制寰椎屈曲和前脱位方面起到了至关重要的作用；而翼状韧带的作用主要为限制寰椎的旋转运动。

### （三）下颈椎

对于下颈椎的伸屈运动已有不少报道，并以此来评定颈椎的稳定性。表1-1-3-1-1中显示，下颈椎屈伸活动主要是在中段，一般认为$C_5$~$C_6$活动度最大，特别是在矢状面上。侧屈与旋转活动则是愈往下愈小。下颈椎前后方向上的平移上限，直接测量为2.7mm，放射学测量为3.5mm。因此，如在侧位X线中测量到下颈椎前后方向的椎间平移大于3.5mm，即可认为该段颈椎失稳（图1-1-3-1-3）。White等采用牵伸试验来测定轴性位移，发现牵引力为1/3体重时如椎间隙增加1.7mm以上者为阳性。

**表1-1-3-1-1 颈椎运动范围（度）**

| 节段 | 伸屈（°） | 侧屈（°） | 旋转（°） |
|---|---|---|---|
| $C_0$~$C_1$ | 13 | 8 | 0 |
| $C_1$~$C_2$ | 10 | 5 | 47 |
| $C_2$~$C_3$ | 8 | 10 | 9 |
| $C_3$~$C_4$ | 13 | 11 | 11 |
| $C_4$~$C_5$ | 12 | 11 | 12 |
| $C_5$~$C_6$ | 17 | 8 | 10 |
| $C_6$~$C_7$ | 16 | 7 | 9 |
| $C_7$~$T_1$ | 9 | 4 | 8 |

以往的研究大都集中于研究下颈椎的伸屈运动方面，而对其旋转运动关注较少。应用CT及二维X摄片的技术研究发现，下颈椎的旋转运动主要发生于侧方小关节平面，但却没有学者在此平面上测量出其旋转的准确度数。如果选取水平

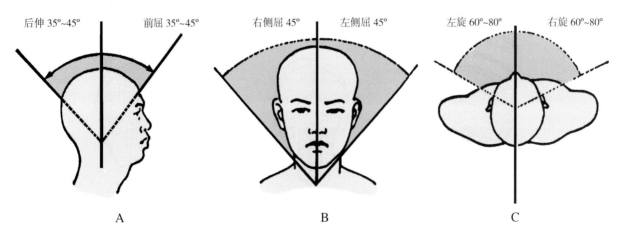

**图1-1-3-1-2 颈椎活动范围示意图（A~C）**
A. 伸35°~45°，屈35°~45°；B. 左（右）45°；C. 左（右）旋60°~80°

面来进行研究，其旋转的同时必然伴有向同侧的侧屈，因此，常规 CT 检查在这两个平面上无法揭示真实的旋转运动。也正因为如此，利用 CT 得来的研究结果只是接近于准确数值，而不是下颈椎旋转的精确度数。更为准确的数据可以依据三维重建旋转运动来获得，这就需要双平面 X 摄片技术。已经有学者采用该项技术获得了颈椎旋转运动的标准化数据，所得结果比 CT 扫描的极限旋转度数要略大。

## 三、颈椎活动的共轭特征

一般认为寰枢关节有显著的共轭现象，多数学者观察到 $C_1$ 在纵轴上的轴性旋转总伴有纵轴方向上的平移，认为这与该关节的双凸形状和齿突的方向有关。

在下颈椎，侧屈时棘突转向凸侧，例如作头向左的侧屈活动时，棘突必然同时转向右侧（图 1-1-3-1-4）。这种共轭现象对了解颈椎小关节脱位有重要意义，对整复单侧小关节脱位也很有帮助。当外伤暴力导致关节超越正常活动范围时，即生理性侧屈与轴性旋转的共轭活动幅度被超越时，将使一侧小关节突过分移向尾侧，另一侧小关节突过分移向头侧并致单侧小关节脱位。不同平面侧屈时所伴随的轴性旋转角度如下：$C_2$ 每侧屈 3°，伴有 2° 旋转；

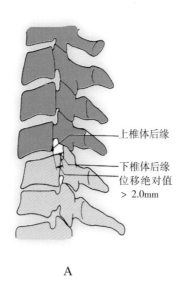
A

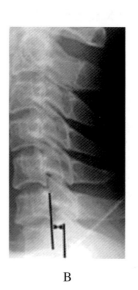
B

图 1-1-3-1-3　临床举例　椎体后缘相对下一椎向前或向后水平位移，其绝对值 >2.0mm 提示为颈椎不稳（A、B）
A. 示意图；B. 侧位 X 线片所见

上椎体后缘
下椎体后缘
位移绝对值
> 2.0mm

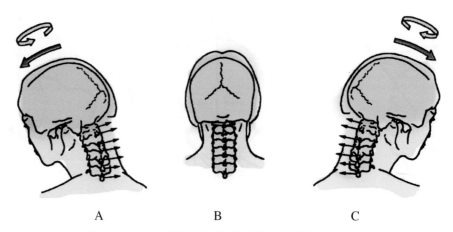
A　　　　　　　　　　B　　　　　　　　　　C

图 1-1-3-1-4　颈椎运动的共轭特征示意图（A～C）
A. 左侧屈，头向左侧屈，棘突必然同时转向右侧；B. 中立位；C. 右侧屈，头向右侧屈，棘突必然同时转向左侧

$C_7$ 每侧屈 7.5°，伴 1° 轴性旋转。从 $C_2 \sim C_7$，伴随侧屈的轴性旋转度越来越小，这可能与小关节面的倾斜度自上而下逐渐增加有关。

## 四、颈椎旋转运动中心

当一个颈椎椎体从过伸到过屈的过程中，其运动的路线呈一弧形，其圆心位于该椎体的下方的某一位置，该圆心叫做瞬时旋转中心（ICR）。ICR 可用简单的几何学来定位，即该椎体在不同位置上同一点连线的垂直平分线，垂直平分线的交点就是 ICR（图 1-1-3-1-5）。

Penning 依据所测量的颈椎 ICR 数据，最先提出了不同颈椎节段的 ICR 位置不同。从上至下，ICR 的定位越来越高，下颈椎的 ICR 位于相应椎间盘附近（图 1-1-3-1-6）。以后的研究对颈椎

ICR 的定位更加准确，且多次证明 ICR 的可靠性。Van Mameren 等的研究显示某个椎体的 ICR 可以可靠、稳定的计算出来，只有很小的技术误差。而且，虽然椎体有一定的运动范围，但是 ICR 的位置却是固定的，不管是前屈还是后伸，而且更重要的是不同时间的 ICR 是稳定的。因此 ICR 是一个可靠的、稳定的评估椎体运动性质的参数，由 ICR 可以发现脊柱异常的运动。

Amevo 等对 109 个伤后颈部疼痛的患者进行了研究。在颈椎伸屈位 X 片上确定从 $C_{2\sim3}$ 到 $C_{6\sim7}$ 所有椎间运动的 ICR，并与正常的 ICR 比较，发现 77% 的颈部疼痛的患者至少一个椎间的 ICR 异常，ICR 位置是否正常和疼痛之间的关系统计学差别十分明显，这就说明疼痛和异常运动方式的关系。

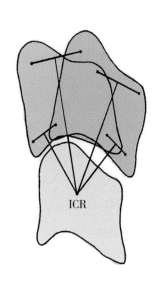

图 1-1-3-1-5　颈椎瞬时旋转中心（ICR）几何学定位示意图

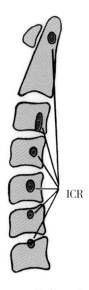

图 1-1-3-1-6　不同颈椎节段的 ICR 示意图

# 第二节　胸椎与腰椎椎节的运动学

## 一、胸椎运动学

### （一）概述

胸椎是活动度较大的颈椎与负重较大的腰椎之间的过渡部分。因此，上部胸椎的某些运动特点与颈椎相似，而中、下段胸椎的某些运动特点又与腰椎相似。

### （二）活动幅度

在矢状面，上胸椎屈伸活动的平均值为每一节段4°，中段胸椎为6°，下胸椎（$T_{11}$~$T_{12}$和$T_{12}$~$L_1$）为12°。在冠状面，上胸椎侧屈活动幅度为6°，最下两个节段的活动为8°或9°。胸椎轴性旋转的活动幅度自上而下减小，上段胸椎的活动范围为8°~9°，下三个节段的旋转角度仅为2°。

### （三）共轭特征

胸椎有多种形式的共轭运动，其中侧屈和旋转之间的共轭运动具有临床意义。在颈椎和上胸椎，侧屈和轴性旋转之间存在明显而一致的共轭运动，即侧屈时棘突同时转向凸侧。中、下部胸椎的共轭运动较不明显，而且共轭的轴性旋转方向与上胸椎相反，即侧屈时棘突转向凹侧。有人认为中、下段胸椎的这种共轭运动形式与脊柱侧凸症的发病有关。

### （四）瞬时旋转中心

胸椎做伸或屈，其旋转轴均位于椎间盘的前部区域，左侧屈时，瞬间旋转轴位于椎体右侧。而右侧屈时，旋转轴位于椎体左侧。图1-1-3-2-1显示胸段脊柱瞬时旋转中心的大体位置。

## 二、腰椎运动学

### （一）运动范围

从$L_1$~$L_5$屈伸活动范围从$L_1$~$L_2$的12°逐渐增加到腰骶关节的20°。腰椎各节段的侧屈幅度基本相等，但腰骶关节仅3°。腰椎的轴性旋转各节段也基本相等，但明显低于颈椎和中上段胸椎，均为2°，但是腰骶关节可达5°。

### （二）共轭特征

腰椎有数种共轭运动形式。最明显的共轭运动之一是侧屈和屈伸活动之间的共轭。轴性旋转

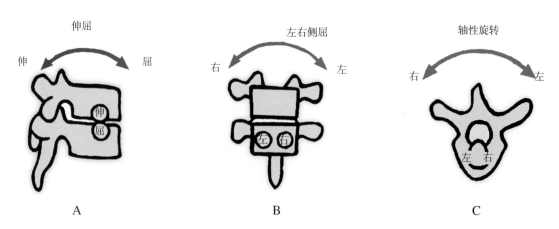

**图1-1-3-2-1　胸椎活动时IAR位置示意图（A~C）**
A.侧方位观；B.正位观；C.水平位观

与脊柱的侧屈之间的共轭关系与颈椎和上胸椎相反，棘突转向凹侧。

#### （三）瞬时旋转中心

早在 1930 年 Calve 和 Galland 提出腰椎屈伸运动的瞬时旋转轴（IAR）位于椎间盘的中心，也有人认为从中立位做前屈活动时，旋转轴位于椎间盘的前部区域。还有些研究者认为腰椎伸屈活动时的IAR虽然有时位于椎间盘内，但多数情况下位于椎间盘之外。左侧屈时，瞬间旋转轴位于椎间盘右侧。而右侧屈时，旋转轴位于椎间盘左侧（图 1-1-3-2-2）。在以后的研究发现，腰椎 IAR 位于后部髓核和纤维环区域，旋转轴的位移形式与椎间盘退变之间无明

显关系。

对腰椎 IAR 位置的研究已日益引起重视，其目的是为了寻找正常腰椎和异常腰椎之间的不同，来解释腰椎疼痛和形态学变化的起因，并使 IAR 定位成为一种疾病诊断和临床研究的有效方法。例如正常椎间盘在矢状面和冠状面上的 IAR 分布在一个相对集中的区域内。然而，当椎间盘发生退变时，IAR 的分布呈明显的离散趋势，这样就有可能通过 IAR 的异常轨迹来对椎间盘退变和其他疾病作出诊断。但只有在活体测量技术达到一定的精确度和可重复性之后，才能使其成为一种可用于临床的诊断技术。

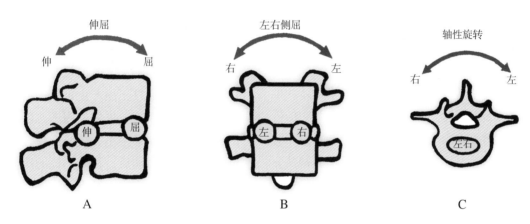

图 1-1-3-2-2　腰椎活动时 IAR 位置示意图（A~C）

A. 侧方位观；B. 正位观；C. 水平位观

# 第三节　脊柱的生物力学

脊柱的生物力学是指椎节诸要件对载荷与生物系统的机械反应之间关系的研究，了解脊柱生物力学有助于理解脊柱的正常生理功能和脊柱伤病的病理改变，为临床深入研究脊柱伤病的诊断和治疗提供可靠的理论依据。脊柱生物力学与其功能解剖特点密不可分。根据解剖和功能不同，脊柱可分为前后两部分，分界线位于椎体的后部。前部结构包括椎体、椎间盘和前、后纵韧带，而相应的椎弓、椎间关节、横突、棘突和所属韧带

构成其后部结构。前部结构的主要作用为支持躯干和吸收震荡。而后部结构控制脊柱的运动形式。两者联合作用共同保护脊髓。

### 一、椎间盘概述

椎间盘构成脊柱整个高度的 20% ~33%，主要由髓核、纤维环和软骨终板三部分构成。椎间盘的主要生物力学功能是维持椎间高度，对抗压缩力并

限制相邻两椎体的相对活动。椎间盘与后方的小关节面共同承受躯干的所有压缩载荷。椎间盘承受的力量远大于其上面的体重。在坐位时腰椎间盘上的载荷约为躯干重量的三倍。而活动时还要加上动力性载荷，使椎间盘载荷达静态位置时的二倍。椎间盘结构具有很高的强度，其抵抗压缩力、张力、弯曲和剪切力的能力很强，但对扭曲力的抵抗力很弱。实验表明，单纯的压缩载荷并不会轻易引起正常椎间盘突出，即使作纤维环切口也不突出。在单纯的压缩载荷下，首先发生的是终板骨折，随后椎间盘内物质将进入椎体形成 Schmorl 结节。

髓核是一种含水量较多的黏蛋白样物质，内含软骨细胞和纤维母细胞，具有一定的张力和弹性，其形状和压力可随外界压力变化而改变。正常髓核位于椎间盘的中央，在下腰椎则较偏向后方。非变性椎间盘传递载荷是通过胶冻样髓核的缓慢流动来完成的。在压力增高时髓核产生蠕动效应，从而把载荷的受力中心传导到椎体终板。变性和脱水的椎间盘不能在髓核内建立充分的流动压力，压力的传递机制发生改变，由于流动压消失，终板承受相对小的载荷，较大的压力载荷传递通过环状纤维从一个终板传递到另一个终板的外围部分，环状纤维紧张，疲劳时可破裂，从而导致髓核突出。

纤维环由纤维软骨组成，主要作用是为髓核的流动提供空间，阻止髓核突出。纤维软骨内有多层相互交叉的胶原纤维束。各层纤维以 30°~60°角交叉编织排列，在横切面上呈同心环状，在椎间盘受到扭曲力的作用时，应力集中在同一方向排列的斜形纤维上，而相反方向的纤维则变得松弛，从而限制脊柱的扭转活动，并且缓冲震荡。纤维环前部宽而厚，后部薄，再加上前方有坚强的前纵韧带保护，因而髓核组织最常见的突出部位是椎间盘的后方（图 1-1-3-3-1）。

软骨终板位于椎体上、下表面与椎间盘的纤维环和髓核之间，它和纤维环一起形成一个自行限制的密闭"容器"将胶冻状的髓核密封，起缓冲外力和传递应力的作用。近年来，对终板生物力学的研究结果显示，相当多的下腰痛患者有终板和（或）椎间盘的损害。离体的研究证实大多数脊柱前柱的

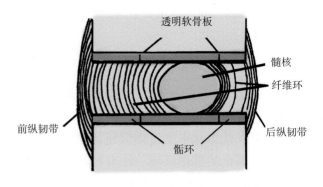

图 1-1-3-3-1 纤维环前部宽而厚，后部薄示意图

损害是因压应力导致的终板骨折所致。对椎体进行高速动力性试验时发现，有三种形式的终板骨折：中心型、边缘型和整个终板骨折。椎间盘正常时终板最易出现中心型骨折，压缩载荷使髓核产生液压力，该压力使纤维环的外层纤维拉伸并使终板中心承受压缩载荷，因应力与弯矩成正比，终板中心的弯矩最大，所以可能首先骨折。当椎间盘退变时，髓核不能产生足够的液压，压缩载荷大部分传递到下一椎体的周围，以致终板四周骨折，而中心变形很小。载荷极高时导致整个终板骨折。终板损伤后，相邻髓核的压力载荷减少25%，应力位移集中于纤维环后侧，故极易发生纤维环劳损和髓核后突。尽管有学者认为保留终板在前路椎间植骨融合手术中不能明显增加植入物的抵抗力，但大多数学者认为保留终板手术的生物力学强度要大的多。Emery 和 Kozak 等采取保留终板的手术方式，取得了较好的效果。Martin等认为颈前路融合后发生的植骨块下陷是由于过分去除皮质终板所致，提示了在颈前路融合手术中保留终板的重要意义。但毫无疑问，取出松质骨后单纯的中空皮质骨外壳是不能承受椎体负荷的，椎体强度的维持是松质骨和皮质骨外壳共同作用的结果。在椎体的受力中，应力的承受应该主要是经终板向下传导，稀疏的骨小梁在应力的分散中起重要作用。而目前生物力学的研究主要是应用测定离体标本或有限元分析的方法，侧重于终板和松质骨在椎体应力中的分享关系，但活体中椎体究竟承担多大应力？终板承担多少？松质骨承担多少？去除终板后松质骨能否承受压负荷而不被

压缩？这些问题有待进一步研究。

## 二、椎体载荷

　　椎体承载轴向压缩力是椎体的主要功能。颈椎承载轴向载荷是2000N，胸椎是2000~4000N，腰椎是5000~8000N，但随着年龄的增大，椎体的强度有下降的趋势。比如腰椎椎体40岁前能承受的最大压缩载荷为8000N，40~60岁降为该值的55%，60岁以后降为该值的45%。这是由于骨量随年龄增大而减少的缘故。

　　载荷从椎体上方的软骨终板通过椎体的皮质骨和松质骨传递到椎体下方的终板。随着年龄的增长和骨量的丢失，压缩力量主要集中在松质骨上。骨髓的存在有助于增加松质骨的抗压强度和吸收能量的能力，在较高的动力性载荷下这种作用更有意义。松质骨能量吸收的机理是骨小梁间隙减小。因此，椎体内松质骨的功能似乎不仅是与皮质骨外壳一起分担载荷，在高速加载时还是抵抗动力性峰载的主要因素，这一点在分析和理解椎体损伤时有重要意义。

## 三、椎节后部骨结构

　　以往认为，后部结构的作用主要是限制椎体的活动，而在承受载荷尤其是压缩载荷方面作用很小。因此，以往的有限元模型往往将后部结构省略，以简化模型。后来的研究发现：后部结构在承受传递载荷方面起十分重要的作用，椎体后伸时尤为明显；前屈时载荷主要经过韧带的传递，而后伸时则通过椎弓根、椎板和小关节。就腰椎而言，当后伸力矩为60N·m时，在下关节突的尖部产生的最大压应力达113.5MPa，而下关节突的关节面产生很大的拉应力，提示这些部位容易发生骨折，关节囊也易于发生损伤。许多学者对椎体其他部位的三维有限元分析表明：椎体承受压缩载荷时，以椎体前方或前下方、终板的中央部位、椎弓根为最大主应力产生的部位。这些研究都为脊柱损伤机理的研究提供了一定的力学基础。

　　椎弓根为连接椎体与椎弓的坚强结构，在椎体与椎弓间载荷的动态平衡中起杠杆作用。通过对椎弓进行加载的生物力学试验表明，椎弓根骨折最易发生，小关节骨折占1/3，当加载速度加快时，小关节骨折增多。解剖学的研究发现靠近椎弓根处的椎体后缘骨皮质明显变薄，易产生应力集中，这可能是胸腰椎骨折产生的解剖学基础。Hongo等研究发现椎弓根部为明显应力集中区域，其应力水平在前屈位和后伸位时明显高于整个后部结构的平均应力水平。邻近上终板的椎体后上缘由于紧靠椎弓根底部，其应力集中较椎体后下缘更为明显。这一力学现象可解释为何胸腰椎骨折多表现为上终板骨折。

　　小关节对脊柱活动起控制作用，脊柱各节段的关节面方向，相对于横截面和冠状面发生变化。上颈椎关节面与横截面平行，故在$C_{1-2}$间有充分的旋转活动，下颈椎的关节面方向与横截面呈45°角，与冠状面平行，允许作屈伸、侧屈和旋转活动。胸段脊柱的小关节面与横截面呈60°，与冠状面呈20°，可作侧屈、旋转和一定的屈伸活动，但受到肋骨架的限制。腰段关节面与横截面呈60°，与冠状面呈45°，允许作屈伸和侧屈活动，但几乎不能作旋转活动。腰骶关节与腰椎间关节不同，允许作一些旋转活动。此外，小关节方向与椎间盘病变之间的重要关系已逐步得到认识，手术和放射学检查均发现，小关节不对称与椎间盘病变高度相关，小关节越倾斜，该侧坐骨神经痛发病率越高。

　　近年来的研究表明，小关节在稳定脊柱和传递载荷方面起到了重要的作用。通过对脊柱有限元生物力学模型分析后认为，小关节的作用主要是防止脊柱过伸旋转及向前移位进而稳定脊柱。$L_1$小关节的所产生的张应力最大，并随着小关节面的矢状角和水平角的增加而增加。从$T_{12}$~$L_1$，小关节面与矢状面的角度急剧增大，而与水平面所成的角度增加较小，整个腰椎小关节面的矢状角都很大。由于小关节所承受的载荷与小关节在矢状面的角度增加成正比，因此腰椎小关节承受的载荷明显高于胸椎。由此可以看出，从$T_{12}$~$L_1$小关节角度的聚变引起的载荷增高与临床上骨折的好发部位（胸腰段）是相吻合的。这充分说明小关节载荷影响脊柱骨折的发生。

## 四、韧带概述

脊柱的韧带承担脊柱的大部分张力载荷，多数由胶原纤维组成。当载荷方向与纤维定向一致时，韧带承载能力最强。韧带可以有效地抵抗张力，但压缩载荷使其出现弯曲变形。当脊柱运动节段承受不同的力和力矩时，相应的韧带被拉伸，并对运动节段起稳定作用。

脊柱韧带有很多功能。首先，韧带的存在既允许两椎体间有充分的生理活动，又能保持一定姿势，并使维持姿势的能量消耗降至最低程度。其次，通过将脊柱运动限制在恰当的生理范围内以及吸收能量，对脊髓提供保护。第三，在高载荷、高速度加载压力下，通过限制位移，吸收能量来保护脊髓免受损伤。上述功能特别是能量吸收能力，随年龄的增长而减退。

前纵韧带为人体最长且坚韧的韧带，起于枕骨的咽结节，经诸椎体前面抵于 $S_1$ 或 $S_2$ 前面，其作用主要是限制脊柱过度后伸。临床上对胸腰椎压缩骨折施行后伸复位或患者进行腰背肌锻炼时，此韧带均可防止脊柱过度后伸。后伸时该韧带承受最大应力。后纵韧带起自枢椎，沿诸椎体后面抵于骶管。前纵韧带的强度是后纵韧带的两倍，一般的伸屈活动不能撕裂它们。其力学强度随着年龄的增长而降低，同时吸收能量的能力也下降。

横突间韧带在侧屈时承受最大应力，该韧带与侧屈活动的 IAR 相距较远，杠杆臂较长，故有良好的机械效益。小关节囊韧带在抵抗扭转和侧屈时起作用。棘上韧带和棘间韧带可制约屈曲活动，侧弯时两者均无应力。

黄韧带纵向连接于上下椎弓之间，主要由弹性纤维构成，在脊柱伸展位时缩短、变厚，屈曲位时延伸、变薄，而其张力保持恒定。年轻人的黄韧带在压力作用下缩短、增厚，不易突入椎管，随着年龄的增加，黄韧带的弹性降低，则易发生皱褶并突入椎管产生脊髓压迫。

有学者通过对颈椎尸体标本进行生物力学试验，探讨颈椎后方韧带结构在维持颈椎稳定性中所起作用，结果表明；切除颈椎后方韧带结构后，颈椎总体位移、水平位移、倾角扭角及 $C_5$、$C_6$ 椎体前缘应变值异常增高，总体压缩刚度、扭转刚度显著下降，前屈状态下参数改变更为明显。因此，颈椎后方韧带结构在稳定颈椎方面具有重要生物力学作用，它的损伤或切除，可能引发颈椎的急慢性失稳。

## 五、肋骨框架生物力学功能

对于脊柱来说，肋骨框架具有以下三种生物力学功能：

1. 使脊柱在前方和侧方免受直接打击；

2. 肋椎关节及其周围韧带的存在，加强了脊柱对位移的抵抗能力和能量吸收能力；

3. 更重要的力学功能为明显增加惯性矩，使胸段脊柱对抗旋转的能力大大加强。

有研究证实肋椎关节对胸段脊柱的稳定起重要作用，因此，临床如发现有肋椎关节破坏，即应考虑脊柱是否还有承担正常生理载荷的能力。

## 六、肌肉概述

没有肌肉的脊柱为极不稳定的结构。肌力为保持体位的必需条件。神经和肌肉的协同作用产生脊柱的活动。主动肌引发和进行活动，而拮抗肌控制和调节活动。

放松站立时，椎体后方肌肉的活动性很低，特别是颈、腰段。据报告，这时腹肌有轻度的活动，但不与背肌活动同时进行，腰大肌也有某些活动。这些发现可用生物力学知识进行解释。支持躯体重量的脊柱在中立位具有内在的不稳性，躯体重心在水平面的移动，要求对侧有一有效的肌肉活动以维持平衡。因此，躯体重心在前、后、侧方的移动分别需要有背肌、腹肌和腰大肌的活动来保持平衡。

前屈包括脊柱和骨盆两部分运动，开始 60° 由腰椎运动节段完成，此后 25° 屈曲由髋关节提供。躯干由屈曲位伸展时，其顺序适与上述相反，是骨盆后倾后伸直脊柱。

腹肌和腰肌可使脊柱的屈曲开始启动，然后躯干上部的重量使屈曲进一步增加，随着屈曲亦即力矩的增加，骶棘肌的活动逐渐增强，以控制这种屈曲活动，而髋部肌肉可有效地控制骨盆前倾。脊柱完全屈曲时，骶棘肌不再发挥作用，被伸长而绷紧的脊柱韧带使向前的弯矩获被动性平衡。

在后伸的开始和结束时，背肌显示有较强活动，而在中间阶段，背肌的活动很弱，而腹肌的活动随着后伸运动逐渐增加，以控制和调节后伸

动作。但作极度或强制性后伸动作时，需要伸肌的活动。

脊柱侧屈时骶棘肌及腹肌都产生动力，并由对侧肌肉加以调节。也就是说，侧屈时两侧背部肌肉的活动均增加，但开始时以侧弯侧（凹侧）为著，以后上部躯干因重力继续弯曲，而主要由凸侧肌肉加以控制调节。

脊柱旋转动作由两侧背肌协同产生，腰肌仅有轻微活动，但臀中肌和阔筋膜张肌有强烈活动。

# 第四节　脊髓的生物力学

## 一、脊髓概述

脊髓受到椎管的保护，同时也受到其周围软组织的保护和支持，后者包括软脊膜、齿状韧带、蛛网膜和硬膜，以及脑脊液和硬膜下组织。

## 二、脊髓具有自我调节与保护功能

### （一）自我保护功能

脊髓的生物力学特性对其自身也有重要的保护作用。脊髓无软脊膜包裹时其特性犹如半流体性黏聚体。由软脊膜包裹的脊髓为一具有特殊力学特性的结构。如除去其周围的神经根、齿状韧带等各种组织，将脊髓悬吊起来，其长度可因其自身重量而延长10％。但此时如企图使其进一步变形，可突然出现非弹性阻力。换句话说，脊髓的载荷变形曲线有两个明显的不同阶段。第一阶段，或称初始阶段，很小的拉伸力即可产生很大的变形，而到第二阶段，相对较大的力只造成较小的变形。两个阶段间的转变为突变。第一阶段造成变化的力小于0.01N，第二阶段脊髓在断裂前可维持20~30N。脊髓受压时，开始很小的力即可形成明显的短缩变形，随后其弹性阻力渐增，直到塌陷。与脊髓受拉时

的不同点为前后二期之间无明显的突变。脊髓的这种特殊性能与其结构特点和组织特性是分不开的。第一阶段的极大伸缩性是脊髓的结构特点——手风琴样可折叠性形成的。脊髓可在很小的外力作用下折叠或展开，而第二阶段真正代表了脊髓的组织特性，此时脊髓的展开或折叠已达极限，脊髓组织直接承受外力，阻力将以$10^3$为指数而迅速增加。

### （二）形成调节作用

脊柱活动可改变脊髓形状。在脊柱作生理性伸屈和侧弯时，骨性椎管的长度随之改变。颈、胸、腰段椎管在屈曲时伸长，而伸直时缩短。在屈曲时与中立位时相比，椎管中线的长度增加，椎管前缘的长度有较少增加，而后缘则增加最多。伸直时前缘、中线和后缘均缩短，而椎管后缘缩短最多（图1-1-3-4-1）。脊柱作轴向旋转和水平移位时，椎管的有效横截面积也在不断变化。

## 三、脊髓长度与截面变化

椎管长度的改变总是伴有脊髓的相应改变。脊髓的折叠与展开机理可满足从脊柱完全伸直到完全屈曲所需的70％~75％的长度变化，其余的，即生

理活动的极限部分，由脊髓组织本身的弹性变形来完成（图 1-1-3-4-2）。脊髓在长度改变的同时，同样伴有横截面积的变化，后者于受压时增大而拉伸时减小。当脊髓由完全屈曲转为完全伸直时，其截面从接近圆形变为椭圆。

## 四、软膜与齿状韧带的作用

脊髓受到周围软组织的保护作用。脊髓借齿状韧带悬挂于硬膜内，齿状韧带对脊髓具有支持和限定作用。当脊柱完全屈曲时，脊髓、神经根及齿状韧带均处于生理性牵张状态。由于齿状韧带向下倾斜，韧带上的张力相对于脊髓轴线来说可分解为两个分力。轴向分力与脊髓所受张力相平衡而有助于减少对脊髓的牵拉。成对的横向分力则相互平衡的保持脊髓位于椎管的近中线处，齿状韧带和神经根及脑脊液均具有最大限度地防止骨性碰撞或震荡（图 1-1-3-4-3）。齿状韧带具有一定的弹性，其载荷－长度曲线可分为两部分。载荷较小时，延长相对较明显；载荷达到一定程度后，其相对延长较少直至断裂。

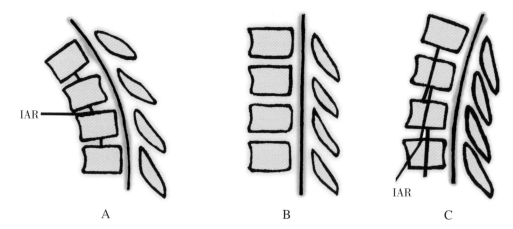

图 1-1-3-4-1　由中立位屈曲时，椎管长度增加，而伸展时长度减少示意图（A~C）

A. 屈曲位；B. 中立位；C. 伸展位

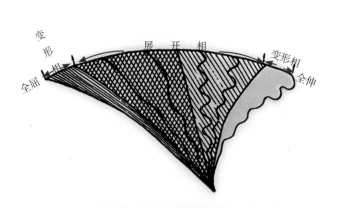

图 1-1-3-4-2　脊髓通过折叠与展开机理以及弹性变形两种形式适应长度变化示意图

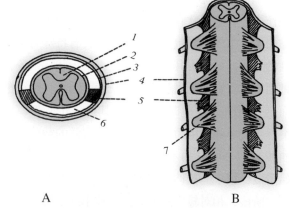

图 1-1-3-4-3　脊髓受三层膜和两个间隙的液体保护，并依靠齿状韧带保持于中间位置示意图（A、B）

A. 横断面观；B. 前方剖面观

1. 脊髓；2. 软膜；3. 蛛网膜；4. 硬膜；
5. 齿状韧带；6. 脑脊液；7. 神经根

# 第五节　脊柱损伤的生物力学

## 一、脊柱损伤概述

对脊柱损伤起决定作用的主要是如下五个因素：

1. 脊柱的材料特性；

2. 结构特性；

3. 载荷形式；

4. 加速速率；

5. 载荷大小。

材料特性主要涉及椎体、韧带、髓核、纤维环等结构的力学性能，结构特性是指脊柱各结构的大小、形状、位置对脊柱稳定性的影响。材料和结构特性均属脊柱的自身物理性能。而载荷从形式、速率和大小三个方面对损伤形式施加影响。载荷的基本形式有五种：弯曲、压缩、拉伸、扭转、剪切。脊柱损伤往往是多种载荷形式联合作用的结果。另一方面，由于脊柱同其他大多数生物材料一样具有粘弹性，因此，脊柱对载荷的反应因加载速度的快慢而不同。很明显，载荷量越大，其所具有的能量也越大，对脊柱造成的损害也越严重。能量在脊柱的消散有数种方式，其中一部分能量在骨的变形过程中消失。如载荷量超过局部骨质的断裂强度，一部分能量将造成骨内分子键的断裂而形成骨折，剩余的能量被围绕在骨周围的软组织吸收。如果暴力超过了韧带的抗张强度，韧带将断裂。一般说来，骨折类型越复杂，产生这种骨折所需要的能量也越大。

## 二、颈椎损伤

### （一）寰椎横韧带损伤

横韧带是枕项韧带复合体中最厚、最坚强的部分，主要功能是限制齿突活动范围，制止寰椎向前脱位。横韧带损伤多为枕顶部遭受暴力和头

部过度屈曲，此时向前运动的横韧带遭到齿突的"切割"，因而发生断裂。横韧带断裂后对寰枢椎关节的影响主要表现为前屈、侧屈和轴位旋转运动范围（ROM）增大，尤以前屈运动的 ROM 增加最为明显，临床可表现为寰椎前脱位。袁文等为进一步明确横韧带断裂后对寰枢关节的生物力学影响，对六具新鲜人尸体的寰椎两侧横韧带进行切断，采用生物力学方法，定量测定了寰枢关节的三维六种运动方式的 ROM。结果表明，横韧带断裂后，寰枢各方向运动的 ROM 除后伸外其余均有增大，尤以前屈运动的 ROM 增加最明显，由正常的 20.25° 增加到损伤后的 40.91°，侧屈和旋转运动分别增加了 7.88°（49.1%）和 11.81°（19.8%）。

### （二）寰椎骨折

多为高处落下的物体撞击头顶部或高处坠落头顶垂直触地时发生。头部仰伸时，寰椎遭受轴向压缩暴力，经枕骨髁作用于 $C_1$ 侧块，并引起寰椎前后弓骨折，偏向前侧或后侧的轴向暴力分别造成前弓和后弓骨折。当头部处于仰伸位承受垂直暴力可致侧块被挤压而向四周分离，从而形成导致寰椎四个薄弱点发生的骨折（图 1-1-3-5-1）。当侧块向两侧方移位大于 7mm 时，可出现横韧带断裂（图 1-1-3-5-2）。横韧带的断裂加重了 $C_1$~$C_2$ 不稳定和 $C_1$ 的向前移位，寰齿间距增大。如横韧带完全断裂，齿状突后移并压迫脊髓，可立即引起四肢瘫或死亡。

### （三）齿状突骨折

齿突位于枢椎椎体上方略向后倾，顶尖部有齿突尖韧带和翼状韧带附着，它是稳定寰椎关节的重要组成部分。大多数的齿突骨折是由于遭到轴向撞击力的作用，同时伴有剪切应力，从而导

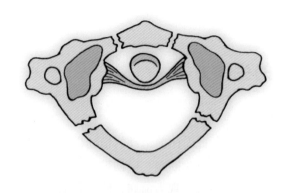

图 1-1-3-5-1　四个薄弱点是寰椎骨折的好发
部位示意图

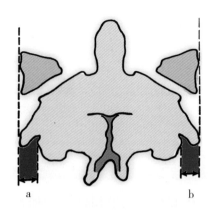

图 1-1-3-5-2　寰椎横韧带断裂：a+b>7mm 时
提示该韧带断裂示意图

致齿突基底或枢椎椎体上部的断裂，最常见的是交通事故伤。齿突骨折的部位决定于作用在颈椎的暴力大小和方向，同时撞击瞬间齿突和寰椎椎弓的相对位置也是造成不同部位齿突骨折的重要因素。人体标本的生物力学试验表明，侧方冲击力作用于头颅并使其带动寰椎产生旋转或斜方撞击头部是造成齿突骨折的必备条件。但 Miz 采用上述相同方向撞击力未能在人体标本的实验中重建齿突骨折的模型。总之，导致齿突骨折的确切机理比较复杂，尚待进一步阐明。对于齿突尖撕脱骨折的损伤机制也存在争论，多数学者认为暴力作用于寰枕弓，导致紧张牵拉引起，而非外部暴力直接撞击齿突尖所为。

### （四）创伤性枢椎前脱位

最常见于高速公路交通事故，近年来已引起重视。其受伤机理往往是颈椎的伸展压缩损伤。在撞车和突然减速过程中，身体被向前弹出，头部与挡风玻璃或车顶相撞，这时颈椎同时遭受轴向压缩载荷和伸展载荷，同一机理亦可发生于坠跌而面部着地时，此时头颅寰椎和枢椎椎体成为一个整体进行运动，而枢椎的后弓和下颈椎成为另一个整体与之作相对运动相对抗。上述载荷可导致 $C_2$ 两侧椎弓骨折，但骨折后位移很小，颈椎仍然稳定。如载荷继续增加，上颈椎进一步被强力后伸时，前纵韧带，也许还有后纵韧带将发生断裂，随后还可能发生其他韧带断裂以及第 3 颈椎前上缘小片撕裂骨折，少数情况下可致第 2 颈椎

前下缘撕脱骨折。在更大暴力作用下，椎间盘被破坏，纤维环可自 $C_2$ 下方或 $C_3$ 上方的终板撕裂，上、下颈椎之间出现真正的不稳。$C_2$ 椎体向前半脱位，可被误认为是屈曲型损伤所致。这种向前的半脱位实际上使椎管变宽，脊髓的损伤可能较少发生。

### （五）枢椎椎弓骨折

枢椎作为整个枕颈复合体与下位颈椎的连接部，在脊柱的生物力学功能方面具有很重要的意义。其中部较为薄弱，在两个关节突之间为一狭窄的骨质结构，称为狭部。当一个轴向的压力呈漏斗状从上而下作用时，压力到达枢椎平面便合为一条力线通过狭部。一个伸展的力量作用于齿突产生一个集中点，迫使它在矢状面上绕 X 轴旋转，这个伸展力则依靠韧带的张力和小关节突关节的压力取得平衡，这一平衡点位于枢椎上薄弱的狭部，当应力超过其极限时，必将导致骨折（图 1-1-3-5-3）。绞刑中使用颌下绳结可导致这种损伤，故称为 Hangman 骨折。也有表现为 $C_2$ 椎弓骨折，但损伤机理不同，前述者为伸展压缩，而在此系伸展牵拉，骨折线可延伸到椎体后方，齿状突保持完整，可合并严重脊髓损伤而死亡。

### （六）颈椎半脱位

以往将颈椎半脱位归结于挥鞭样损伤所致，但近年来的研究表明，导致挥鞭损伤的暴力远大于此类损伤，如此大的暴力造成的后果并非是颈椎半脱位。由于 $C_{4-5}$ 和 $C_{5-6}$ 活动度较大，关节突排列较为水平，故这两个平面最易发生半脱位。

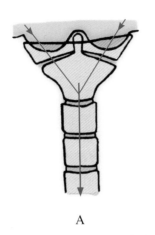 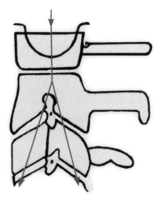

A                                                    B

图 1-1-3-5-3　枢椎椎弓生物力学特点示意图（A、B）

A. 正面观；B. 侧面观

当颈部后伸时，由于颈椎后方的颈后肌、黄韧带等软组织具有回弹作用，半脱位常自行复位，这时 X 线检查可无异常发现。但也有关节囊的嵌顿或小骨折片的阻碍而维持半脱位状态。

### （七）颈椎小关节脱位

该损伤可以出现在 $C_2$~$C_7$ 的任一节段。生物力学实验显示，关节囊允许小关节有 19° 的屈曲，14° 的过伸和 28° 的侧屈活动，并且上、下小关节突间最大可有 6~9mm 的相对位移。在头颈部遭受屈曲暴力时，颈椎间的活动支点在椎间盘后部，再加上颈椎的小关节突关节面平坦，且在冠状面约呈 45° 倾斜，关节囊松弛，因此，在屈曲暴力的作用下，极易发生小关节突向前脱位，整个上位颈椎也相随前移，形成侧位 X 片上的"关节突跳跃征"。

### （八）颈椎过伸性损伤

多见于高速行驶车辆急刹车或追尾撞车。此时，由于惯性作用，颌面部遭受来自前方的撞击，而使头颈向后过度伸张（图 1-1-3-5-4），可伴有前纵韧带断裂和椎间隙分离；随着车辆的停止，头颈又向前屈曲（图 1-1-3-5-5），因此，亦易继发屈曲性损伤，此过程类似挥鞭，故亦称挥鞭样损伤。过伸使椎体向后向下，对小关节施加压缩载荷，所引起的关节突骨折线多位于水平面。前纵韧带的断裂通常都伴有椎体前下缘小的撕脱骨折（图 1-1-3-5-6）。挥鞭样损伤产生的机制由 Severy 于 1955 年首先提出。近年来，采用高速

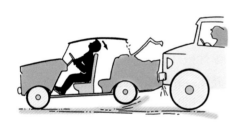

图 1-1-3-5-4　颈椎过伸性损伤发生机制示意图

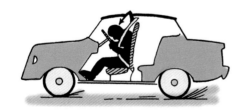

图 1-1-3-5-5　颈椎过伸伤继发屈曲性损伤发生机制示意图

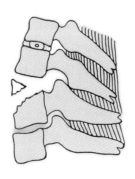

图 1-1-3-5-6　椎体前上缘小的撕脱骨折示意图

摄影技术对挥鞭样损伤的机制进行了更加深入的研究。结果表明，这种损伤主要是椎间盘的破裂和前纵韧带的损伤，也可伴有关节突损伤，但后者是伤后颈部慢性疼痛的最重要的原因之一，而椎间盘损伤引起的疼痛还未得到证实。

颈椎过伸伤常造成脊髓损伤，其主要机理是过伸及向后剪力。该损伤多发生于中、下段颈椎。椎体可在椎弓根平面下发生完全性横行骨折或椎间盘（隙）裂开，前纵韧带被撕裂，结果上部颈椎在骨折或椎间盘裂开部位向后方半脱位，脊髓嵌压在向后移位的椎体及向前突出的黄韧带之间，可造成脊柱不稳和脊髓严重损伤。

## 三、胸腰椎损伤

早在 1944 年，Böhler 就确定了五种不同的胸腰椎损伤机理，即屈曲、伸展、旋转、剪切和轴向载荷。1949 年，Nicoll 通过对 166 例英国煤矿工人胸腰椎骨折病例的回顾性调查，将胸腰椎骨折分为稳定和不稳定两型，并增加了屈曲旋转和侧屈两种损伤形式。Holdsworth（1963）改进和发展了这一分类，并认为后部韧带复合体在维持胸腰椎稳定性中起重要作用，如果后部韧带断裂，脊柱即丧失其稳定性。Holdsworth 的分类为以后胸腰椎损伤的分类奠定了基础。Kelly 和 White Sides（1968）的两柱理论代表了损伤机理和分类研究的第二阶段。以椎体后缘为界，他们将脊柱分为前后两柱，并将伴有椎体后壁骨折片突入椎管的不稳定爆裂骨折分为独立的一型。安全带型损伤的机理也在这一时期由 Simth 和 Kaufer（1969）阐明。CT 在临床的广泛应用对脊往损伤的病理解剖提供了大量信息，三柱理论应运而生，它标志着进入研究的第三阶段。Denis 将椎体、椎间盘的前侧 1/2 以及前纵韧带定为前柱，后侧 1/2 以及后纵韧带定为中柱，后柱包括椎弓、黄韧带、关节囊以及棘上韧带、棘间韧带（图 1-1-3-5-7）。他将胸腰椎损伤分为压缩骨折、爆裂骨折、安全带型损伤以及骨折脱位四型，并强调中柱在脊柱稳定中起主要作用。

一般认为，三柱理论是比较完善的分类方法，已在临床得到广泛应用。

目前，普遍认为胸腰椎损伤有屈曲、侧屈、压缩、屈曲旋转、屈曲分离、平移、以及伸展分离七种常见的暴力形式。

### （一）屈曲暴力

由于胸腰椎椎体骨小梁按压力与张力方向排列，以椎体前面为基底，以椎体中心点为尖项，存在着一个骨小梁密度较稀的锥形区（图 1-1-3-5-8）。因此，过屈暴力的作用使上一椎体撞击下一椎体常使其发生楔形压缩骨折。

弯曲力矩和轴向压缩力在椎体前部产生压缩应力，而在中柱和后柱产生张应力。从前屈旋转轴到棘突尖的距离是到椎体前缘距离的 3~4 倍。因此，前屈时椎体前柱承受的压缩载荷是后部韧带张力载荷的 3~4 倍，故首先造成椎体前部压缩骨折，骨折消散了能量即削减了载荷，如暴力不是很大，往往只造成前柱的楔形压缩骨折，而中柱和后柱保持正常。由于肋骨框架的保护作用，单纯的楔形压缩骨折员常见于胸椎，X 线表现为椎体前部楔形变，皮质向前压缩成角。后部韧带复合体常保持正常，可不伴有神经损伤。如暴力较大，椎体前方压缩高度大于 50%，同时伴有后部韧带复合体的撕裂。暴力极大时，中柱发生张力性破坏，这时 X 线侧位片显示椎体后上缘有骨片突入椎管，椎体后壁高度无减小，藉此可与中柱的压缩性破坏相区别。一般认为屈曲损伤时如有中柱破坏，脊柱即失去其稳定性，需手术固定，但对后柱损伤与稳定性的关系仍有争论。

### （二）压缩暴力

在轴向压缩载荷作用下，椎体发生爆裂骨折，椎体前柱和中柱均发生破坏，中柱骨片突入椎管可造成神经损伤，后柱也有骨折但韧带结构仍保持正常。本型骨折的 X 线特点是中柱破坏，并有骨片突入椎管。Denis 认为所有轴向压缩载荷所致的爆裂骨折均不稳定。也有人认为压缩骨折的椎体尚具有损伤前 60%~70% 的抗压缩能力，因此，生理载荷不会使椎体继续压缩、变形，如后部韧带完整无损，脊柱不会出现进行性的后凸畸形和不稳。

### （三）侧屈暴力

当脊柱极度侧屈时在一侧椎体和后部结构产生压缩力，而在对侧产生张力，严重暴力可致中柱破坏，骨片突入椎管而损伤神经。张力侧可有小关节脱位、韧带撕裂。单纯一侧椎体前柱楔形压缩骨折时脊柱仍保持稳定，当有中柱和（或）后柱破坏时即需手术治疗。

### （四）屈曲分离暴力

#### 【概况】

在交通事故的突然减速过程中，安全带限制

下部躯干和骨盆向前弹射，而使暴力集中在没有制约的上部躯干。这样上部躯干、上肢对下肢以离心的方式向前弹出，增加了腰椎后部的牵拉暴力。这与前面所提到的过屈损伤不同，由于安全带已成为支点，使屈曲旋转轴前移到前腹壁，整个脊柱位于该轴的后方而受到张应力（图 1-1-3-5-9）。

#### 【安全带损伤】

安全带型损伤常见的破坏形式有：

1. 单纯韧带的撕裂；

2. 韧带断裂伴有一侧或两侧小关节突的脱位和 / 或骨折；

3. 穿越椎体和 / 或椎间盘的水平骨折，包括椎弓根、横突、椎板和棘突（Chance 骨折）。

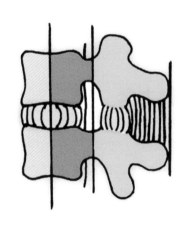

图 1-1-3-5-7　Denis 三柱概念示意图

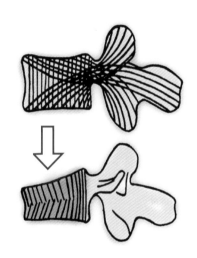

图 1-1-3-5-8　椎体压力骨小梁与张力骨小梁形成的密度较稀的锥形区，在过屈暴力时易引发楔形压缩变形示意图

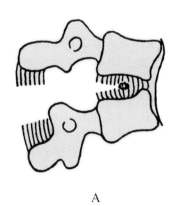 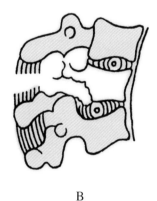 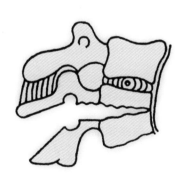

A　　　　　　　　B　　　　　　　　C

图 1-1-3-5-9　安全带性损伤示意图（A~C）

A. 单纯韧带的撕裂；B. 韧带断裂伴有一侧或两侧小关节突的脱位和（或）骨折；
C. 穿越椎体的水平骨折（Chance 骨折）

安全带型损伤时椎体前部无压缩或轻度压缩，前柱仍保持其支点作用，椎体无前方或侧方移位，无斜形骨折线，这些表现均提示在该损伤中，旋转和压缩暴力很小或没有。一般无神经症状。

【暴力加剧瞬间】

当屈曲分离暴力极大时，可导致整个椎体的骨折脱位，这时后柱和中柱在张应力作用下被撕裂，整个纤维环发生破坏，椎体脱位或半脱位，前柱失去其支点作用，前纵韧带从下方椎体上剥离。该损伤极不稳定，常有神经损伤。

（五）屈曲扭转暴力

在这类损伤中，扭转和压缩暴力联合作用于前柱，而扭转和牵张力作用于后柱和中柱。可造成广泛的韧带和骨结构破坏，小关节常发生骨折

脱位。前纵韧带常自椎体上剥离而其他所有韧带均被撕裂，可对神经组织产生进行性损害。

平移暴力常与其他暴力相伴而极少单独出现。在不同方向的暴力作用下，椎体可发生前后或左右位移，当位移大于25％时，关节突和所有的韧带（包括前纵韧带）常发生断裂。脊柱的稳定性常被严重破坏，绝大多数有神经损伤症状。

伸展分离暴力可造成前柱的张力性破坏和后柱的压缩骨折。一般认为这种损伤在胸腰椎极少见。脊柱常能保持其稳定性，损伤后常能完全自行复位，而在X线检查时不能明确诊断。过伸损伤可能造成棘突的相互碰撞而致椎板和棘突骨折，但一般不会损伤前纵韧带。神经损伤不常见。

# 第六节　脊柱内固定的生物力学

脊柱手术的目的是矫正畸形、缓解疼痛、稳定脊柱和保护神经。脊柱的生物力学是内固定设计和研制的基础，也是评价其固定稳定性和实用价值的标准。脊柱内固定本身的发展也同人们对脊柱生物力学认识的加深密不可分。因此，运用生物力学原理全面分析脊柱内固定器械的作用机制，对于合理使用内固定器械以取得最佳矫形和固定效果、降低手术失败率、减少术后并发症，具有重要意义。

## 一、颈椎内固定

### （一）后路颈椎内固定

【钛缆（钢丝）技术】

Gallie于1939年发明了一种后路在植骨基础上钛缆（或钢丝）固定的方法。而后的多年来，相继又发展了多种技术，例如双股钛缆加两侧植骨。这些技术只限于一点固定，骨不连发生

率大约为10%~15％，原因被认为是植骨融合失败。Hanley和Harvell认识了寰枢椎不稳并尝试了简单中线钛缆，Gallie钛缆法运用H型植骨（图1-1-3-6-1），Brooks钛缆运用两块楔形植骨（图1-1-3-6-2）。他们报道Brooks法在伸展和屈曲时的刚度是Gallie法的2.5倍，旋转时的刚度明显为强，在这两者中简单中线钛缆法在减少刚度上效果最差。目前临床上常用钛缆技术方法包括：弓间植骨钛缆固定法和改良Brooks法、Gallie法。疲劳试验证明，弓间植骨钛缆固定法和改良Brooks法提供相似的稳定性，两者的稳定作用均较Gallie法坚强。但是，所有钛缆技术获得的稳定性均较为有限，他们只能控制$C_{1~2}$最大载荷运动的20％~50％，而不能有效防止$C_{1~2}$的异常运动发生。因此，建议钛缆或钢丝固定后，应辅以其它固定方式（如Halo支具外固定或经关节螺钉内固定等），否则，可能影响植骨块的融合。

【椎板夹】

椎板夹有多种，常用者包括 Appofix 以及 Halifix（图 1-1-3-6-3）。椎板夹在 $C_{1-2}$ 的后结构提供张力带效果，可提供即刻的生物力学稳定性。Halifix 椎板夹固定的稳定性不如 $C_{1-2}$ 经关节螺钉，但明显较 Gallie 钛缆技术稳定。Hajek 和同事对比了 $C_{1-2}$ 不稳时行 Halifax 夹和 Brooks 法，发现使用 Halifax 夹比 Brooks 法旋转刚度更高，统计学上有显著性差异，位移刚度基本相当。由于椎板夹使用简单，无血管神经损伤并发症，而且可提供良好的抗侧弯和旋转的稳定性，其在下颈椎不稳和损伤中的使用也日益受到重视。

【侧块螺钉钛板】

1970 年由法国医师 Roy-Camille 首先使用，是目前国外下颈椎后路内固定中应用较多的方法。其优点包括操作简便、对后结构的完整性依赖小、可获得更强的稳定性（图 1-1-3-6-4）。

生物力学实验证实，侧块螺钉钛板可增加屈曲稳定性 92%、仰伸稳定性 60%，而钛缆只增加屈曲稳定性 33%，无法提供仰伸稳定性，侧块钛板旋转稳定性也比钢丝强，以钛板钩最强。Montesano、Errico、Choueka 比较了 Roy-Camille 法和 Magerl 法的破坏强度，发现 Magerl 法强度高，其失败形式主要是钛板断裂或椎弓根骨折；Roy-Camille 法强度弱，其失败形式主要是螺钉拔出或侧块骨折。其原因可能是 Magerl 法钉道较长（平均 13.2 mm，而 Roy-Camille 法平均 8.8 mm）造成的。Heller 比较了不同种类螺钉的拔出强度，发现拔出强度最高的全是行双皮质固定的螺钉，单皮质固定无法达到最强，螺钉中以 3.2 mm、3.5 mm、4.5 mm 皮质骨螺钉和松质骨螺钉最强，3.5 mm 自攻螺钉最弱，认为 3.5 mm 皮质骨螺钉是安全性和力学性能的最佳平衡。Grubb 使用钉棒系统行单皮质固定，钉板系统行双皮质固定，结果发现钉板的旋转稳定性强，钉棒则屈曲稳定性强，破坏力矩高；钉板的主要破坏方式为侧块骨折和螺钉松动，钉棒为上位螺钉松动拔出，作者认为钉棒系统的屈曲稳定性优于钉板。

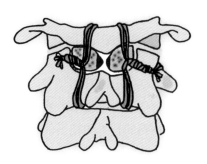

图 1-1-3-6-2　Brooks 法示意图

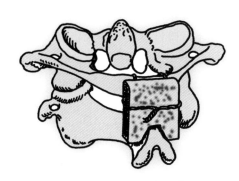

图 1-1-3-6-1　Gallie 法示意图

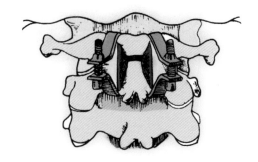

图 1-1-3-6-3　Halifix 椎板夹固定寰枢椎示意图

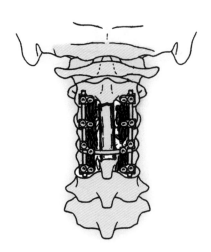

图 1-1-3-6-4　颈椎侧块螺钉钛板固定示意图

因此目前认为侧块螺钉钛板的旋转稳定性不足，置钉方法以 Magerl 法破坏强度高，但如何进一步增强拔出强度仍有待改进。双皮质固定力学性能较强但有损伤周围结构的危险，单皮质固定虽相对安全但拔出强度较弱。同时，钛板设计时应使螺钉与钛板形成牢固固定，避免"藕节"运动，使内固定松动。但综合多方面的因素来考虑，颈椎侧块螺钉钛板适用范围广，不受颈椎后结构完整性的影响，力学强度较好，固定节段短，一般无需植骨，术后护理方便；但其操作有一定难度，安全性值得注意。

【经关节螺钉固定】

$C_{1-2}$ 经关节螺钉经过寰枢关节面打入，提供内在的锚着效应，几乎完全可以限制 $C_{1-2}$ 的运动功能，包括任何方向上的旋转以及平移运动（图 1-1-3-6-5）。该技术由 Magerl 和 Seeman1979 年发明，与 $C_{1-2}$ 后路钛缆技术相比，该方法达到了三点固定。目前该技术被许多脊柱外科医生认为是 $C_{1-2}$ 后路融合的经典术式。生物力学实验证明，经关节螺钉固定的刚度是 Gallie 钛缆固定的 10 倍，剪切位移也较其它方法明显减少。Grob 认为由于经关节螺钉固定加 H 型植骨固定是三点固定，因而是最合适的融合技术。然而，经关节螺钉固定需要有娴熟的技术和相当的经验，有报道螺钉打穿椎动脉导致致命的后果。

【椎弓根螺钉】

1978 年 Abumi 首先将椎弓根螺钉技术应用于颈椎内固定。颈椎椎弓根对螺钉具有良好的"把持"作用，螺钉从后路穿到前柱，有三柱固定作用，力学强度好。此外，两侧螺钉的方向互成直角，这种结构使得其对各种运动方向特别是对旋转和侧弯的限制能力进一步加强。

研究表明，椎弓根螺钉钢板在各种状态下均显示出最强的稳定性能。Kotani 评价了七种颈椎内固定，发现对于颈椎单节段后柱不稳，所有后路内固定均可达到完整颈椎的稳定性，但对于二节段三柱不稳，一般内固定的旋转稳定性不足，椎弓根螺钉则有明显的优越性。Jones 用生物力学实验发现侧块螺钉钉道短，易松钉和脱钉，尤其是 $C_6$ 和 $C_7$ 侧块较小时更甚，而椎弓根钉的拔出强度要明显优于侧块螺钉。进一步的生物力学实验表明，椎弓根的三柱固定提供的稳定性超过其它常规的颈椎内固定，并且随着损伤程度和损伤节段的增加，多节段椎弓根固定在轴向压缩、扭转、屈曲和伸展实验中，表现出其它内固定更大的刚度和更小的位移。但由于颈椎椎弓根直径较细，且毗邻脊髓、椎动脉、神经根等重要结构，该项技术危险性极大、要求极高。尽管颈椎椎弓根内固定手术尚有一定技术难度，但其优越的三维运动稳定性能展示出良好的应用前景。

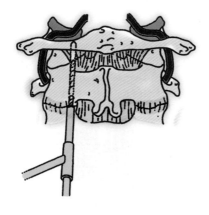

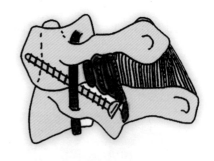

A                                            B

图 1-1-3-6-5　$C_{1-2}$ 经关节螺钉内固定示意图（A、B）

A. 后面观；B. 侧面观

## （二）前路颈椎内固定

### 【齿突螺钉】

1978 年 Nakanishi 首次采用前路齿状突螺钉固定技术（图 1-1-3-6-6）。后来不断有许多关于该技术的临床研究，融合率达到 80% ~100%。Doherty 等在人体标本上制作出 Ⅱ、Ⅲ 型齿状骨折模型，然后予以复位和单一螺钉固定骨折，在屈曲、背伸和侧屈时，极限载荷接近完整齿状突的 50%。因此，齿状突螺钉内固定不能建立寰枢关节的即刻稳定性，只有在达到满意的骨性融合之后才能获得持久的稳定性。在骨折愈合过程中，应该使用具有一定刚度的颈围或石膏固定。

不少学者提倡使用二枚螺钉固定才能提供更强的稳定性，但更多的学者认为，单枚螺钉具有操作简单、并发症少的优点。因此，对两者进行生物力学比较显得很重要。实验表明，一枚与二枚螺钉固定的强度并无明显差异。解剖学的测量也不支持二枚螺钉固定。金大地教授等对国人的干燥骨齿状突直径进行测量的结果表明，绝大多数齿状突不允许采用二枚螺钉固定。

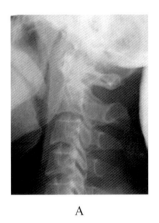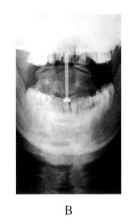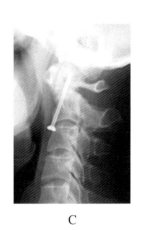

A　　　　　　　　　　B　　　　　　　　　　C

**图 1-1-3-6-6　临床举例　单枚齿状突螺钉固定术（A~C）**
A. 术前中立侧位 X 线片；B. 术后正位 X 线片；C. 术后中立侧位 X 线片

### 【钉板系统】

1952 年 Leroy Abbott 提出经前路手术治疗颈椎创伤、退行性疾病、感染和肿瘤等，继而 Robinson（1955）和 Smith（1958）提出采用前路减压自体骨植入融合手术，并由 Cloward（1961）应用此术式治疗颈椎外伤，但这种不用内固定的单纯前路减压自体骨植入融合手术的方法，其存在的缺陷已在广泛的应用中明显暴露出来，如术后的脊柱不稳定，从而引起植骨不融合、移植骨脱出和 / 或塌陷、进行性颈椎后凸、脊柱排列紊乱以及需要长期的外固定治疗等。1964 年 Böhler 首先报道了颈椎前路减压后采用钢板螺钉内固定，有效地克服自体骨植入行外固定的不足，颈椎前路钉板系统从此获得了较大的发展，应用较多的有 Caspar、AO、Spine Tech、Orion、Zephir、Codman 等。

对颈前路钛板生物力学研究主要包括稳定试验、强度试验和疲劳试验。20 世纪 80 年代末进行了一些早期的生物力学研究。Ulrich 等进行了前路和后路固定装置的比较研究，认为前路钛板在前屈时的稳定性不如正常颈椎，对颈椎的稳定作用不如后路固定装置。Sutterlin 等应用 Caspar 钢板在牛颈椎模型上进行前路和后路固定的评价，发现前路双皮质螺钉固定在前屈时仅能恢复正常颈椎稳定性的 1/2，而后路固定可基本恢复正常颈椎的稳定性。Coe 等在人尸体标本上也得出相似的结论。另外，Kalff 等在 32 例颈椎后柱不稳的人尸体标本上测试时也发现颈前路钛板不能增加颈椎前屈和旋转时的稳定性。这些早期的生物力学实验都提示前路钛板的稳定作用不如后路固定装置，尽管能增加损伤脊柱的稳定程度，仍达不到正常颈椎的稳定性。因此 Montesano 等认为前路钛板不能单独用于前屈型颈椎损伤，只能作为外固定或后路内固定的辅助手段。这与临床实践并不符合。20世纪90年代后，一些作者开始探讨实验室结果与临床观察相矛盾的原因。Schulte等曾做过颈椎椎间盘切除后不植骨、椎间盘切除后植骨、椎间盘切除后植骨再行前路钛板固定等三种术式对颈椎稳定性影响的比较研究，得出植骨较不植骨能显著增加颈椎稳定性、行前路钛板固定后稳定性进一步增加的结论。Traynelis和Grubb认为以往的生物力学研究中，可能由于仅切除了椎间盘而不植骨，因此前路钛板固定不能明显改善颈椎的稳定性。Traynelis等在10例新鲜人颈椎不稳的研究中证实，骨块植入和Caspar钛板固定的颈椎在6个自由度上均比正常颈椎稳定，而后路钛缆固定只在旋转和前屈时较正常颈椎稳定。Clausen等利用15例新鲜人颈椎标本进行Caspar钛板与CSLP的比较研究表明，Caspar钛板能显著增加前屈、后伸以及经疲劳试验后的后伸稳定性，而CSLP只能显著增加前屈的稳定性；实验中两种钛板没有明显增加颈椎侧弯和旋转的稳定性。他们还认为Caspar钛板在全脊柱不稳方面优于CSLP。由于上述实验方法的改进，得到了前路钛板确能增加颈椎稳定性的实验结果，促进了颈前路钛板的临床应用。

由于前路钛板的不断改进，先后出现了AO钛板、Caspar钛板、CSLP和Orion钛板等，生物力学研究也随之转向了各种钛板间的比较。Grubb等比较了Caspar钛板（双皮质螺钉）、Caspar钛板（单皮质螺钉）和CSLP三种钛板，提示植骨和钛板固定能提供近似或强于正常颈椎的稳定性，CSLP在稳定、强度和疲劳试验中与Caspar钢板相似，在前屈型损伤中优于Caspar钛板；对Caspar螺钉进行拔出试验，表明椎体后皮质不能增加螺钉的拔出力。因此，双皮质螺钉和单皮质螺钉在生物力学方面并没有太大差异。Lowey做过Orion钛板的生物力学测试，认为Orion钛板在六个自由度上较CSLP更稳定，且在疲劳试验后仍有较高的稳定性，而CSLP则明显下降。从这些实验中看到，前路钛板的改进使

颈椎的稳定程度提高，且单皮质螺钉同样可获得较好的握持力。

目前有关颈前路钛板的生物力学评价主要集中于颈椎的稳定性方面，标本来自新鲜的动物（牛、猪、羊）和人尸体颈椎。新鲜人尸体颈椎是最理想的标本，但来源困难，文献报道中的实验标本大多为60~80岁老年人，骨及韧带会有不同程度退行性改变，Traynelis认为相对于青年人颈椎有较大活动度来讲，来自老年人标本的实验数据可能会低估颈前路钛板的作用。脊柱不稳模型的制作一般采用在$C_5$~$C_6$间切断前纵韧带、棘上韧带、棘间韧带、黄韧带，破坏椎间盘及小关节囊，仅保留后纵韧带，实际上是全脊柱不稳的模型，基本反映了颈椎创伤时的情况。稳定性的生物力学评价各家报道不完全一致，一般认为颈前路钛板能增加前屈和后伸的稳定性，钛板在颈椎前屈时起支撑物的作用，在后伸时起张力带的作用，对能否增加旋转和侧弯的稳定性则有不同结论。

## 二、胸腰椎内固定

### （一）后路胸椎内固定

最早应用椎弓根螺钉行脊柱固定应追溯到19世纪70年代。直到19世纪80年代，Contrel、Dubousser及Roy-Camille等正式报道其临床应用取得成功，此后椎弓根螺钉内固定经过不断的发展和完善，逐步成为脊柱内固定的"金标准"。经椎弓根内固定的生物力学优势在于良好的三柱控制和生物力学稳定性。与以往的胸腰椎后路长节段的内固定（哈氏棒、鲁格氏棒）相比，椎弓根螺钉只是融合固定了伤椎及其上下各一个椎体，实现了短节段固定，能最大程度地保持脊柱运动的灵活性。此外，椎弓根螺钉固定可不需打开椎管，从而避免由此产生的脊髓损伤。但对于爆裂性骨折，出现内固定松动或断裂、椎间高度丢失屡见不鲜，为进一步提高生物力学性能，近年来，后路椎弓根钉不断得到改良，包括如下所述。

**【采用骨水泥强化螺钉】**

业已证明，骨含量（BMD）在很大程度上影响

椎弓根钉的轴向拔出负荷。当椎体 BMD>100mg/ml 时，椎弓根螺钉和椎板钩可抵抗更大的轴向和切线方向的负荷。当椎体 BMD<95mg/ml 时，不能由椎弓根螺钉固定。近年来，应用各种材料对椎弓根螺钉进行涂层处理，以加强固定效果的研究方兴未艾。生物力学测试数据表明，强化螺钉的固定力比对照组大约 68%。因此，碳酸磷灰石网状骨水泥可加强螺钉的固定作用。

**【经伤椎短节段 6 钉固定 】**

对于胸腰椎爆裂性骨折，目前临床上普遍采用在骨折椎相邻上、下椎弓根置入螺钉复位、固定，但临床随访发现，单纯后路器械固定治疗胸腰椎爆裂性骨折，远期容易出现螺钉断裂、松动，复位丢失，再次出现后凸畸形而影响治疗效果，且随下地活动的增多或内固定取出后，易发生椎体高度和后凸畸形矫正丢失，出现迟发性神经损伤。这种经典的 4 钉固定力学原理主要是通过螺钉施以角度矫正力复位，外力矫正轴固定于伤椎的上、下节段，而不是脊柱受伤水平，结果椎间盘高度增加而骨折椎体高度恢复欠佳。因为复位需要一个由椎体后壁提供的支点，而这个支点在损伤时受到破坏。常规方法通过纵向撑开，利用前、后纵韧带的夹板作用，使压缩的椎体恢复高度，纠正骨折椎体后凸畸形；如果椎管前后纵韧带断裂，纵向撑开力就不能有效传导到骨折椎体。若撑开力量和器械使用不当，甚至引起过度撑开或骨折椎体后凸畸形加重，进一步加重脊髓神经损伤。为了避免经典 4 钉固定的不足，有学者提出采用伤椎及相邻椎体在内的 6 枚螺钉固定法，结合经伤椎椎弓根植骨治疗胸腰椎爆裂性或压缩性骨折。这种方法通过椎弓根钉向垂直方向加压，使伤椎扇形撑开，有利骨折复位，防止未受累的椎体椎间盘高度增加，还可避免悬挂效应，防止椎间盘高度的丢失。生物力学实验也证实了 6 钉固定法的可行性。Dick 等报告在动物腰椎模型上测试 6 钉固定与 4 钉固定的生物力学差异，结果 6 钉固定组优势明显；其轴向载荷、屈曲负荷、抗扭转载荷能力分别增加 160%、48%、38%。此实验说明在伤椎椎体置入螺钉可显著提

高抗应力能力，固定稳定性大大增强。袁强等通过计算机模拟进行结构力学分析表明：

1. 在伤椎置入螺钉其上、下位螺钉所受的弯矩明显减少，为 4 钉固定的 50% ~70%；

2. 传统 4 钉固定脊柱不传递弯矩，全部弯矩由内固定承担；在伤椎置入螺钉后 34% ~44% 的弯矩通过脊柱传递。

此实验说明在伤椎体置入螺钉可显著改善螺钉的应力分布，减少螺钉负荷。可见，经伤椎椎弓根内固定能减少了后路内固定的应力，有效地降低内固定松动或断钉，防止后凸畸形，是胸腰椎爆裂性骨折的一种安全有效的治疗方法。

**【后路伤椎次全切除 + 钛网植骨椎间融合法】**

在传统后路术式基础上，采用蛋壳技术经椎弓根完成伤椎次全切除，保留椎体前缘，对椎管环形 360° 减压，彻底切除伤椎邻近椎间盘，修剪合适的钛网，填塞自体骨后植入椎间。2008 年日本学者采用该术式治疗伴有明显椎管占位的胸腰椎爆裂骨折，获得了理想效果。其优点是：单一入路，同一体位，手术创伤小，时间短，通过一个切口、一期手术即可达到前后路联合的效果；伤椎前侧部分以及前纵韧带保留，可防止钛网前移，同时很容易将钛网置于中间，更符合生物力学要求。

**【经关节螺钉固定上胸椎】**

由于上胸椎椎弓根先天细小、三维结构复杂且变异较多，上胸椎置入椎弓根螺钉技术要求较高，且有损伤脊髓和神经根的风险。有报道称，胸椎椎弓根螺钉置入时椎弓根穿破比例可高达38.9%。近年有学者提出采用经关节螺钉用于上胸椎的后路固定，经关节螺钉在颈椎和腰椎融合手术中应用较多，其优势体现在良好的抗拔出强度，疲劳断裂率较低，损伤脊髓和神经的风险小，另外操作也相对简单。创伤、炎症、肿瘤以及先天性畸形等导致的上颈椎骨质、韧带、滑膜关节破坏，继而产生寰枢椎不稳或脱位，大多需要采用寰枢椎融合进行治疗。寰枢椎经关节螺钉是进行寰枢椎融合的重要方式。符合生物力学张力带原则，提供足够的稳定性。在下颈椎，生物力学

研究表明经关节螺钉具有比侧块螺钉更强的抗拔出强度。在腰椎，ALIF 手术中应用经关节螺钉固定，融合率从 75％提高到 98％。同时，经关节螺钉钉道距离椎管较远，损伤脊髓和神经的风险大大降低了。生物力学研究表明，经关节螺钉钉棒系统或单独经关节螺钉固定上胸椎技术均能提供与椎弓根螺钉相似的生物力学性能。当然，该技术在临床上的应用效果尚需大宗病例的进一步验证。

此外，为减少创伤，近年来，不少医院开展了经皮椎弓根固定，该技术更加微创、有限、智能化，具有切口小、创伤小、出血少、对腰背肌肉损伤小等优势，经生物力学测试，该技术同样达到了传统椎弓根螺钉植入方法的力学性能。目前报道的经皮椎弓根钉主要有两种：一种是常规使用的椎弓根钉，这种椎弓根螺钉为实心，放置螺钉时无引导标志，需反复透视，操作时间长。另外一种是枢法模公司生产的 Sextan 椎弓根内固定系统，螺钉部分为空心设计。国内也有国产空心螺钉的报道。

### （二）胸椎前路内固定

近年来，胸腰椎前路内固定器主要分为两类：一类以 Kaneda 为代表的钉棍系统，一类为以 Z-plate 为代表的钉板系统。它们均具有良好的生物力学性能，临床应用效果显著。何慕舜等对

63 例胸腰椎骨折分别采用 Kaneda 及 Z-plate 手术，从内植物的生物力学结构，手术安装，内固定效果，并发症，手术时间等方面进行比较。结果表明：以 Z-plate 的生物力学结构更合理，内固定牢固可靠，能充分撑开并维持伤椎中柱高度。AnHS 应用牛脊柱模型进行胸腰椎前路内固定材料的生物力学研究，证实在椎体间植骨的条件下，Z-Plate 和 Kaneda 系统均可提供足够的脊柱各方向活动的稳定性。Z-Plate 在侧屈、伸屈活动中提供的稳定性较其它内固定更可靠。因此，Z-plate 为胸腰椎骨折前路手术较理想的内固定方法。

正常情况下，椎体间承受 80％~90％的轴向压力，后方小关节承受 10％~20％的压力，如前柱损伤引起椎体间支撑缺乏可使后方椎弓根钉承受的载荷达到 90％，而椎体间仅承受 10％载荷，如前柱同时行植骨，可使椎间载荷达到 80％，而椎弓根钉载荷相应地减少到 20％（图 1-1-3-6-7）。进一步的生物力学实验表明，在三柱损伤均累及的胸腰椎骨折中，前后柱的损伤可导致脊柱载荷容量中屈曲载荷减少 70％，若仅行椎弓根螺钉固定，其前屈压缩刚度仍较正常标本减少 41.9％，说明即使使用椎弓根螺钉内固定器械固定，前中柱仍存在力学性质缺陷，轴向应力大部分通过后柱固定器械，同时不能阻止前屈压缩载荷上的变形。忽视这种力学缺陷，会在临床实践中带来很大危害尤其对于压缩严重的胸腰椎骨折，经

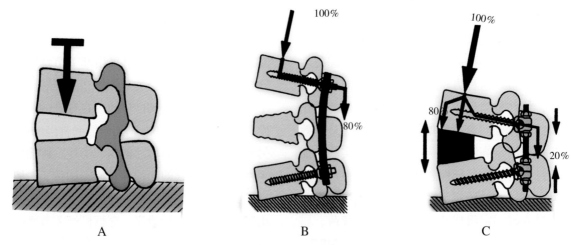

**图 1-1-3-6-7　正常椎体与伤椎内固定后的生物力学示意图（A~C）**
A. 正常椎节；B. 仅行椎弓根固定；C. 椎弓根固定 + 椎体间植骨

椎弓根钉撑开复位后，虽然 X 线片上高度恢复，但椎体仅具有一个"空壳"，椎体内松质骨压缩，骨小梁未完全复位，伤椎内存在较大空隙，纤维结缔组织充填，不能完全骨愈合，造成椎体抗压稳定性差，是椎体高度再丢失、椎体容积减少、Cobb 角增大的主要原因，从而加重神经损害和腰背痛。这说明在前中柱严重不稳时单靠后路固定是不能达到原来的力学稳定。有人采用向压缩椎体内注入骨水泥来填充椎体内空隙，取得一定效果，但是水泥单体具有一定毒性，且会产热，易损伤椎体周围血管、神经，显影不清晰，难以监测其是否进入椎管，后期不能被骨组织替代，在椎体内是一永久异物，故应用有一定局限性。自固化磷酸钙，其组织相容性好，对周围组织基本无灼伤、无毒性、能引导骨爬行等优点。有学者在应用椎弓根螺钉的同时，通过椎弓根向伤椎椎体内灌注自固化磷酸钙，取得较好效果。但自固化磷酸钙调制要求高，过干无法进入椎体，过稀不成形，可被松质骨源源不断的出血冲击，并且极细粉粒可通过静脉回流引起肺栓塞或经静脉丛渗漏到椎间孔静脉，导致根性痛等并发症。还有学者采用推进器向伤椎椎体内植入同种异体骨或自体骨颗粒，起到前柱植骨、增加稳定的作用，但缺乏长期的随访资料。因此，在进行后路固定的同时，如何进行前中柱的重建，实现合理的载荷分享，对于稳定三柱损伤均累及的胸腰椎骨折至关重要。

随着医学影像学和生物力学的研究深入，对胸腰椎骨折复位机理的认识也在不断深入。由于脊柱具有三维、六个自由度的运动特点，一旦胸腰椎严重损伤后骨组织的移位也可能是三维的。要使脊柱骨折脱位得到解剖复位，只有贯穿脊柱的三柱，控制左右两后柱，对其功能单位施加力和力矩，从而达到三维空间解剖复位。因此，对脊柱骨折脱位，必须沿着脊柱生理弯曲段上施加均匀的轴向撑开力，使前纵韧带、纤维环、后纵韧带等骨的连接装置得到充分紧张，移位的骨块复位，椎管内径复原。同时在损伤平面上下椎施加矢状面上的前后移，冠状面上的左右移以及水平面上的旋转等力量，在这种综合力量的作用下，才能达到理想的复位。

## 三、椎间融合器系统

1979 年 Bagby 发明了一种笼状融合器（Bagby Basket）用于马的颈椎椎间融合术。其设计为多孔、中空、带螺纹的圆柱状不锈钢内植物，腔内可容纳碎骨块。作者称其为"撑开 - 压缩的固定技术"。1988 年 Kuslich 与 Bagby 合作制成钛合金 Cage：BAK；1989 年 Ray 设计出金属螺纹 Cage：TFC；BAK、TFC 成为腰椎间融合器的早期代表。随着材料、生物力学研究的逐渐深入，Cage 也从早期的螺纹式圆柱体形状逐渐衍生出长方形、椭圆形和网状等多种形态。Cage 按材料分为金属类、非金属类。金属类最先使用的是不锈钢 Cage，由于其刚度太强，组织相容性差，并影响术后 MR 检查而被淘汰。现在所使用的金属 Cage 都是由钛合金制成的，钛合金是目前人体生物相容性最佳的金属材料，并且无磁性，能行 MR 检查，但无法通过 X 线片观察椎间隙内的融合情况。非金属类包括异体骨、碳素纤维、高分子聚合物及可降解解剖型材料制成的 Cage。

### （一）不同形状椎间融合器的生物力学比较
【种类】

目前，椎间融合器种类繁多，按结构形状主要分为：

1. 圆柱形融合器　以 BAK、钛网为代表，因术后出现较高的沉降率而逐步应用减少。

2. 环形或箱形融合器　以 Harms Mesh Cage、AcroMed I/F Cage、SynCage 和 WING Cage 为代表。

【疗效对比】

此类融合器的设计源于三面皮质骨的椎体间植骨，其中空部分填以松质骨，上下开口部分保证了植骨与相邻椎体骨质的接触以便融合，此外将颈椎前路固定板和椎间融合器结合在一起的 PCB 融合器，融合原理也属于此类。既往的椎间植骨融合常采用自体骨块移植，但自体取骨存在很多并发症及缺陷已成无可争辩的事实，因此，发明一种既能够提供足够支撑强度，又可以通过其内的自体骨达到骨性融合的支架结构，便成为研究的重点。一种圆柱形融合器应运而生，由Bagby 于 1988 年首次将 BAK 植入人体，术后证实达到了较好的融合效果。TFC 为带有螺纹的中空圆柱体状 Cage，其设计类似于界面螺钉，通过拧入椎间隙达到融合，与传统的自体三面髂骨块相比，TFC 具有术后稳定性好、融合率高等优点。Sandhu 等人以羊为实验对象，研究了融合器、自体髂骨、去皮质骨对椎体的撑开作用。实验结果表明在最初的两个月，实验各组均有椎间隙高度的丢失，但以融合器组椎间隙高度丢失百分比最小；六个月后，仅融合器组维持较对照组更大的椎间隙高度。腰椎间融合器在重建椎间高度和腰椎前凸的同时可扩大椎间孔，陈德玉等人发现，BAK 植入后，人尸体骨神经根管容积在 $L_4$~$L_5$ 增加 22.9%，$L_5$~$S_1$ 增加 21.5%，椎间盘后部高度在 $L_4$~$L_5$ 增加 37.1%，$L_5$~$S_1$ 增加 45.1%，而神经根管面积在 $L_4$~$L_5$、$L_5$~$S_1$ 则分别增加 29.2% 和 33.8%。王新伟等在 X 线片上测量腰椎 BAK 融合后的椎间隙高度，滑脱复位情况，结果表明 BAK 的植入可以使椎间隙前部高度增加 3.21 mm，中部高度增加 2.11mm，而后部高度增加 2.18 mm，椎体滑移距离较术前减少 2.96 mm。但这种类型的融合器由于植骨量少而存在融合不良或不融合的危险；同时使用环钻（环锯）减压破坏了相邻节段终板的软骨下皮质骨，使 Cage 失去坚强支撑而容易沉陷入椎体的松质骨中，难以维持或重建椎体的生理曲度。环形或箱形融合器克服了这一缺点，术中植入时仅需将终板刮至出血，无需切除终板，能最大限度保留椎体的骨组织，因而支撑强度高，避免了松质骨切割现象。

## （二）不同材质椎间融合器的生物力学比较

### 【金属类椎间融合器】

采用钛合金制成的融合器，主要以 BAK、Inter Fix、TFC 为代表。钛合金融合器具有生物相容性好，可兼容磁共振检查而不致产生伪影。椎间融合器最早的雏形便是金属篮。因其强度较好，故以钛合金金属制成的螺纹状中空椎间融合器受到的重视较多，亦较为流行。其不足是它不能透过 X 线，不能从 X 线片上看到其内部骨小梁生长连接的融合情况。

### 【非金属类椎间融合器】

目前应用较多的材料是碳素纤维及不可吸收的高分子聚合物产品，它们符合人体生物力学特性，具有良好的组织相容性，而且其弹性模量接近皮质骨、应力遮挡小、所植骨与融合器的载荷均分，因此使得融合率大幅提高；同时能通过 X 线片观察 Cage 内骨融合情况、不会影响判断骨融合情况。Mofidi 等对 65 例融合患者进行了后路碳素纤维 Cage 腰椎融合和椎弓根螺钉固定手术后的临床随访调查，术后平均随访时间 4.4 年，发现椎间放射线检查融合率为 98%；Oswestry 功能障碍指数改善明显（$P<0.01$）；61% 的患者恢复至患病前活动水平；由此证明碳素纤维 Cage 行后路腰椎间融合联合椎弓根螺钉固定是一个安全有效的方法，能达到损伤节段的良好融合。以聚合物为基础的生物吸收型材料的应用为脊椎融合开创了一个新领域，它克服了非吸收材料植入后仅起椎间支撑作用，不能降解吸收、无诱导成骨的缺点。其中最具前途的是甲基聚酯类中的多聚乳酸，其具有良好的生物相容性和硬度，足以提供初期和中间期的骨生长稳定性，具有广泛的临床应用价值。可吸收型 Cage 具有随时间降解的特性，能够控制椎间应用的稀释增效，促进椎间融合；而且其具有 X 线可透性，改善了融合率的影像评估。Smit 等在山羊模型中对钛合金 Cage 和由多聚乳酸化合物 - 左旋多聚乳酸（PLLA）、外消旋多聚乳酸（PDLLA）制成的可吸收型 Cage 进行比较，发现 6 个月后所有钛合金 Cage 显示无连接；而 PLLA 型 Cage 在 6 个月后仍保持机械完整性，48 个月后两种吸收材料均完全吸收，无不良的组织反应；PDLLA 型 Cage 成骨快，但需附加内固定为椎间融合提供足够的稳定。

# 第七节 脊柱非融合技术的生物力学

椎间融合手术是目前国内临床广泛应用的治疗脊柱退行性病变的手术方法之一，但是大量的临床研究发现，融合术后会导致手术相邻节段椎间盘退变加速这也是脊椎融合术后最重要的并发症。由于椎体融合改变了原有脊柱的结构，导致脊柱运动学及运动力学均发生明显改变，邻近节段活动度代偿性增大，导致应力异常集中于椎间盘和关节突，促使其发生退变。其发生与融合节段、范围、方式及是否应用内固定均有一定关系，发生率也不同。病理改变主要表现为关节突肥大性骨关节炎及椎管狭窄，以及节段性失稳、椎间盘退变、脊柱滑脱及韧带钙化等。为了避免上述情况的发生，非融合技术应运而生。主要包括以下几类。

## 一、人工椎间盘置换

### （一）颈椎人工椎间盘置换技术

颈椎人工颈椎间盘置换技术（Cervical Disc Replace，CDR）是 20 世纪后期出现的新技术，是在前路椎间盘切除后通过在椎间隙置入一个可以活动的人工假体，代替原来的椎间盘并行使其功能，实现保留运动节段、减少相邻节段继发性退变的目的。假体按照生物力学特点可分为非限制型假体（Bryan）、半限制型假体（Prestige、PCM、Prodisc-C）和限制型假体。半限制型假体保证正常生理活动，非限制型假体活动度超过正常生理活动范围，限制型假体则小于正常范围。Cunningham 等发现非限制型和半限制型假体提供了与正常颈椎活动基本一致的可移动的瞬时旋转轴，对于置入的位置要求相对较低，但是会使平面小关节承受更大的剪切力和旋转负荷；限制型假体应该具有固定的旋转中心，对于关节面的剪切应力会降到最低，然而对置入的要求较高，需要精确地置入到相应的解剖位置。假体的旋转轴心如果和正常颈椎的旋转轴心不一致，就会使小关节面受到异常应力的破坏。

目前对颈椎人工椎间盘的生物力学研究主要集中在对相邻节段的影响以及能否重建颈椎生理曲度上。沈强等进行人工椎间盘置换对失稳颈段脊柱稳定性重建作用的生物力学实验，发现人工椎间盘植入后脊柱在前屈、后伸，左右侧弯方向上稳定性显著性改善，左右旋转接近正常值，并可提供 59% 正常屈伸活动，88% 正常左右侧弯活动，93% 正常左右旋转活动。Dmitrie 等与 Phillips 等进行了 CDR 与颈椎前路融合内固定术（ACDF）的体外对比实验，发现 CDR 组与 ACDF 组相比，相邻节段的应力明显下降，没有增加相邻节段活动度。体外实验为 CDR 可以减少相邻节段退变（ALD）的发生率提供了理论依据，这一理论在临床研究方面也得到了证实。Goffin 等在 2002 年首次报告 60 例单节段 Bryan 人工椎间盘置换术后平均 12 个月的随访结果显示，手术运动功能均得到保留，未发现相邻节段发生退变加快的迹象。随后 Goffin 等报告欧洲多中心的研究表明，Bryan 人工椎间盘置换术在保持颈椎活动度方面显示出明显优势，随访时的 X 线动态检查证实颈椎运动节段的活动得到了比较好的保留。张雪松等对其 32 例患者进行了前路 Bryan 人工椎间盘置换术，并对其中长期疗效进行临床观察，结果也显示相邻节段椎间盘退变情况明显好转。

### （二）腰椎人工椎间盘技术

Charite 自 1984 年起将自己发明的假体进行

多次改良，其中 Charite Ⅲ 型假体已经给 4,000 余例患者进行了椎间盘置换，优良率在 86%~97.1%。Link SB Charire2 Ⅲ 型椎间盘假体是目前的最新改进型，它的盖板由钴铬钼合金制成，为椭圆形，与人体椎间盘面积及形状更吻合；盖板上的齿突可防止其术后移位及脱落等并发症；盖板表面喷涂有羟基磷灰石，使得骨组织和假体的结合率明显提高。该术式既保留了腰椎节段活动，又恢复了椎间高度，对避免后柱迅速退变所带来的一系列问题有一定益处。

与其他多种手术方式相比，人工椎间盘置换术具有以下优点：恢复椎间隙高度及椎间孔容积；不增加相邻节段应力载荷；术后有一定的活动度；彻底清除椎间盘组织，消除炎性刺激和自身免疫性反应来源。

关于 CharitTM 假体最全面的研究是 FDA 控制的评估假体安全性和有效性的 IDE 临床试验。全美 14 个医疗中心的 304 名患者术后一年的临床调查研究显示，两组患者术后症状均显著改善，但 CharitTM 组在 VAS（Visual Analogue Scale，视觉模拟评分法）、Oswestry 和 SF-36 评分上均明显优于 ALIF 融合组。患者最关心的问题往往是术后的恢复情况和能否尽快的恢复正常的生活和工作。Lemaire 研究结果显示，在 ChariteTM 假体置换术后 2 年，81% 的患者恢复工作。汤涛教授等从 2001 年 4 月~2003 年 10 月，应用改良型 SB Charit Ⅲ 型人工腰椎间盘行椎间盘置换术共六例，术后患者对手术的满意度平均 86%。术后所有患者 X 线片显示椎间盘假体位置正确，椎间隙高度恢复正常，腰腿痛症状消失，直腿抬高试验阴性，全部患者均恢复正常工作和生活。

## 二、人工髓核假体置换术

### （一）概述

人工髓核假体（Prosthetic Disc Nucleus，PDN）可分为三个基本类型：注射型、软植入物型、硬植入物型。真正的第一代植入物髓核是由 Fernstrom 描述的不锈钢球，椎间盘切除术后将钢球植入椎间隙，但钢球最终沉降入椎体内，并不能维持正常椎间隙高度，最终金属材料因为硬度太大，并不适用于髓核假体而被淘汰。目前人工髓核研究较多的是水凝胶假体，它具有与髓核相似的成分和力学特性，这种聚合物所具有的亲水特性可以模拟髓核组织以及椎间盘的物质转运和生物力学，像正常椎间盘那样在承重时发散液体成分，消除承重时则重吸收液体。

### （二）DASCOR 人工髓核

DASCOR 人工髓核是混合 MDI（亚甲基 - 二苯基异氰酸酯）和聚氨酯两部分液体物质，在可控制的压力下通过一支导管将仍处于液体状态的混合物注入可扩张的球囊中，该球囊将被置入备好的髓核切除后余留的空间。DASCOR 装置致力于在保留患者骨量和骨周围结缔组织、肌肉解剖支持的前提下，减轻椎间盘源性的疼痛，恢复椎间盘高度和节段的活动性。

Ahrens 等报道 60 例 DASCOR 假体置换术的临床疗效，经过术后六周及随后二年的随访，VAS 及 ODI（Oswesttry 功能障碍指数）较术前有明显改善，其中下腰痛 VAS 较术前下降 62%，ODI 较术前下降 73%；术后 6 周内使用止痛药及麻醉药的量较术前下降 88%，应用 MR 评估髓核假体的位置，未发现假体移位或脱出，X 线正位及侧位片上显示术后腰椎椎间隙高度有很大改善。

### （三）HydraFlex 人工髓核置换装置

椎间盘的特点是髓核组织拥有水合能力和参与分散机械性负荷的能力，同时它还为营养物质和代谢产物提供传输通道。HydraFlex 装置即 PDN-Solo 装置是针对椎间盘的复杂性，为治疗退行性椎间盘疾病提供的一种创新性方法。该装置内核由具有生理学惰性的聚丙烯腈纤维和聚丙烯酰胺组成，使其具有一定的顺应性，同时维持了其扩张和支撑力。临床研究证实 HydraFlex 装置临床效果好，所需操作高度较小，可植入更多水凝胶，使植入更为顺畅。

HydraFlex 装置临床成功的标志是疼痛缓解。在一个关于 PDN-SOLO 的国际多中心前瞻性研究中，HydraFlex 的 Oswestry 功能障碍指数下降

74%，相比之下，已报道的两个领先的椎间融合器其指数下降分别为 41% 和 42%，而领先的全椎间盘置换下降也仅为 50%。最近，一个近三百人的国际多中心患者满意度调查显示，87% 接受调查的患者认为非常好或较好，88% 的患者认为他们还将再次采用同样的手术。

## 三、后路动态固定系统

### （一）概述

除了椎间盘置换术外，近年来发展了众多的动态后路稳定装置。这些装置中的多数是由现存的椎弓根螺钉技术结合可弯曲的棒和（或）螺钉相结合改进而来的。这些植入物最初的机械性的目标是允许受约束的运动。研究证实，腰椎退变引起的腰痛可通过改变应力的传导方式来治疗，因此限制脊柱比融合脊柱更符合生理性稳定。基于这一理论，Graf 于 20 世纪 80 年代末首先设计出椎弓根螺钉弹性固定系统，该系统由椎弓根螺钉和连接螺钉尾部的纤维带构成，称为 Graf 固定术或 Graf 韧带成形术。

### （二）Graf 固定术

Graf 韧带由二根与椎弓根螺钉相连的涤纶韧带组成，可将腰椎以前凸位固定，并使腰椎小关节锁定在过伸状态，但不能分散椎间盘的负荷，利用关节突关节作为支柱，将前方椎间盘负荷向转移到后方，通过减少椎间盘应力达到治疗椎间盘源性腰痛的目的，同时为椎间盘自行修复提供可能。Graf 韧带手术的近期效果类似融合手术，但远期效果却不如融合手术，原因可能为 Graf 韧带增加了椎间盘和小关节后方的负荷从而加速腰椎退变，或是韧带的弹性随着时间推移逐渐降低。

### （三）Dynesys 动态平衡系统

Dubois 在 1994 年对 Graf 固定进行了改进，设计出动态平衡系统即 Dynesys，它采用钛合金椎弓根螺钉和对苯二甲酸酯，并在连接带外增加一支质地较硬的聚碳酸酯型聚氨酯套管，从而在保持腰椎前凸位和脊柱轻度分离的情况下发挥固定作用，通过这一靠近运动轴的载荷分享支点和后方弹性韧带，将后方压缩力转变成前方分离力，达到减少椎间盘和小关节负荷的目的。它既限制脊柱屈曲，又可减少后伸，还允许限制性运动，并且克服了 Graf 固定加重纤维环后方和小关节负荷的缺陷，因此比 Graf 固定更优越。

Stoll 等报道多个医疗中心采用 Dynesys 共治疗 83 例不同类型腰椎不稳患者（椎管狭窄、退变性椎间盘病、椎间盘突出、再次修复手术和退变性滑脱），随访 3811 个月，该结果表明，Dynesys 与传统固定融合术疗效相当，但较融合术损伤小，手术时间和住院时间短。

## 四、棘突间撑开系统

棘突间撑开系统（Interspinous Process，ISP）是放置于腰椎棘突间获得椎体分离的一种内置物。总的设计理念是产生撑开棘突和防止腰椎后伸的力学目的，内固定产生的撑开力可在手术节段产生相对的后凸，使内折的黄韧带反向张开以减少其对椎管的侵入；椎体间产生的纵向撑开力还可增加椎间孔的大小，从而影响相邻椎体间的相对关系。早在1950 年 Knowles 就将一种圆形钢质的"塞子"移植物插入到棘突间，用于治疗椎管狭窄。由于术后装置容易脱落，从而必须取出，导致了该手术方法的终止。法国学者 Senegas 于 1986 年研制出一种由人工韧带捆绑固定的钛制棘突间撑开器——Wallis 系统。此后二十多年，陆续有多种新型棘突间撑开系统研制成功并应用于临床，如 X-STOP、ExtenSure、DIAM、Coflex 系统等开始出现，其中 X-STOP 和 ExtenSure 已被 FDA 批准在美国用于临床。目前应用于临床的棘突间撑开器按照其材料和设计上的特征可分为静态系统和动态系统两类。静态系统主要有 X-STOP、ExtenSure、Wallis 等，尽管构成材料各异，但其设计理念都是在棘突间持续加载一定程度的撑开力，而内置物本身的高度则是基本稳定的。腰椎前屈时撑开器相对松弛，而后伸时则结合得更加紧密。而动态系统如 Coflex 和 DIAM 系统则具有一定的可压缩性，且可随着腰椎前屈后伸等体位的改变而动态变化（图 1-1-3-7-1）。所应用的材料也

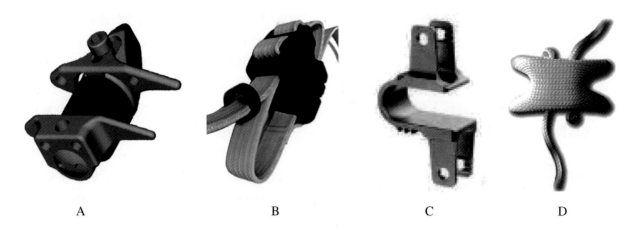

**图 1-1-3-7-1　四种腰椎棘突间撑开系统元件（A~D）**
A. X-STOP；B. Wallis；C. Coflex；D. DIAM

多样化，包括同种异体骨移植物、钛、聚醚醚酮（PEEK）和人造橡胶复合物等。

### （一）X-STOP 棘突减压系统

#### 【概述】

X-STOP 由圆柱形的中心核、由其两侧的挡翼组成将其固定于棘突上，内固定材料为钛合金，其弹性模量和骨相似，是治疗由于腰椎管狭窄引起的神经性间歇性跛行可供选择的外科治疗方法之一。将 X-STOP 植入棘上韧带和黄韧带之间，其挡翼可以防止前移，棘上韧带可以为器械提供遮挡，防止其后移。它分散了椎体间的压力，使腰椎处于轻度屈曲位，允许患者保留一个相对正常的体位而非过度的屈曲。X-STOP 的发展为保守治疗失败和行减压术更危险的患者提供了一种安全、侵袭性更小的治疗方法。X-STOP 的设计明显减少了引起症状单一节段的手术范围，允许处理节段和未处理节段一样进行无限制的屈曲、轴向旋转和侧弯。植入过程中需要保护棘突、棘间韧带和棘上韧带，未破坏骨和软组织，属微创手术，多在局麻下进行。Zucherman 等报道了一项多中心、前瞻性对照研究应用 X-STOP 系统治疗伴有神经性间歇性跛行的腰椎管狭窄症患者的临床结果，在最终随访时有 96% 患者维持了撑开效果。

#### 【临床作用】

生物力学研究表明，X-STOP 对于脊柱的运动具有积极的意义，主要有以下几个方面：

1. 减小了植入节段矢状位上屈曲和过伸的运动范围；

2. 明显增加了神经根孔和椎管的直径；

3. 在中立位和过伸位的时候减少了植入节段椎间盘的内部压力；

4. 减小了两侧小关节的关节面接触区域的最大压力和平均压力；

5. 在相邻节段未见运动范围的改变和椎间盘加速退变的迹象；

6. 未见到手术节段椎体间角度的变化，椎间盘后方高度的变化和棘突间隙的变化。

### （二）Wallis 动态稳定系统

第一代 Wallis 系统开始于 1986 年，材料为钛合金。Senegas 等在第一代的基础上发展了第二代 Wallis，目前该系统由棘突间间隔物和两条坚硬有弹性的涤纶带组成，整个系统在棘突间形成一个"漂浮"装置，可增加失稳节段的稳定性。和第一代的主要区别是间隔物材料改为聚醚醚酮（PEEK），PEEK 与人骨的弹性模量相当，通过可压缩的内部结构增强了其特性，内植物的形状与棘突间匹配的更好，为棘突提供了更好的应力遮挡，且平板载荷分布系统效率更高，并可以和拉力带相结合。Wallis 稳定系统一般适用于椎间盘源性下腰痛、高危椎间盘（重度或者复发性椎间盘突出和过渡节段的椎间盘突出）及中央、侧方隐窝和椎间孔狭窄的患者，还可用于单一节段严重退行性疾病中，支持和保护融合的邻近节段，保护其应力的传递。根据 2002 年开始的涉及六个国家八个中心的多中心、前瞻性、安全性和有效性研究的结果表明，Wallis 稳定系统植入术后三个月，下腰部 VAS、JOA 和 ODI 评分均有显著的统计学改善；随访一年时，依然保持显著性差异，镇痛药用量显著下降。

最初关于 Wallis 的生物力学研究都是基于第一代产品的研究，第二代产品的生物力学研究报道较少。活体实验数据表明椎间盘突出切除术后 Wallis 植入节段的活动范围可接近于正常节段。有限元模型分析显示 Wallis 植入术后相应节段的椎间盘压力明显减小，后方棘突间载荷明显增加。

### （三）Coflex 系统

### 【概述】

由美国 Paradigm 公司开发的一种腰椎棘突间稳定装置，最早由 Samani 在 1994 年设计并提供的，最初被命名为棘突间 "U" 形固定装置，1995 年开始投入临床使用，2005 年被重新命名为 "Coflex"，Coflex 是 "Confunctioning of Flexion and Extension" 的重组词，以显示该系统在抗压缩和牵拉方面的良好性能。目前的系统材料为钛合金，其中部为一 "U" 形结构，具有弹性功能，植入棘突间，使固定节段脊柱在矢状位上有 5°~10° 的屈伸活动范围。在 U 形主结构上下端有两个尾翼用于固定在上、下棘突，每个尾翼各有一个孔，可供缝合加强固定。正确置入该假体后，能维持棘突在脊柱后伸位时表现为动态压缩，允许腰椎屈曲，旋转中心靠近椎管，增加了旋转的稳定性。Richter 等研究人员进行了一项腰椎管狭窄患者接受单纯减压手术与接受减压手术并接受 Coflex 植入术的对比研究。术后一年的随访中，两组患者的满意度和手术效果没有明显的不同，但是在影像学资料中，可以见到手术节段的椎间隙高度接受单纯减压手术患者较减压合并 Coflex 植入术的患者明显丢失。由此研究人员得出结论，Coflex 对维持手术节段的椎间隙高度具有积极的作用。

### 【临床作用】

Coflex 的生物力学研究表明，对于脊柱的运动有以下影响：

1. 植入节段的矢状位过伸过屈运动范围明显减小；

2. 在尸体标本实验中，对于腰椎失稳的标本，植入 Coflex 后可以在过伸过屈运动和轴向旋转运动中的稳定性基本达到正常水平；

3. 在和后路腰椎椎间融合术（PLIF）对比中，没有明显增加相邻节段的椎间活动范围。

### （四）DIAM 系统

### 【概述】

Taylor 研发由美国美敦力公司推向市场的腰椎后路棘突间非融合固定装置。该系统由一个硅酮制成的间隔物外覆以聚脂制成的套管构成，因此这种设计的材料是真正的可压缩材料。和 Wallis 系统相似，它通过三个固定带维持其在棘突间的位置：一个固定于上位棘突的上方，一个固定于下位棘突的下方，还有一个固定于棘上韧带的后方。DIAM 已被美国 FDA 批准可用于临床试验研究。DIAM 的主要适应证是腰椎间盘突出症、脊柱姿势不当导致的疾病、椎间盘中度退变性疾病、腰椎术后疼痛综合征、融合节段的相邻过渡节段、伴有下肢疼痛症状的软组织性腰椎管狭窄和椎间孔狭窄患者。Taylor 等对 104 例应用 DIAM 治疗腰椎退行性疾病的患者进行平均 18.1 个月的回顾性随访研究，结果表明 88.5% 的患者疼痛明显缓解，9.6% 的患者疼痛症状无改善，1.9% 的患者不确定；并且未发生内植物脱落、感染、神经损伤等并发症；只有 6 例患者手术失败，因此认为 DIAM 是一种安全、有效的手术装置，治疗各种腰椎退变行疾病并发症少、患者满意率高。DIAM 的适应证较广，椎管狭窄、椎间盘疾病等腰椎退行性疾病均可应用。

### 【尸体标本研究】

生物力学研究方面，Phillips 等对六具成人腰椎尸体标本进行研究，$L_{4-5}$ 节段先行椎间盘切除术，术后再安装 DIAM 装置，测量手术前后节段活动度的变化。结果显示手术节段屈伸活动范围度由术前的 11.7° 减少为术后的 6.7°；侧屈活动范围由术前的 81.5° 减少到术后的 7.8°；旋转活动范围手术前后无明显变化。

**【结论】**

实验得出 DIAM 可以：

1. 减小植入节段的活动范围但没有明显改变相邻节段；

2. 减小植入节段椎间盘的内部压力；

3. 没有明显改变椎间盘的高度；

4. 椎间盘切除术后植入节段的屈伸运动可以基本达到正常状态，但旋转运动无效。

## 五、人工小关节置换

### （一）概述

为了避免脊柱融合术后相邻节段退变的发生，前路全椎间盘置换装置渐渐被临床广泛使用。经 FDA 研究表明，Charite Ⅲ 型对下腰痛的缓解有显著的作用。但同时许多学者指出，严重的小关节病变、椎管狭窄、神经性跛行、严重的椎管内病变、脊柱滑脱或不稳都是前路全椎间盘置换的相对或绝对禁忌证。因此，人工小关节置换装置成为了传统融合手术和人工椎间盘置换之外的一种新的手术选择。

### （二）TOPS 后路小关节置换系统

TOPS 系统是由一个钛"三明治"和一个内锁定的聚碳酸酯聚氨酯（PCU）连接结构组成。结构中可变形的 PCU 元件能使钛板间产生相对运动，使其产生轴向旋转、侧弯、伸屈运动。和其他的动力稳定系统如 Graf 和 Dynesys 不同，TOPS 没有放置在中线，它的中心直接位于四个椎弓根钉之间，因此能够有效地使旋转和侧弯得到稳定，这些正常情况下是通过腰椎关节突关节连接并受到其限制的。另外，因为 PCU 元件在垂直方向上具有一定的"震动吸收"特性，垂直负荷经横棒通过质心一定程度上也可以被吸收。这些特点不仅保留了脊柱几乎全部的运动，而且

降低了邻近节段和钉骨界面的应力。

在巴西、土耳其等四国进行的前瞻性临床试验研究显示，29 例行 TOPS 系统置换的患者，术前 ODI 指数平均是 57%，术后一年为 16%；VAS 平均评分术前 88 分，术后一年 12 分；ZCQ（Zurich Claudication Questionnaire，苏黎世跛行问卷调查）平均评分术前 57%，术后一年 26%。通过对比手术前后影像学结果，证实所有使用 TOPS 装置固定的运动节段都很牢固，没有出现固定装置移动或功能障碍，没有发现继发的椎间盘高度丢失和滑脱进展。该评估还证实了经过一年的时间，所有患者的脊柱多方向活动仍然保存。安全分析显示在整个试验中没有出现与装置有关的不良事件。

### （三）TFAS 全关节突关节成形术

TFAS 是一种由标准组件构成的金属对金属的关节植入物，是一种新兴的非融合性脊椎置换术，主要用于处理中到重度腰椎管狭窄病变。目前的装置是用标准 PMMA 骨水泥来固定椎弓根，非骨水泥固定的植入术正在发展之中。TFAS 可提供更彻底的减压，能在被转换节段保持（通常还能恢复）脊柱椎体间的运动功能、稳定性及矢面的平衡。TFAS 装置为椎管狭窄的患者提供了一种新的选择，去除关节突关节，代之以保留其运动功能的移植物。

目前的临床试验是多中心、前瞻性的随机性研究，用以比较它与脊椎融合术在处理中到重度腰椎管狭窄病变方面的安全性和有限性的差别。在罗马尼亚连续评估了 13 例被实施 TFAS 的患者，结果用 ZCQ 进行量化统计，包括症状、功能以及向量加法系统的测量。目前的初期研究结果显示，ZCQ 原始值平均提高 50.2%，ZCQ 功能原始值平均提高 46%，VAS 大腿值和背部值提高率分别是 78.2% 和 63.7%。

## 六、结（联）合非融合技术

随着非融合技术在临床中的广泛应用，为了处理一些特殊的病例，有些学者提出了前后路动

态固定联合应用、后路动态稳定系统与髓核置换技术联合应用等结合非融合手术方法。

理想的脊柱椎间关节成形术的目的是把脊柱的解剖和生物力学状态恢复到病理过程发生前的正常状态。尽管对于多数患者来说，选择采用一种恰当的个性化手术即可达到理想的治疗效果，但有时则需多种手术技术结合才能达到此目的，而这些复合技术的应用又会增加潜在并发症发生的风险。髓核置换最主要的潜在风险是装置移位和下沉，而后路动力稳定系统主要是器械松动以及与减压或融合相关的不良后果。这两种技术的混合应用，在理论上能阻止由退变、创伤和标准腰椎手术所产生的腰椎不稳等病理变化。采用动力椎弓根螺钉稳定技术的椎间盘髓核置换在理论上适用于巨大中央型和脊柱侧弯顶点的髓核脱出以及不伴有椎体滑脱的游离髓核脱出，也可用于经椎间盘小孔的髓核脱出需行单侧小关节突内侧切除术的病例。同时，当单一使用其中一种技术失败后，另一种技术可以成为补救措施来恢复节段的运动功能。

## 七、脊柱非融合技术展望

随着人工椎间盘置换、髓核置换、后路动态稳定系统等非融合技术的蓬勃发展，越来越多的新的非融合治疗方法也被逐渐提出，它为治疗脊柱退行性疾患提供了更多的选择。然而，与传统的融合技术相比，脊柱非融合技术缺乏大量长期随访的病例，因此在术后并发症、手术失败翻修上都缺乏足够的经验。由于对产品认识的不深入，使得部分术后病例未必能达到传统融合固定手术的效果。但我们依然可以看到希望，因为非融合技术所要求的手术伤口及组织损伤均比以往固定融合手术要小很多，通过目前的文献资料均可证明在严格遵守各种产品的适应证、严格把握患者手术指征的前提下已经取得了非常积极的意义。

（杨海松　王良意　郭永飞　陈德玉）

# 参 考 文 献

1. Adams MA, Bogduk N, Burton AK. The Biomechanics of Back Pain, 2nd ed. Edinburgh, Churchill Livingstone, 2006.

2. Adams MA, Dolan P. Spine biomechanics. J Biomech 38 : 1972–1983, 2005.

3. Ayberk G, Ozveren MF, Altundal N, et al.Three column stabilization through posterior approach alone : transpedicutar placement of distractible cage with transpedicular screw fixation[J].Neuro Med Chir（Tokyo）.2008;48（1）: 8–14.

4. Comer GC, Smith MW, Hurwitz EL, et al.Retrograde ejaculation after anterior lumbar interbody fusion with and without bone morphogenetic protein–2 augmentation : a 10–year cohort controlled study[J].Spine J. 2012;12（10）: 881–890.

5. Dmitriev AE, Cumningham BW, Hu N, et al.Adjacent level intradiscal pressure and segmental kinematics following a cervical total disc arthroplasty an in vitro human cadaveric model[J].Spine.2005;30（10）: 1165–1172.

6. Gallagher S, Marras WS, Litsky AS. An exploratory studyof loading and morphometric factors associated with specific failure modes in fatigue testing of lumbar motion segments. Clin Biomech（Bristol, Avon）21 : 228–234, 2006.

7. Gallagher S, Marras WS, Litsky AS. Torso flexion loads and the fatigue failure of human lumbosacral motion segments. Spine30 : 2265–2273, 2005.

8. Kranenburg HJ, Meij BP, Onis D, et al. Design, synthesis, imaging, and biomechanics of a softness–gradient hydrogel nucleus pulposus prosthesis in a canine lumbar spine model[J]. J Biomed Mater Res B Appl Biomater. 2012

;100（8）：2148-2155.

9. Mageswaran P, Techy F, Colbrunn RW, et al.Hybrid dynamic stabilization : a biomechanical assessment of adjacent and supraadjacent levels of the lumbar spine[J]. J Neurosurg Spine. 2012 ;17（3）：232-242.

10. Melcher RP, Harms J. Biomechanics and materials of reconstruction after tumor resection in the spinal column[J]. Orthop Clin North Am. 2009;40（1）：65-74.

11. Mofidi A, Sedhom M, O'Shea K, et al. Is high level of disability an indication for spinal fusion?Analysis of long term outcome after posterior lumbar interbody fusion using carbon fiber cages[J]. J Spinal Disord Tech.2005;18（6）：479-484.

12. Peng B. Possible pathogenesis of painful intervertebral disc degeneration. Spine 31 : 560-566, 2006.

13. Phillips FM, Tzermiadianos MN, Voronov LI, et al. Effect of two-level total disc replacement on cervical spine kinematics[J].Spine.2009;34（22）：794-799.

14. Richter A, Schütz C, Hauck M, et al. Does an interspinous device （Coflex）improve the outcome of decompressive surgery in lumbar spinal stenosis? One-year follow up of a prospective case control study of 60 patients. Eur Spine J.2010;19（2）：283-289

15. Senegas J, Vital JM, Pointillart V, et al.Long-term actuarial survivorship analysis of an interspinous stabilization system.Eur Spine J. 2007;16（8）：1279-1287.

16. Smit TH, Krijnen MR, van Dijk M, et al. Application of polylactides in spinal cages : studies in a goat mode1[J]. J Mater Sci Mater Med.2006;17（12）：1237-1244.

17. Suh LR, Jo DJ, Kim SM, et al. A surgical option for multilevel anterior lumbar interbody fusion with ponte osteotomy to achieve optimal lumbar lordosis and sagittal balance[J].J Korean Neurosurg Soc. 2012;52（4）：365-71.

18. Taylor J, Pupin P, Delajoux S, et al. Device for intervertebral assisted motion : technique and initial results. Neurosurg Focus. 2007;22（1）：E6.

19. Wang MY, Kim DH, Kim KA.Correction of late traumatic thoracic and thoracolumbar hypnotic spinal deformities using posteriorly placed intervertebml distraction cages[J].Neurosurgery.2008;62（1）：162-172.

20. Zhao F, Pollintine P, Hole BD. Discogenic origins of spinal instability. Spine 30 : 2621-2630, 2005.

21. Zucherman JF, Hsu KY, Hartjen CA, et al.A multicenter, prospective, randomized trial evaluating the X-STOP interspinous process decompression system for the treatment of neurogenic intermittent claudication : two-year follow-up results[J].Spine.2005;30 : 1351-1358.

22. 陈德玉 颈椎伤病诊治新技术 北京：科学技术文献出版社 2003

23. 桂召柳，毛路，赵广超，等. 单枚 PEEK 椎间融合器结合椎弓根螺钉治疗腰椎滑脱症 [J]. 解剖与临床，2011;16（2）：144-146.

24. 郝定均，王岩，田伟. 脊柱创伤外科治疗学 北京：人民卫生出版社 2011

25. 李康华，李思鸿，李国军，等. C5/6 人工颈椎间盘置换后 C7/T1 椎间隙压力变化的生物力学研究 [J]. 中国医师杂志，2009;11（3）289-291.

26. 李明 微创腰椎融合术 北京：人民军医出版社 2010

27. 鲁成林，王丰，胡瑜辉，等. 腰椎力学分析的数值模拟与实验研究. 实验力学 [J]，2008;23（5）：427-432

28. 吕豪珍，林红，张绍昆，等. 经伤椎椎弓根置钉技术在胸腰段骨折中的应用 [J]. 中国组织工程研究 2012;16（9）：1680-1683

29. 徐峰，滕海军，蔡贤华，等. 可吸收腰椎间融合器的生物力学研究 [J]. 生物骨科材料与临床研究 2012;9（2）：14-18.

30. 袁强，田伟，张贵林，等. 骨折椎垂直应力螺钉在胸腰椎骨折中的应用 [J]. 中华骨科杂志，2006;26 : 217-222.

31. 张雪松，张永刚，肖嵩华，等. 单节段人工椎间盘置换治疗颈椎病的中长期疗效 [J]. 中国脊柱脊髓杂志，2012;22（10）：879-883.

32. 赵定麟 现代骨科手术学 上海：上海世界图书出版公司 2012

33. 赵红勇，胡勇，徐荣明. 胸椎后路螺钉固定的生物力学研究进展 [J]. 实用骨科杂志，2012;18（3）：233-236.

# 第四章　脊柱伤患病例的临床检查

众所周知脊柱伤患十分复杂，目前达数百种之多，因而，诊断的难度亦大，尤其是对初学者。但实际上，只要能全面地掌握局部的生理解剖特点，在全面收集病史、症状和体征的前提下，加以综合分析判断，对绝大多数病例不难取得正确诊断。在此基础上，治疗问题也易解决。对某些临床诊断确有困难者，可借助于其他手段，主要为影像学检查，将在下一章节讨论。

## 第一节　病史采集

对每例患者均应按常规详细了解其病史，包括现病史、外伤史、既往史、家族史及其他相关病史等。

### 一、一般病例的病史采集

#### （一）一般情况

指患者的性别、年龄、职业、婚姻及籍贯等一般概况，其与各种伤病的诊断具有一定的关系。

【年龄】

不同年龄组的症状，其病因可能完全不同。

1. 小儿或青少年患者　如主诉胸背部疼痛及活动受限，则首先应考虑是否脊柱结核；

2. 老年患者　如主诉晨起腰背痛、活动后即逐渐减轻，则多系肥大性脊柱炎之故；

3. 青壮年患者　伴有下肢放射痛及抬腿困难者，多系腰椎间盘突出症；而伴有间歇性跛行及腰部后伸障碍者，则多因发育性腰椎管狭窄症所致。

【性别】

对各种伤患的诊断亦有重要关系，尤其是女性患者与某些疾患关系密切，例如：中青年妇女胸背部疼痛者，多系胸背筋膜炎所致；产后的女性主诉腰骶部酸痛时，多因分娩所致的骶髂关节致密性骨炎；老年及更年期的女性则多因骨质疏松症而引起脊柱及诸关节酸痛等。

【职业】

亦与众多伤患关系密切，例如低头及伏案工作者易患颈椎病；举重物及负重过大者易引起腰椎椎弓根崩裂及椎节滑脱；体育工作者的腰椎间盘突出症、腰肌扭伤及退变性疾患发生率最高。

## （二）主诉特点

不同的主诉意味着不同的病理特点与症状反映，并与诊断的判断直接相关。

1. 以疼痛为主者　除外伤者外，多系占位病变或炎症性肿块（胀）对邻近神经支（干）的刺激与压迫所致，且多呈持续性，可有发作性加剧；

2. 以脊柱畸形为主者　除椎管内致压物波及脊神经根所引起的姿势不正外，脊柱持续性畸形大部因先天性发育性椎节变异，Pott's病、特发性脊柱侧弯及强直性脊柱炎等所引起；

3. 以高热伴脊柱节段性疼痛为主诉者　一般多因急性化脓性脊柱炎所引起，尤以儿童病例在急性扁桃腺炎以后出现者；

4. 低热伴脊柱节段性疼痛者　大多为脊柱结核等慢性炎症疾患或其他感染类疾患所引起；

5. 同时或先后出现四肢神经症状者　多见于颈椎病及椎管狭窄症所致，前者以运动障碍为主，后者感觉障碍大多较重；

6. 一侧上肢痛、无力，尤以肩部下垂或提重物时　此大多由于胸腔出口狭窄症（前斜角肌症候群）所致。

## （三）疼痛的特点

疼痛是脊柱疾患最多的临床表现，且不同的病种亦表现出不同的疼痛特点。

1. 疼痛明显，尤以夜晚更剧、非用止痛药无法缓解者　此多系肿瘤所致，尤其是恶性肿瘤或椎管内肿瘤更为多见；

2. 下腰部或腰骶部痛，轻叩后有舒适感者　多见于肥大性脊柱炎及女性盆腔慢性疾患所致之骶髂关节炎；

3. 胸背部痛、伴拾物试验阳性者　应考虑是否脊柱结核所致，需做进一步检查；

4. 颈痛、徒手向上牵引后症状缓解或消失者　多系颈椎间盘突（脱）出症及颈椎不稳等所引起；

5. 颈痛、徒手牵引后加剧者　此乃颈部扭伤之特点；

6. 腰痛、卧床后缓解或消失者　多因腰椎椎节不稳及腰椎间盘突出早期病例所致；

7. 腰腿痛、咳嗽时加剧者　表明病变位于椎管内，以腰椎间盘突出症及椎管内占位性病变为多见；

8. 腰腿痛、腰椎仰伸时加剧者　多见于腰椎管狭窄症者，其中尤好发于黄韧带肥厚及小关节畸形者；

9. 腰腿痛、腰部前屈时加重者　以腰椎间盘突（脱）出症者最为多发；

10. 牵引双下肢腰痛减轻者　主要见于腰椎间盘突（脱）出症；

11. 全身发热情况与脊椎疼痛之关系　高热后椎节（胸、腰）痛明显者，应考虑到化脓性脊柱炎或相邻部位感染；咽喉部炎症后伴有椎节疼痛者，多系因溶血性链球菌感染后变态反应所致的风湿性疾患；长期低热伴腰痛及活动障碍者，应注意除外脊柱结核，尤以青少年为多见；某些转移性肿瘤者亦可先从全身发热开始发病。

12. 气候改变与椎节疼痛之关系

（1）风湿性病变（包括风寒所致的纤维质炎）多在气温较冷、湿度增加的情况下发病，因此有"小气象台"之称；

（2）增生性脊柱炎　与潮湿关系密切，因此易在南方俗称的"黄梅天"诱发症状或加剧。而秋高气爽的天气常使一般性腰痛患者症状减轻。

## （四）外伤史

对因各种外伤伤后出现脊柱及肢体症状及体征者，应注意了解外伤史的详细情况，包括在多年以前发生的急性或慢性外伤史。由于严重的外伤所引起明显的骨折、脱位或软组织撕裂伤等易于早期确诊，而在平日常遇到的某些强度较轻的外伤则易被忽视。包括在各种体育训练及练功活动中的轻微外伤亦应加以追问。因此，在询问外伤时应促使患者更多地回忆；对反复损伤者更应详细了解，此与患者的诊断、鉴别诊断及其后的治疗有密切关系。在对外伤史询问过程中应注意以下内容。

**【致伤机制】**

除当时伴有颅脑昏迷外，大多可回忆起受伤

当时的细节。包括外伤发生的场所、机体的状态和姿势，外力的方向、速度和作用点，外力作用于机体后的演变过程及机体的体位改变等均应详细了解。

**【伤后的早期改变】**

指伤后立即出现的症状，此不仅对诊断，且对治疗方法的选择及预后有着密切关系。尤其是肢体的感觉障碍与运动功能障碍，有无突然加剧或缓解；二便情况如何等。

**【伤后的初期处理】**

包括现场急救、输送途中的医疗监护和肢体或脊柱的体位，运送过程中有无不合要求的搬运及其他不当的措施等。伤后卧床否？所用药物及其他治疗方式的效果如何？有无残留症状等。

**【外伤其他情况】**

1. 伤后的治疗及症状改变　应详细了解所采用的各种治疗措施（包括手术疗法）及其疗效以及并发症等；

2. 受伤与此次发病间隔　除直接延续至今者外，多有一间隔期。一般说来其时间间隔愈长，与当前病情关系也愈小；

3. 损伤程度　指伤后当时情况及其持续三周内（或更长）情况，包括可否坚持生活自理、家务劳动或工作等；

4. 伤后症状变化　指脊柱处原已有疾患存在，又突遇外伤，了解其与原症状之演变关系。

**（五）病程的演变**

外伤及急性病例易于了解，对病程长的骨关节疾患亦应全面加以询问，了解该患者伤病的全貌，以便于做出正确诊断及选择合理的治疗措施。

**（六）其他病史**

除现病史外，尚应酌情尽可能多地了解既往其他病史，包括：

1. 家族史　与先天畸形、传染性疾患（结核等）关系密切；

2. 婚姻史　先天畸形者中不少为近亲联姻者，此在山区或边远地区较多见；

3. 职业史　与损伤、慢性劳损性及退变性疾

患关系较为密切；

4. 月经史　对更年期之女性应详细了解，其与发病时机尤其是下腰痛等关系十分密切；

5. 分娩史　着重了解胎儿重量、产道及产后休养情况，其与腰骶部各种疾患之发病关系密切。

## 二、颈椎伤病患者的病史采集

由于颈椎伤病多见，且随着老龄化社会来临其发病率日益增高，因此应引起重视。对颈椎病者除上述要点外，尚应注意如下数点。

**（一）起病原因**

颈椎病与生活、工作体位关系密切，因此应着重询问患者有无长期低头或向某一方向转动头颈的习惯以及睡眠的体位，床铺种类与枕头的高低等；对晨起发病者，尚应了解其在睡眠中有无头颈扭伤现象。

**（二）首起症状的特点**

首起症状不仅对诊断与鉴别诊断具有重要意义，而且对病情的发展及治疗方法的选择亦有着直接关系，应详细了解。

**【以感觉障碍起病者】**

例如患者主诉最先出现肢体麻木、疼痛等症状时，则表明其椎管多较狭窄，应注意有无颈椎椎管狭窄症；

**【以运动障碍为首次症状者】**

表明来自椎管前方的致压物是引起脊髓受压的主要病理解剖改变。因此，在诊断上主要是围绕颈椎病加以判定；

**【腰部症状先于颈部症状者】**

应考虑属于颈腰综合症这组病例，应从影像学上全面检查；

**【以一侧手部麻木或疼痛开始的发病者】**

提示多为钩椎关节不稳（包括椎间关节不稳），或在该处有骨质增生，或者髓核向侧后方突（脱）出之病例；

**【以猝倒起病者】**

多系椎动脉第 2 段受压或受刺激所致。此种

易被误诊为癔病的患者可不伴有其他任何症状或体征，但应注意除外血管本身疾患或椎动脉其他段有无病变；

**【以前额部头痛起病者】**

与椎动脉多无直接关系，尽管一侧性偏头痛多与椎动脉供血不全有关。但切勿忘记：偏头痛的多发原因并非以颈椎病变为主；

**【躯干有束缚感或双下肢无力、易跌倒者】**

多为脊髓受压所致，并提示病情较重，应及早明确诊断，并采取有效措施；

**【以手部肌肉萎缩为发病的早期症状者】**

多为脊髓本身病变，尤多见于脊髓侧索硬化症，其发病多较迅速，并易向高位进展；

**【中青年人的颈部不适感或酸痛者】**

提示颈椎间盘退变已经开始，椎节多有松动和不稳，此常见于低头工作之人群；

**【长时间不能确诊的胃肠功能紊乱及心前区疼痛者】**

也可能由椎动脉型颈椎病所致；

**【发音障碍与声音嘶哑者】**

与颈椎病有一定关系，但更多见于脊髓本身病变者，尤多发于延髓以上病变。

### （三）症状的演变及其特点

初发症状出现后的病程进展亦与本病的诊断及鉴别诊断密切有关，应注意询问。以双下肢肌力障碍起病，并迅速向躯干及上肢发展及伴有感觉障碍者，提示在脊髓受压的同时，脊髓前中央动脉亦受累。而由上肢肌力障碍向下肢进展者，多为沟动脉受压或脊髓实质病变。起病后症状错综复杂，主诉多变且伴有交感神经症状者，当然与椎动脉受波及有关。而在全过程中无任何感觉障碍症状与体征者，很可能不是颈椎病，应怀疑脊髓侧索硬化症。

### （四）既往外伤史

由于伤情轻重不一，引起颈椎病变的间隔时间亦长短不一。可瞬间发病，也可间隔达数年之久。因此，应让患者尽可能追忆既往经历中有无遭受外伤的情况。其中包括：由于猛刹车所造成头颈部过伸或过屈损伤，骶尾部着地对头颈部所引起的传导性损伤，以及在运动训练与锻炼中的外伤等。

### （五）症状演变与各种疗法的关系

患者已往所接受的治疗过程无疑可视为临床治疗试验，可以根据其疗效与反应情况而加以推断。例如对头颈部牵引疗法有效者，多为颈椎椎间盘病变；无效者，可能系因骨质增生致使脊髓受压者；牵引后反而加重者，则多系颈部扭伤（俗称"落枕"）。又如：对手法操作有效者多系椎节不稳（包括髓核突出）。此外，尚应注意患者对各种药物、石膏制动及冷敷、热敷等疗法的反应，此均有助于诊断及鉴别诊断。

## 三、下腰椎退变患者的病史特点

由于多种因素，随着老龄化社会，骨质疏松症日益增多，运动锻炼类损伤逐年增高，以及汽车、高速公路和长时间看电视等现代化社会生活方式均促使下腰椎退变性疾患日益增多，因此在询问病史时亦应加以重视，主要应注意以下几点。

### （一）各种腰痛情况与诊断之关系

**【活动后疼痛加剧者】**

除腰椎间盘突出症外，多为腰肌劳损、强直性脊柱炎及椎管狭窄症等；

**【休息后疼痛明显减轻者】**

多表明属于与外伤及劳损有相关之疾患，腰椎间盘突出症由于平卧后椎间隙内压降低而使症状缓解；

**【黎明起床前腰痛复现者】**

多系增生性（肥大性）脊柱炎，其原因尚待解释；

**【夜间疼痛更剧、非用哌替啶（度冷丁）无法入眠者】**

多提示椎管内或脊柱肿瘤，主要由于白天注意力分散而痛轻，而晚上夜深人静注意力集中到局部，以致疼痛增剧之故；

**【无任何原因突然腰痛】**

应注意除外转移性肿瘤的可能，尤其是老年患者及疼痛剧烈者。

**（二）工作状态与腰椎病种之关系**

**【长期重体力劳动者】**

尤以负重工及双手持重物者，除易引起腰肌扭伤、腰椎增生、肥大及劳损性纤维质炎外，亦易引起腰椎椎弓根崩裂。此外，芭蕾舞男演员及举重者由于需将女演员或杠铃等双手托（举）起，亦易引起腰椎椎弓根崩裂（多在第4、第5腰椎）。

**【长期坐位工作者】**

易出现腰肌劳损、尤其是频繁变动体位或长期被迫体位者，后者如货车司机、公交司机及售票员等。

**【长期在空调环境下工作者】**

多由于通风欠佳及湿度较大而易出现风湿性腰背筋膜纤维织炎。在潮湿、寒冷地区工作者，亦易患此类疾患。

**【步行情况与腰痛诊断之关系】**

1. 拒绝或难以步行者　多属病情较重之伤患，应注意全面检查；

2. 有间歇性跛行者　以腰椎椎管狭窄症多见，但应除外下肢血管栓塞性脉管炎；

3. 步态不稳及蹒跚者　应设法除外颅内（小脑等）及脊髓本身病变。

**（三）其他因素与腰痛之关系**

**【因盆腔内疾患所致的下腰部（酸）痛】**

以女性附件炎为多见，多与月经周期有关；

**【产后性腰痛】**

以致密性骶髂关节炎多见；

**【更年期女性慢性腰痛】**

与全身骨质疏松性改变（亦包括脊柱）有密切关系。

# 第二节　脊柱外科常见病例的体格检查

因骨关节伤患与其相邻的血管及神经等组织关系密切，易同时受累，尤其是脊柱伤患；因此在体检时应将其包括在内。

检查时一般采用视诊、触诊、叩诊与听诊进行检查，同时还常用测量的手段进行双侧肢体的对比。常用的用具除听诊器外，尚应包括叩诊槌、带尺、棉花签及大头针等。

## 一、一般性全身检查

首先进行全身查体，从头面五官到躯干四肢，均需全面系统地检查，有无疾病均应记录，有些异常发现对骨科伤病可能有重要意义，如耳鼻喉及口腔的慢性感染可能是类风湿性关节炎的原发病灶，骶骨背毛发增多提示可能骶椎先天性隐裂，并是足部畸形的原因；咽喉感染可能是儿童 $C_{1-2}$ 半脱位的因素；皮肤色素沉着可能是多发性纤维异样增殖症，或与神经纤维瘤病有关系；甲状旁腺机能亢进可引起全身骨质脱钙或囊性变、或病理骨折；肺功能不全可能引起鼓槌指（趾）。任何一种局部伤病均要全身检查，例如肢体骨折，除全身一般性查体外，要检查伤者有无面色苍白、心跳加快等，以求判定有无休克合并症；当发现局部炎症，要检查全身有无炎性中毒症状等。

此外，尚应注意患者之全身体态，特殊类型体态常表明不同疾病，应注意观察。与此同时，尚应注意步态改变及静止状态下之姿势特点等。

## 二、脊柱外科局部检查

在全身检查的基础上，再对局部进行检查（即对伤患部的检查），注意伤患局部有无红、肿、痛、热及畸形，有无伤口或窦道，肿胀部有无波动，还要检查肢体有无主动或被动功能障碍或异常活动和响声。局部皮肤色泽改变提示血循环有异常，也要描述记录。

此外，对局部疼痛、压痛需做重点检查，包括产生疼痛时的体位或姿势，如腰椎间盘突出症在直腿抬高到一定角度时产生疼痛加剧，网球肘在提重物时痛；肩袖病损在上臂外展到一定角度产生疼痛。

压痛对判定病变的位置及性质具有重要作用，当检查者用手指按压患者某部位产生疼痛，压痛点常提示某部位有病变，如网球肘在肱骨外上髁有压痛点；第3腰椎横突综合征在第3腰椎横突上有压痛；外伤骨折，在骨折线上有压痛点；腰椎间盘突出症在下腰棘突旁，坐骨大孔，腘窝可存在压痛点；颈椎椎间盘突出常在斜方肌、冈上肌、冈下肌或菱形肌上有压痛点。

感觉异常的检查，对脊髓及神经根的损害可以反映出来，触觉、痛觉、冷热觉要仔细检查并描画出异常的区域，有时患者诉说某区域有皮肤过敏，摸之有触电感疼痛，但仔细检查常发现有痛觉减退或触觉减退，感觉异常呈带状者，常符合神经根分布区，按此区域可以定出哪一支神经根或那一节段的脊髓受到压迫损害。

叩诊槌常用来检查腱反射，是亢进或迟钝还是正常，要能分辨出来，可以区别上神经元还是下神经元损害。神经干叩击征（Tinel 征），是叩击已损伤神经的近端时其末端出现疼痛，随时日推移，末端痛会逐渐向远端推移，表示神经再生现象。

测量也是脊柱外科常用的检查方法，测量肢体的长度要先在肢体上定出骨性标志，然后测量其距离，一般作双侧对比。肢体周径的测量，双侧对比时也要定出相对称的部位测量。关节活动的测量，可用量角器直接测量，也可以双侧对比，以查出患侧功能损害程度。

# 第三节　脊柱伤患病例常规临床检查

## 一、脊柱一般检查

### （一）视诊

### 【站姿】

此与各种伤患的诊断具有一定关系，正常人站姿如图 1-1-4-3-1 所示；但随年龄增长、外伤及老化而逐渐变形，如图 1-1-4-3-2 所示，而病变所致之站姿或卧姿则各不相同。例如脊柱结核者，脊柱始终保持微曲伸直状（图 1-1-4-3-3）。颈部外伤后，多呈保护性直颈状。而腰骶部根性受累或坐骨神经受刺激者亦有特有的体位（图 1-1-4-3-4）。

对腰部姿势的检查，则应脱衣视诊。让患者处于立正位，自头颈至骶尾及双下肢全面进行观察，以发现异常所见。

1. 圆背畸形　多系椎体骨骺炎后遗症、强直性脊柱炎或老年性驼背等（图 1-1-4-3-5）；

2. 短颈及短腰畸形　前者多见于先天性颈椎融合及颅底凹陷症等，后者则以腰椎椎弓崩裂合并椎体滑脱及腰椎胸椎化畸形者多见；

3. 直立颈及板状腰　多见于急性颈腰部扭伤或椎管内根性受压（刺激）者；

4. 侧弯畸形　除多见于特发性脊柱侧弯者外，尚可见于先天性半椎体畸形者。

### 【局部状态】

除一般观察外，尚应注意以下情况：

1. 有无割痕　即于颈、背及腰部皮肤上有多

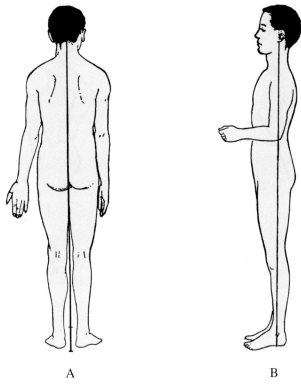

图 1-1-4-3-1　正常站姿示意图（A、B）

A. 后面观；B. 侧面观

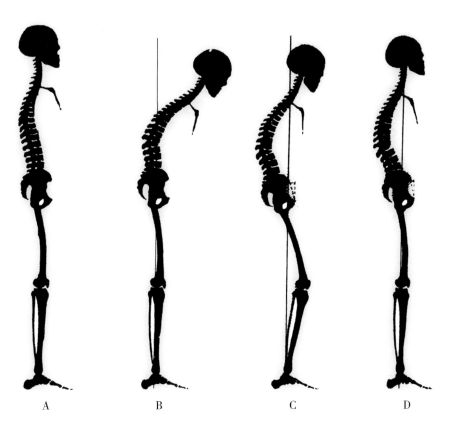

图 1-1-4-3-2　站姿演变示意图（A~D）

A. 正常站姿；B. 老年胸腰段骨折后外观；C. 老年性驼背；D. 青壮年骨折后立姿

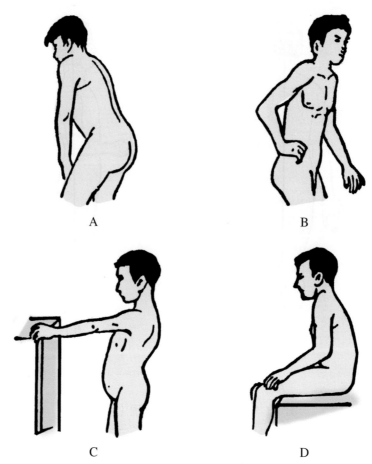

图 1-1-4-3-3　脊柱结核患者各种姿势示意图（A~D）
A.站位；B.步行位；C.持物站立位；D.坐位

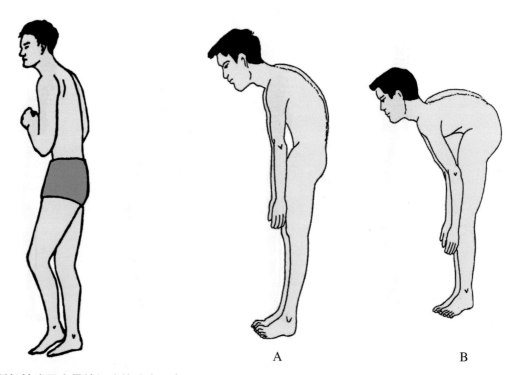

图 1-1-4-3-4　腰骶根性痛及坐骨神经痛的站姿示意图

图 1-1-4-3-5　强直性脊柱炎常见站姿示意图（A、B）

条纵向条状瘢痕，长约 3~5mm；此系传统医学割治疗法之一种，多在无麻醉下进行。因此，有此割痕存在者，表明患者局部疼痛多较剧烈，以致愿意忍受此种疗法；

2. 有无其他瘢痕　包括手术切口，针灸痕迹等；

3. 脊椎走行处有无隆起　此多见于各型脊椎裂、畸胎瘤及脊索瘤者；

4. 有无丛毛或色素沉着　腰骶部有此征者，多见于隐性脊椎裂者；

5. 有无窦道及隆起　主因各种炎症所致，尤以疑有脊柱结核及腹膜后脓肿者应注意检查。

**【卧姿与坐姿】**

对疼痛剧烈或病情严重无法站立者，应注意观察其卧姿（或坐姿）。某些伤患有其特有之卧（坐）姿，例如：

1. 脊椎损伤者　多呈保护性体位，尤以颈、胸及腰椎骨关节损伤者，喜平卧于硬板床上，而骶尾部伤者，则一侧臀部依椅而坐（图 1-1-4-3-6~8）；

2. 脊柱有急性炎症者　亦采取与前者相似之保护性体位，不敢翻身活动；

3. 强直性脊柱炎者　一般取侧卧位以避开难以仰卧的弓状畸形；

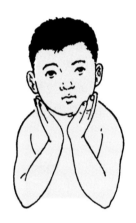

图 1-1-4-3-6　颈椎不稳定者保护性体位示意图

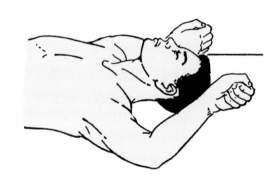

图 1-1-4-3-7　颈丛、臂丛受累者常采取的姿势示意图

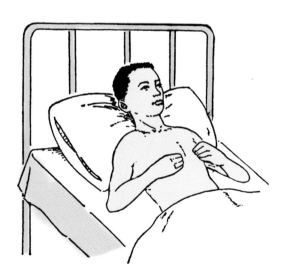

图 1-1-4-3-8　颈髓神经受损者体位及双上肢姿势示意图

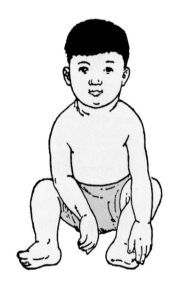

图 1-1-4-3-9　臂丛损伤（右）后上肢呈下垂状示意图

4. 髂腰肌有刺激征者（急性炎症或结核）患者取屈膝屈髋位；

5. 坐骨神经出口狭窄症者　喜取侧卧位，以降低出口局部的压力；

6. 臂丛神经损伤者　上肢多自然下垂状（图1-1-4-3-9）。

**【步态】**

是判定神经系统及肌肉功能的重要方法之一，有助于对脊柱伤患的诊断与鉴别诊断。临床上有鉴别意义的步态主要有：

1. 痉挛步态　主要因痉挛性瘫痪所致，单侧轻瘫者，患肢可因挛缩而显得较长，且伴屈曲困难，故步行时需要将骨盆提起，下肢向外作半圆形旋转动作。双下肢痉挛者除上述情况外，尚伴有股内肌收缩而呈交叉样，形成"剪刀型"步态；此主要见于脊髓受压之早期病例；

2. 共济失调步态　患者步行时两腿呈分开状之"调低步态"；严重者似醉汉，易于判定。主要见于小脑伤患者；

3. 垂足步态　当腓总神经麻痹时，由于足下垂而形成拖足行走样外观；或是将患肢的膝部提得较高，之后足尖再着地行走。此更多见于下腰椎及腓总神经本身病变者；

4. 基底节病变步态　即在震颤麻痹者由于其起步和停步均感困难，形成前冲后蹶样步态；

5. 肌营养不良步态　除行走时有明显之脊柱前凸外，常因臀中肌、臀小肌软弱致使骨盆过度摇摆，俗称摇摆步态。

**（二）触诊**

**【确定棘突连线及定位】**

触诊之第一步，检查应立于患者后方正中，用右手拇指自上而下触及棘突以判定其有无偏移、后突及确定其顺序数，一般是可根据双侧肩胛下角连线及髂后上嵴连线等判定之（图1-1-4-3-10）。亦可以颅顶至尾骨端连线测量加以判定（图1-1-4-3-11）。

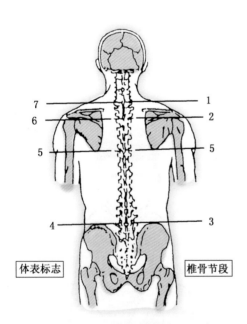

**图 1-1-4-3-10　脊椎椎节定位示意图**

1. 第7颈椎椎体；2. 第3胸椎椎体；
3. 第3、第4腰椎椎体之间；4. 髂嵴最高点连线；
5. 肩胛下角连线；6. 肩胛冈连线；7. 最长之棘突

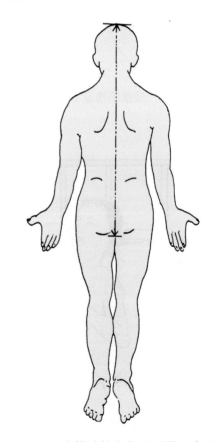

**图 1-1-4-3-11　脊椎（柱）长度测量示意图**

【触摸双侧骶棘肌状态】

主要注意该肌有无痉挛、触痛（或压痛）及敏感区，从而有助于对伤患的性质、程度及位置进行推断。

【寻找压痛点】

此对脊柱伤患诊断与鉴别诊断具有重要意义。临床上常见的压痛点如图1-1-4-3-12、13所示。

1. 棘间隙压痛点　即在上下棘突之间凹陷处有压痛，主要见于椎间盘突出及棘间韧带损伤（或劳损）等；

2. 棘突压痛点　即在棘突处压痛，在扭伤情况下，多系棘上韧带损伤。跌伤或撞击伤时，尚可见于棘突骨折（较前者少见）；

3. 棘突旁压痛点　即在棘突之两侧1.0~1.5cm处压痛，此系脊神经根背侧支受累之故；主要见于椎管内疾患，以颈椎病发作期、椎间盘脱出（或突出）症及肿瘤等多见；

4. 颈肩部压痛点　枕大神经受累时，压痛点位于乳突和枢椎之间；前斜角肌症候群则位于锁骨上窝；肩周炎时多位于肩关节四周及岗上肌处等；

5. 背部压痛点　胸背部纤维织炎时，压痛点多位于$T_{7-9}$棘突处；胸椎结核时一般在病节椎骨棘突处；

6. 腰肌压痛点　以下方髂嵴之腰肌附着点处为多见，或见于棘突之两侧，并伴有侧向肌张力试验阳性（即向肌张力增加的一侧活动时疼痛加剧，而放松时减轻）；

7. 第3横突压痛点　主因腰椎第3横突肥大以致侧方绕行之神经根（或后支）受压所致；

8. 坐骨神经出口压痛点　相当于环跳穴处，如坐骨神经盆腔出口处有粘连，狭窄等病变时，则可出现明显之压痛及沿坐骨神经放射痛；

9. 骶髂关节压痛点　可双侧或单侧表现压痛征，前者多见于产后致密性骶髂关节炎，后者以骶髂关节结核及外伤者多见；

10. 臀上神经出口压痛点　位于坐骨神经出口上方2~3cm处，并向骶部放射，多见于局部纤维织炎者；

11. 梨状肌压痛点　介于坐骨神经出口及臀上神经之间的横条状压痛点，主因梨状肌纤维织炎或外伤所致，并伴有坐骨神经放射痛；

12. 腰三角区压痛点　即第4、5腰椎旁6~8cm处可触及点状压痛或皮肤过敏区，此主要由于腰深筋膜纤维织炎或脂肪脱垂（中年妇女为多见）致使末梢神经受卡压所致。

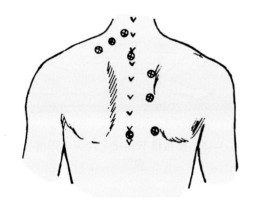

图1-1-4-3-12　肩颈部常见压痛点示意图

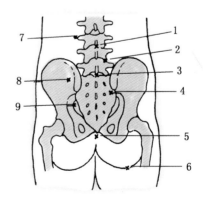

图1-1-4-3-13　腰骶部常见压痛点示意图

1. 棘上韧带；2. 腰椎间盘突出症时压痛部位；
3. 腰骶关节；4. 骶髂关节；5. 尾椎；6. 坐骨神经出口；
7. 横突；8. 臀大肌起点；9. 坐骨切迹

### （三）叩诊

**【直接叩诊】**

先沿棘突、再对棘突旁及双侧骶髂关节处依序进行叩击，以判定较为深部的伤患（图1-1-4-3-14）；此主要用于对胸腰椎伤病的检查。

**【间接叩诊】**

检查者将左手掌置于患者头顶（或双足跟部），右手握拳叩击手背而产生向下（或向上）传导之疼痛。其意义同前，多用于对脊柱骨折、结核及肿瘤患者的检查，对伴有脊髓损伤者禁用（图1-1-4-3-15）。

**【骶髂关节叩诊】**

用于对骶髂关节损伤、结核及肿瘤的诊断。

## 二、脊柱功能活动及测量

### （一）颈椎活动范围检查

对一般病例仅令患者作颈部前屈、后伸、旋转与侧屈活动，并与正常加以比较即可。但对外伤及重症者，不宜行此种检查，操作时最好采用半圆尺或头颈部活动测量器进行测量，并予以记录。

在正常情况下，除瘦体型者活动度较大和胖型活动度略小外，一般并无明显受限。而在根型及颈型颈椎病者，其对颈椎屈伸影响较多，椎动脉型者则可能影响颈部旋转活动，其他类型一般多无影响，正常人颈椎活动度如图1-1-4-3-16所示。

### （二）腰椎活动范围检查

主要包括以下四种方向（图1-1-4-3-17）。

**【前屈】**

患者取直立位，嘱其自然向前弯腰，双手自然下垂，指尖朝向足面方向。正常情况下，腰部呈弧形，一般为90°；

**【仰伸】**

直立位，让患者自然后仰，正常范围为30°；

**【侧屈（弯）】**

立正位，让患者自然弯向侧方，左右分别测量及记录。正常时左右各30°；

**【旋转】**

检查者将患者骨盆两侧固定，之后嘱患者分别向左、右旋转，并测量双肩连线与骨盆横径所成之角度，一般为30°。

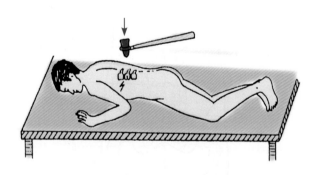

图1-1-4-3-14　脊椎椎节直接叩痛检查示意图

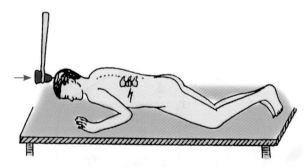

图1-1-4-3-15　脊椎椎节间接（传导）叩痛检查示意图

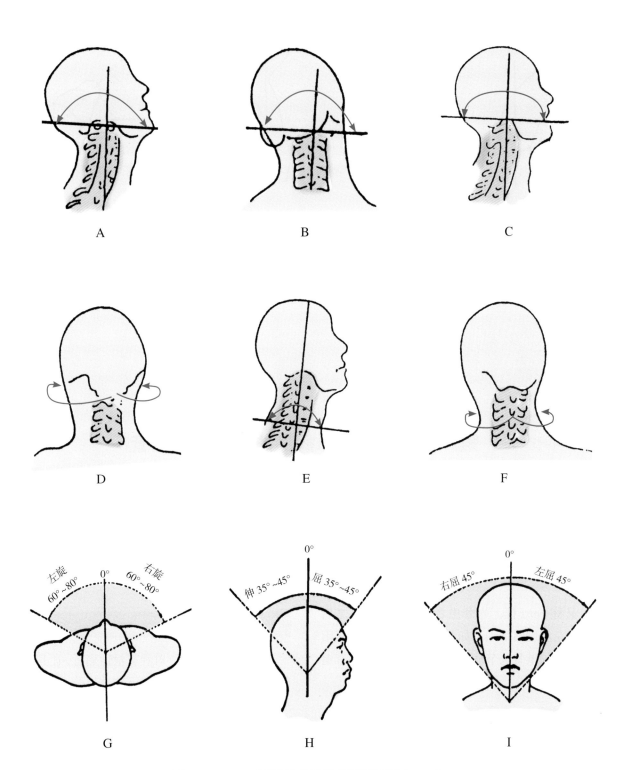

**图 1-1-4-3-16　颈椎关节活动范围示意图（A~I）**

A. 寰枕关节伸屈约 13°；B. 寰枕关节侧向约 80°；C. 寰枢关节伸屈约 10°；

D. 寰枢关节旋转约 45°；E. $C_{2-7}$ 伸屈每节约 10°；F. $C_{2-7}$ 旋转每节约 9°；

G. 标准位俯视观；H. 标准位侧视观；I. 标准位正视观

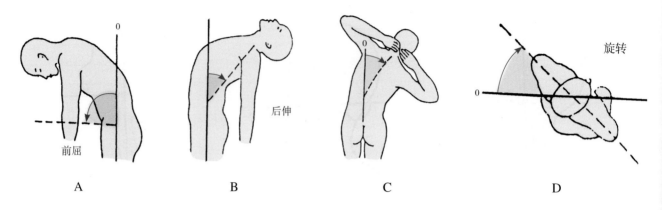

**图 1-1-4-3-17  腰椎功能活动及测量示意图（A~D）**
A. 前屈；B. 后伸；C. 侧弯；D. 旋转

（刘忠汉　郭永飞　张继东）

# 第四节　脊柱伤患病例的特殊试验检查

用于与脊柱伤患有关的特殊试验主要有以下二十余种。

## 一、前屈旋颈试验

又称 Fenz 征。先令患者头颈部前屈，之后嘱其向左右旋转活动，如颈椎处出现疼痛即属阳性。提示颈椎骨关节病，表明颈椎小关节多有退行性变。

## 二、椎间孔挤压试验

又称击顶（或压顶）试验或 Spurling 试验。先令患者将头向患侧倾斜，检查者左手掌朝下平放于患者头顶部，右手握拳轻轻叩击检查者之手背部，使力量向下传递。如有根性损害，则由于椎间孔的狭小而出现肢体放射性疼痛或麻木等感觉，此即属阳性。对根性疼痛剧烈者，检查者仅

用双手重叠放于患者头顶向下加压即可诱发或加剧症状。当患者头部处于中立或后伸位时出现加压试验阳性者，则称之谓 Jackson 压头试验阳性（图 1-1-4-4-1）。

## 三、椎间孔分离试验

又称引颈试验。对疑有根性痛者，让其端坐，检查者双手分别托住患者下颌并以胸或腹部抵住病员枕部，逐渐向上行颈椎牵引，以逐渐扩大椎间孔。如上肢麻木疼痛等症状减轻或颈部松快感，则为阳性，此多系根型颈椎病者。

## 四、颈脊神经根张力试验

因同时可检查臂丛神经，故又称之谓臂丛牵拉试验。患者取坐位（站位亦可），头稍低并转向健侧。检查者立于患侧，一手抵于颞侧顶部，

并将其推向健侧，另一只手握住患者手腕将其牵向相反方向，如患者肢体出现麻木或放射痛时，则为阳性。但在判断上应注意，除根型者可为阳性外，臂丛损伤及前斜角肌症候群者均可呈现阳性结果。本试验又称之为 Eaten 试验，如再迫使上肢内旋，则为 Eaten 加强试验（图 1-1-4-4-2）。

## 五、上肢后伸试验

患者取坐、立位均可。检查者立于身后，一手置于健侧肩部起固定作用，另一只手握于患者腕部，并使其逐渐向后向外呈伸展状以增加对颈脊神经根或臂丛神经的牵拉。阳性者患肢出现放射痛，表明颈脊神经根或臂丛有受压或损伤情况。

## 六、前斜角肌加压试验

检查者双手拇指在锁骨上窝偏内，相当于前斜角肌走行部加压。阳性者则上肢出现放射痛与麻木感。下颈段颈椎病与前斜角肌症候群者均可出现阳性。

## 七、旋颈试验

主要为判定椎动脉状态，故又可称谓椎动脉扭曲试验。患者头部略向上仰，嘱患者自主作向左、右旋颈动作，如出现椎 - 基动脉供血不全征时，即属阳性。因此试验可引起呕吐或猝倒，检查者应密切观察以防意外。除椎动脉型颈椎病外，血管疾患者亦可出现阳性。

## 八、双侧颈静脉加压试验

又称之 Naphziger 试验。患者取仰卧或站立位，检查者双手压于颈静脉处，使其血流中断，并引起脑脊液压力升高以致刺激蛛网膜下腔内的脊神经根而诱发手臂或是腰背部和以远的放射痛（图 1-1-4-4-3）。其诊断意义主要是判定根性受累。

## 九、屈颈试验

仰卧位，双膝伸直状，检查者用手托于患者后枕部使其逐渐抬起，颈椎前屈；如患者主诉腰骶部疼痛即为阳性（图 1-1-4-4-4）。主见于腰椎椎管内有致压物使脊神经根或马尾神经受压，当屈颈时通过牵拉硬膜囊而加剧症状，以腰椎间盘脱出（突出）症及椎管内肿瘤为多见。有严重颈椎病者不宜做此试验。

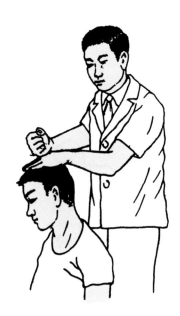

**图 1-1-4-4-1　颈椎椎间孔挤压试验示意图**

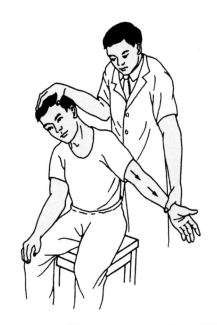

**图 1-1-4-4-2　颈椎脊神经根牵拉试验示意图**

## 十、儿童腰部伸展试验

让患儿俯卧，检查者将患儿双小腿提起，正常儿童腰部较柔软，且活动自如；如患脊柱结核等病时，则腰部呈僵硬状，并随臀部抬离床面，伴有痛感（图 1-1-4-4-5）。

## 十一、腰部伸展加压试验

取俯卧位，双膝呈伸直状，检查者用一侧前臂将患者双下肢抬离床面。另一手对腰骶部向下加压，有痛者为阳性。见于下腰部椎弓崩裂，尤以外伤性及劳损性类型者（图 1-1-4-4-6）。

## 十二、拾物试验

患者拾取地下物件时，仅屈膝屈髋，而腰部

无法弯曲者即为阳性（图 1-1-4-4-7）。多见于脊柱结核，主要由于椎旁肌防卫性紧张、制动所致。但应注意除外脊柱运动障碍者。

## 十三、床边试验

又称之 Gaenslen 征或 Palrick 试验，患者仰卧靠床边，一侧髋与膝完全屈曲，另一侧下肢悬于床边外；当该侧髋关节过度伸直时，引起同侧骶髂关节部疼痛者为阳性。主用于检查骶髂关节疾患（图 1-1-4-4-8）。

## 十四、"4"字试验

又称之 Feber 征，仰卧位，检查侧髋、膝关节呈屈曲位，并使髋关节外展外旋，小腿内收内旋状，将足外踝置于对侧膝上部，使双下肢呈"4"

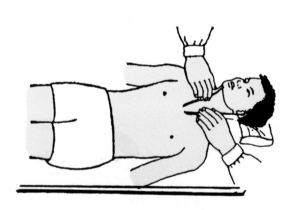

图 1-1-4-4-3　颈静脉（双侧）加压试验示意图

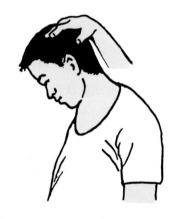

图 1-1-4-4-4　屈颈试验示意图

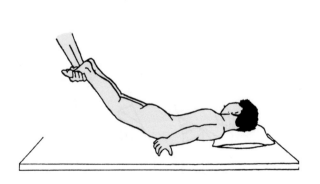

图 1-1-4-4-5　儿童腰部伸展试验示意图

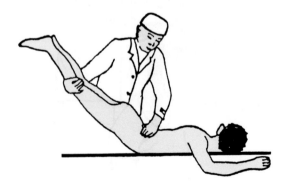

图 1-1-4-4-6　腰部伸展加压试验示意图

字或反"4"字状。此时检查者一手固定骨盆，另手在屈曲之膝关节内侧向下加压，使其放平。如诱发骶髂关节疼痛，则为阳性。操作过程中，如膝部不可放平，则表示髋关节有疾患（图 1-1-4-4-9）。

### 十五、骨盆挤压分离试验

患者仰卧，检查时将两手按压患者骨盆髂前上棘处，向内挤压或向外分离。如引起骨盆部或骶髂关节部疼痛者，则为阳性。主用于检查骨盆骨折与骶髂关节疾患（图 1-1-4-4-10）。

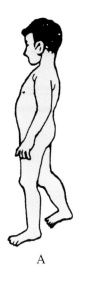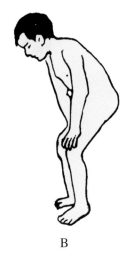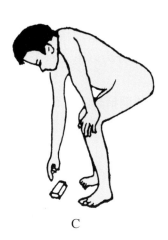

A                    B                    C

图 1-1-4-4-7　拾物试验示意图（A~C）

A. 直立；B. 屈膝；C. 屈髋拾物

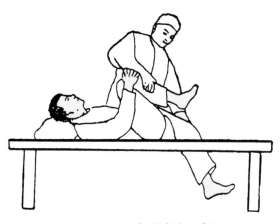

图 1-1-4-4-8　床边试验示意图

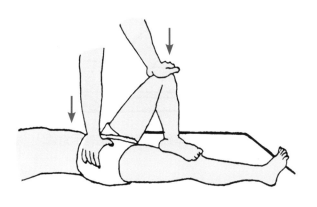

图 1-1-4-4-9　"4"字试验示意图

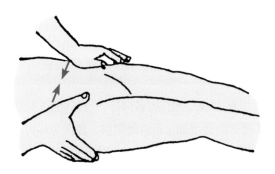

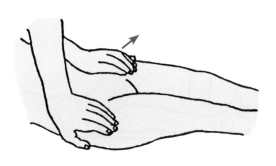

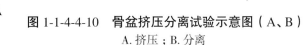

A                                          B

图 1-1-4-4-10　骨盆挤压分离试验示意图（A、B）

A. 挤压；B. 分离

## 十六、直腿抬高试验

又称之 Lasegue 征，患者仰卧两下肢伸直，检查者一手扶压膝上以保持膝关节于伸直位，另一手握住踝部将患肢逐渐抬高，在未达 70°以前引起腰部及坐骨神经径路疼痛者为阳性（检查坐骨神经痛）。记录引起疼痛的角度。根据 Hoppenfeld 的意见，此试验依据椎管内神经根及坐骨神经所受刺激及压迫的程度与具体情况不同，可将其分为以下三种类型，在临床上酌情选用。

1. 单纯直腿抬高试验（图 1-1-4-4-11）；

2. 直腿抬高伴有踝关节的背屈试验（图 1-1-4-4-12）；

3. 对侧直腿抬高试验（图 1-1-4-4-13）。

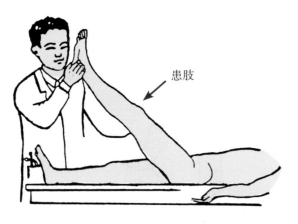

图 1-1-4-4-11　单纯直腿抬高试验示意图

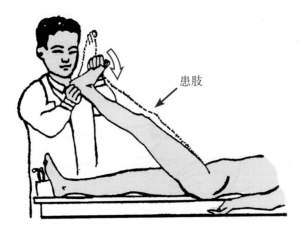

图 1-1-4-4-12　直腿抬高 + 踝部背屈（又称：直腿抬高加强试验或 Bragard 征）示意图

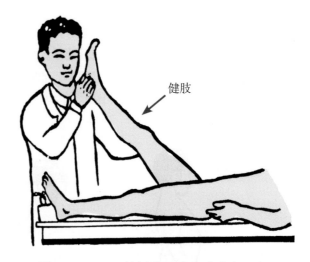

图 1-1-4-4-13　健侧直腿抬高试验（又称：Fajersztajn 征）示意图

## 十七、髋过伸试验

又称 Yeoman 征。俯卧位，检查者一手压住患侧之骶髂关节，一手握住患肢踝部，使膝关节屈曲 90°状向上提起。如诱发骶髂关节疼痛，则为阳性（图 1-1-4-4-14）。

## 十八、下肢内旋试验

患者站立位，双足分开 40cm，令患者将双足及下肢向内旋转；阳性者，则坐骨神经盆腔出口处有疼痛及放射痛。见于坐骨神经盆腔出口狭窄症者（图 1-1-4-4-15）。

## 十九、下肢外旋试验

与前者相似，唯嘱患者双足及下肢向外旋转。见于因梨状肌痉挛等病变所致坐骨神经受压者。

## 二十、托马斯征

原称 Thomas 征。患者仰卧，先让病侧下肢放平，则其腰部前凸增加；再将健侧髋、膝关节尽力屈曲，以致腰部平贴于检查台上，此时患侧肢体不能伸直平放于床面上即为阳性（图 1-1-4-4-16）。用于检查髂腰肌病变等因素所致的髋关节屈曲畸形。

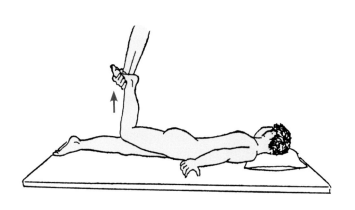

图 1-1-4-4-14　髋关节过伸试验示意图

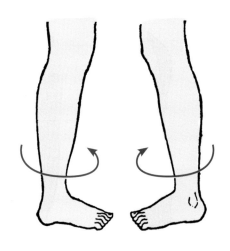

图 1-1-4-4-15　下肢内旋试验 示意图

A. 双下肢同时内旋，以健侧相对比

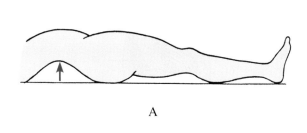

A

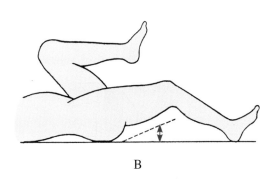

B

图 1-1-4-4-16　托马斯征阳性示意图（A、B）

A. 患侧肢体放平，腰部前凸；B. 腰部平放，但患侧下肢前屈即为阳性

# 第五节　脊柱外科神经系统检查

由于脊柱外科各种伤患常可涉及神经系统功能变化，因此每位骨科医师均应对其有一全面了解。

## 一、感觉障碍

应自上而下地按顺序进行，包括头颈、上肢、躯干和双下肢，根据病变的部位不同，在检查中应有所侧重。

### （一）准确定位

其不仅有助于皮神经支与脊神经的鉴别，且也是区分根性、干性及丛性受损的主要依据（图 1-1-4-5-1）。

### （二）准确判定其程度

检查者可用针尖在正常与异常感觉交界处来回划动，以使患者分辨出正常、感觉迟钝、过敏与消失等。

### （三）左右对比

对躯干及上下肢的感觉障碍除应准确判定其性质及分界线外，尚应左右加以对比，以判断脊髓受累两侧平面是否一致及其程度有无差异。

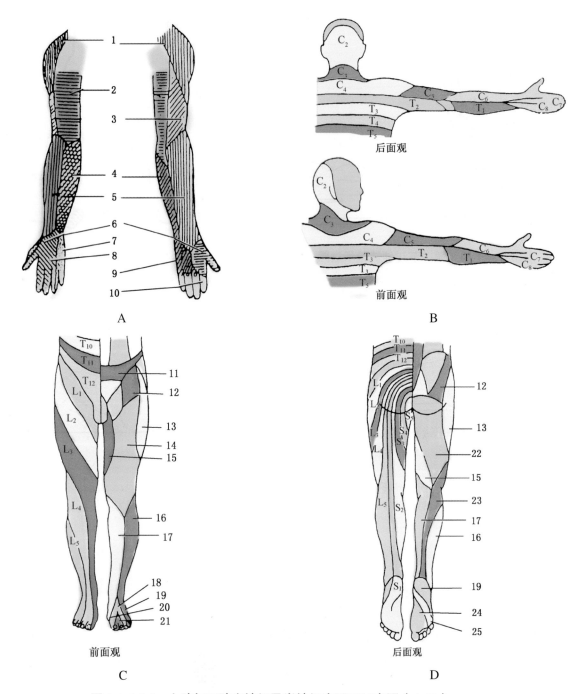

图 1-1-4-5-1　上肢与下肢皮神经及脊神经支配区示意图（A~D）

A. 上肢皮神经支配区；B. 脊神经上肢支配区；C、D. 下肢皮神经及脊神经支配区．

1. 臂外侧皮神经；2. 臂内侧皮神经；3. 臂后侧皮神经；4. 前臂内侧皮神经；5. 前臂外侧皮神经；6. 桡神经浅支；
7. 尺神经浅支；8. 正中神经掌支；9. 正中神经背支；10. 指掌侧固有神经；11. 生殖股神经；12. 髂腹下神经；
13. 股外侧皮神经；14. 股神经；15. 闭孔神经；16. 腓肠外侧皮神经；17. 隐神经；18. 腓浅神经；19. 腓肠神经；
20. 胫神经；21. 腓深神经；22. 股后侧皮神经；23. 腓肠内侧皮神经；24. 足底内侧神经；25. 足底外侧神经

### （四）其他感觉

除痛觉外，尚应酌情检查其温觉、触觉及深感觉等。后者包括位置觉及深压感觉。

二、运动障碍

酌情对全身或部分肌肉的肌张力、肌力、步态、姿势、肢体运动及有无肌萎缩等有步骤地进行检查。

## （一）肌张力

即当肌肉松弛时在被动活动中所遇到的阻力。一般应在温暖的房间中进行，并嘱患者切勿紧张，肌肉尽量放松。在颈椎病范围内常做的检查有以下两种。

【肢体下坠试验】

患者仰卧、闭目，检查者举起一个肢体后突然放开，肌张力高时坠速缓慢，减退者则快，左右对比之。

【上肢伸举试验】

患者闭目，双臂平伸。有锥体束张力痉挛或小脑舞蹈症者，前臂渐趋内旋；有锥外强直者，患肢向中线偏移；有小脑疾患者则向外偏斜；轻瘫者，患肢逐渐下沉；严重深感觉障碍者则手指呈不自主蠕动。

## （二）肌力

即病人在主动动作时所表现的肌肉收缩力，其测定评级标准如下：

0 级 肌肉毫无收缩；

Ⅰ 级 仅可触及轻微收缩，不产生动作；

Ⅱ 级 肌肉有收缩，关节可活动，但不能对

抗肢体重力；

Ⅲ 级 能在与地引力相反方向动作，但不能对抗阻力；

Ⅳ 级 能对抗一般阻力，但力量较弱；

Ⅴ 级 肌力正常。

全身骨骼肌甚多，并非每块肌肉均需检查。

## 三、反射

对脊柱伤病的诊断与定位亦有重要价值。诸反射与脊髓平面之关系，见图 1-1-4-5-2。

### （一）深反射

指通过叩击肌腱或骨膜等较深在组织引起肌肉牵伸反射者。常用的有：

【肱二头肌反射】

反射中心位于第 5、第 6 颈髓段，由肌皮神经传导，主要在 $C_5$ 病变时出现异常（图 1-1-4-5-3）。

【肱三头肌反射】

反射中心位于 $C_{7、8}$ 段，通过桡神经传导，以 $C_7$ 受累时为明显（图 1-1-4-5-4）。

【肱桡肌反射】

反射中枢位于 $C_{5、6}$ 节段，但与下颈髓诸节均有关联；通过桡神经传导，以 $C_6$ 病变时反射

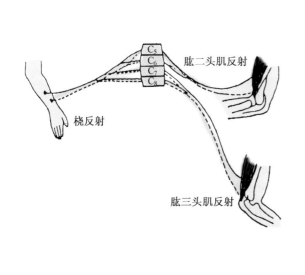

A

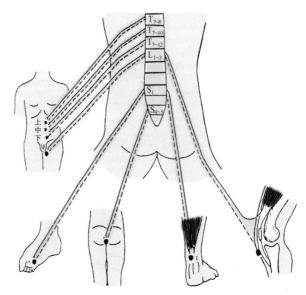

B

图 1-1-4-5-2 反射平面示意图（A、B）

A. 颈髓的反射平面；B. 胸段以下的反射平面

异常最为明显（图 1-1-4-5-5）。

**【膝反射】**

反射中心在 $L_{2-4}$ 段，由股神经传导（图 1-1-4-5-6）。

**【踝反射】**

反射中心位于 $S_{1、2}$ 段，由胫神经传导（图 1-1-4-5-7）。

**（二）浅反射**

指通过刺激皮肤或粘膜引起的反射。浅反射减弱或消失者提示病变位于上神经元。临床上常用的有：

**【腹壁反射】**

反射中心位于 $T_{7-12}$ 段，通过肋间神经传导。经产妇及肥胖者在正常情况下也可能引不出。

**【提睾反射】**

反射中心在 $L_{1、2}$ 段，经髂腹沟神经和生殖股神经传导；老年者可引不出。

**【跖反射】**

又称足底反射。其反射中心位于 $S_{1、2}$ 段，由胫神经传导。

**【肛门反射】**

反射中心位于 $S_5$ 处，下痔神经传导（图

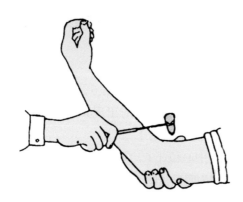

图 1-1-4-5-3　肱二头肌反射检查示意图

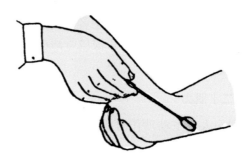

图 1-1-4-5-4　肱三头肌反射检查示意图

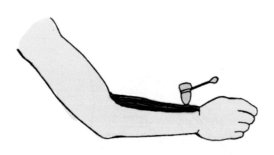

图 1-1-4-5-5　肱桡肌反射检查示意图

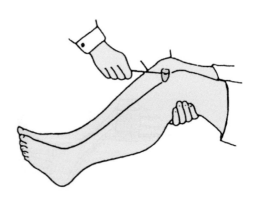

图 1-1-4-5-6　膝反射检查示意图

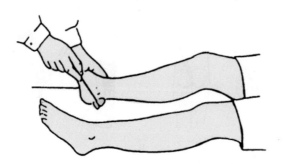

图 1-1-4-5-7　跟腱反射检查示意图

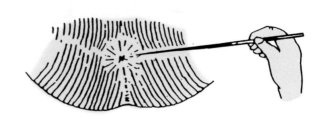

图 1-1-4-5-8　肛门反射检查示意图

1-1-4-5-8）。

**（三）病理反射**

指由于上神经元受损后使节段性反射亢进，甚至原来已被抑制的反射再现。常用的有：

**【Hoffmann 征】**

又称弹指征。患者腕部略伸，手指自然微屈。检查者以左手托住患者腕部，用右手指挟住其中指，快速地用拇指向掌侧弹拨其指甲，以使其中指远端指节屈曲。阳性者，患者拇指与其他手指同时向掌侧屈曲（拇指尚有内收动作）。因少数

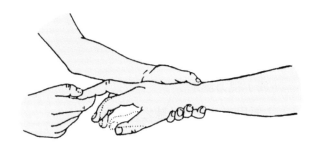

图 1-1-4-5-9　Hoffmann 征检查示意图

正常人可出现阳性，故明显阳性、或双侧不对称时方具有临床意义（图 1-1-4-5-9）。

**【掌颏反射】**

其意义同前，少数 Hoffmann 征阴性者，本征可能出现阳性而具有诊断意义。检查者一手持住患手，使其呈自然伸展状，另一手用棉签的尾端自手掌中部斜向虎口处划动，与此同时观察同侧下颌部颏肌。阳性者可见该肌有收缩动作。

**【Babinski 征】**

俗称划足底征或跖反射伸直反应，检查方法同跖反射。阳性者踇趾向背侧方向伸展，并伴有其他足趾外展如扇状及踝部背屈。阳性者表明上运动神经元病变。但在以下情况亦可呈现阳性：大脑智能发育不全；2 岁以下婴儿；深睡或昏迷；中毒、全身严重感染及足趾屈肌瘫痪者等。个别正常人亦可能出现阳性,因此需综合加以评定（图1-1-4-5-10）。

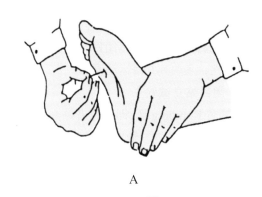
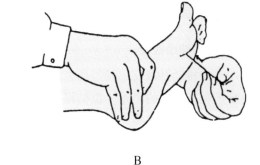

A　　　　　　　　　　　　　　B

图 1-1-4-5-10　Babinski 征检查示意图（A、B）
A.阴性；B.阳性

**【Oppenheim 征】**

又名压胫征。检查者用拇指和食指背侧在胫骨前、内侧处由上而下划过，阳性者为踇趾背仰伸（图 1-1-4-5-11）。

**【Chaddock 征】**

又称足边征。用木签等划外踝下部和足背外侧皮肤，阳性者同前（图 1-1-4-5-12）。

**【Rossolimo 征】**

又称弹趾（指）征。检查者用手指将患者诸趾（或指）尖一齐向上弹拨。阳性者可为足趾跖屈或趾末节屈曲。

**【Gordon 征】**

又称腓肠肌挤压征。阳性者当捏压腓肠肌肌腹时，出现踇趾背仰伸反应（图 1-1-4-5-13）。

以上三大类反射虽有利于诊断及鉴别诊断，但在具体患者选用时应酌情选择之，并非每例均需全部进行。

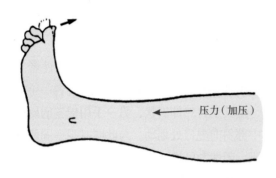

图 1-1-4-5-11 Oppenheim 征检查示意图

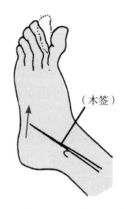

图 1-1-4-5-12 Chaddock 征检查示意图

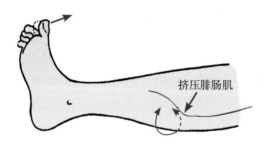

图 1-1-4-5-13 Gordon 征检查示意图

## 四、其他检查

### （一）植物神经检查

用于涉及椎动脉及交感神经伤患需鉴别的疾患。主要是观察皮肤的色泽、粗糙程度、汗液分泌情况、有无营养性溃疡、脱屑以及括约肌功能情况和性功能状态等。并可做皮肤划痕试验观察皮肤的血管反射。

### （二）Horner 综合征

亦属于植物神经检查之一种，指患侧眼裂变狭、眼球内陷、瞳孔缩小、两侧面部和汗腺分泌不对称等。此乃由于 $C_8$ 和 $T_1$ 脊髓或下颈椎旁星状神经节的交感神经纤维受刺激所致。此可见于颈椎外伤、颈椎病、肿瘤或前斜角肌征候群。

### （三）颅神经检查

酌情对 12 对颅神经全部或部分加以测试。

多用于对严重病例的鉴别诊断。

### （四）视力测定

主要用于波及椎动脉之伤患者。

### （五）共济失调之判定

【指鼻试验】

令患者上肢外展，先在睁眼状态，此后再改为闭眼状态，让患者用自己的食指快速指向并触及鼻尖，左右分别测之。以闭目时为准，找不到鼻尖者为阳性，表明其共济运动障碍。

【闭目站立试验】

又名 Romberg 征，即让患者站立后双目闭合，阳性者其不能站立。此时如将患者双上肢平举也会上下摆动。多见于脊髓痨、多发性周围神经炎及小脑病变者。

【跟膝胫试验】

即让患者足跟置于对侧膝部、沿胫骨前方向足面处滑动，如出现摇摆不稳为阳性，见于小脑及后索病变者。

由于不同节段伤患相互混淆或并存，尤其是颈腰段同时受累者。因此上述检查应酌情选择进行。笔者曾发现多例颈段病变患者误为腰部疾患施治者。因此，对一个不典型的病例，应作较全面的检查，尤应注意胸段以上病变所引起者。

# 第六节　全身主要肌肉肌力检查

全身肌肉数百条之巨，并非每个病例均需全面检查，在临床上仅选其中临床意义较大者进行。现举例如下。对手部肌力最好使用握力计测定之，既较精确，又便于治疗前后的对比观察。

## 一、上肢及颈肩部肌力检查

### （一）胸锁乳突肌

为第 2、第 3 颈脊神经支配，因其表浅易于检查。如有受累则应多考虑颈椎病以外疾患，例如脊髓侧索硬化症、高位颈段肿瘤等，其检查方法见图 1-1-4-6-1。

### （二）斜方肌

为 $C_{3、4}$ 脊神经支配，其意义同前。检查时可嘱患者向上提肩，检查者给予阻力并以此判定其肌力（图 1-1-4-6-2）。

### （三）膈肌

由 $C_{3-5}$ 脊神经支配。检查时嘱患者仰卧于床上作深呼吸，检查者触摸腹壁的紧张度，并以此判定其肌力（图 1-1-4-6-3）。可见于颈椎病后期或颈椎椎管严重狭窄者，但更多见于脊髓本身疾患或颈髓部肿瘤。

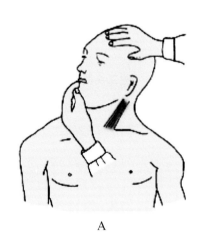

A

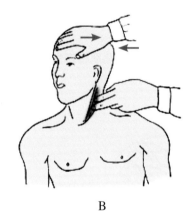

B

图 1-1-4-6-1　胸锁乳突肌检查方法示意图（A、B）
A. 头转向对侧；B. 检查肌肉张力

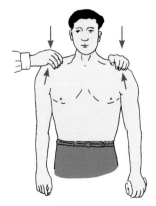

图 1-1-4-6-2　斜方肌检查方法示意图

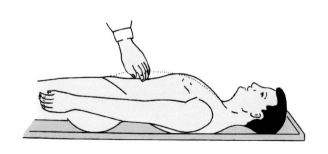

图 1-1-4-6-3　膈肌检查方法示意图

### （四）三角肌

由 $C_5$ 脊神经（腋神经）所支配。分为三部：前部收缩时提臂向前，中部收缩时则使臂外展至水平位，后部收缩时引臂向后。检查时可依此予以阻力判定之（图 1-1-4-6-4）。

### （五）肱二头肌

为发自 $C_{5、6}$ 的肌皮神经所支配，具有使前臂屈曲和旋后的作用。测定时可让患者前臂旋后、屈肘，再于腕部予以对抗阻力（图 1-1-4-6-5）。

### （六）肱三头肌

为来自 $C_{7、8}$ 的桡神经支配，起伸臂作用。测定时检查者托住患者上臂以消除前臂重力的影响，此后嘱病人在对抗阻力情况下伸直前臂即可触及该肌的收缩（图 1-1-4-6-6）。

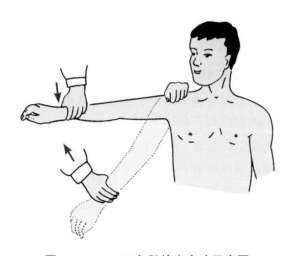

图 1-1-4-6-4　三角肌检查方法示意图

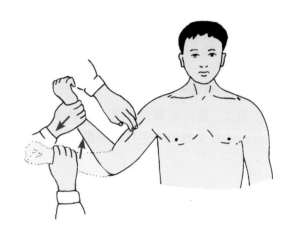

图 1-1-4-6-5　肱二头肌检查方法示意图

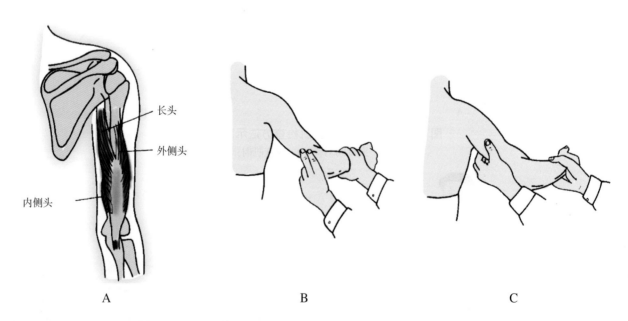

图 1-1-4-6-6　肱三头肌局部解剖及检查方法示意图（A~C）
A. 大体解剖；B. 定位；C. 检查肌张力及肘关节屈伸时肌力等

### （七）大鱼际肌及小鱼际肌

前者由 $C_{6、7}$ 发出之正中神经支配。主要观察有无萎缩及其肌力（图 1-1-4-6-7）。小鱼际肌则为 $C_8$~$T_1$ 发出的尺神经所支配。

### （八）肱桡肌

其解剖及肌力测定见图 1-1-4-6-8。

### （九）骨间肌

由 $C_7$ 及 $T_1$ 发出之尺神经分支支配。其有掌侧与背侧骨间肌之分，检查方法见图 1-1-4-6-9。

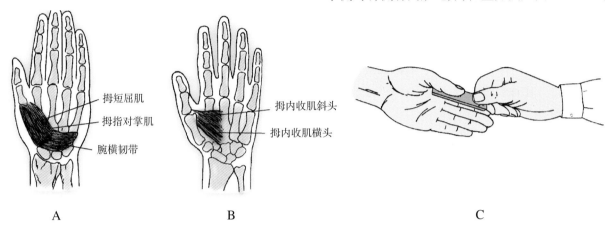

图 1-1-4-6-7　大鱼际肌及小鱼际肌局部解剖及检查方法示意图（A~C）

A、B. 大体解剖；C. 夹纸测试肌力

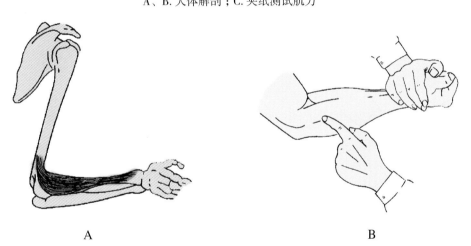

图 1-1-4-6-8　肱桡肌局部解剖及检查方法示意图（A、B）

A. 大体解剖；B. 检查肌力

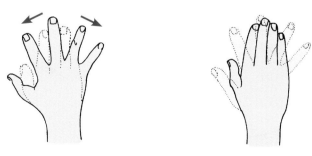

图 1-1-4-6-9　骨间肌检查方法示意图（A、B）

A. 分指；B. 拼指

## 二、躯干部肌力检查

### （一）骶棘肌

此肌起自骶骨背面和髂骨嵴，延伸至后枕部，分为：

1. 髂肋肌　有颈部、胸部和腰部三部分组成，神经支配来自 $C_{3\sim7}$，$T_{1\sim12}$ 和 $L_1$ 的后支。

2. 背长肌　有头部、颈部、胸部和腰部四部分所组成，其神经支配来自 $C_{1\sim7}$，$T_{1\sim12}$，$L_{1\sim5}$ 和 $S_{1\sim2}$。

3. 棘肌　亦分为头半棘肌、颈半棘肌和背半棘肌，其神经支配来自 $C_{3\sim7}$，$T_{1\sim12}$。

以上三组肌群参与脊柱之活动，其与半棘肌、多裂肌、棘突间肌及横突间肌等构成维持脊柱稳定的主要组成部分。肌力测试方法如下：患者俯卧，双上肢置于身体两侧，之后让患者挺胸伸背即可触及该组肌群（图 1-1-4-6-10）。

### （二）腹前肌群

其由腹外斜肌、腹内斜肌、腹横肌、腹直肌等多组肌肉组成，主要由 $T_{6\sim12}$ 肋间神经所支配，其参与脊柱的屈曲。检查时让病人平卧，检查者压住两侧大腿使患者在无支撑情况下坐起；可观察及触摸腹肌并注意脐孔位置。当上部腹肌麻痹时脐孔下移，下部腹肌麻痹时上移，一侧麻痹时则向健侧移（图 1-1-4-6-11）。

### （三）髂腰肌

由 $L_{2\sim4}$ 发出的股神经所支配，分为髂肌与腰大肌两组；主要作用：当下肢固定时可使脊柱前屈，并有使大腿外旋之功能。测试方法：在患者仰卧位（或坐位）时嘱患者髋关节屈曲，检查者给予阻力（图 1-1-4-6-12），或者采取让患者自仰卧位坐起来（图 1-1-4-6-13）。

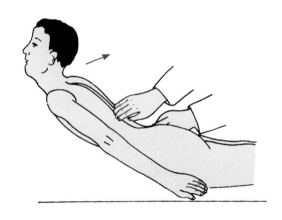

图 1-1-4-6-10　骶棘肌检查方法示意图

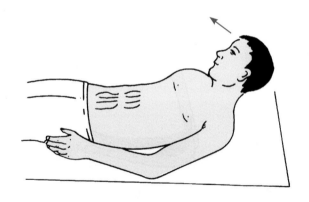

图 1-1-4-6-11　腹前肌群检查方法示意图

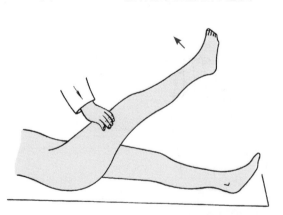

图 1-1-4-6-12　髂腰肌检查方法示意图之一

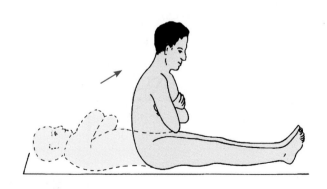

图 1-1-4-6-13　髂腰肌检查方法示意图之二

### （四）臀中肌和臀小肌

由 $L_4$~$S_1$ 发出的臀上神经所支配，主司大腿的外旋。检测方法如下：患者仰卧位，下肢伸直，使其分开双膝，检查者给予阻力；或是让患者侧卧，使大腿外展，检查者给以阻力（图 1-1-4-6-14）。

### （五）臀大肌

系 $L_5$~$S_2$ 发出的臀下神经所支配，司髋关节后伸活动。检测方法如下：患者俯卧、小腿屈曲，让其提起大腿，检查者给予阻力，并触摸收缩的肌肉（图 1-1-4-6-15）。

## 三、下肢肌力检查

### （一）股四头肌

为下肢最强大之肌组，由股直肌、股内侧肌、股外侧肌和股中间肌所组成；神经支配来自 $L_{2-4}$ 的股神经，其主要作用为伸膝。检查时可让患者仰卧、下肢伸直状，检查者用力使其屈曲（图 1-1-4-6-16）；或患者坐姿，让其伸直，并给予压力（图 1-1-4-6-17）。

### （二）股内收肌

由 $L_{2-5}$ 分出的闭孔神经及坐骨神经支配，主司股部内收。检查方法如下：患者仰卧，双下肢伸直及维持并拢状；检查者分别用左右手使其分开之（图 1-1-4-6-18）。或让患者侧卧，先抬起上方下肢，再让下方肢体内收使之靠近上腿；检查者托住上腿，并给下腿以阻力（图 1-1-4-6-19）。

### （三）股二头肌、半腱肌和半膜肌

由 $L_4$~$S_2$ 发出的胫神经所支配，使膝部屈曲。测试时嘱患者俯卧，让其维持膝部屈曲状态；检查者手握踝部并向足部方向拉其小腿（图

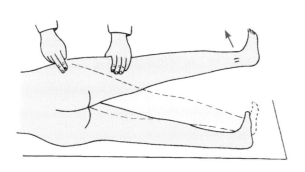

图 1-1-4-6-14　臀中肌和臀小肌检查方法示意图

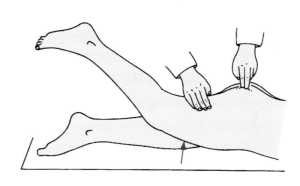

图 1-1-4-6-15　臀大肌检查方法示意图

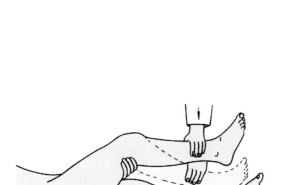

图 1-1-4-6-16　肌四头肌检查方法示意图之一

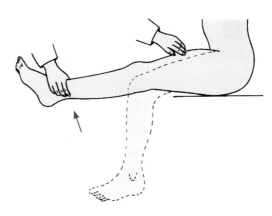

图 1-1-4-6-17　肌四头肌检查方法示意图之二

1-1-4-6-20）。

#### （四）胫前肌

由 $L_{4-5}$ 发出的腓深神经支配,主司足部背屈。检测方法：嘱患者足背伸、内收、并提举足内侧缘；检查者在足背处给予阻力,并用另一只手触摸收缩的肌肉（图 1-1-4-6-21）。

#### （五）伸踇长肌

由 $L_4$~$S_1$ 的腓深神经支配,主司踇趾伸直和足部背仰伸。检测时将足部固定于中间位,嘱患者伸直踇趾；检查者对此动作给予阻力,并

触摸紧张的肌腱（图 1-1-4-6-22）。

#### （六）伸趾长肌

与前一肌组发自同一神经,主要功能为足趾伸直及足部背屈。肌力测试方法：嘱患者伸直第 2 至第 5 趾的近侧端趾节,检查者给予阻力,并触摸紧张的肌腱（图 1-1-4-6-23）。

#### （七）腓肠肌与比目鱼肌

两者均起自 $L_5$~$S_2$ 之胫神经,其解剖见图 1-1-4-6-24,主要功能是使足部跖屈,其肌力测试如下：

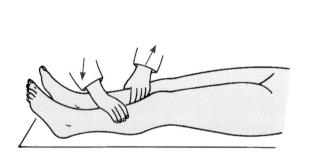

图 1-1-4-6-18　股内收肌检查方法之一示意图

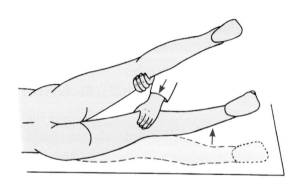

图 1-1-4-6-19　股内收肌检查方法之二示意图

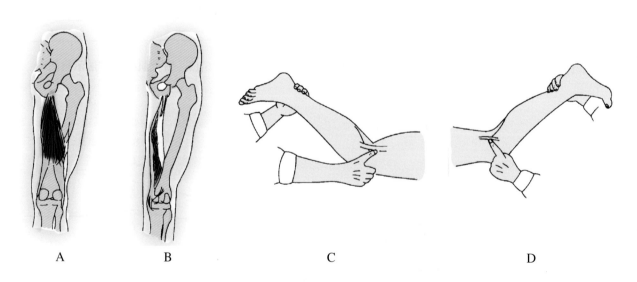

A　　　　　　　B　　　　　　　C　　　　　　　D

图 1-1-4-6-20　股二头肌、半腱肌和半膜肌局部解剖及检查方法示意图（A~D）
A.B.大体解剖；C.D.分别检测股二头肌、半腱肌和半膜肌张力

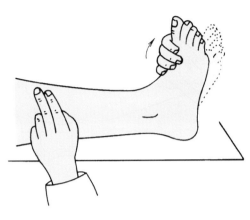

图 1-1-4-6-21　胫前肌检查方法示意图

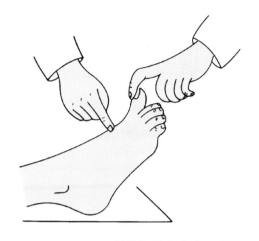

图 1-1-4-6-22　踇长伸肌检查方法示意图

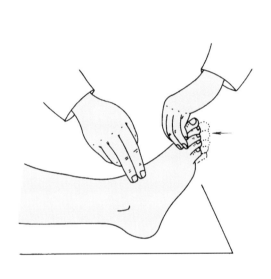

图 1-1-4-6-23　趾长伸肌检查方法示意图

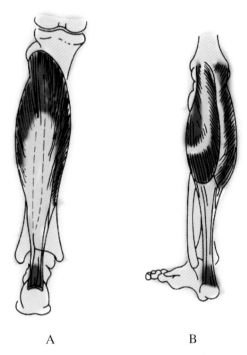

A　　　　　　　　　　B

图 1-1-4-6-24　腓肠肌与比目鱼肌解剖示意图（A、B）

A. 后方观；B. 侧后方观

【腓肠肌】

嘱患者俯卧，膝关节屈曲到 15°，检查者对此动作给予阻力（图 1-1-4-6-25），或是让患者仰卧，嘱其屈足，检查者对此动作给予阻力，并触摸收缩的肌肉（图 1-1-4-6-26）；

【比目鱼肌】

俯卧位，膝关节屈曲至 90° 时再使足跖屈，检查者再给予阻力，并触摸收缩的肌肉和紧张的肌腱（图 1-1-4-6-27）。

（八）屈踇长肌

亦为胫神经支配，司踇趾跖屈活动。肌力测定时嘱病人末节屈曲，检查者对此动作给予阻力，并保持近侧趾节伸直（图 1-1-4-6-28）。

（九）屈趾长肌

由胫神经支配，司第 2 至第 5 末节屈曲。检测时，嘱患者第 2 至第 5 趾末节屈曲，检查者给予阻力，并保持近侧趾节伸直（图 1-1-4-6-29）。

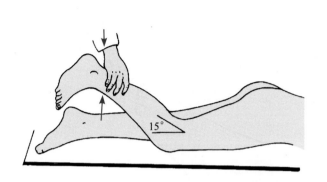

图 1-1-4-6-25　腓肠肌检查方法之一示意图

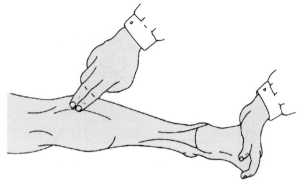

图 1-1-4-6-26　腓肠肌检查方法之二示意图

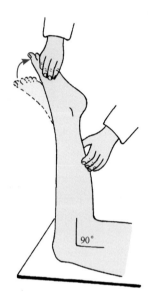

图 1-1-4-6-27　比目鱼肌检查方法示意图

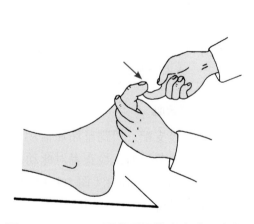

图 1-1-4-6-28　姆长屈肌检查方法示意图

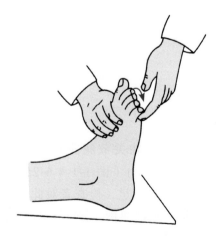

图 1-1-4-6-29　趾长屈肌检查方法示意图

（十）胫后肌

为胫神经支配,司足部内翻。其肌力检测是:足部跖屈位,内旋足部,检查者在足的内缘加以阻力（图 1-1-4-6-30）。

（十一）腓骨肌群

由来自 $L_4$~$S_1$ 的腓浅及腓深神经所支配。肌力检查时,使足跖屈,再外旋,检查者在足的外侧缘加以阻力（图 1-1-4-6-31）。

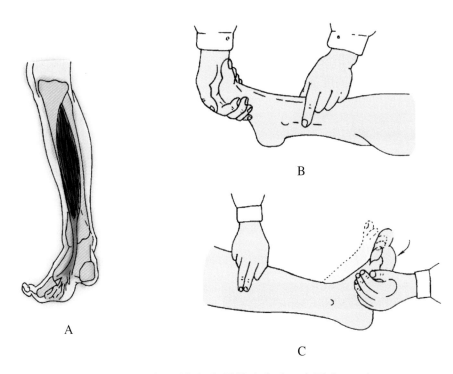

图 1-1-4-6-30　胫后肌局部解剖及检查方法示意图（A~C）

A. 大体解剖 ; B. 定位 ; C. 跖屈时测定肌力

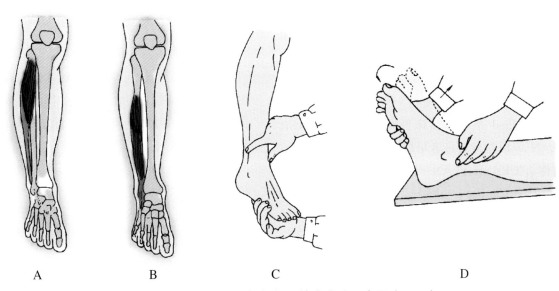

图 1-1-4-6-31　腓骨肌群局部解剖及检查方法示意图（A~D）

A.B. 大体解剖 ; C. 定位 ; D. 足跖屈时测试肌力

# 第七节　严重脊柱创伤患者的检查

严重脊柱脊髓伤尽管少见，但病情严重，尤其是同时波及颅脑及胸段部的复合性损伤，后果严重，死亡率高，必须引起高度重视。

## 一、严重脊柱伤患的一般检查

对于此类伤员，应以最快速度了解受伤时间，受伤原因及外力性质，方向（如：挤压、塌方、坠落或交通事故等原因）。检查伤员受伤时的体位，姿势或动作（如：立位、坐位、蹲位或蹲转位等姿势）。查清受伤部位，明确受伤机制。

## 二、严重脊柱伤患的全身快速检查

首先应观察患者的生命体征，抓紧时间对危及生命的伤情作出诊断，以便立即着手救治。

医师一旦接诊患者，应在最短时间内检查伤员神志状态、脉搏、呼吸、血压、心率、肢体功能、胸部和腹部情况。检查有无畸形，有无伤口及伤口所在部位，伤口大小和出血情况，以判定患者的全身概况。检查重症创伤时，常可遇到一定困难。如患者意识丧失，不能对检查作出相应的反应，或伤情危重不许搬动体位，限制全面系统的检查；或某处损伤表现明显，掩盖了其他部位危重损伤的表现。为了不致遗漏重要伤情，Freeland 等建议临床医师应牢记 "CRASH PLAN"，以指导对患者早期进行较为全面系统的检查；"CRASH PLAN" 代表以下含义：

C = Cardiac（心脏）

R = Respiration（呼吸）

A = Abdomen（腹部）

S = Spine（脊柱）

H = Head（头颅）

P = Pelvis（骨盆）

L = Limbs（四肢）

A = Arteries（动脉）

N = Nerves（神经）

## 三、严重脊柱伤患的各主要系统（部位）快速检查

### （一）头面部

检查头皮有无擦伤，伤口部位及大小，有无血肿或凹陷畸形，眼部及其周围有无出血，眼球活动及瞳孔变化，耳、鼻、口是否流血或脑脊液溢出，听力及视力如何，神志状态是否清楚、模糊、迟钝或昏迷；肢体的运动、感觉、反射功能是否发生障碍。

### （二）颈部

不管有无外出血，均应迅速检查有无创口，有无血肿、皮下气肿形成及有无气管位移。凡发现有吞咽和呼吸困难，咯血，呼吸时创口有气吹出和吸吮征，都提示颈部气管伤。须注意颈部伤可同时合并有臂丛伤，颅脑神经伤，脊髓伤及胸腔脏器伤。

### （三）胸部

检查呼吸状态，每分钟呼吸次数，有无呼吸困难，有无咳嗽或咳血，有无胸部畸形或肋骨骨折，有无异常呼吸，胸部呼吸音左右对比情况，有无气胸、血胸，并应特别注意：

1.有无张力性气胸　开放伤者，其伤口越小，越容易形成吸吮性张力性气胸，应注意；

2.有无反常呼吸　此种情况常见于节段性多发肋骨骨折。

### （四）腹部

【概述】

视诊注意有无腹壁软组织挫伤，穿刺伤，呼

吸时腹肌的运动情况如何及有无腹部膨隆。触诊注意有无压痛、反跳痛及腹肌紧张等腹膜刺激征。此点对诊断腹部脏器伤意义很大，但需注意鉴别。

【腹膜刺激症状】

当有腹壁挫伤，多发肋骨骨折，甚至胸腰椎骨折时，同样可出现腹膜刺激症状。

【板状腹】

腹腔脏器穿孔的重要体征之一，但老年患者或严重休克时，虽有腹腔脏器伤，可无腹肌板状强直。

【其他检查】

骨盆骨折时的腹膜后血肿亦可致腹膜刺激症状，B超有助于鉴别。叩诊注意肝浊音区有无消失或缩小，有无移动性浊音。听诊注意肠鸣音是否减低或消失。腹部检查不可忽视胃肠减压和肛门指诊，指诊时指套上带血常提示直肠或结肠下段损伤。

### （五）脊柱

【认真仔细检查】

常由巨大暴力所致，故需格外注意判定有无休克及重要脏器损伤；对于伴有脊髓伤患者，须假定为不稳定性损伤，在检查和搬运伤者时注意保持脊柱平直，不使骨折移位加重。检查脊柱时要全面检查四肢、躯干及会阴区的感觉、运动和各项反射。

【检查步骤】

1. 判定外力作用部位　重物打击常致背部皮肤外伤，颈椎损伤者常可见头面部挫伤；

2. 判断损伤部位　可根据疼痛部位，肌痉挛、压痛点及脊柱畸形来定位；

3. 明确脊柱损伤程度　应对上肢、躯干及下肢的感觉、主动运动作一全面检查，以推断有无脊髓受损、受损平面及受损的程度等。凡脊髓受累者，均应对肛门周围的感觉及缩肛反射、足趾的感觉与运动等作出判断，以明确是否完全性脊髓损伤。

### （六）骨盆

检查时应将骨盆和盆腔脏器视为一个整体，并注意以下几点。

【导尿及肛诊】

应常规行导尿术及肛门指诊，以协助判定尿道、直肠伤。

【除外诊断】

单纯骨盆骨折时可因腹膜后血肿而致腹膜刺激征，须注意鉴别诊断。

【动态观察】

骨盆骨折，尤其是严重的，不稳定型骨盆骨折，因内出血多，合并伤多，故须反复体检，动态观察，以免遗漏。

### （七）四肢

常规检查四肢有无畸形，有无血肿、肿胀和疼痛，有无异常活动及功能丧失等。

### （八）伤口检查

【边检查边处理】

对开放性创伤须检查伤口（有的伤口应先作临时性处理，如压迫止血，堵塞开放性气胸的伤口，覆盖保护腹部伤口脱出的肠管等，待手术时详细检查）。

【检查要点】

1. 伤口概况　包括伤口的形状、大小、深度等，常能提示创伤的原因和类型；

2. 创口污染度　伤口的沾污情况，直接关系到感染发生率，是选择伤口处理方法的重要根据之一；

3. 损伤程度　伤口有无出血、出血程度及血液的性状，外露组织的种类及受损程度等；

4. 有无异物存留　伤口内表浅的异物存留可直接看到，深在之异物或伤口已被血块等堵塞而不能看到时，则需用X线摄片等方法确定。

## 四、严重脊柱伤患的其他检查

### （一）影像学检查

X线平片为各部位的骨折、胸部伤、腹部伤或异物存留的常用检查法之一。

### （二）超声波检查

主要用以观察伤后体腔有无积液；还可帮助

观察包膜内的肝、脾损伤。如果有明显扩张的肠管、腹壁有伤口、肥胖等，腹部超声波检查的准确性将受影响。

### （三）试验穿刺

主要为了观察体腔内外伤性病变，如血胸、气胸、血腹、腹膜炎等，判断内脏器官有无损伤。穿刺抽出血液、气体等，一般表示内脏器官发生破裂。但可能有技术失误或判断差错。例如腹腔穿刺，可能刺入胀气的肠管吸出肠内容物，被误认为肠破裂；抽出血液者可能为腹膜后出血，但被认为腹腔内脏破裂。有时，穿刺抽吸阴性并不能完全排除脏器损伤，可能是脏器损伤早期出血不多，或因为血凝块堵塞针头，但试验穿刺简捷可行，无需特殊设备，故常用于闭合性创伤。为了减少误差，除了注意操作，还可借助超声波检查的引导，或改变穿刺点，或定时再次穿刺，或穿刺后置入导管，以提高诊断准确性。

### （四）导管术检查

插入导尿管，可以帮助诊断尿道及膀胱等的损伤。腹腔内留置导管，可以动态地观察腹内出血、脏器破裂等。某些气胸或血胸可用胸腔闭式引流，兼有诊断和治疗的意义；但导管置入可能带来细菌污染，故应预防感染。

### （五）内窥镜检查

能直接观察气管、食管、直肠、膀胱及腹腔

内脏器等器官的创伤。检查时应避免加重损伤。

### （六）血管造影

主要为了确定血管损伤或外伤性动脉瘤及动静脉瘘等。

### （七）实验检查

包括血常规、血球压积，血生化及动脉血气分析等。

### （八）电子计算机体层扫描（CT）及核磁共振（MR）检查

可用于颅脑伤，能显示颅内血肿的部位，可供治疗时参考；可以观察肝、脾、胰等实质器官损伤和腹腔积液（主要是在试验穿刺等较简便的检查发生疑问时应用），也可用于脊柱脊髓伤及四肢关节伤的伤情判定。

### （九）手术探查

虽然有上列客观检查方法，但探查手术仍是闭合性创伤的一种重要诊断方法。包括：颅脑伤的开颅手术，以防止脑疝；心脏损伤的心包探查，以防治心包堵塞；腹腔探查，以明确有无实质或空腔脏器损伤等等。探查手术前虽未完全明确诊断，但施术目的不是单纯为了明确诊断，更重要的是为了抢救和进一步治疗；尤其适用于不具备各种检查设备和技术人员的基层医院。

# 第八节　脑脊液检查

时至今日，脑脊液检查仍被视为脊柱疾患的常规性检查手段之一，其不仅有助于对脊柱伤患的诊断，而且也可用作鉴别诊断。在一般情况下，其较之脊髓造影等检查更为重要，亦可在造影前或与造影同时进行。但总体上来看，由于 MR 技术的开展，此项检查已较廿年前减

少半数。

正常人约有脑脊液 150ml（140~180ml），除蛛网膜下腔 10~15ml，腰骶池 20~30ml 和脑蛛网膜下腔 55~65ml 外，其余均分布于侧脑室及第3、第4脑室内。由于整个脑和脊髓都浸泡于脑脊液中，外方又有骨性结构的容器，因而对外界的冲击与震

动起到缓冲作用。此外，脑脊液中的化学成分维持着中枢神经组织细胞渗透压与酸碱平衡，并对颅内及椎管内压力具有一定的调节作用。

## 一、脑脊液的采集

除对椎管施术时术中采集外，在正常情况下对脑脊液的采集方法有两种。

### （一）腰椎穿刺法

**【用于诊断目的】**

主要是选用以下三种情况：

1. 椎管内病变　凡怀疑椎管内有致压性病变，通过脑脊液动力学检查，判断有否阻塞及阻塞之程度；

2. 诊断不明之脊髓病变　主要包括手术后怀疑蛛网膜下腔感染者，抽取脑脊液行生物化学、细胞及细菌检查；

3. 椎管内造影　对需施行脊髓造影检查者，均需先行腰椎穿刺。

**【治疗性目的】**

证明蛛网膜下腔有化脓性感染需注入各种药物控制感染者，对顽固疼痛进行椎管内麻醉或止痛剂注入，也可将氧气注入治疗粘连性蛛网膜炎。

**【禁忌症】**

1. 局部炎症及脊髓严重受累者　对穿刺局部有炎症及创面等有可能引起椎管内感染者禁用。对伴有高位颈髓压迫症后期脊髓功能已处于完全消失前之临界状态者，易因腰穿刺致使病情迅速恶化，甚至死亡，亦应禁止选用；

2. 颅内高压　伴有颅内高压症可疑者，腰椎穿刺可引起致命的脑疝；

3. 病情危笃　凡病情危重或处于休克状态之患者亦不宜选用。

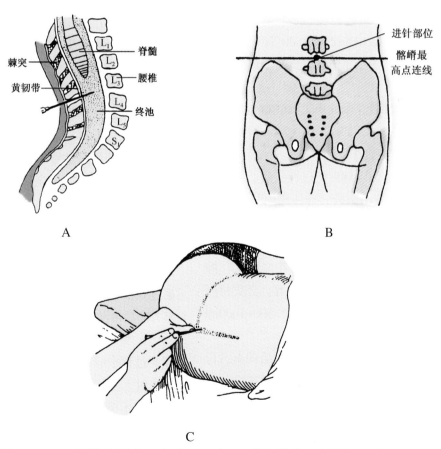

图 1-1-4-8-1　腰椎穿刺法：一般在 $L_{4\sim5}$ 或 $L_{3\sim4}$ 椎间隙处示意图（A~C）
A. 矢状位观；B. 后方观；C. 穿刺操作中

**【操作方法】**

1. 体位　侧卧位，头向前屈，双髋及膝屈曲，双手紧抱膝下部，使腰椎尽量后突；但外伤者一般侧卧位即可（图 1-1-4-8-1）；

2. 选择穿刺点　一般选 $L_{4-5}$，或 $L_{3-4}$ 棘突间为进针处；

3. 消毒、铺单及麻醉　按常规消毒铺单，用 1% 普鲁卡因作棘突间皮内及皮下麻醉（药物过敏试验阴性方可）；

4. 椎管穿刺　术中左手固定皮肤，右手持腰穿针自棘突间，并与棘突之斜度相平行，缓慢刺入椎管约 4~5cm；当感到阻力突然降低、似有落空感，则表示针头可能已穿过硬膜进入蛛网膜下腔。拔出针芯，原位转动针尾可见脑脊液流出；

5. 测量压力　穿刺成功后即让患者腰部放平，双下肢改为微屈，头略伸。接上测压玻璃管即显示液面慢慢上升，到一定程度即停止并随呼吸及脉搏略有波动，此读数即为脑脊液初压。并根据需要作奎氏试验（Queckenstedts Test）；

6. 留取标本　测压完毕后放出 2~5ml 脑脊液送检；

7. 拔针　拔针后穿刺处用无菌纱布包扎，平卧 4~6h。

**【并发症及其处理】**

常见之并发症为穿刺后低压性头痛。脑疝及感染虽不多见，但十分危险，应注意预防。

1. 低压性偏头痛　多因脑脊液丢失较多所致，故穿刺时注意预防。具体治疗如下：头低位平卧休息，至少 24~48h；鼓励患者多饮水，静脉注射蒸馏水 10~20ml 可使症状缓解。必要时可静滴垂体后叶素 10u（加于低渗盐水 500~1000ml 中）；

2. 脑疝　关键是预防，对疑为颅后凹有占位性病变的患者切勿任意穿刺，严格掌握适应证与禁忌证；

3. 蛛网膜下腔感染　也同样要以预防为主，一旦发生应按细菌性脑膜炎处理。

**（二）小脑延髓池穿刺**

**【指征】**

与前者相似，一般在下列情况下选用：

1. 因腰部穿刺处有炎症等不能进针者；

2. 下腰椎穿刺之间隙已行手术，或强直性脊柱炎，下腰椎处韧带已广泛钙化，而无法穿刺者；

3. 疑伴有上颈段病变需行下行造影者；

4. 此处穿刺危险性较大，非专科医师不宜多用。

**【禁忌证】**

与前者相似，即：

1. 穿刺部位有炎症等不能穿刺者；

2. 伴颅内高压、疑有后颅凹占位性病变者（或枕骨大孔处有占位性病变者）。

**【操作方法】**

1. 备皮　手术前理发、洗头、并剃去枕外粗隆以下至颈 7 处头发；

2. 体位　侧卧，头下垫一枕，以保持脊柱在一条列线上；

3. 消毒铺单及麻醉　同前法；

4. 选择穿刺点　枕骨结节正中向下 4~4.5cm 处，或在眼外眦至外耳道下缘连线的延长线与枕外粗隆至第 7 颈椎棘突连线交叉点下 0.5cm 处，切勿偏离中线；

5. 小脑延髓池穿刺　手术者左手拇指触及枕外结节，右手持 20 号穿刺针（在距针头 4cm 处套一消毒橡皮片作为标记），先穿刺皮肤、皮下、之后使针头朝向眉间方向缓慢刺入；进入 3~4cm 时，拔出针芯看有无脑脊液流出；之后每进 2mm 重复观察一次。一般小脑延髓池距皮肤为 4~5cm，切勿超过 6cm；操作中碰到骨质受阻，可拔出 1~2cm 调整方向后再慢慢刺入（图 1-1-4-8-2）；

6. 测压、留取标本及下行性造影　酌情进行，在此过程中应避免患者头颈及针头任意活动；在坐位时，小脑延髓池正常压力为零；

7. 术毕　拔针后用消毒纱布包扎局部。

**【并发症及其处理】**

与前者相似、并按前法处理。然低压性头痛

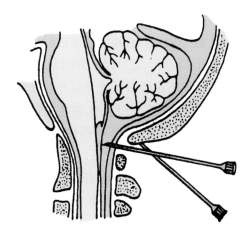

图 1-1-4-8-2　小脑延髓池穿刺部位示意图

发生率较腰椎穿刺明显为低。切记此处穿刺十分危险，一旦误伤延髓，轻者瘫痪，重则死亡，操作时应慎之又慎。

## 二、脑脊液动力学检查

脑脊液由脉络丛及脑室膜分泌产生。两侧脑室的脑脊液经室间孔进入第 3 脑室，再经大脑导水管到第 4 脑室，并通过中央孔及两个侧孔进入蛛网膜下腔，分布并包绕整个脑与脊髓表面。正常时，脑和脊髓蛛网膜下腔是相通的。脑脊液吸收是通过矢状窦旁的蛛网膜颗粒回流至静脉，并经颈内静脉返回右心。根据这一循环程序，如果压迫颈静脉，使其回流受阻，在正常人脑脊液压力则立即上升，数秒钟内可达 200mmH$_2$O 以上，解除压迫后即迅速恢复原来水平。此表明整个脑和脊髓的蛛网膜下腔是通畅的。但如果椎管内有阻塞（肿瘤或增生性病变等），视其是部分性或完全性阻塞而呈现不同压力水平，此即奎氏试验之原理。

### （一）检查目的

判定蛛网膜下腔有无阻塞及其阻塞的程度（即部分性与完全性两种）。

### （二）测压方法

【腰椎穿刺】

见前节；

【颈部上血压计】

将血压计气袋缠于患者颈部；

【测量初压】

在与水柱呈水平位观察读数，并记录之；

【动力试验】

首先由助手按要求迅速将血压计充气至 2.67kPa（20mmHg），每 5s 观察及记录脑脊液压力一次，持续 30s。之后迅速放出气袋内空气，仍按每 5s 一次测量并记录脑脊液压力一次，持续 30s。按同一方法，再分别将血压计压力升至 5.33 及 8.00kPa（40 及 60mmHg）；同样按 5s 一次，各持续 30s 记录观察结果；

【划出曲线】

将上述结果，按 2.67、5.33 和 8.00（20、40 和 60mmHg）三组分别制成曲线表（每 5s 为一划分，共 60s）以判定属于何种曲线。

### （三）注意事项

【依序进行】

腰穿成功后应先测压及动力试验，之后再抽取脑脊液送检；

【判定针头位置】

在正式测压前，可让助手用拳头抵住患者腹部，如压力迅速上升，松拳后迅速下降至原水平，表示针头完全在蛛网膜下腔，或是阻塞平面较低；

【穿刺前准备】

主要是消除患者紧张情绪及恐惧感，并使其放松肌肉，以免增加压力。

### （四）压力曲线分析

【椎管通畅无阻】

每次加压后脑脊液迅速上升，除压后迅速降至原来水平；在压颈 8.00kPa（60mmHg）时，脑脊液压可达 5.33kPa（40mmHg）（图 1-1-4-8-3）；

【椎管部分阻塞】

压颈后压力上升缓慢，幅度小；除压后，下降亦慢，幅度亦小，且难以降至原来水平（图 1-1-4-8-4）；

【椎管完全阻塞】

加压及松压后，脑脊液压力无变化，或略有

上升。此种病例脑脊液中蛋白含量大多增高（图1-1-4-8-5）。

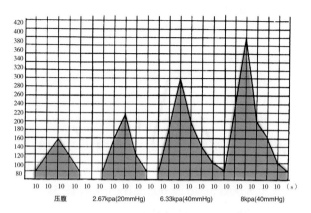

图 1-1-4-8-3　正常脑脊液压力曲线

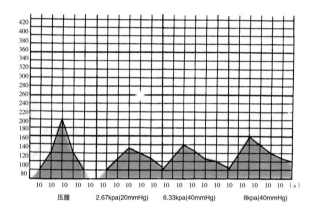

图 1-1-4-8-4　部分梗阻脑脊液压力曲线

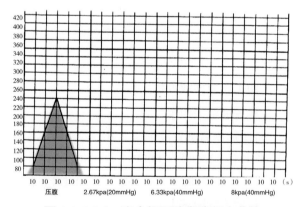

图 1-1-4-8-5　完全梗阻脑脊液压力曲线

### （五）史氏（Stookey's）试验

【目的】

用于判定下胸段及腰骶段蛛网膜下腔有无梗阻。

【操作方法及结果判定】

1. 一般判定　在腰椎穿刺完成后，并连接测压管、并测量初压。之后以拳头用力压迫上腹部，使下腔静脉及胸腰段以下硬脊膜外静脉瘀血，并引起蛛网膜下腔内压力上升；在正常情况下，加压后的压力升高约为初压的两倍；当停止加压，则压力迅速恢复到初压水平；

2. 蛛网膜下腔梗阻征　若加压后压力不上升则说明胸腰段或腰骶段蛛网膜下腔有梗阻，此即为阳性；

3. 颈段及上胸段梗阻　颈段及上胸段蛛网膜下腔有梗阻时，则于加压后压力曲线变化不大或正常。

【注意事项】

同一般腰椎穿刺术。

## 三、脑脊液实验室检查

脑脊液检查项目种类较多，现仅选其中与下腰痛的诊断和鉴别诊断有关内容加以阐述。

### （一）实验室检查内容

【常规检查】

1. 压力　成人卧位时压力为 0.588~1.76kPa（60~180mmH$_2$O）；坐位时压力为 3.43~3.97kPa（350~450mmH$_2$O）；椎管阻塞时增高；

2. 外观　为无色透明水样液体；蛋白含量高时则呈黄色；如为白色者，应考虑穿刺时有无损伤或其他病变；

3. 潘氏（Pandy's）试验　又名石炭酸试验，为脑脊液中蛋白含量的定性试验，极为灵敏；根据白色混浊或沉淀物的多少用"+"号的多少表示，正常为阴性，用"−"号；如遇有椎管梗阻则由于蛋白含量增高而出现阳性反应，最高为"++++"，表示强度白色混浊和沉淀；

4. 细胞　正常情况下含有极少数淋巴细胞及大单核细胞，平均每立方毫米中不超过 5 个，超过 10 个具有临床意义。

【生物化学检查】

1. 蛋白质定量　正常脑脊液中含有相当于

0.5% 的血浆蛋白，即 45g/L（450mg/10ml）；

2. 糖　正常脑脊液含有相当 60%~70% 的血糖，即 2.5~4.2mmol/L（45~75mg/100ml）；各种椎管炎症时减少，糖尿病及输入葡萄糖液后升高；

3. 氯化物　正常脑脊液含有氯化物，其含量为 118~130mmol/L（118~130mEq/L）；各种椎管内细菌性感染则降低，尤以结核性脑膜炎；

4. 尿素　其浓度与血中相等，为 2.33mmol/L（14mg/100ml）；

5. 胶体金试验　为判定脑脊液中蛋白增高或白蛋白与球蛋白比例失调的试验。正常脑脊液不会使胶体状金产生沉淀或变色；该试验与血清康华反应并用，有助于神经梅毒的诊断与鉴别诊断。

【特殊检查】

1. 细菌学检查　为查明致病菌的种类及其抗药性与药敏试验等，酌情进行涂片、培养或动物接种；

2. 脑脊液蛋白电泳　主要判定 γ 蛋白是否增高，有助于对恶性肿瘤的诊断；

3. 酶　观察其活性以判定脑组织受损程度及提供与预后之关系；

4. 免疫学方法测定　主要用于神经内科疾患的诊断与鉴别诊断。

**（二）某些椎管内疾患的脑脊液变化特点及其临床意义**

涉及椎管病变之疾患甚多，现仅选其中与脊柱伤病诊断与鉴别诊断有关内容加以阐述。

【脊髓与马尾压迫症】

指各种可引起脊髓受压的疾患，包括急性髓核突出（或脱出）、脊髓型颈椎病、椎管狭窄、粘连性脊髓蛛网膜炎、脊髓肿瘤等。其特点是：初压多偏低，压腹或压颈试验时，压力上升缓慢或不升，呈部分或完全阻塞曲线。

梗阻明显者颜色呈淡黄或桔黄色；蛋白含量多有增高，完全性梗阻者多超过 100mg%，尤以脊蛛网膜粘连及脊髓肿瘤者，可高达 400mg% 以上；梗阻越完全、时间越长、部位越低、蛋白含量就越高。

蛋白增高的机制主要是由于脊髓本身血管大多同时受压，导致缺氧、淤血及血管通透性增高以致蛋白渗出，造成蛛网膜下腔梗阻，使远端脑脊液不能参加正常循环。同时约有半数以上病例出现蛋白与细胞分离，即蛋白含量可达 100mg 以上，而细胞数少于 $10 \times 10^6/L$（10/mm$^3$）。

【运动神经元疾患】

包括肌萎缩性侧索硬化症、侧索硬化症和脊髓进行性肌萎缩症等。在临床上易与脊髓型颈椎病或腰椎疾患相混淆，而其治疗原则与预后大不一样，应设法鉴别。此类病症脑脊液大多基本正常，包括压力及压力曲线。仅有少数病例蛋白含量轻度增高，如含量超过 75mg%，则提示病变有迅速发展之可能。

【脊髓血管畸形】

当引起椎管内阻塞时，则可出现脊髓压迫症的改变，但造成完全梗阻者十分少见。本病在脑脊液改变方面唯一异常现象是白细胞可能升高。如并发蛛网膜下腔出血（占 10%），则脑脊液呈血性。

【其他】

1. 脊髓空洞症　仅半数蛋白含量轻度增高，其他项目大多正常；

2. 环 - 枕畸形　大多患者正常，仅少数蛋白可增高；

3. 扁平颅底　压力大多正常，可能有 1/10 的病例出现不全性梗阻，蛋白略有增高。

总之，脑脊液的正常与异常仅仅是各种疾患表现的一个组成部分，作为某一疾患，可以有各种异常改变比例；但作为每一具体实例，由于其所处的时期不同，则不一定出现阳性结果，因此仍应全面考虑，并以其临床表现为诊断的主要依据。

# 第九节 脑血流图

## 一、脑血流图原理与目的

脑血流图又名脑电阻图，是采用频率为10~40Hz的微弱交流电，通过置于头部的两个电极射入脑部，由于颅内血管搏动及血容量改变时高频电流的电阻抗或导电性变化，经过电桥转换，将极微小的电压信号传至放大器，再用脑电图或心电图仪描述下来与脉搏相似的曲线波，称之为脑电阻图或脑阻抗图（Rhenoencephalography），其与血管搏动时的血容量变化有关，故当前均称之为脑血流图。

由于血液的电阻抗小于头部其他组织（脑脊液除外），当心脏收缩引起头部血管舒张，以致血流量增多时，整个头部组织的导电性增高，阻抗略微变小；而心脏舒张期中，由于头部血管收缩，血容量减小，阻抗力增加。尽管这个变化甚为微小，仅有0.05%左右，但通过放大，仍可对其观察与记录。

临床研究表明，头部阻抗脉搏波的2/3来自颅内血管，1/3为颅外血管，由于与颅内血管更为密切，主要用于对椎动脉供血情况的判定。由于其是通过颅内血管搏动性血流所引起的电阻抗变化来推断其供血情况，而非直接测定血管内的血流量，因而易受各种因素影响，误差较大。当前仅仅作为临床诊断上的参考意见，而不能直接用于诊断。

## 二、脑血流图描记方法

### （一）颈内动脉描记

两个电极分别置于额部及乳突部；之后将此两个电极与脑血流图仪相连结，此称之为额（颞）-乳突导联。

### （二）椎-基底动脉描记

电极置于枕与乳突部，分别描记颈椎在向左转动与向右转动时的阻抗脉波。

将描记所获的阻抗脉波的波形、上升时间、上升角、重搏波以及波幅等加以测量及分析，以推断该血管壁的弹性状态、血流量和血液充盈情况，从而为判断血管的舒缩情况及有无动脉粥样硬化提供依据，并同时对两侧加以对比。

## 三、脑血流图临床判定及其意义

### （一）正常脑血流图

其与年龄、性别及机体状态有着明显之差异。典型正常的脑血流图是一个与脉搏相一致的脉搏波曲线。开始为上升支，即从基线向上倾斜达顶点；此后该波下降至基线，在此过程中出现两个峰，称之谓第一与第二峰。第一峰顶点至基线的垂直距离为波幅，上升支起点至第一峰峰顶的时值称为上升时间，上升支与曲线之间的夹角称为上升角。上升支与下降支之间的夹角称为主峰角。

上述各部正常值各人报告差距较大，因其受多种因素影响，尤其是各家所用仪器条件不一，因此每个单位均应选一批正常人描记后作为正常标准值。

### （二）临床意义

根据上述情况，本检查仅能作为临床参考。笔者认为，对怀疑椎动脉供血不全者，可双侧同时加以描述，双侧波幅差超过50%者方有参考价值，而临床确诊仍需依靠临床症状及椎动脉造影。

# 第十节 诱发电位

## 一、诱发电位概述

随着工业、建筑、交通、体育事业的高速发展，脊髓损伤的发生日渐增加，而且脊柱外科的发展很快，许多难度较大的脊柱手术已广泛应用于脊柱畸形、脊柱肿瘤的治疗，术中脊髓损害的问题也随之而来。因此如何及时、准确地监测、评估脊髓功能状态是当今脊柱外科急待解决的问题。神经生物学发现，神经、肌肉及器官的活动总是伴随生理电的活动，脊髓是神经肌肉活动联系通路的一部分，同样有电生理的变化，当脊髓遭受损伤，其电生理活动也会改变，因而可以测定，记录定量和分析脊髓生物电变化的躯体感觉诱发电位（Somatosensory Evoked Potential，SEP）和运动诱发电位（Motor Evoked Potential，MEP）技术正日益广泛应用于脊柱外科临床中。

诱发电位是根据检查需要，设计和应用各类刺激作用于神经系统，经平均、叠加后记录的诱发电位波，是同一神经动作电位在容积传导中的电流发放。脑诱发电位与刺激脉冲具有锁时关系。临床常规的诱发电位检查根据采用刺激方式不同，分为躯体感觉诱发电位、脑干听觉诱发电位及视觉诱发电位。

## 二、躯体感觉诱发电位

### （一）基本概念

躯体感觉诱发电位是神经系统对电刺激的特殊反应。与常规记录感觉和运动神经传导速度相似，可以在周围和中枢神经多个部位记录，通过刺激较大的混合神经及肌皮神经，应用平均叠加技术，记录波幅为 $1\sim50\,\mu V$ 的周围神经、神经丛、

脊髓和皮层诱发电位，并可重复记录。

### （二）上肢躯体感觉诱发电位

在刺激正中神经时，它反映的是 $C_6$ 到 $T_1$ 节段的脊髓功能状态，当刺激尺神经时，记录的 $N_{11}$ 电位反映的为 $C_8$ 获得的神经反应电位。在颈部最常用的方法是在 $C_5$ 或 $C_7$ 安放记录电极来记录脊髓和脑干动作电位。一般可以记录到三个负相波 $N_{11}$、$N_{13}$、和 $N_{14}$。$N_{11}$ 是产生于神经后根进入脊髓后角的突触前电位。刺激上肢正中神经及尺神经后，可以在肘部、Erb's 点、颈部、颅顶记录到神经动作电位。应用双极电极在肘部记录的为 $N_5$ 波，可作为测定周围混合神经传导速度。在 Erb's 点（锁骨中点上 2cm）记录的 $N_9$ 波，是顺向传导的感觉纤维和逆向传导的运动纤维经过臂丛的电活动，而在 $C_5$ 记录的 $N_{13}$ 电位反映相应节段感觉上行纤维在脊髓后角的突触电位。当电极位于兴奋点后方时，记录的波形为负相，记录点在兴奋点前方时，记录的波形为正相。病理状态下 $N_{13}$ 波幅可能降低，但由于在颈段的信号放大效应，仍可记录到正常的脑干和皮层电位。$N_{14}$ 电位是在颈延连接部位内侧纵束或楔束核记录的动作电位。从颈前记录，可以使 $N_{13}$ 和 $N_{14}$ 清晰分开，在颅顶采用非头皮参考电极记录远场电位时，波形反转为 $P_{13}$ 和 $P_{14}$。颅顶记录的远场电位 $N_{19}/P_{25}$ 是产生于皮质躯体感觉神经元与传入丘脑 - 皮质束的同步突触后电位，分别产生于皮层的顶叶和额叶。当怀疑皮层病变时，采用非头皮参考电极，在 $C_{3'}{}'$、$C_{4'}{}'$ 记录，在额叶可以记录到一个阳性波 $P_{22}$，随后是一个大的负相波 $N_{30}$（图 1-1-4-10-1）。

### （三）下肢躯体感觉诱发电位

刺激胫神经后，在腘窝、$L_1$ 脊椎、头皮分别

记录到体感诱发电位 $N_8$、$N_{18}$、$N_{22}$、$P_{31}$、$N_{34}$ 及 $P_{37}$ 波。$N_8$ 是产生于周围神经的动作电位，$N_{18}$ 是通过在腰骶部马尾和后柱的传导反应波；另一个重要的波形成分是 $N_{22}$，为脊髓后角的突触电活动，类似于颈段的 $N_{13}$；在颈段记录的 $N_{33}$ 电位则反应了脊髓小脑通路和薄束核的电活动。正常情况下，由

于后柱上行性传导冲动的分散和肌肉伪差，记录 $P_{31}$ 比较困难。下肢体感诱发电位的皮层投射点位于大脑内侧裂深部感觉皮层区，采用 Cz—Fz 连接首先记录到 $N_{34}$，随后是 $P_{37}$。在踝部刺激腓神经后，可以记录到类似于腰髓的短潜伏期电位 $N_{11}$，脊髓 $N_{19}$ 电位，及皮层的 $P_{37}$ 电位（图 1-1-4-10-2）。

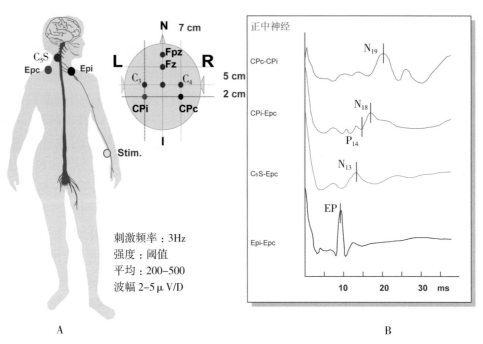

图 1-1-4-10-1　正常上肢躯体感觉诱发电位示意图（A、B）

A. 上肢躯体感觉诱发电位；B. 诱发电位记录

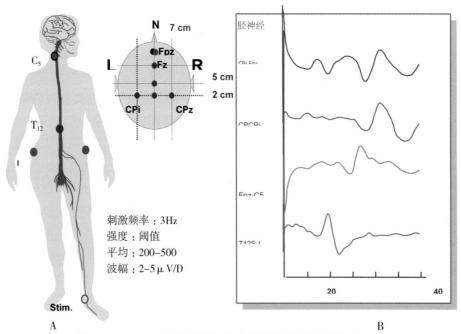

图 1-1-4-10-2　正常下肢躯体感觉诱发电位示意图（A、B）

A. 下肢躯体感觉诱发电位；B. 诱发电位记录

## （四）诱发电位的临床应用

**【主要用途】**

随着电子计算机技术发展，诱发电位技术得到了广泛普及和应用。它的主要用途是：

1. 用于周围及中枢神经系统疾病或损伤的鉴别诊断，如脱髓鞘疾病、脊髓或颅内占位性疾病、外伤导致神经损伤的部位；

2. 对一些先天性及退行性疾病进行神经功能评价及预后判断；

3. 正常能力的客观评价，如听力、视力及躯体感觉，也用于功能性与器质性病变的鉴别诊断；

4. 神经外科、骨科、心脏外科及麻醉深度的术中监护；

5. 术后及危重患者的监护及脑死亡的判定；

6. 诱发电位检查：事件相关电位，用于高级心理功能的研究。

体感诱发电位的波幅因个体差异变化较大，临床主要根据潜伏期变化来分析检查结果。

**【分析标准】**

根据国际脑电图协会制定的诱发电位波形分析标准，上肢体感诱发电位必须记录 $N_9$、$N_{13}$、$P_{14}$、$N_{18}$ 和 $N_{20}$ 波，测量 $N_9$-$N_{20}$、$N_9$-$P_{14}$，及 $P_{14}$-$N_{20}$ 波间潜伏期。$N_9$-$P_{14}$ 波间潜伏期反映了从臂丛到下脑干的神经传导功能，$P_{14}$-$N_{20}$ 反映了从下脑干及皮层主要感觉区的神经传导功能，$N_9$-$N_{20}$ 反映的是从臂丛到皮层主要感觉区传导功能，$N_{13}$ 波反映的是颈髓下段的活动状态。与波间潜伏期比较，由于 $N_9$ 潜伏期受到手臂长度影响，绝对潜伏期缺少实际应用的价值。对于刺激胫后神经记录体感诱发电位，国际脑电图协会规定至少应记录腰部固有电位和皮层主要感觉区的波形成分 $P_{37}$，测量各波潜伏期和腰部固有波到 $P_{37}$ 的波间潜伏期。后者接近于腰髓至皮层主要感觉区的传导时间。因此，应测量 $P_{31}$、和腰固有波至 $P_{31}$ 及 $P_{31}$-$P_{37}$ 波间潜伏期，分别评价从腰髓至脑干及从脑干至皮层主要感觉区的传导时间。对于下肢体感诱发电位的周围和脊髓传入通路因个体高度不同而各异，有些实验室依据身体高度来调节腰部记录的体感诱发电位结果分析正常值。患者身高

与 $P_{37}$ 绝对潜伏期的相关性意义，要远远大于与 SLP-$P_{37}$ 波间潜伏期的相关性。判断体感诱发电位异常的主要指标是波形成分的消失和波间潜伏期延长。通常限定波间潜伏期大于 2SD。上肢体感诱发电位 $N_9$ 到 $N_{13}$ 波间潜伏期延长，提示神经根或颈髓损害。当 $N_{13}$ 到 $N_{20}$ 波间潜伏期延长时，提示损害在颈髓与大脑皮层之间。$N_{13}$ 波幅降低或消失，则提示病变部位在颈髓。下肢体感诱发电位记录时，如果 $N_8$ 正常，而腰部电位消失，提示病变的部位在腰部脊髓或马尾。$N_{22}$ 到 $P_{37}$ 或 $N_{22}$ 到 $P_{31}$ 波间潜伏期延长，提示病变在腰髓或胸、腰髓。体感诱发电位是一种客观的神经功能评定方法，反应的仅是本体感觉神经传导通路的功能状态。当体感诱发电位异常时，则提示病变的部位。

## （五）神经系统病变的体感诱发电位

**【周围神经病变】**

周围神经病变时，在周围和中枢记录的体感诱发电位波幅均降低，绝对潜伏期延长，而波间潜伏期正常。在脊髓小脑变性、脑白质营养不良、感染性神经病、B12 缺乏所导致的亚急性联合变性及脊髓神经根压迫时，周围感觉神经动作电位消失。此时，体感诱发电位由于中枢放大作用，可见残余电位，利用其来测定周围感觉神经传导速度，帮助明确诊断。在一些遗传性神经病时，用体感诱发电位测定周围神经近端节段传导速度，有助于疾病的诊断。另外，在周围神经外伤后，体感诱发电位可以先于感觉神经动作电位出现来判断神经轴索的再生。

**【臂丛神经损伤】**

体感诱发电位与常规肌电图、神经传导速度的测定，可以确定臂丛损伤的部位和判断预后。体感诱发电位的异常包括 $N_9$ 波幅降低或消失，肘部、鹰嘴的所有反应波减低，$N_9$ 到 $N_{13}$ 波间潜伏期的延长。皮层体感诱发电位波形的存在，并见有异常的感觉神经传导速度，提示在周围和中枢神经系统之间有部分联系。相反，感觉神经传导速度和体感诱发电位的 Erb' 点电位正常，而颈部和头皮电位消失，提示神经根完全撕脱。由于

外伤后，同时伴有神经丛节前和节后几个节段的损伤，所以很难作出精确的定位判断。当仅有一或两个神经根损伤时，进入到脊髓的混合神经是经过多个神经根传入，因此刺激正中神经或尺神经记录的诱发电位可以正常。虽然通过单个节段刺激可以解决上述问题，但必须与对侧记录的结果相对照，同时正常人有时记录 $N_9$ 和 $N_{13}$ 电位也比较困难。

### 【神经根病变】

在诊断颈神经根病变方面，刺激正中神经、尺神经、桡神经记录体感诱发电位的灵敏性低于肌电图检查。采用指端刺激记录体感诱发电位具有高灵敏性、低特异性。在患有脊椎病所导致的颈神经根病及脊髓病变者，80%~90% 刺激胫神经和尺神经记录体感诱发电位异常。表现为刺激胫神经记录的 $N_{22}$、$P_{38}$ 波幅降低，波间潜伏期延长；刺激尺神经记录的 $N_{13}$ 消失，$N_{20}$ 波幅降低及 $N_9$-$N_{13}$、$N_9$-$N_{20}$ 波间潜伏期延长。在患有胸腔出口综合征的患者，临床检查、肌电图和神经传导速度测定可以是正常，体感诱发电位检查有异常发现。一般表现为低波幅的 $N_9$ 电位，伴有 $N_9$-$N_{13}$ 波间潜伏期延长；也可以是 $N_9$ 波幅正常，$N_{13}$ 波幅降低，同时 $N_9$-$N_{13}$ 波间潜伏期延长。刺激尺神经时记录的异常结果多于正中神经。由于体感诱发电位是由多个混合神经所产生的，采用肌皮神经刺激记录的脊髓和皮层诱发电位对诊断神经根病变较肌电图更为灵敏。

### 【中枢神经系统疾病】

许多中枢神经系统的疾病可以导致体感诱发电位异常。脊髓病变时，表现为潜伏期的异常变化；轴索损害时，首先表现为中枢波幅的变化。由于神经重叠支配，体感诱发电位的结果并不能明确提示病理状态，具有一定局限性。但在各种外科手术中，仍可作为监测脊髓、脑干、及大脑皮层功能状态的方法手段。

### 【脱髓鞘疾病】

体感诱发电位可以帮助确定临床怀疑而无症状的多发性硬化。大约 2/3 多发性硬化患者刺激正中神经记录的体感诱发电位为异常，而这些患者的一半临床无症状或感觉受累的体征。在下肢白质传导通路较长，体感诱发电位对多发性硬化的诊断灵敏性高于上肢，对患有脑白质不良患者，体感诱发电位异常主要表现为中枢传导时延长。

### 【压迫性病变】

由于脊椎病变导致的颈段脊髓压迫，采用刺激尺神经和胫神经记录体感诱发电位较刺激正中神经敏感。在临床检查缺少客观体征时，体感诱发电位表现异常，通常 $N_{13}$ 波幅降低或消失。而在枕大孔病变（Arnold-Chiari 畸形或肿瘤）时，体感诱发电位 $N_{13}$ 存在，$N_{13}$-$N_{20}$ 波间潜伏期延长。在脊髓外伤后早期，诱发电位的变化可以帮助判断临床预后。

### 【脊髓内病变】

在脊髓内缓慢生长的肿瘤不影响到感觉神经传导通路，体感诱发电位可以正常。在动静脉畸形时，体感诱发电位可以帮助确定重要的侧枝循环来选择栓塞和手术切入点。在脊髓空洞症患者，胫神经体感诱发电位常为异常。

## 三、视觉诱发电位

### （一）概述

视觉诱发电位是由视觉刺激后在枕部记录的诱发反应电位。视觉诱发电位可由闪光刺激、半视野图形翻转及全视野图形翻转。闪光刺激用于患者不能配合固定注视全视野图形翻转刺激者。由于闪光刺激的潜伏期变异较大，因此，仅作为视觉传导通路的评价。由于全视野刺激是采用单眼分开刺激，适用于前视路病变检测，半视野刺激适用于视交叉旁病变的定位诊断。

闪光刺激应用常规脑电图的光刺激器放置在患者前面，让患者闭上眼睛，使强光通过眼睑作用于视网膜。完整闪光刺激记录的视觉诱发电位反映了从视网膜到外侧膝状体的神经传导通路。如果采用图形翻转可重复记录到视觉诱发电位，并不采用闪光刺激。图形翻转刺激是让患者坐在黑白翻转的中等大小的棋盘格刺激器前，在枕部记录诱发电位。但诱发电位反应受到下列因素影响：棋盘格大小影响视觉诱发电位潜伏期；刺激视野大小影响诱发反应灵敏度；棋盘格翻转的频率影响诱发电位主波潜伏期；刺激器的亮度降低可导致诱发电位波幅降低；刺激器的对比度过低将导致 $P_{100}$ 波幅降低，潜伏期延长；患者视点固定不好，也可导致波幅降低。

## （二）正常视觉诱发电位波形

正常视觉诱发电位检查一般显示三个稳定波形，$N_{75}$、$P_{100}$、$N_{145}$。临床常规分析大约在 100ms 左右出现的正相波，而 $N_{75}$、$N_{140}$ 并不作为常规分析指标（图 1-1-4-10-3）。

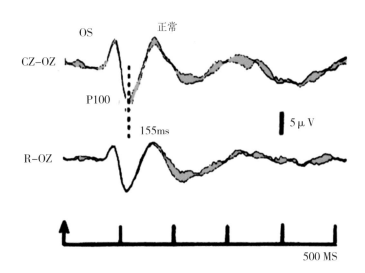

图 1-1-4-10-3　视觉诱发电位示意图

### （三）波形变异

在视觉诱发电位有两种常见波形变异，即波形分裂和波形翻转。两种变异产生的原因，都是由于视觉皮层及视放射的解剖变异，如果波形分裂较窄，而潜伏期正常，则视觉诱发电位为正常。视觉诱发电位主要用于评价视觉通路前部的功能状态，当单眼视觉诱发电位的 $P_{100}$ 潜伏期延长时，一般提示为视交叉前病变。如果双侧 $P_{100}$ 潜伏期均延长，则提示病变可为视神经或视交叉及广泛性视交叉后病变，采用半视野刺激，可以对这些不同部位的病变进行鉴别。当 $P_{100}$ 绝对潜伏期超过 117ms 时，则考虑 $P_{100}$ 潜伏期延长。两眼间的潜伏期差对临床诊断的意义比绝对潜伏期更大。如果两眼之间的差值超过 13ms，尽管绝对潜伏期值正常，仍考虑为异常。

### （四）视觉诱发电位异常的临床意义

【视神经炎】

视神经炎的视觉诱发电位典型异常变化是 $P_{100}$ 潜伏期延长，单侧视神经炎仅表现为单眼 $P_{100}$ 潜伏期延长，如果在无症状的眼睛记录到 $P_{100}$ 潜伏期延长，提示存在亚临床视神经炎。视神经炎急性期后视觉诱发电位转为正常的较少。

【多发性硬化】

大约有 15% 视神经炎患者最终出现其他多发性硬化的症状。对患有视神经炎患者，进行体感诱发电位检查，可以发现亚临床病灶。当临床出现中枢神经系统其他部位损害，提示多发性硬化诊断时，应进行视觉诱发电位的检查，以检测出亚临床性损害病灶。约 40% 多发性硬化患者视觉诱发电位 $P_{100}$ 潜伏期延长，但并没有视神经炎的病史。事实上所有患视神经炎的患者，其患侧的 $P_{100}$ 潜伏期均延长，即使绝对潜伏期正常，两侧波间潜伏期差是异常的。

【肿瘤】

影响到视觉通路的肿瘤通常是由于对视神经和视交叉的压迫。视野障碍在各眼之间可以不同，但视觉诱发电位始终是异常的，视敏度与视觉诱发电位之间没有相关性。视觉诱发电位的异常可以是绝对潜伏期或相对潜伏期延长，也可以表现为波形或波幅变化。潜伏期的变化较波形和波幅的变化更可靠。肿瘤影响到后视路时，很少出现视觉诱发电位异常。在患有偏盲的患者，全视野棋盘格翻转刺激通常是正常的。

**【假性脑瘤】**

假性脑瘤患者可出现颅内压增高，但脑结构并没受到损害。如肿块或阻塞性脑积水，如果高颅压没有得到及时有效治疗，可造成视神经损害，如果治疗有效，视觉缺失症状可以得到改善，如果颅内压持续增高，可导致视神经持续性损害。大多数患有假性脑瘤患者的视觉诱发电位正常，少数在视觉损害早期出现诱发电位异常。但诱发电位并不作为颅内压的监测手段。

**【功能性疾病】**

在怀疑功能性视觉缺失时，可以用视觉诱发电位作出评价。正常视觉诱发电位可以反映视觉通路的完整性，闪光刺激的正常视觉诱发电位仅提示到外侧膝状体的视觉传导通路正常，但并不能排除皮质盲，应采用半视野刺激可确定功能性视觉障碍。

## 四、脑干听觉诱发电位

### （一）概述

脑干听觉诱发电位是由脑和听神经对声音刺激后产生的复合性电位，波形主要成分起始于脑干。脑干听觉诱发电位主要用于评价患者患有听力降低或怀疑脑干病变时，尤其对听神经瘤检测，是一种灵敏和经济的检查方法（图 1-1-4-10-4）。

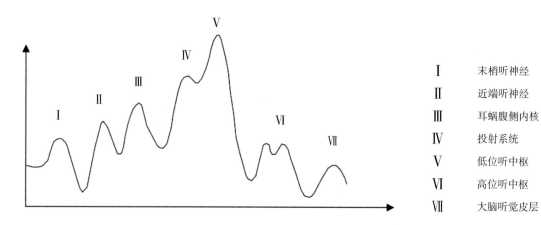

| | |
|---|---|
| Ⅰ | 末梢听神经 |
| Ⅱ | 近端听神经 |
| Ⅲ | 耳蜗腹侧内核 |
| Ⅳ | 投射系统 |
| Ⅴ | 低位听中枢 |
| Ⅵ | 高位听中枢 |
| Ⅶ | 大脑听觉皮层 |

图 1-1-4-10-4 脑干听觉诱发电位示意图

### （二）脑干听觉诱发电位临床应用

在听觉诱发电位，主要分析Ⅰ波至Ⅴ波的波形及潜伏期、波间期。因此，应首先确定Ⅰ波和Ⅴ波。Ⅰ波是由听神经远端部分所产生，一般在刺激后 2ms 左右出现，Ⅲ波是由上橄榄核至外侧膝状体的投射纤维所产生。Ⅴ波是产生于桥脑至中脑的投射纤维，一般出现在刺激后 6ms 左右，随着刺激强度降低，Ⅴ波最后消失。各波潜伏期较波幅更为重要。主要测量Ⅰ波、Ⅲ波、Ⅴ波潜伏期及Ⅰ~Ⅲ波和Ⅲ~Ⅴ波的波间潜伏期。Ⅰ波潜伏期延长多见于听神经远端损害，但并不多见于听神经瘤。Ⅲ波潜伏期延长提示听神经近端至桥脑内侧受累，病变可能为听神经或脑干病变，但常见于听神经瘤。Ⅲ~Ⅴ波间潜伏期延长，提示病变位于桥脑至中脑之间。Ⅰ~Ⅲ波和Ⅲ~Ⅴ波间潜伏期延长，提示病变影响到双侧脑干、桥脑末端以上或桥脑末端及听神经，多见于桥脑病变。Ⅰ波消失，Ⅲ波、Ⅴ波正常，提示周围听力损害，不作为桥脑末端听力传导损害的评价。Ⅰ波消失，伴有Ⅲ波、Ⅴ波潜伏期延长或波形消失，提示病变部位在听神经至桥脑末端的传导性损害，但是由于缺少Ⅰ~Ⅲ波间潜伏期，对客观听力评价比较困难。如果Ⅲ波消失，Ⅰ波、Ⅴ波正常，Ⅰ~Ⅴ波间潜伏期延长，损害可存在于听神经至中脑的任何部位。Ⅴ波消失，Ⅰ波、Ⅲ波正常的情况并不常见，但如果出现，则提示病变位于桥脑以上的听觉传导通路，同时应伴有Ⅲ~Ⅴ波间潜伏期延长。

### （三）特殊疾病听觉诱发电位的改变

**【听神经瘤】**

脑干听觉诱发电位对大多数听神经瘤诊断是非常敏感的。在早期，听觉诱发电位可以正常，当肿瘤较大时，Ⅰ波后的各波形可完全消失。

**【脑干肿瘤、脑梗塞】**

大多数脑干内肿瘤患者的脑干听觉诱发电位均为异常，特别是当桥脑受累时，通常为Ⅲ波、Ⅴ波消失和Ⅰ~Ⅴ和Ⅲ~Ⅴ波间潜伏期延长。在脑干梗死时，大多脑干听觉诱发电位异常，少数病例的脑干听觉诱发电位可正常，但诱发电位波幅降低。50%影响到后循环的短暂性脑缺血，脑干听觉诱发电位潜伏期可以正常，约50%脑干血供

恢复后，听觉诱发电位可恢复正常。

**【多发性硬化】**

对临床怀疑患有多发性硬化的患者，脑干听觉诱发电位没有视觉诱发电位和体感诱发电位敏感，脑干听觉诱发电位的异常表现为Ⅴ波波幅降低及Ⅲ~Ⅴ间潜伏期延长。大多异常为单侧。脑干听觉诱发电位不能区别脱髓鞘疾病与肿瘤及脑梗死。

**【昏迷和脑死亡】**

如果脑干听觉诱发电位Ⅰ波后的波形完全消失，则可判断为脑死亡。大约10%脑死亡患者可记录到完整的Ⅱ波，因为Ⅱ波是由听神经颅内段所产生，当Ⅱ波存在时，评价脑死亡应结合临床其他体征及脑干诱发电位其他波形的变化。

**【其他各种疾病】**

脑膜炎、维生素 $B_{12}$ 缺乏、癫痫、酒精中毒及糖尿病时，脑干听觉诱发电位可以出现各自不同的异常改变。

（张继东　徐　燕　姜　宏　赵定麟）

# 第十一节　肌电图

## 一、肌电图概述

肌电图是记录运动单位电位的一种方法。根据记录结果，可以鉴别不同疾病时肌肉失神经支配状态，用于区别神经性疾病与肌源性疾病及肌病的分型。肌电图检查常用的电极有表面电极和针电极。针电极又包括单极针电极、同芯针电极和单纤维针电极等（图 1-1-4-11-1）。

单极针电极除针尖裸露外，均全部绝缘隔离。绝缘物质通常采用聚合塑料，针电极的尾端与多股导线连接到信号放大器。单极针电极记录时需要一个参考电极，因此，要将一个盘状或金属电极安放在所记录肌肉的皮肤表面。同时在记录电极的上端安置接地电极。

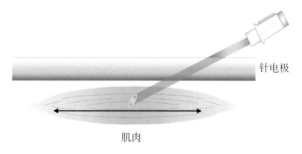

图 1-1-4-11-1　同芯针电极记录肌电图示意图

同芯针电极是由一根细线芯与一个套管组成的皮下针电极。线芯被完全绝缘，与套管壁完全分离。在记录针电极斜面暴露出的针芯由环氧树脂固定，针芯和套管分别与导线连接，套管作为记录电极的参考电极。检查时需要安放患者接地电极。

肌电图信号通常由视觉和听觉观察来分析。临床检查时，必须实时观察屏幕上显示的肌电图信号，并通过扬声器监测声音信号。有经验的临床医生常常在观察到信号以前首先听到异常信号。信号音量对于记录电位电压频率变化是非常好的提示。

## 二、肌电图记录分析

主要包括下列参数指标：

1. 插入电活动；
2. 静息电位；
3. 单个运动单位电位；
4. 大力收缩时运动单位募集状态。

在患者完全放松状态下记录插入电位和静息电位。记录单个运动单位电位时，让患者做轻度自主收缩，检查者的手应放置在患者主动肌对侧，判断患者用力方式和程度，并防止针电极移动。最大用力收缩时观察运动单位募集状态，应将患者肢体固定，避免由于移动产生伪差。

## 三、正常肌电图

### （一）插入电位

正常插入电位活动是由多个肌纤维的动作电位发放所组成。持续时间一般少于500ms，爆发后立即终止。有时出现类似于纤颤和正相波的电位活动，多为单个肌纤维的活动电位，通常随着电极移动停止而消失，并不是异常电位发放。

### （二）静息电位

正常肌肉在放松时并不出现自发电位。持续性的运动单位活动有时会被误作为自发电位活动。在确定为异常自发电位活动之前应观察患者是否完全放松，有时肌肉的静息状态会被拮抗肌收缩所激化。

### （三）运动单位电位

让患者做轻微收缩，激活少量运动单位，每次记录一个运动单位电位。运动单位电位的波幅高低，与运动神经轴突所支配的肌纤维数量和记录电极与肌纤维的距离有直接关系。正常单个运动单位电位的波幅应在200mV以上。大多数运动单位电位为双相或三相，如果多相电位超过15%，则可考虑异常。运动电位电位时限一般少于10ms，个别肌肉稍长，但不超过15ms（图1-1-4-11-2）。

### （四）募集状态

当随意肌收缩增加，收缩力加大，运动单位快速发放，所有运动单位被激活，扫描基线消失，此时的状态称之为完全募集（图1-1-4-11-3）。

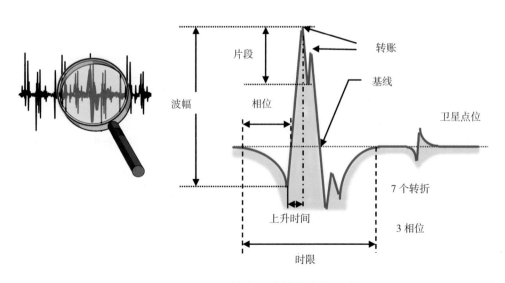

图1-1-4-11-2 单个运动单位电位示意图

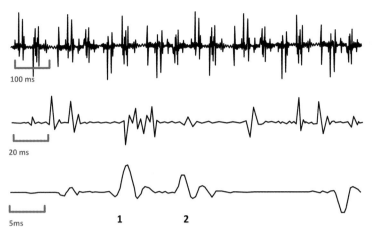

100 ms

20 ms

5ms

1　　　2

图 1-1-4-11-3　肌电图的募集状态及不同分析时间示意图

## 四、异常肌电图

### （一）插入电位

**【插入电位活动增加】**

当针电极移动停止后，电位发放持续存在。提示电位过度发放，同时常伴有时限延长。

**【插入电位活动消失】**

针电极插入移动时，所有电活动减少，常见于肌纤维的功能丧失。在周期性麻痹患者，由于肌纤维兴奋性降低，可以出现插入电位减弱，但更多见的是由于记录电极的性能不佳所造成。

### （二）自发电位活动

**【纤颤电位】**

是因单个肌纤维膜电位不稳定而去极化所产生的肌纤维动作电位，电位发放频率具有随机性。

**【正相波】**

正相波是不同于纤颤电位的单个肌纤维动作电位，电位起始点首先是一个正相波，然后回返至基线。有时在正相波之后跟随一个较小负相波，但主波是正相波。与纤颤电位一样，发放频率具有随机性。正相电位与纤颤电位相同，同为肌病时出现的失神经电位活动。对于产生机理，认为与记录电极的位置有关。双相纤颤电位的产生，是由于肌纤维动作电位通过细胞外的负相成分增加所致。

**【束颤电位】**

束颤电位是单个运动单位的自发性电活动。束颤电位的发放频率是各异的，可见于正常人和慢性失神经支配，更多见于运动神经元疾病。如果没有其他慢性失神经电位表现，束颤电位并不作为异常诊断指标。病理性束颤通常表现为多相和不规则发放，一般发放频率间隔为 3.5s，而非病理性发放，其间隔为 0.8s（图 1-1-4-11-4）。

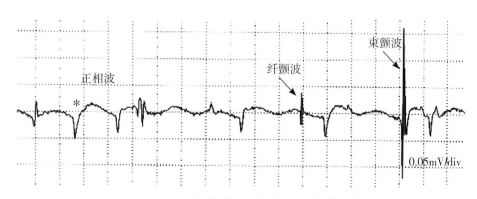

图 1-1-4-11-4　纤颤波、正相波和束颤波示意图

**【肌强直发放】**

肌强直发放是单个运动单位不自主重复高频发放，通常发放频率为 30~40/s。检查时，可见皮下肌肉颤抖和高低起伏。肌强直电位可见于多种失神经病变，但常见于多发性硬化、脑干胶质瘤、放射性神经丛病变、Guillain-Barré 综合征、多发性神经病。

**【肌强直样发放】**

肌强直样发放是肌纤维的重复性发放。可由针电极移动、膜结构异常和联合去极化所触发。发放频率的衰减变化声音类似于轰炸机俯冲"投弹"声。肌强直性发放产生的机制，可能是由于氯离子传导异常。氯离子主要存在于细胞外液，在动作电位结束时，钾通道开放和钠通道的关闭使膜电位复极化。钾外流是对动作电位短暂性超极化的反应。当钾恢复到基线时，膜电位为正常去极化。正常情况下，氯离子浓度维持膜电位正常阈值。当氯离子浓度降低时，去极化导致钾通道失活，再一次产生动作电位。肌强直性发放常见于强直性肌营养不良、先天性肌强直、先天性副肌强直、及高钾型周期性麻痹。在患有炎性肌病或代谢性酸中毒患者，尽管临床没有肌强直症状，但肌电图检查可以见到肌强直样发放。

**（三）异常运动单位电位**

**【神经性病变的运动单位电位】**

见于急性失神经支配、神经再生前、及运动单位减少。残存的运动单位具有基本正常功能。因此，除非是完全性失神经支配，否则运动单位电位常表现为正常。通常失神经支配的肌纤维由临近残存的神经轴突芽生来支配，由于残存的运动单位轴突支配的肌纤维数量增加，记录的运动单位电位较常规记录的电位波幅要大。代偿支配的肌纤维与原始支配的肌纤维并没有激活同步，所以运动单位电位表现为多相电位和时限的增加。高波幅、长时限、多相电位增加是慢性失神经支配的主要特点。

**【肌病性运动单位电位】**

在患有肌肉疾病时，肌细胞膜电位不稳定，导致运动单位电位变化。一些肌纤维发生不可逆性去极化及神经肌肉传导活性减少，导致运动单位电位波幅降低。同时，由于肌肉病变时，肌纤维数量减少和残存受损肌纤维同步活动产生了运动单位的短时限多相电位，为肌肉疾病时常见的病理性运动单位电位。肌病性运动单位电位有时称之为短棘波，低波幅群多相电位。相似的运动单位表现有时也出现于一些失神经支配的患者，特别在早期神经末梢传导的不同步。

**【异常募集状态】**

募集状态减少提示功能单位的降低。单个运动单位的快速发放构成了运动单位募集状态，募集状态减少多见于轴突和脱髓鞘性神经病变所导致的运动轴突传导降低。

**【病理干扰相】**

病理干扰相是由众多低水平运动单位收缩所产生，见于典型肌肉病变时。这些单位产生的募集状态虽然是低波幅，但仍无法分辨基线。

# 第十二节　神经传导速度测定

## 一、神经传导速度概述

神经传导速度是指冲动在单位时间内通过神经的距离，以米/秒（m/s）表示。神经传导时间，又称之为潜伏期，是指从刺激开始到动作电位出现的起始时间，它包括神经-肌肉接头传递耽搁时间及肌膜冲动传导时间。由于冲动经过神经全长时，在近中枢端的神经纤维较粗，传导速度较快，在神经远端纤维变细，传导速度较慢。因此，其传导速度不同。在神经干近端和远端两点刺激，去神经-肌肉接头传递延搁影响，可以精确测定运动神经传导速度。常规神经传导速度测定，是应用各种不同方波脉冲刺激神经后记录神经传导速度。采用标准的方波脉冲，时限为 0.1~0.2ms。有时也应用长时限宽脉冲或短时限脉冲。长时限宽脉冲刺激可能产生过强电流强度，激活作用电极附近几毫米范围的神经轴突，因而导致对正常反应波的辨认缺少精确性。所以长时限宽脉冲仅用于当最大刺激后，记录不到最大反应时才考虑采用，但对所得到的结果应作出谨慎判断。刺激最大输出电压因仪器不同而各异，通常为 250V。短暂的直流电脉冲并不损伤神经组织和皮肤。

## 二、运动神经传导速度测定

### （一）基本概念

记录电极放置在被检查神经所支配肌肉的中点，参考电极放置在远端。刺激神经后，在肌肉记录到一个复合性肌肉动作电位（CMAP），它是多个肌纤维的总合电位，有时称之为 M 反应。如果记录电极放置的位置不正确，记录的复合性动作电位主负相波倾斜之前产生一个正相电位，使潜伏

期的测量比较困难。刺激电极同样是由作用和参考电极组成，一般放置在所检查神经的表面皮肤，在负极下面的去极化最大，通常朝向远端的记录电极。病人接地放置在同侧肢体刺激与记录电极之间。电极安放好后，开始进行重复刺激，采用 1Hz 脉冲；刺激强度从 0 开始，逐渐增加刺激强度，直到 CMAP 波幅不再增加时，再增加刺激强度 25%，获得最大 CMAP 波幅（图 1-1-4-12-1）。

### （二）潜伏期测量

起始点或从刺激到 M 波的波峰；并测量 M 波的峰值电压。然后将刺激电极上移到神经近端，不需要逐渐增加刺激强度，一般刺激 1~2 次，记录结果与远端刺激记录的波形相同。如果记录的波形发生衰减或波形变化，应增加刺激的强度，以确信波形变化并不是由于刺激激活的不完全。测量近端 M 波反应的潜伏期与波幅，并测量远端刺激点与近端刺激点之间距离，根据下列公式计算出神经传导速度：

$$神经传导速度（CV）= \frac{距离（D）}{远端潜伏期（PL）- 近端潜伏期（DL）}$$

## 三、感觉神经传导速度测定

感觉神经传导速度较运动神经传导速度的测定更为方便。由于感觉神经并不像运动神经存在神经传递的突触耽搁，因此，只需要一个刺激点。采用指环电极刺激正中神经和尺神经，刺激和记录电极都放置在感觉神经部分，在手指分布的是这两个神经的纯感觉分枝。感觉神经传导速度可以采用顺向性或逆向性传导测定。两种方法记录的感觉神经传导速度，由于容积传导在几何上的不同而略有差异。一般建议采用顺向性传导记录，因为只需刺激兴奋少量神经纤维，所产生的刺激

伪差小。在顺向性刺激记录不到的情况下，才考 虑应用逆向性刺激记录（图 1-1-4-12-2）。

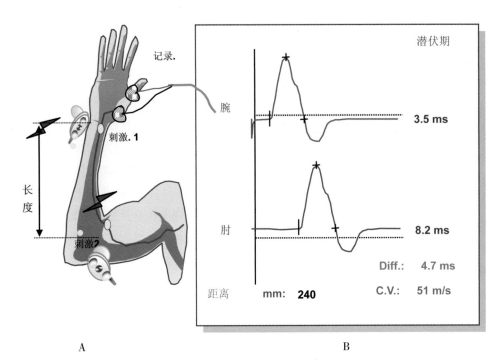

图 1-1-4-12-1　运动神经传导速度的测定示意图（A、B）

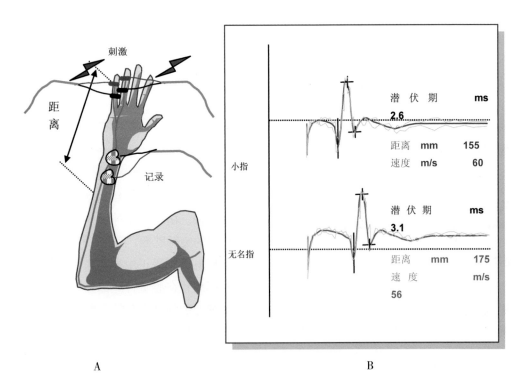

图 1-1-4-12-2　感觉神经传导速度的测定示意图（A、B）

感觉神经传导速度测定，由于记录的复合神经动作电位（CNAP）波幅低，并且不规则，必须采用平均技术将其从背景噪声电活动中分离出来。尤其是老年患者和患有周围神经病变时，如果没有平均叠加技术，无法确定感觉神经电位。刺激时逐渐增加刺激电压强度，直到感觉神经电位（CNAP）出现。当刺激强度逐渐增加，而波幅不再变化时，锁定并测量电位潜伏期和波幅，同时测量由刺激点与记录点之间距离，依据下列公式计算出传导速度：

$$神经传导速度（CV）= \frac{距离（D）}{潜伏期（L）}$$

感觉神经电位的起始潜伏期和峰潜伏期均可作为计算传导速度的参数，对快纤维传导的测定，采用起始潜伏期更为精确，因此作为首选方法。在近端神经根损害性疾病，感觉神经传导速度有时可以是正常，特别在撕脱伤时，由于神经纤维损伤是在神经根节和脊髓之间，而神经节与周围神经之间的连接是完好的，周围神经的感觉传导速度并不受影响。

## 四、神经传导速度异常

### （一）传导速度减慢

无论运动或感觉神经传导速度低于正常值的 3SD，则提示传导速度异常，多见于周围神经的髓鞘病变。轴突性神经病变也可以导致神经传导速度减慢，但一般不超过正常低限 5m/s。多发性神经病可出现神经传导速度减慢，特别是在神经远端，单个神经病变出现神经传导速度减慢仅见于单神经的个别节段。传导阻滞是选择性神经节段传导速度减慢。多节段神经传导阻滞可见于 Guillain-Barré 综合征，慢性炎性脱髓鞘多发性神经病及多灶性运动神经病。

### （二）远端潜伏期延长

远端潜伏期延长多见于脱髓鞘性神经病、神经肌肉传递障碍及肌纤维的膜功能丧失。实际上最多见的是脱髓鞘病变和神经远端压迫性损害。

### （三）电位波幅降低

CMAP 降低，提示功能性肌纤维数量减少，运动单位数量减少或肌纤维兴奋性受到损害。常见于运动神经病、轴突变性和肌病。感觉神经电位波幅降低则提示感觉神经轴突减少。在正常人感觉神经电位波幅有很大差异。因此，感觉神经反应电位的波幅变化并不单独作为疾病诊断指标。如果病变明显影响到波幅，通常感觉神经传导速度也减慢。

### （四）波形离散

波形离散常见于神经脱髓鞘病变。在患有脱髓鞘病变时，并不是所有神经轴突传导速度都减慢，但神经冲动发放同步减少可产生波形离散。轴突变性时，由于继发性脱髓鞘而导致波形离散。

## 五、脊神经刺激

直接刺激脊神经用于评价神经近端周围神经节段传导功能。采用针电极直接刺激不仅可以测定 $C_8$ 节段脊神经传导速度，也可以刺激其他神经根及马尾神经来测定周围神经传导功能。应用电刺激器或磁刺激器在神经根表面进行刺激，更多的是采用针电极直接刺激神经根，避免病人对高压电刺激的不舒服感，同时与磁刺激相比较，对深部神经刺激得到的结果更可靠。刺激 $C_8$ 神经根后，可在其所支配的任何一块肌肉记录到 CMAP 动作电位。常规选择由下臂丛及尺神经组成部分所支配的小指展肌记录，对诊断近端嵌压综合征非常有意义。当刺激脊神经记录的反应异常时，应对所有神经节段进行检测，以确定确切病变损害部位。

## 六、F-波

F-波是测定由刺激点到近端运动轴突传导功能的一种方法。常规刺激运动神经时，产生的动作电位不仅顺向传导到肌肉，同时也逆向传导至运动神经元。逆向传导的电位抵达躯体使树突去极化，并传回到轴丘，使其去极化。由此，一个新动作电位产生并返回至肌肉，动作电位激活运动终板，产生肌纤维动作电位，这个反应波，即为F-波。记录F-波的电极位置与记录运动神经传导速度相同，刺激电极的位置可以放在神经远端或近端，但刺激电极的负向应朝向脊髓。主要分析F-波潜伏期和确定反应波的存在与消失（图1-1-4-12-3）。

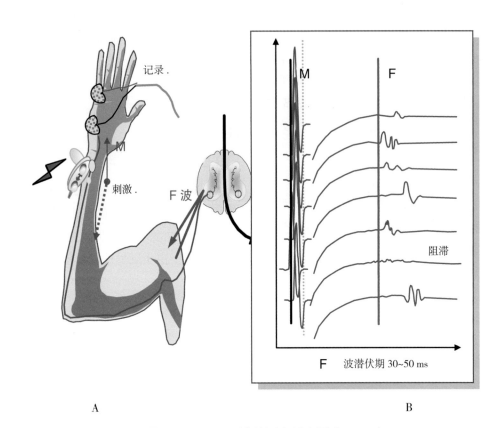

F 波潜伏期 30~50 ms

A                                    B

图 1-1-4-12-3　F 波的测定示意图（A、B）

F- 波潜伏期是神经冲动传导到脊髓和反馈到肌肉的传导时间总和，因此，近端神经传导速度可以通过下列公式计算得出：

$$神经传导速度 = \frac{2 \times 距离}{F潜伏期 - M潜伏期}$$

怀疑周围神经病变时，应用F-波检查，对照近端和远端传导状态，尤其是近端的神经病变，如 Guillain-Barré 综合征、慢性感染性多发性脱髓鞘神经病等周围神经脱髓鞘病变时，远端和近端F- 波潜伏期均延长。在 Guillain-Barré 综合征早期，F- 波的异常最为明显。在神经轴索、神经根和神经丛病变时，F- 波潜伏期大多正常。严重轴索病变时，由于继发性脱髓鞘病变，可以导致F-波潜伏期延长。在脱髓鞘性神经病时，由于传入和传出动作电位离散，F- 波可消失。

## 七、H–反射

H- 反射是牵张反射的电生理表现方式。当牵张肌肉叩打肌腱时，肌梭被激活，并传递冲动到脊髓，H- 反射部分是由脊髓的单突触连接所产生，而大部分是由相应节段和高节段的多突触传导通路所产生。H- 反射通常在下肢腘窝刺激神经，由腓肠肌记录。当逐渐增加刺激强度，大约在 30ms 首先出现一个反应波，即 H 波。随着刺激强度增加，H 波潜伏期逐渐缩短，同时 M 波出现，并逐渐增高。进一步增加刺激强度，H- 反射则消失。正常 H- 反射潜伏期不应超过 35ms，两侧相差不大于 1.4ms。H- 反射潜伏期延长或消失，多见于脱髓鞘和神经轴突病变，也可用于 $S_1$ 神经根病变的诊断。

（周　晖）

# 第十三节 脊柱风湿性疾病的常用实验室检查

现代含义的风湿病涉及的范围很广泛，包括结缔组织病、脊柱关节病、退行性或代谢性骨关节病、感染性关节炎，以及许多发病机制相似的疾病都归入风湿病的范畴。免疫学不但为风湿性疾病说明了发病机制，而且提供了大量诊断治疗的有效手段。本节介绍风湿性疾病的常用实验室检查及近期进展。

## 一、脊柱风湿性疾病的一般实验室检查

### （一）急性期蛋白

包括 C 反应蛋白，是肝脏合成的多种蛋白，可在许多急性及慢性疾病引起组织感染或组织损伤后快速诱导合成并释放入血。

C 反应蛋白（CRP）是一较敏感的炎症早期检测的指标。当发生细菌感染、创伤、组织坏死和炎症时，CRP 能在 24h 内迅速升高，8~10d 后回到正常水平。在慢性炎症中，高浓度的 CRP 可持续存在。但在 SLE 和相关的胶原性疾病中，CRP 浓度常是正常的，类风关活动期常升高，缓解期下降。在 HLA － B27（＋）并有强直性脊椎炎活动的患者中，CRP 升高。本实验为非特异性指标。正常值 <5mg/L。

### （二）血沉

如血浆中存在大的不对称的分子，如纤维蛋白原、α 球蛋白、β 球蛋白及 γ 球蛋白，它们可促进红细胞形成线状，从而加速红细胞的沉降。血沉增高可反映炎症或组织损伤的存在，一般其升高程度与损伤程度相关，是检测风湿病活动的重要指标。

### （三）补体

由二十余种具有酶活性的球蛋白组成，按发现的先后从符号 $C_1$~$C_9$ 表示，这些蛋白相互作用，与免疫反应和炎症反应有关。

血清总补体活性 CH50 是指 兔 IgG 抗体（溶血素）致敏的绵羊红细胞 50% 发生溶解时所需补体的量，是反映补体功能最敏感的指标。补体降低见于许多免疫复合物疾病患者。风湿性疾病的急性炎症期，由于合成增加，补体会非特异性升高。类风关患者当 RF 滴度很高时可出现低补体血症。

### （四）循环免疫复合物（CIC）

血液中存在的抗原抗体结合的复合物。正常人阳性率为 4%。免疫复合物可致组织损伤，如自身免疫性疾病。

### （五）血尿酸

为嘌呤代谢产物，痛风患者大多升高。

### （六）抗链球菌溶血素 "O" 试验

效价大于 $500\mu$/ml，表明患者近期曾感染溶血性链球菌，常用以协助诊断风湿热。

## 二、自身抗体

### （一）概述

自身抗体是指抗自身细胞内、细胞表面和细胞外抗原的免疫球蛋白，见于多种风湿性疾病。可分为：

1. 抗细胞内抗原的抗体

（1）抗细胞核成分的抗体（抗核抗体）；

（2）抗细胞浆内成分的抗体；

    A. 抗中性粒细胞胞浆抗体；

    B. 抗其他细胞浆抗体；

    C. 抗线粒体抗体；

D. 抗核糖体抗体。

2. 抗细胞表面抗原抗体

3. 抗细胞外抗原抗体　包括类风湿因子。下面主要介绍类风湿因子及抗核抗体。

### （二）类风湿因子（Reumatoid Factor，RF）

一种以变性 IgG 为靶抗原的自身抗体。RF 阳性见于类风关、SLE、结节病等自身免疫性疾病。老年人传染性单核细胞增多症，急性感染性疾病有时也可测到低滴度的 RF。RF 在类风关中阳性率为 80% 左右。RF 阴性的关节炎称为血清阴性关节炎，如强直性脊椎炎、肠病性关节炎、骨性关节炎、赖特综合征、银屑病性关节炎等。

### （三）抗核抗体与系统性自身免疫性疾病

在自身免疫性疾病中，细胞核常成为自身免疫反应的重要靶子，细胞核的核膜，核内的染色质，非组蛋白，以及由核糖核酸（RNA）和相关的蛋白质构成的各种核糖蛋白粒子等都可成为自身免疫反应攻击的靶子，产生抗核抗体（ANA）。迄今已有二十余种抗核内各种不同成份的抗核抗体被相继发现，其中有不少抗体因对疾病的诊断有高度的特异性，已成为诊断某一疾病的血清标记抗体，也有个别抗体被证实参与组织的免疫病理性损伤。因此研究检测抗核抗体不仅有助于疾病的早期诊断，还有助于进一步研究和阐明自身免疫性疾病的发病机理。

【抗核抗体分类】

参照美国"风湿性疾病概要"（Primer on the Rheumatic Disesse，第 9 版，1988），抗核抗体大致可分为 4 类，见表 1-1-4-13-1。

表 1-1-4-13-1　抗核抗体分类

| 分　　类 | 抗　核　抗　体 |
|---|---|
| 抗核膜抗体 | 1. 抗核孔复合物抗体；2. 抗层素（Lamin）抗体 |
| 抗染色质（包含结合在染色质上的非组蛋白）抗体 | 1. 抗双链 DNA 抗体；2. 抗单链 DNA 抗体；3. 抗组蛋白抗体；4. 抗高迁移非组蛋白抗体；5. 抗着丝点抗体；6. 抗 Ku 抗体；7. 抗 Scl － 70 抗体；8. 抗 RNA 聚合酶－1 抗体；9. 抗 NOR － 90K 抗体 |
| 抗核糖核蛋白粒子（包括部分胞浆核糖核蛋白粒子）抗体 | 1. 抗 SM 抗体；2. 抗 U1RNP 抗体；3. 抗 U3RNP 抗体；4. 抗 SSA/Ro 抗体；5. 抗 SSB/La 抗体；6. 抗核糖体抗体；7. 抗 Jo-1 抗体；8. 抗 PL － 7 抗体；9. 抗 PL － 12 抗体；10. 抗 OJ 抗体；11. 抗 EJ 抗体；12. 抗 U2RNP 抗体；13. 抗 Th/To 抗体；14. 抗 SPR 抗体 |
| 抗其它核成分抗体 | 1. 抗 PM － Scl 抗体；2. 抗 PCNA 抗体；3. 抗 Mi-2 抗体 |

【抗核抗体谱】

抗核抗体在不同自身免疫性疾病中呈现不同的组合，其中有的抗体仅见于某一疾病，成为诊断该疾病的血清标记抗体，如系统性红斑狼疮（SLE）中的抗 ds-DNA，抗 Sm，抗核糖体抗体；硬皮病（PSS）中的抗 Scl-70，抗着丝点抗体；多发性肌炎和皮肌炎（PM/DM）中的抗氨基酰 tRNA 合成酶，抗 Mi-2 抗体；干燥综合症（SS）中的抗 SSB 抗体等。有的抗体虽可见于多种疾病，但在不同疾病中的阳性率有显著差别，如抗组蛋白抗体在药物性狼疮中的阳性率高达 95% 以上，抗 U1RNP 抗体在混合性结缔组织病（MCTD）中的阳性率也高达 95% 以上，因此可分别成为上述两疾病的一项筛选指标，凡抗体阴性者可基本上排除上述二疾病。虽然抗组蛋白抗体和抗 U1RNP 抗体均可在 SLE 出现，但如考虑 SLE 中可存在多达十余种的自身抗体，几乎平均每个 SLE 患者存在 3~4 种自身抗体，除可能存在抗组蛋白抗体或抗 U1RNP 抗体外，还可存在药物性狼疮或 MCTD 中不存在的其它自身抗体。因此抗核抗体在不同疾病中有不同组合的特征，有助于自身免疫性疾病的诊断和鉴别诊断。抗核抗体谱即指不同疾病中出现的抗核抗体的组合，　　　因此具有疾病的特异性，见表 1-1-4-13-2。

表 1-1-4-13-2　自身免疫性疾病中的抗核抗体谱

| 自 身 免 疫 性 疾 病 | 抗 体 所 作 用 的 抗 原 | 抗 体 阳 性 率（%） |
|---|---|---|
| 系统性红斑狼疮（SLE） | 双链 DNA | 40 |
| | 单链 DNA | 70 |
| | 组蛋白 | 70 |
| | Sm | 30 |
| | U1RNP | 32 |
| | SSA/Ro | 35 |
| | SSB/La | 15 |
| | Ku | 10 |
| | 核糖体（rRNP） | 10 |
| | 增殖细胞核抗原（PCNA） | 3 |
| 药物性狼疮 | 单链 DNA | 80 |
| | 组蛋白（H2A – H2B） | >95 |
| 混合性结缔组织病（MCTD） | 单链 DNA | 10~20 |
| | U1RNP | >95 |
| 干燥综合症（SS） | SSA/Ro | 60 |
| | SSB/La | 40 |
| | 单链 DNA | 10~20 |
| 硬皮病（PSS） | Scl – 70（DNA 拓扑异构酶） | 43~70（弥漫型） |
| | 着丝点 | 80（CREST） |
| | RNA 聚合酶 – 1 | 4 |
| | U3 核仁 RNP | 8 |
| | PM – Sd | 3 |
| | 核仁编组区 – 90（NOR – 90） | 少见 |
| | Th/To | 少见 |
| | 层素 | 少见 |
| | 单链 DNA | 10~20 |
| 多发性肌炎和皮肌炎（PM/DM） | Jo – 1（组氨酰 tRNA 合成酶） | 25（PM） |
| | PL – 7（苏氨酰 tRNA 合成酶） | 4 |
| | PL – 12（丙氨酰 tRNA 合成酶） | 少见 |
| | OJ（异亮氨酰 tRNA 合成酶） | 少见 |
| | EJ – 2（甘氨酰 tRNA 合成酶） | 少见 |
| | Mi-2 | 8（PM）<br>15~20（DM） |
| | 信号识别粒子（SRP） | 4（DM） |
| | PM – Sd | 8 |
| | Ku | 5 |
| | 单链 DNA | 10~20 |
| 幼年型类风湿性关节炎 | 组蛋白 | 30 |
| | 高迁移率非组蛋白（HMG1/HMG2） | 30 |

**【ENA 抗体与抗核抗体】**

抗核抗体为核抗体的总称,其分类前节已述。ENA 抗体是指能与核中盐水可提取抗原即 ENA 抗原发生特异性结合的抗体,即是抗核抗体的一部分。

在自身免疫性疾病的实验室检查中常常以核中盐水可提取抗原即 ENA 作为配基,检查病人血清中是否有相应的自身抗体。

**【ENA 自身抗体谱的意义】**

ENA 自身抗体谱的试剂盒可检测 8~10 种自身抗体,其临床意义分别如下:

1. 抗 Sm 抗体　是系统性红斑狼疮(SLE)的血清标记抗体,阳性率可达 30% 左右;

2. 抗核糖体抗体(或又称抗核糖体核糖核蛋白抗体,rRNP)是 SLE 的又一血清标记抗体,阳性率为 10%,文献中有人提出该抗体阳性与 SLE 的中枢神经系统病变有关;

3. 抗 U1RNP 抗体　在混合性结缔组织病(MCTD)中阳性率高达 95% 以上,在 SLE 中,该抗体阳性与雷诺氏现象有关;

4. 抗 SSA 抗体　在干燥综合征(SS)中阳性率为 60%~70%,也可见于其他多种自身免疫性疾病,包括 SLE(35%)、硬皮病、多肌炎和类风湿关节炎等疾病,该抗体阳性也可引起亚急性皮肤狼疮的皮损,与 SLE 的广泛光过敏性皮炎也相关,IgG 类抗 SSA 抗体通过胎盘进入胎儿后可引起新生儿狼疮综合征,个别因抗体与心脏的传导系统相结合,可造成先天性心脏传导阻滞;

5. 抗 SSB 抗体　是干燥综合征(SS)的血清标记性抗体,阳性率达 40% 左右;

6. 抗 Scl－70 抗体　是弥漫型硬皮病(PSS)的血清标记性抗体,阳性率达 43%;

7. 抗 Jo－1 抗体　是多发性肌炎(PM)和皮肌炎(DM)的血清标记性抗体,在 PM 中阳性率可达 25%,该抗体阳性患者常会同时出现肌炎、肺部间质性病变及关节炎等症状,易被临床误诊为慢性肺部感染或类风湿关节炎;

8. 抗 D'E 多肽抗体　国内文献报道仅见于 MCTD 患者;

9. 抗 DM－53 抗体　国内文献报道仅见于皮肌炎(DM)患者,该抗体与国外文献报道的 Mi－2 抗体是否是同一抗体,有待进一步证实;

10. 抗 RA54 抗体　国内文献报道仅见于类风湿关节炎患者,阳性常约 14%。

## 三、特殊基因的检测

### (一)HLA－B27

HLA 为人类白细胞抗原,有 A、B、C、D 等类型。HLA－B27 与强直性脊柱炎(AS)发病高度相关。正常人群中 B27 阳性率为 4.5%~6.64%。AS 患者中 B27 阳性率为 90.6%~90.91%。

### (二)HLA－DR2.3

与 SLE 有很好相关性。HLA－DR4 与类风关(RA)相关。其阳性者腕或指关节骨破坏多于阴性患者。

(林　研　刘忠汉)

# 参 考 文 献

1. Allam Y, Silbermann J, Riese F, et al. Computer tomography assessment of pedicle screw placement in thoracic spine : comparison between free hand and a generic 3D-based navigation techniques. Eur Spine J[J], 2012, Epub ahead of print.

2. Bradley WG, Daroff RB, Fenichel GM. Neurology in Clinical Practice : Principles of Diagnosis and Management, 5th ed. Boston, Butterworth Heinemann, 2007.

3. Carnes D, Ashbey D, Underwood M. A systematic review of pain drawing literature : Should pain drawings be used for psychologic screening? Clin J Pain 22 : 449–457, 2006.

4. Gaunt AM. Caring for patients who have acute and subacute low back pain. CME Bull 7 : 1–7, 2008.

5. Kaiser ML, Whealon MD, Barrios C, et al. The current role of magnetic resonance imaging for diagnosing cervical spine injury in blunt trauma patients with negative computed tomography scan. Am Surg[J], 2012, 78（10）: 1156-60.

6. Kinder A, Filho FP, Ribeiro E, et al. Magnetic resonance imaging of the lumbar spine with axial loading: a review of 120 cases. Eur J Radiol[J], 2012, 81（4）: e561-4.

7. Liu J, Shafiq Q, Ebraheim NA, et al. Value of intraoperative true lateral radiograph of C2 pedicle for C1-2 transarticular screw insertion. Spine J[J], 2005, 5（4）: 434-40.

8. Liu RW, Yaszay B, Glaser D, et al. A method for assessing axial vertebral rotation based on differential rod curvature on the lateral radiograph. Spine[J], 2012, 37（18）: E1120-5.

9. Schizas C, Michel J, Kosmopoulos V, et al. Computer tomography assessment of pedicle screw insertion in percutaneous posterior transpedicular stabilization. Eur Spine J[J], 2007, 16（5）: 613-7.

10. Solomon J, Nadler SF, Press J. Physical examination: Of the lumbar spine. In Malanga G, Nadler SF（eds）: Musculoskeletal Physical Examination: An Evidence-based Approach. Philadelphia, Hanley & Belfus, 2006, pp 189-226.

11. Stemper BD, Tang SJ, Yoganandan N, et al. Upright magnetic resonance imaging measurement of prevertebral soft tissue in the cervical spine of normal volunteers. Spine J[J], 2011, 11（5）: 412-5.

12. Tomomitsu T, Murase K, Sone T, et al. Comparison of vertebral morphometry in the lumbar vertebrae by T1-weighted sagittal MRI and radiograph. Eur J Radiol[J], 2005, 56（1）: 102-6.

13. Venu V, Vertinsky AT, Malfair D, et al. Plain radiograph assessment of spinal hardware. Semin Musculoskelet Radiol[J], 2011, 15（2）: 151-62.

14. Wang Y, Videman T, Niemeläinen R, et al. Quantitative measures of modic changes in lumbar spine magnetic resonance imaging: intra- and inter-rater reliability. Spine[J], 2011, 36（15）: 1236-43.

15. Winklhofer S, Thekkumthala-Sommer M, Schmidt D, et al. Magnetic resonance imaging frequently changes classification of acute traumatic thoracolumbar spine injuries. Skeletal Radiol[J], 2012, Epub ahead of print.

16. 陈德玉，袁文，王新伟等。腰椎伤病诊断与治疗。北京：科学技术文献出版社。2007。

17. 陈德玉。颈椎伤病诊治新技术。北京：科学技术文献出版社。2003。

18. 李晓江，白云深，杨有庚. 腰椎间隙感染的 MRI 早期诊断价值探讨. 中国实验诊断学 [J]，2009，13（2）: 244-7.

19. 赵定麟。骨科新理论与新技术。上海：上海科技教育出版社。1999。

20. 赵定麟。脊柱外科学。上海：上海科学技术出版社出版。1996。

21. 赵定麟。四肢脊柱创伤。吉林：吉林科技出版社。1999。

# 第五章　脊柱之影像学检查

## 第一节　脊柱X线平片检查

### 一、脊柱X线检查临床意义

1. 在目前情况下，脊柱 X 线平片检查应视为脊柱伤患的常规检查，其临床意义较之 CT 及 MR 更为重要；因此，切不可无常规平片而直接进行 CT 或 MR 检查；

2. 明确外伤的部位、范围、程度及分型；

3. 为治疗前与治疗后（含手术）疗效对比的客观手段之一，并有助于预后的判定；

4. 阴性结果亦有助于诊断及鉴别诊断。

### 二、脊柱X线摄影方法

#### （一）准备

视摄片部位不同进行相应的准备工作，对颈椎及胸段伤病患者按一般 X 线摄片要求将投射部裸露，女性患者可留内衣，但应除去耳环、项链与挂件等金属饰物。对腰椎患者则应予以清洁灌肠，因下腰部周径较大，常难以获得清晰的影像，尤其是盆腔内有大量肠内容物淤积时，不仅无法判定，且可出现假象而延误诊断。

#### （二）体位

可酌情采取平卧位或站立位摄片，一般病例仅摄正（前后）位及侧位片即可；疑有椎弓根、小关节、椎板、棘突及横突骨折者，则需摄左右斜位片。对疑有颈椎或腰椎不稳者，则需拍摄侧位自然前屈及仰伸片，腰椎亦可酌情摄正位左右侧弯片。对下颈段摄侧位片时，可让其双手各提5~10kg重之哑铃，以使双侧肩胛带下降而显示出下段颈椎，但急诊病例除外。对肥胖者，上胸椎摄侧位片时，可将上肢上举过头（即穿胸位）摄片。

#### （三）球管距离与 X 线片盒

球管距脊柱中部一般以 180cm 为佳，此时影像放大系数均为 10%~15%（距离越近则放大系数越大）。并于 X 线片盒曝光侧放置滤线器，以增强影像清晰度；所有体位，均应使片盒投照中心点与球管焦点相一致、居中。

### 三、脊柱X线平片一般观察与描述

视受损部位不同，对摄片的部位、清晰度及范围提出相应之要求。常规的脊椎正侧位片，在正位上，应以伤节为中心，上下包括 2~3 个椎节；两侧应达相关之软组织处，双侧腰骶部应达骶髂关节外方 1~2cm 处。侧位片上下范围同前；前后侧应以可见到椎骨前、后缘以外 2~3cm 为宜。并注意勿将日期、X 线号码及摄片医院等铅字置于影像范围之内而影响对损伤椎节的判定。一张良好的 X 线片对骨组织要求显示骨小梁，对软组织应能看清椎旁主要肌群，如颈椎前方筋膜、胸椎椎旁筋膜及腰部的腰大肌及闭孔内肌阴影。在读片时应注意以下几点。

## （一）椎体之形态

无论是颈椎、胸椎或腰椎，椎体在正位及侧位片上均呈长（扁）方形，同一节段，也大致相似。如发现有碎裂、压缩、楔形变、部分缺如、矢状径或横径过大及其他不规则性变异，均应与相邻椎节对比，以确定其形态变异之原因。

## （二）有无骨折线或骨小梁断裂征

一张合乎要求的平片，均应显示椎骨的骨小梁结构。线状及粉碎状断裂，表明骨折；侵蚀性病变则引起骨小梁缺损及破坏征；骨小梁呈囊状重新排列、中央呈空腔状者，表明为慢性病变。

## （三）椎节的列线

侧方观，椎体的前缘、后缘及棘突的后缘均处在一条相延续的 S 形抛物线上。如列线在椎节处中断，谓之脱位；在椎骨处中断，则多属骨折。

## （四）弥漫性改变

观察整个脊柱有无广泛性脱钙、增生、肥大、韧带钙（骨）化、椎节松动及其他异常改变等。

## （五）局限性病灶

包括椎体中部、椎节间及椎骨的附件等均应

仔细观察有无破坏性或增生性病灶，并观测其范围、形态及与椎管之关系等。

## （六）各段椎节的数量

指各椎节段椎体有无增减，偶见于胸、腰、骶段，以致形成腰椎骶化、骶椎腰化或胸椎腰化等。

# 四、脊柱各个部位X线平片观察与描述

除上述各项一般性观察内容外，各个解剖节段均有相应之要求。

## （一）颈椎

### 【正位片】

应注意颈椎中线及椎体边缘连线是否垂直，有无变形及中断；各椎体及椎间关节有无碎裂、变形及狭窄；双侧钩突有无增生及其他异常；椎间隙有无变窄及其狭窄的程度；棘突是否居中，排列有无异常或侧弯；第 7 颈椎双侧横突是否过长，有无颈肋形成；各椎体有无先天融合、半椎体等畸形。摄开口位时尚应注意寰枢关节之咬合、对位，边缘骨质有无增生及偏斜。并注意观察齿状突有无骨折、变位或缺如（图 1-1-5-1-1）。

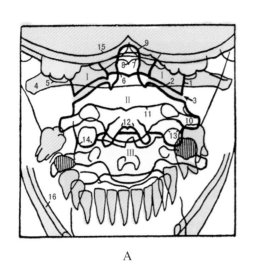

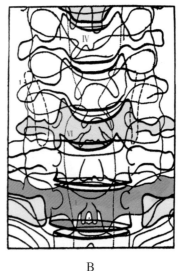

**图 1-1-5-1-1　颈椎正位 X 线平片投影示意图（A、B）**
A. 上颈椎；B. 下颈椎
1. 寰椎侧块；2. 寰椎下关节面；3. 寰枢关节；4. 寰椎横突与横突孔；5. 枕骨髁；6. 寰椎前弓；
7. 寰椎后弓上缘；8. 寰椎后结节；9. 枢椎齿突；10. 枢椎横突；11. 枢椎弓上缘；12. 枢椎棘突；
13. 第三颈椎上关节突；14. 枢椎下关节突；15. 后脑颅窝；16. 下颌骨

**【自然侧位片】**

指让患者采取自然体位摄侧位片（图 1-1-5-1-2）。主要观察：

1. 颈椎曲线之改变　可出现生理前凸消失或向后方隆凸。此多见于颈椎各种伤患，尤以急性期。同时应注意由于椎体间关节松动所致的椎体间变位。

2. 椎体前阴影　在正常情况下，椎体前缘与咽喉及食管后壁之间形成的椎体前间隙于侧位片上清晰可见。在 $C_{4、5}$ 以上椎体前阴影矢状径不超过 4mm，$C_5$ 以下则不超过 13mm。但当患者发生颈椎骨折、脱位或前纵韧带损伤时，此阴影则明显增宽。尤其是某些颈椎骨骼上无异常所见的过伸性损伤，该阴影增宽有助于诊断（图 1-1-5-1-3）。

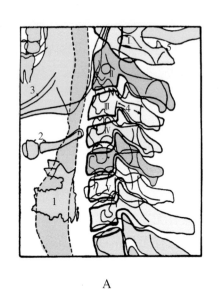 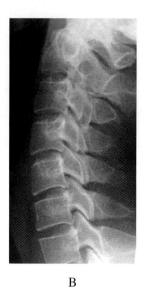

A　　　　　　　　　　B

**图 1-1-5-1-2　临床举例　颈椎侧位 X 线片及投影（A、B）**
A. 侧位 X 线平片投影示意图；B. 侧位 X 线片
1. 甲状软骨，已部分钙化；2. 舌骨；3. 下颌骨；4. 脊椎管的宽度；5. 棘突（变异）

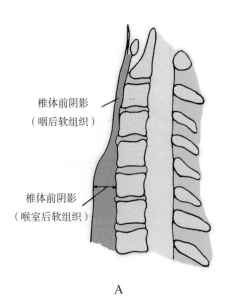 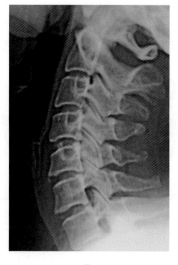

椎体前阴影（咽后软组织）

椎体前阴影（喉室后软组织）

A　　　　　　　　　　B

**图 1-1-5-1-3　临床举例　颈椎椎体前阴影 X 线片表现及投影（A、B）**
A. 颈椎椎体前阴影示意图；B. 颈椎侧位 X 线片示椎体前阴影

3. 颈椎骨关节畸形　以椎体先天性融合为多见，并注意枕颈部异常所见。该处如有畸形，则易引起上颈椎不稳及加重颈椎伤病的症状。

4. 颈椎椎间隙改变　在正常情况下，椎体前缘椎间隙间距平均为 3.8±0.5mm，后缘间距为 1.9±0.28mm。于外伤病例或是髓核退变早期，由于韧带松动可显示椎间隙前方反而增宽。但后期变狭窄，并随着病变的进展而日益明显。椎间隙愈窄，根管也随之狭窄。

5. 颈椎骨赘　椎间隙前后缘处均可出现骨赘，除外伤性病例外，退变性者一般以 $C_{5~6}$、$C_{4~5}$ 和 $C_{6~7}$ 为多发。在椎骨处于同一矢径情况下，骨赘之大小与病情轻重呈正比。骨赘之形态各异，但以唇状为多。注意与后纵韧带钙化相区别，两者亦可相延续。在外伤情况下，骨赘是加剧损伤程度的主要因素之一。

6. 测量椎体与椎管矢状径　分别测量椎体与椎管之矢状径，并判定有无椎管狭窄，因其与颈椎伤病的临床表现关系密切。

（1）椎体矢状径　自椎体前缘中点至椎体后缘连线的垂直线，其数据视椎节不同而异，正常人在 $C_{4~7}$ 段约为 18~22mm；

（2）椎管矢状径　为椎体后缘中点到椎板连线中点的最短距离。正常人 $C_{4~7}$ 约为 15~18mm；

而 $C_{1~3}$ 明显为宽，约为 17~22mm（图 1-1-5-1-4）；

（3）计算两者比值　判定椎管狭窄与否可采用绝对值法，即小于 10mm 者为绝对狭窄，10.1~12mm 者为相对狭窄，12.1~14mm 为临界椎管，大于 14mm 属正常范围；但由于人体身材之差异和 X 线片放大系数不一而欠理想，故亦可采取比值法，公式如下：

$$椎管比值 = \frac{椎管矢状径（mm）}{椎体矢状径（mm）}$$

两者正常之比值应在 0.75 以上，低于 0.75 者则为椎管狭窄；此法简便易行，对继发性椎管狭窄者，亦可按图 1-1-5-1-5 加以测量。

7. 其他　除上述外，尚应注意项韧带和后纵韧带有无钙化及其钙化特点，椎体有无特发性、弥漫性骨质肥大症改变等。

【动力性侧位片】

应提倡以此种侧位片来取代前者，但严重颈椎外伤者除外。此片具有以下特点：

1. 可观测颈椎之活动情况与活动度　在颈部外伤及颈椎病发作期，如急性根性痛及颈型者，由于局部肌肉痉挛，患节活动度明显降低，此有助于临床诊断。

2. 有利于对椎节不稳的判定　如前所述，颈椎的屈伸活动是上一椎体的下面在下一椎体上面

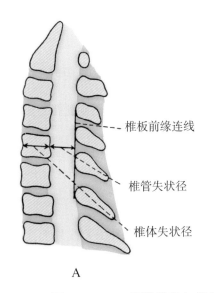

椎板前缘连线

椎管失状径

椎体失状径

A

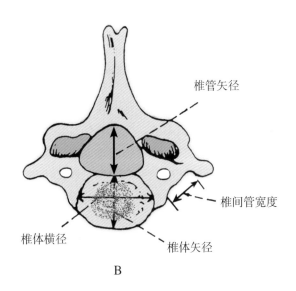

椎管矢径

椎间管宽度

椎体横径

椎体矢径

B

**图 1-1-5-1-4　颈椎椎体与椎管矢状径测量标准示意图（A、B）**
A. 矢状观；B. 横断面观

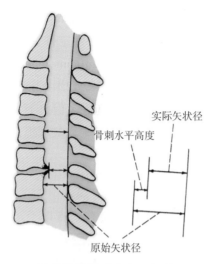

图 1-1-5-1-5　继发性椎管狭窄者之椎管矢状径测量示意图

前后滑动，并受前纵韧带、椎间盘及后纵韧带制约而呈均匀协调一致的运动。但如因局部外伤、炎症或椎间盘变性造成椎间隙松动时，则当颈椎前屈时可使上一椎体的前下缘超过下一椎体的前上缘；而仰伸时则出现相反结果（图 1-1-5-1-6），此种现象称之为"梯形变"或"假性半脱位"等。一般向前滑动者为多，向后滑动者少。出现此种现象的椎节则表明该节不稳，并可因此而引起症状。但随着病变的进展，当椎体边缘骨质增生（包括骨痂形成）及韧带硬化达一定程度时，则此种不稳现象反而消失。因此，椎体间关节的梯形变主要用于对早期病变的判定。

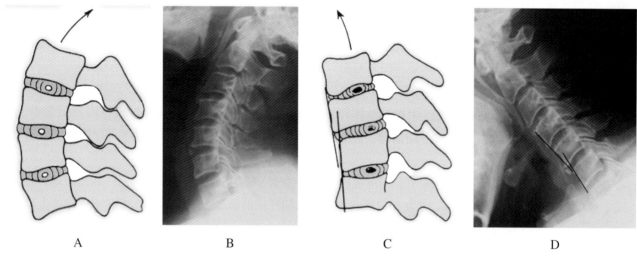

A　　　　　　　B　　　　　　　C　　　　　　　D

图 1-1-5-1-6　临床举例　颈椎动力性侧位 X 线片（A~D）
A、B. 自然仰伸位，显示诸椎节状态正常（A 为示意图）；
C、D. 颈椎前屈时则出现台阶样改变（C$_{5-6}$），表明该椎节不稳（C 为示意图）

3. 有利于对上颈椎不稳的判定　已往在临床上对上颈椎不稳认识不够，尤其外伤性病例，作者发现其并非少见，由于可引起椎动脉第 3 段供血受阻而易与椎动脉型颈椎病混淆。在动力性侧位片上可明显地显示出寰椎的异常活动，必要时可加摄开口位则更有利于确诊。

【斜位片】

左右分别拍摄，主要用以观测椎间孔的矢径、高度及钩椎关节的增生情况（图 1-1-5-1-7）。正常人 C$_{4-7}$ 椎间孔的矢径平均为 1.5 ± 1.0mm。当钩

椎关节处有骨质增生时则此孔变狭窄。

（二）腰骶椎

大体上与颈椎相似，但因其部位不同，在读片时亦有其相应之要求。

【正位片】

显示各个组织在 X 线片上之投影，一般易于判定（图 1-1-5-1-8）。

1. 椎体　呈长方形，横径较垂直径略大，轮廓清晰，左右两侧略向内凹；其上下缘平行，边

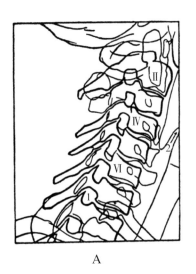 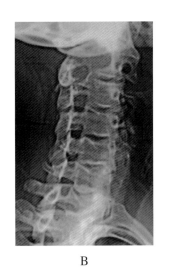

A　　　　　　　　　　　　　　B

图 1-1-5-1-7　临床举例　颈椎斜位投影及X线片（A、B）

A.示意图显示颈椎斜位投影；B.颈椎斜位 X 线片

1. 椎间孔；2. 会厌

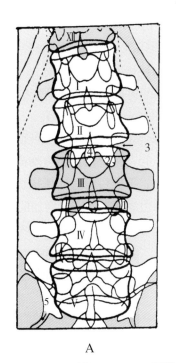 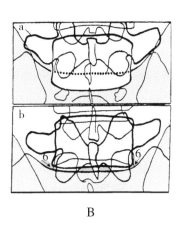

　　　　　　　　　　　　　　　　　B

A

图 1-1-5-1-8　腰椎正位 X 线平片投影示意图（A、B）

A.腰椎正位 X 线平片投影；B.第 5 腰椎平片投影

a. 正常位；b. 结石位

1. 上关节突；2. 下关节突；3. 椎间关节平行线；4. 棘突；5. 骶髂关节；6. 腰骶椎间隙

缘显示双线致密阴影，上下缘与侧缘交线处呈钝圆形。

　　2. 椎间隙　位于上下两椎体之间，其影像密度较骨质为低；左、右两侧宽度对称，其宽度视年龄、椎节不同而略有差异。由于腰椎之生理弯曲之故，L$_{3-4}$ 椎间隙略宽；而 L$_5$~S$_1$ 则由于易出现退变及上部腰椎的前凸而多显示明显狭窄，甚至完全不显示。

　　3. 椎弓根、椎板、棘突、横突及小关节　双侧椎弓根之投影位于椎体之外上方，呈椭圆形，其内侧缘多较清晰，而外侧缘模糊，两侧内缘间距即为椎管管腔的横径。椎板及棘突的轮廓均较清楚，于两侧椎板上下缘之中部，有一似水滴状卵圆形阴影，即为棘突，在正常情况下可略偏离中线。于上下两椎弓根之间，即为小关节，上关节突由椎弓根向上伸出，而下关节突则由上一椎弓根向下突出；两关节突咬合处可见两条密度增加之阴影。中间为密度减低之关节间隙。在椎弓根水平面向两侧呈扁平状伸出之影像即为横突，其形态、大小不一；第 3 腰椎横突略大于其他椎节，第 5 腰椎则多呈不规则状，甚至与骶椎融合或构成假关节（图 1-1-5-1-9）。

4. 骶骨　呈一尖端向下之三角形阴影，上方多与 L$_5$ 椎体下缘相重叠，且形态大体相似。骶骨上端之两侧呈耳状；与髂骨相对应之耳状面构成骶髂关节。骶骨中央为一不规则状之致密阴影，即中央峭；其两侧为成对的卵圆形骶孔，此孔的上缘多较清楚，而下缘较淡。

5. 腰大肌　于腰椎之两侧可见一较淡之三角形阴影，此即腰大肌阴影。在正常情况下双侧呈对称状，遇有炎症（如脊柱结核等）则阴影增大，并多呈不对称状。

以上为正常所见，在临床上腰骶椎之异常所见较多，尤其是先天性畸形，例如：腰椎骶化、骶椎腰化、胸椎腰化、腰椎胸化、隐性椎裂、第 3 腰椎横突肥大、第 5 腰椎横突肥大或假关节形成、浮棘、吻棘、半椎体畸形、先天性腰椎融合等。以往多认为此是构成患者腰痛的主要原因，但通过临床检查与观察，除少数病例外，绝大多数腰痛病例，均由其他明确的原因所引起。对外伤病例应注意观察，尤应注意骨小梁有无断裂，因该处各种组织重叠，且盆腔内积物较多，甚易漏诊。

【侧位片】

1. 椎体　呈长方形，横径大于上下径，前后缘高度相似；唯 L$_1$ 前缘略小于后缘，呈楔形；四边构成的四角呈直角状，前方上下角略圆（见图 1-1-5-1-9）。

2. 椎间隙　较正位片清晰可见，因腰椎的生理前凸而使椎间隙前方较宽，尤以下方椎节为最长，并随年龄的老化而逐渐变窄。

3. 椎弓根、椎板、棘突、横突及小关节　椎弓根及棘突之投影清晰可见，而椎板、横突及小关节由于相互重叠以致密度增高使其轮廓模糊不清。于上、下椎弓根之间所构成的椎间孔甚为清晰，显示边缘光滑、密度增加的卵圆形圆孔。

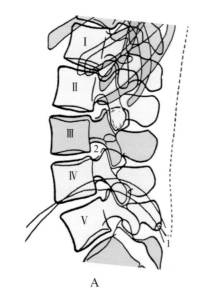
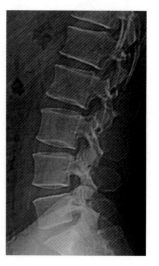

A　　　　　　　　　　　　　　　　B

图 1-1-5-1-9　临床举例　腰椎侧位 X 线平片及投影（A、B）
A. 示意图示腰椎侧位 X 线平片投影；B. X 线侧位片
1. 髂棘；2. 椎间孔

【斜位片】

主要用于判定腰骶段病变，尤其是对椎弓根及小关节（上关节突与下关节突）及双侧骶髂关节的判定具有重要的诊断意义（图1-1-5-1-10）。

【动力性侧位片】

由于下腰椎不稳症的病例日渐增多，尤其是外伤后者；因此对其确诊除根据病史及临床学特点外，在客观上应以动力性侧位片上所显示的前后位移（或正位动力片上的左右位移，但不如侧位片清晰）作为诊断依据。在动力性侧位片上除可观察常规侧位片诸要点外，尚有以下特点。

1. 腰椎的活动度与活动情况　对急性损伤病例显示活动度明显降低（胸腰椎骨折脱位等早期病例不应进行），此主要由于腰部肌肉痉挛之故。

2. 对腰椎不稳症的诊断及对比观察　在正常情况下，腰椎伸屈活动是上一椎体下面在下一椎体上面前后滑动，并受前纵韧带、椎间盘与小关节等制约，而呈均匀协调一致之运动。但如因椎间盘退变造成椎间隙松动时，则在人体向前曲屈

情况下，可使上一椎体前下缘超过下一椎前体的前上缘；当仰伸时则出现相反结果，此种现象称之"梯形变"或"假性半脱位"（与颈椎不稳症完全相似）。一般向前方滑动者为多，且较明显，而向后滑动者较少，此与前纵韧带较后纵韧带坚韧有关。此种现象表明该椎节不稳，并有可能致使移位的椎体或小关节椎管侧缘压迫或刺激脊神经根、马尾或窦椎神经而引起一系列症状。但如果随着病变的发展，椎体边缘骨质增生、韧带硬化或钙化达到一定范围时，则此种不稳现象反而消失。因此，此种动力性侧位片主要是用于对腰椎不稳症的诊断、程度判定及其治疗前后的对比观察等。

（三）胸椎

介于颈椎与腰椎之间的胸椎段，其X线平片特点亦与两者相似。构成颈胸段的上胸椎，与颈椎接近；下胸椎则与腰椎大致类同，唯其无肋骨及胸骨所构成的胸廓，使其无法获得动力性摄片，当然，由于后者而使胸椎的稳定性明显优于颈椎及腰椎。此外，正侧位片上应注意以下特点：

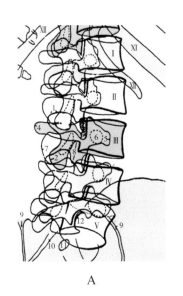
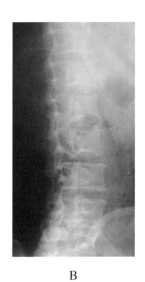
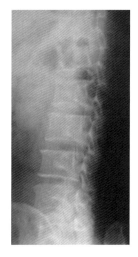

A　　　　　　　　B　　　　　　　　C

**图1-1-5-1-10　临床举例　腰椎斜位X线平片及投影（A~C）**

A.腰椎斜位X线投影示意图；B、C.腰椎左、右斜位X线平片

1.上关节突；2.下关节突；3.平行线部：椎间关节切线位；4.横突（远离胶片侧）；5.肋突（近胶片侧）；
6.椎弓根（近胶片侧）；7.棘突；8.椎间孔；9.骶髂关节；10.骶管；11.骶骨孔；12.第1骶椎上关节突

【正位片】

观察正中及两侧各条列线是否垂直、有无断裂及变形，左右椎旁阴影是否增宽及膨隆，各椎节有无侧凸及旋转性位移，椎体有无畸形（此在胸椎较为多发）等（图 1-1-5-1-11）。

【侧位片】

上胸段因重影较多，难以获得一清晰的 X 线平片，在读片时应注意。其观察项目及要求与前两者基本相似，不再赘述（图 1-1-5-1-12）。

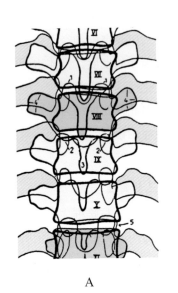

A

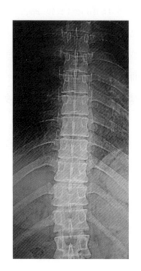

B

图 1-1-5-1-11　临床举例　胸椎正位投影 X 线平片（A、B）

A. 胸椎正位 X 线平片投影示意图；B. 胸椎正位 X 线平片

1. 上关节突；2. 下关节突；3. 棘突；4. 横突；5. 椎间盘

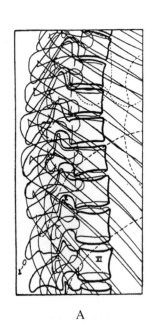

A

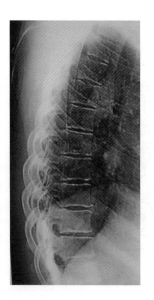

B

图 1-1-5-1-12　临床举例　胸椎侧位投影 X 线平片（A、B）

A. 胸椎侧位 X 线平片投影示意图；B. 胸椎侧位 X 线平片

1. 棘突的孤立突起；2. 椎间关节

（四）骶尾椎

骶尾椎呈上宽下尖之弓形，上缘与水平线呈30°~40°之交角，即腰骶角；于站立位摄片可增加5°~10°，以致骶骨下方向后方隆凸。于骶椎椎体之

间有残留的椎间盘分开。骶椎之末端有数节尾椎相连（图1-1-5-1-13）。

因侧位片对腰骶椎的显示较好，因此在诊断上较之正位片更为重要。但对无移位之骨折应注意观察。

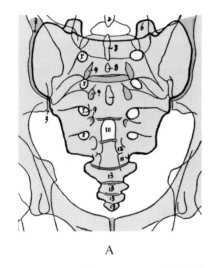
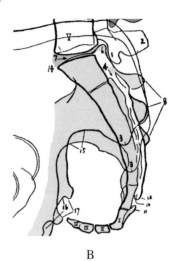

A                                          B

图1-1-5-1-13　骶尾椎正位及侧位X线平片投影示意图（A、B）
A. 正位；B. 侧位

1. 下关节突；2. 棘突；3. 骶髂关节；4. 骶骨管；5. 骶骨孔；6. 第1骶椎上关节突；7. 腰骶椎间隙（截石位）；8. 骶骨中嵴；9. 骶骨关节嵴；10. 骶骨管孔；11. 尾骨角；12. 骶骨角；13. 尾椎；14. 骶骨岬；15. 大坐骨切迹；16. 小坐骨切迹；17. 坐骨棘

# 第二节　脊柱体层摄影与计算机断层摄影检查

所谓特殊摄影，主要指除常规X线摄片以外的摄影检查，包括体层摄影（或断层摄影）、电子计算机体层摄影（CT）及磁共振成像（MR）等。MR及脊髓造影术将在另节中讨论。

## 一、体层摄影

### （一）临床目的

**【易于发现骨折】**

由于椎骨的解剖特点，在一般X线平片上不易发现之骨折，断层片上则有可能被发现，尤其是对骨折片位移的观察。

**【观察早期变化】**

对脊椎早期病变，尤其是椎体上之肿瘤等新生物易于早期发现。

**【观察深部变化】**

因椎旁软组织较多（尤以胸腰段），深部的病变，特别是小于1cm的病灶较之一般平片易于发现。

**【观察小关节改变】**

小关节之畸形及退行性变的发生率较之临床确诊者明显为多，主要是一般平片不易发现之故；而体层片因可避免相互重叠而易于观察。

### （二）操作方法

按操作程序进行，可根据病情采用矢状位或冠状位。一般以患处为中心，要间隔0.2~0.5cm摄一张，共4~8张。

### （三）读片

与一般平片相似。先将所摄诸片按矢状位或冠状位依所摄片顺序阅读，并与平片对比，以发现病变。

## 二、电子计算机体层摄影（CT）

### （一）概述

由 Hounsfield 研制设计的电子计算机体层摄影（Computer Tomograph），现已广泛用于临床。其原理是通过多个或单个 X 线束带源，对受检部位进行体层扫描摄影。根据其穿透人体各种组织后的 X 线强度不同，再经过转换装置和电子计算机处理而呈现出特殊的体层图像，并可根据需要而获取人体的三维图像。

### （二）临床意义（图 1-1-5-2-1）

1. 可以较明确地获取椎体、椎管及根管等组织的直径与横径等有关数据；

2. 可判定椎管内有无占位性损伤病变以及其范围与性质；

3. 可观察骨折块（片）的移位情况，尤其是椎体后缘及椎板骨折片的移位较之 X 线平片及 MR 有绝对的优越性；

4. 配合使用造影剂 (CTM) 并可观察骨赘与韧带钙化的情况；不仅影像更为清晰，且可观察椎管各组织的全貌。

### （三）方式

**【单纯 CT】**

使用较多；

**【CT 加脊髓造影 (CTM)】**

为观察或怀疑椎管内病变时，多选用刺激性较小的 Omnipaque 非离子碘造影剂少许，即可获得十分清晰之图像；

**【CT 加 MR】**

多用于对椎管内病变的判定，较之前者更为清晰而副作用最小。

### （四）读片时注意点

**【注意误差】**

不同医师（包括放射科医师）对同一张 CT 片可能得出截然不同的结论。Wiesel 的统计表明，三位专科医师阅读同一组 (100 份) CT 片，仅有 19% 取得一致意见。由此看来，作为临床医师必须对每一张 CT 片结合临床反复推敲，仔细观察。

**【必须以临床为主】**

尽管 CT 有许多优点，但不能代替临床检查。从总体上来讲，临床检查较之 CT 检查更为重要；因此，当 CT 片与临床检查的结果矛盾时，仍应

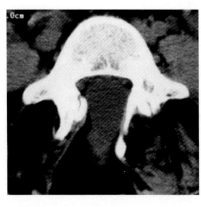

A

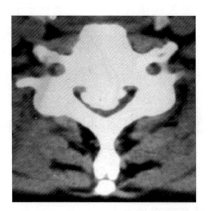

B

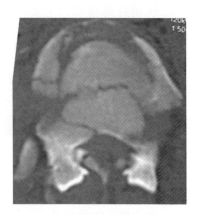

C

**图 1-1-5-2-1　临床举例　CT 扫描（水平位）( A~C )**
A. 脊柱裂；B. 后纵韧带骨化；C. 椎体爆裂骨折

以临床为主。

**【不可代替常规平片】**

由于 CT 片的反差欠佳，以致对骨骼上之一般病变不如 X 线平片清晰。因此，在读片时，必须以常规 X 线平片为基础；绝不可在无平片的情况下直接阅读 CT 片，并以此作为主要诊断依据。更不可仅有 CT 片而无常规 X 线平片。

**【注意定位】**

由于脊柱诸椎节上、下节段在结构上大致相似，因而在无定位的情况下甚易将相邻椎节搞错，尤其是胸椎及腰椎。因此，未阅读全部片子之前，应先阅读定位片，并依次序确定不同层次的顺序号及其所代表的椎节。

**【酌情配合与参考脊髓造影或 MR 片】**

目前，大家公认 CT 虽有其优点，但不能代替脊髓造影和 MR。因为，后两者可以观察及获得椎管内组织等连贯性图像，尤其是在矢状位上，此对病变性质的判定、定位及手术部位与途径选择均具有重要意义，同时脊髓造影可通过透视而获得一动力性影像。

**【防止"断面观"】**

CT 仅仅代表一个体层的断面，两个断面之间的病变则易被遗漏，除非采取交叉式断切。此种检查虽为三维式，但实际使用时多仅一维，在判断时应注意。

**【注意倾斜所引起的假象】**

由于脊柱本身的正常曲度与病理畸形，当对其横切时如果不是与椎体方向完全平行，则可在同一张 CT 片上显示上一椎体的左（或右）侧下缘与下一椎体右（或左）侧上缘（或是两个椎节的前后缘等），以致中央出现一个裂隙而易被误诊为"骨折"、"畸形"等。由于同一原理，CT 所显示的椎管矢状径，一般均小于实际大小；且脊柱曲度愈大，差距也愈大。

### （五）结论

总之，CT 是一较新的诊断技术，但在确定其诊断价值时，应该按临床检查、X 线平片、脊髓造影、CT 这一先后顺序进行。在经济条件允许的情况下，MR 应插入以上顺序的第三位，因其不仅图像清晰，且对人体无副作用。

# 第三节　磁共振成像

## 一、磁共振成像概述

全名为核磁共振显像系统 (Nuc1ear Magnetic Resonance lmaging System，NMR)，由于怕某些人对"核"的恐惧感，将"核"(Nuc1ear) 字除去，故称之为 MRI，现又简称之为 MR。其对 CT 扫描和超声检查系统既是一个补充，又是一新的技术。

CT 是应用 X 线穿过各组织后的不同衰减度所造成的密度差，以判定其属于正常或异常。而 MR 则是利用核磁共振的原理，测定各组织中运动质子的密度差加以判定，较前者更为先进，且图像十分清晰，甚至被誉为活的解剖图谱。

## 二、磁共振成像原理

原子核带有正电荷。各种元素的原子核，如像 $^1$H、$^{19}$K 和 $^{31}$P 等具有自旋运动，类似一个小磁棒。此时，如外加磁场，该原子核的自旋则受其影响而重新排列，再使其接触一定频率的无线电波后，可吸收一定能量并出现共振现象，此即为磁场共振。MR 光谱学就是在这一基础上发展起来的。此种显像则是对共振效应在空间上定位以使其产生影像。也就是说，当无线电波停止发射后，已激化的原子核则又重新返回到在磁场中的自然排列状态，与此同时将所吸收的能量释放出来。在此释放过程中就产生一种信号，当此信号具有一定强度时即可被检出，并根据此种信号之间的差异进行空间分辨，如此即可获得一个运动中的原子核分布图像。$^1$H（即质子）在人体内分布广泛，且其信号较强，故目前多用其作为 MR 图像。

信号的强弱除与原子核本身的特性有关外，尚取决于三个与其相关的参数，即 $T_1$、$T_2$ 和 P。$T_1$ 表示原子核将能量传递给周围原子核所需时间；$T_2$ 则为自旋 – 自旋或横向恢复时间；P 为身体局部相关原子核密度。MR 显像效应从某种程度上来讲取决于 $T_1$、$T_2$ 和 P。其技术因素相当复杂，当采取不同技术处理时，可获得不同的图像。

## 三、磁共振成像临床应用

目前处于不断深化、不断进展的新阶段，并已将超导技术用于这一新的领域，当前较为成熟的有以下几项：

### （一）与 CT 配合使用

CT 已较广泛用于临床，其与 MR 相比各有优缺点，因此两者可互为补充。对骨组织，CT 所获影像较佳；对软组织，尤其是脊髓以及脑组织中的灰质与白质、肾脏的皮质与髓质等 MR 具有高分辨力。因此，对该处病变的定位，有其独特的优越性，总之，在同一病例可酌情从不同角度对两者加以选择或并用。但在脊柱外科方面，根据作者近年来的观察与对比，证明 MR 更适用于颈椎，而 CT 则对腰骶部较好。

### （二）对四肢软组织伤患的诊断

根据各种组织之间的 $T_2$ / $T_1$ 比值差异不同而可较清晰地显示出病变的部位、形态及范围等，尤其对新生物的判定，对软组织外伤病例（例如膝关节交叉韧带、侧副韧带或半月板损伤等）的诊断较为精确，CT 则无法完成。

### （三）对内脏器官早期缺血性坏死的判定

无论是动物实验或临床均能显示脑、心、肾、肝等脏器出现缺血性坏死，一般于 2h 左右即可被检出。而 CT 扫描则需在 12h 以后。此不仅有利于获得早期诊断，更为重要的是可以争取到治疗的最早时机。

### （四）对病变性质的判定

除根据 $T_2$ 与 $T_1$ 之比值来判定病变的性质外，$T_1$ 值本身亦具有重要的临床意义。在炎症及肿瘤情况下，$T_1$ 值则升高。例如正常时，胰腺与周围组织之间 $T_1$ 值相似，均为 180~200ms。当发生胰腺炎时，可达 200~275ms；而如果是胰腺癌时则更高，达 275~400ms。其他部位软组织的肿瘤、炎症等亦然。

### （五）其他

此外，MR 尚可用于对肿瘤组织的普查，对与血供及血流有关的某些疾患的判定等，均具有其自身特点。

## 四、磁共振成像对脊椎伤病诊断更为重要

有人对 MR 提出一个新的概念：在传统观念上，各种疾病均是以病理学术语考虑问题的，而 MR 则可以进一步采用化学和生理学术语来考虑问题了。因为，化学和生理学的变化先于病理学改变，如此当然有利于对患者的早期诊断。

MR 较之 CT 更易获得脊柱的三维结构，因此，可以同时从矢状面、冠状面及横断面观察椎管内外的解剖状态有无变异，诸如判定椎管的矢径、椎体后缘的骨折、血肿、骨质增生、髓核的突出与脱出、以及局部有无炎症或肿瘤等；犹如一幅"活的解剖图谱"。更有意义的是此种检查可以早期发现脊髓组织本身的病理及生化改变，这主要是由于灰质中的氢几乎都存在水中，而在白质内却有相当数量的氢包含在脂质内；根据此种差异，当脊髓本身发生病变时很容易被 MR 检查出来，此非其他任何诊断技术所能够取代。因此，这一新技术的出现大大提高了脊椎伤病的诊断技术，同时也为鉴别诊断和各种疗法（包含手术疗法）的疗效判定提供了客观依据（图 1-1-5-3-1~3）。但对手术后早期病例的判定必须结合临

床效果。由于手术后局部的创伤及水肿反应，氢离子增多，常显示病变范围增大、致压物加剧的假象，甚至会出现"手术创伤致病变加重"的读片报告，此点必须引起重视。

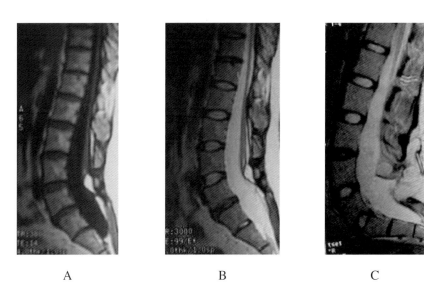

A      B      C

图 1-1-5-3-1　临床举例　脊柱裂的 MR 表现（A~C）
A. T$_1$ 加权相；B. T$_2$ 加权相；C. T$_2$ 加权相

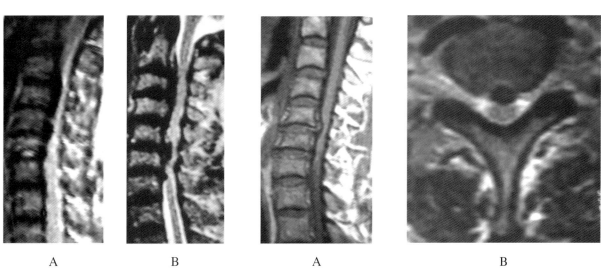

A    B       A         B

图 1-1-5-3-2　临床举例　后纵韧带骨化的 MR 表现（A、B）
A. 连续型；B. 分节型

图 1-1-5-3-3　临床举例　颈椎间盘突出的 MR 表现（C$_{5~6}$ 椎间盘突出）（A、B）
A. 矢状位观；B. 横断面观

# 第四节　脊髓造影

## 一、脊髓造影概述

除前述之 X 线平片、CT 及 MR 外，在临床上常用的还有脊髓造影（包括脑脊液检查）、椎间盘造影、血管造影、硬膜外及脊神经根造影等，因脊髓造影涉及问题较多，列专节讨论。

脊髓造影是选用符合要求的阳性或阴性对比剂注入蛛网膜下腔，通过 X 线、CT 或其他影像检查显示脊髓本身及其周邻组织的状态及有无异常所见的临床技术。对某些脊柱伤患的诊断具有重要意义，尽管其存在一定副作用，但目前尚无法被其他技术完全取代。

## 二、脊髓造影病例选择

### （一）辅助诊断

对有脊髓与马尾或脊神经根受压症状、但难以确诊需进一步检查者，或为明确其受压部位、程度与范围者；

### （二）鉴别诊断

为除外椎管内肿瘤、先天畸形（脊膜膨出或脊髓膨出等）及蛛网膜炎者；

### （三）疗效观察

指判定各种疗法于治疗后的客观指标；

### （四）禁忌证

对碘过敏者（但可酌情改用气体造影剂），肢体有痉挛症状中癫痫发作者，椎管内有出血性病变及炎症者，伴有新鲜脊柱骨折或骨质破坏严重者。

## 三、造影剂选择

用于脊髓造影的对比剂主要为碘制剂与气体两种。前者使用广泛，但副作用较多，尤以离子型者，故近年来不断有新的产品出现，主要是非离子碘类，如此可以明显地降低其副作用。

## 四、脊髓造影方法

### 一、术前准备

1. 用碘剂造影者需作过敏试验；
2. 穿刺部位备皮；
3. 气体造影者应禁食，以防恶心、呕吐；
4. 口服地西泮（安定）2~4mg；
5. 拟局部麻醉者需作普鲁卡因过敏试验。

### （二）穿刺部位选择

【腰椎穿刺】

为上行性造影。一般均选择 $L_{4-5}$ 或 $L_5~S_1$ 段。由于操作较易，危险性小，在临床上较常用。但使用吸收较快的对比剂时，则要求摄片速度要快，否则易失败。

【小脑延髓池穿刺】

属下行性造影，是判定颈髓段病变较为理想之穿刺部位（怀疑上颈段或颅内有占位性病变者应谨慎），但少有用于腰部病变者，除非有腰椎穿刺禁忌证而又非需造影不可者。

### （三）注意事项

1. 根据造影剂比重及穿刺部位而选择患者体位，以保证颈段脊髓的显影；
2. 严格无菌操作，椎管内感染将造成致命的、无法挽回的终生后果；

3.减轻穿刺的损伤，因为椎管内出血也是引起继发性、粘连性蛛网膜炎的主要原因之一，应避免之；

4.按各种造影剂之规定掌握其浓度与剂量；

5.注药前抽取相应数量之脑脊液，速度应缓慢；在抽取前可酌情行 Queckenstedt 试验，脑脊液送生物化学检验；

6.造影时反应症状严重者,可肌注地西泮（安定）4mg,并酌情氧气吸入及采取其他相应措施；

7.掌握投照条件,主要依据患者腰部厚度（相差甚大）与位置而增减 kV 量和投照时间。

## （四）造影术后处理

1.平卧位送回病房，气体造影者取头低位；

2.卧床 24h 休息，密切观察有无反应，尤其采用刺激性较大造影剂者；

3.酌情投予镇静剂，有尿潴留者应导尿；

4.抗生素，预防量 2~4d。

## 五、液状造影剂造影结果判定

脊髓造影除依据术中透视所见结果，并由放射科提出相应诊断意见外，临床医师亦应对 X 线片仔细阅读，并作出诊断（图 1-1-5-4-1）。

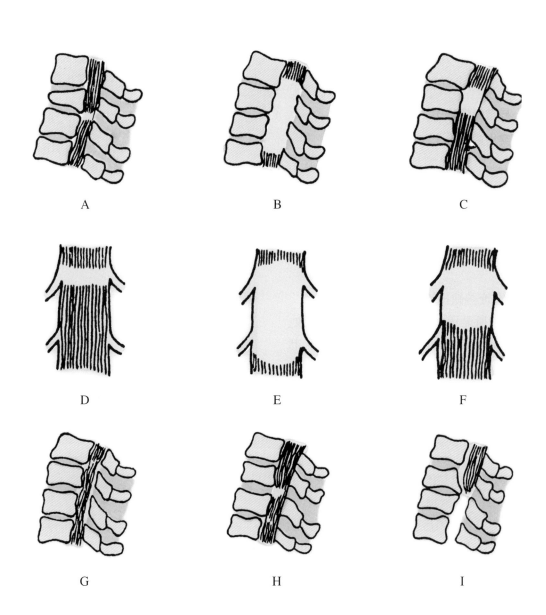

A          B          C

D          E          F

G          H          I

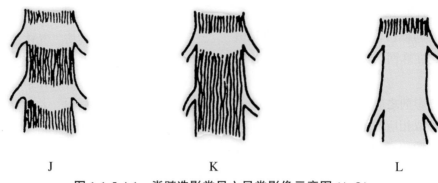

J         K         L

图 1-1-5-4-1　脊髓造影常见之异常影像示意图 (A~L)

（一）正常影像

指造影剂可自然通过颈段、胸段及腰段，正位与侧位片上除椎节处有均匀之生理性隆凸（不超过 2mm）外，未见任何压迹及充盈缺损，硬膜囊内径在正常范围，马尾囊部呈圆椎形，末段位于第 2 骶椎水平（可有差异）。

（二）异常影像举例

【髓核突出或脱出】

在颈段、下腰段及腰骶段多见，于正位片上显示缺损居中者为中央型，偏向一侧者，为侧型。后者又可分为多型，颈椎为侧型及外侧型，腰骶段则分为中央旁型（有人将其列入中央型之异型）、侧型、外侧型及最外侧型等四种。其影像特点如下：

1. 压迹与充盈缺损均位于椎间隙处；

2. 侧位片所显示之压迹大小与病变相一致，一般多超过 3mm 以上，严重者可占据椎管矢状径一半以上；

3. 正位片上所显示之充盈缺损，视致压物部位不同而异。位于后缘正中之中央型者，则可于椎管正中显示出一扁圆形透亮区。而侧型致压物透亮区则偏向一侧，其偏离的范围视其类型而异。但如造影剂较多，或是椎管矢状径较宽，或是突出物较小，则此充盈缺损区可能不出现；

4. 髓核突出者，因后纵韧带完整，缺损之阴影多呈半圆形，其中点位于椎间隙之中央；而髓核脱出者，由于破裂之髓核已穿过后纵韧带达椎管内（硬膜囊外），故其缺损虽在椎间隙处，但

欠规则、光滑。

【脊髓肿瘤】

以神经纤维瘤为多，次为脊膜瘤。大多为椎管内、髓外型，髓内者最少见。转移性肿瘤多可在 X 线平片上显示，一般勿需造影。根据肿瘤位置不同，造影片上特征有别。按其发生率分述如下。

1. 硬膜内、髓外肿瘤　主要为神经纤维瘤和脊膜瘤。其特点如下：

（1）梗阻　视肿瘤的大小而引起完全性梗阻或不完全性梗阻，以前者为多，造影片上出现"杯口"样压迹（图 1-1-5-4-2）。杯口的宽度与深度视压迫程度不同而异；

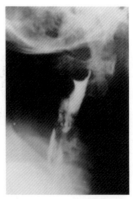 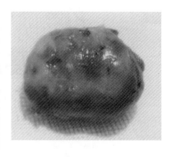

A             B

图 1-1-5-4-2　临床举例　脊髓脊膜瘤造影表现及肉眼观
（A、B）

A. 造影呈现"杯口"样压迹；B. 标本肉眼观

（2）脊髓移位　视肿瘤发生部位不同，脊髓被挤向一侧相应的部位。如果造影剂太多，或是肿瘤较小，或是肿瘤过大则将脊髓移位现象遮盖；

（3）影像异常部位　大多不与椎间隙相一致，可和前两者区别。

2. 硬膜外肿瘤　多为转移瘤或来自于椎骨上的肿瘤。特点如下：

（1）硬膜囊移位　由于肿瘤位于硬膜外，而硬膜囊本身具有一定张应力，因此肿瘤不易将整个脊髓推向一侧，而仅能使硬膜囊较广泛地移位。故于造影片上显示蛛网膜下腔外缘同椎弓根内缘之间距离增大，多在 2~3mm 以上；

（2）梳齿状阴影　当蛛网膜下腔完全梗阻时则出现梳齿状阴影，或是出现平截面和双峰状阴影。影像异常部位与椎间隙多不在一个平面上。

3. 髓内肿瘤　以胶质瘤居多。特点如下：

（1）梭形充盈缺损　在早、中期，当肿瘤引起梭形膨大时，可于造影剂柱中出现梭形充盈缺损，其边缘或光滑、或欠整齐；

（2）造影剂分流征　当肿瘤增大至椎管完全梗阻，则于梗阻的两端出现造影剂分流现象；与椎间隙多不在同一平面；

（3）发生率　位于腰段脊髓内的原发性肿瘤较为少见。

【发育性腰椎椎管狭窄者】

因继发性椎管狭窄者均有各种病因，故所表现之影像各异，而难以统一描述，现仅就因先天性、发育性因素所致的颈椎及腰椎椎管狭窄症所见加以阐述。本病特点如下：

1. 侧位片上所见　硬膜囊矢状径颈段小于 12mm，腰段小于 13mm（椎体后缘中点至椎板前方连线之垂直线为骨性管道矢径，硬膜囊矢径亦应按此水平线测量为妥）；

2. 蜂腰状狭窄征影像　此主见于腰椎椎管狭窄症的典型病例，其产生原因主要由于椎间隙节段前后方及侧方均狭窄之故，除骨性因素（椎板肥厚、椎板夹角较小及小关节变异等）外，黄韧带的增厚与内陷及椎间关节的松动等软组织

因素亦起重要作用。颈胸段一般难以发现此种典型改变；

3. 伴有髓核突出者　显示出两者共同特点，此在临床上并非少见。

【粘连性蛛网膜炎】

造影本身即易引起本病，其他多因椎管穿刺、药物注射、外伤及手术等所致，椎管或根管长时间受压亦可引起。在造影片上主要显示有烛泪状缺损影像，多散在胸腰段以下两侧神经根管处（如以往曾用碘油造影，则于 X 线平片上有可能发现此种散在的烛泪状阴影）。

近年来发现继发性粘连性蛛网膜炎十分多见，除与广泛性采用脊髓造影及使用刺激性较大的造影剂直接有关外，对椎管内压迫性疾患如拖延过久，亦构成粘连形成的原因之一。

## 六、气体造影的影像分析

其影像与碘剂者完全一致，仅对比剂之差异，而影像相反（图 1-1-5-4-3）。但由于此种低比重造影剂的反差性能较差，在 X 线片大多显影欠佳，尤其在侧位片上，由于肩部及躯干的遮挡，致使下颈椎以下包括胸腰段椎管不易被显示。而正位片上则易与前方的气管食管及胸腹腔内空腔器官的阴影相重迭，故在判断上要注意。

## 七、假阳性与假阴性

### （一）概述

这是一个令人头痛而又难以避免的问题，有经验的临床医师不一定能碰到有经验的放射科医师，而有经验的放射科医师往往又不经常参加第一线透视。因此，为了妥善地解决这一问题，需要临床科室与放射科共同努力以求将这个使人棘手的问题得以解决。否则将会漏诊或是盲目进行椎管探查，这对患者均不利。作者在这一问题上至少有数十例的经验。现就其原因探讨如下。

### （二）假阳性

即阴性结果被判断为阳性者。

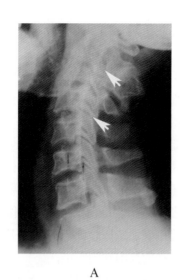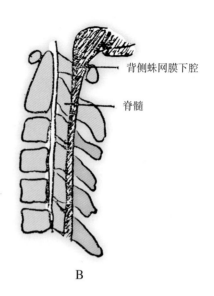

背侧蛛网膜下腔

脊髓

A                                B

图 1-1-5-4-3   临床举例   颈髓空气造影（A、B）
A.X 线侧位观（上方箭头示空气造影，下方箭头示造影缺损区，即病变部位）；B.示意图

【主要原因】

1.造影剂过少   由于造影剂过少而在椎管内充盈不良，以致误认为占位性病变所致；

2.蛛网膜粘连   并非少见的粘连性蛛网膜炎，即便是薄薄一层膜，就可将造影剂与之隔开，如此则显示出缺损阴影，而且正、侧片上均可显示；

3.硬膜上血管扩张   虽较少见，如果其明显扩张（或畸形）则可以引起类似硬膜外肿瘤样影像；

4.损伤性血肿   主要因穿刺时不慎，致使硬膜外有血肿形成而出现占位性病变样影像。

【处理意见】

凡造影结果与临床不符合者，作者建议：

1.暂缓手术   此时作为临床医师应该再次复查患者病情，当确信临床诊断可能性最大时，可继续观察和采取非手术疗法，切勿仓促手术，尤其是那些以脊髓本身病变（而非肿瘤及其他需立即施术伤病者）为主者，盲目手术有可能招致严重后果；

2.共同读片   应由临床主治医师邀请放射科主治医师，参加具体造影及透视的有关医师共同读片，以除去操作上的有关技术问题。根据患者病史、症状及体征判定患者有无继发性、粘连性蛛网膜炎之可能；

3.必要时可再次造影   如非病情需要，不宜立即再次造影，因每次造影必然引起反应性炎症，一般需 2~3 周后方可消退；

4.CT 或 MR   两者各有其优点，因此，只要患者经济上并非十分困难，均应优先考虑，尤其是对脊髓造影未获得成功的病例更应如此。

（三）假阴性

这是一个比前者更为严重的问题，由于阴性结果而易产生"松劲"情绪而延误治疗。

【主要原因】

1.病变较小   主要在早期阶段当病变未达到一定体积，加之目前的 X 线摄片机多欠理想而难以获得清晰之影像；

2.造影剂太少或浓度过低   如造影剂太少则难以观察全貌；浓度过低，当然也难以分辨出正常和异常所见；

3.透视与摄片部位选择不当   主要由于临床检查及判定不当，当确定透视与摄片部位时，过高或过低均难以显示出病变部位；作者曾遇到四例枕颈段肿瘤（体积均在 1.5×1.5×0.6cm 以上）被报告阴性结果，由于临床症状符合高位颈髓压迫而仍决定手术，结果在枕大孔处发现肿块；由此可见，对每一例造影者均应全面观察，以防漏诊；下胸段之肿瘤，亦易被漏诊，因为在腰段造影摄片时，往往忽视下胸段及胸腰段，此种情况较前者更为多见；

4.判断技术欠佳　主要由于经验不足与异常所见不能识别。

【处理意见】

对假阴性结果而又难以对临床症状作出解释者，建议：

1.MR 或 CT　从长远考虑，对患者在经济上开支可能更为有力，否则拖延过久、或是延误治疗时机，其后果更为严重；

2.手术探查　对临床上具有典型压迫症状者仍应及早手术探查，其探查范围应超过临床症状所表现为神经节段以上 1~2 椎节，以防遗漏；

3.其他　非十分必要一般勿需再次造影。

## 八、造影后并发症及造影失败的原因分析

### （一）造影后并发症

【感染】

为最严重的并发症，然少见。可疑者必须力争早期诊断，一旦确诊，应立即按化脓性脊脑膜炎治疗；

【肢体肌肉痉挛】

轻者可用镇静剂；重者甚至可引起双侧股骨

颈骨折，因此需采取有效措施，包括冬眠药物等解痉剂静注，以使其及早缓解；

【头痛与恶心呕吐】

较多见。要求患者平卧休息，造影剂为重比重者取头高位，轻比重者为头低位。可静脉推注高渗葡萄糖液 40~60ml，严重呕吐者，应预防或纠正水、电解质平衡紊乱；

【发热反应】

一般不超过 38℃，持续仅为 1~2d。对高热或持续时间长者，应注意感染之可能；

【继发性、粘连性蛛网膜炎】

为后期严重之并发症，多从根袖处开始发病，因此早先表现根性症状，进而如波及蛛网膜下腔则症状较广泛。需按本病治疗。

### （二）造影失败之原因

常见之原因如下：

1.造影剂注入硬膜外腔，形成注射部之硬膜外造影所见，而于蛛网膜下腔则无造影剂；

2.造影剂注入硬膜下腔，X 线片上显示造影剂多局限于椎管后方，流动缓慢；

3.造影剂注入椎管旁组织内，出现椎管外影像。

（于　彬　刘忠汉　赵定麟）

# 第五节　椎间盘穿刺及造影技术

## 一、椎间盘穿刺及造影技术概述

早年由 Schmorl 将液状红铝液体注入尸体椎间盘摄片获得成功后，即开始了对正常和异常椎间盘的研究。并于 1948 年由 Lindblom 选用 35% 的 Diodrast 2ml 加入 0.5ml 普鲁卡因，对正

常与病变的椎间盘进行了大量研究，结果发现正常人椎间盘内仅可容纳 0.3ml 的造影剂，如超过此值则多属病理性。此后即广泛用于临床，尤在 20 世纪 50 年代曾风行各国。其中具有代表性的是 Feinberg 1964 年报道了 6784 个椎间隙穿刺的经验（共 2320 例患者），认为对腰椎间盘病变的诊断

具有较高的阳性率。但近年来已为大家所少用，尤其是颈胸段。其原因不仅是由于这一技术给患者带来较为剧烈的痛苦与可能招致椎间隙感染等并发症，且由于当代检查诊断技术的进步，尤其是 MR 及 CT 的出现，对椎间盘的病变确诊已不存在多大困难。临床医师认为没有必要花费精力与时间，在病人痛苦的情况下，甚至有时需在透视下（放射性辐射带来的损害）进行这一较为复杂的操作，且时有失败。但另一方面，由于经皮髓核摘除技术及溶组织酶治疗技术的出现，某些医师希望能通过对椎间盘的穿刺或注入药物使破裂、突出的髓核切除或溶解，因此下面将就椎间盘穿刺技术加以介绍。

## 二、腰椎椎间盘穿刺及造影技术

### 【体位】

一般取侧卧位，屈颈，双下肢与一般腰椎麻醉体位相似。确定穿刺椎节后按常规消毒铺单。

### 【麻醉】

以局部麻醉为宜，1%~2% 普鲁卡因 10~20ml，先在穿刺点作一皮丘，再沿穿刺之经路注入药物。

### 【穿刺方法】

取 15~18cm 长 18 号带芯穿刺针，在棘突左侧或右侧 8~12cm 处、与身体矢状面呈 45°~50° 角向椎间隙方向刺入。针头穿过诸层时均有不同手感，当触及纤维环时，似刺入橡皮样砂砾感，再

向深部刺入 1.5cm 左右，即达髓核中央。此时可通过透视或摄片以确定针尖位置。

### 【注入造影剂及摘除髓核】

确定针尖位于椎间盘中部（或偏后）后，加压推入水溶性造影剂 0.5~1.0ml（为减轻患者疼痛，可加入适量普鲁卡因）。正常情况下腰椎间隙最大容量不超过 1ml，如有破裂则可超过此值，并出现剧痛，可能因刺激脊神经根或窦椎神经之故。如需切除突出之髓核，亦可同时进行，但需采用相应的经皮穿刺切除髓核的特种器械。

### 【连续摄片】

在推药中及推注后立即连续摄片 3~6 张以观察造影剂之流向及髓核有无破裂征。

### 【影像分析】

### 【正常影像】

如图 1-1-5-5-1 所示，显示两个被造影剂充盈的阴影，沿各椎体的上缘或下缘分布，仅显示髓核而不进入纤维环内。在椎间盘的中央有一不规则之条状阴影将此两层阴影连接起来，似"领扣"状外观。

### 【异常影像】

以椎间盘脱出（突出）症最为多见，显示造影剂不同程度地向外或向椎管底部脱出。如髓核突向前方引起椎体前上缘三角形骨质分离（又称边缘骨），则可出现相应之影像，并可伴有腹痛（见图 1-1-5-5-1）。

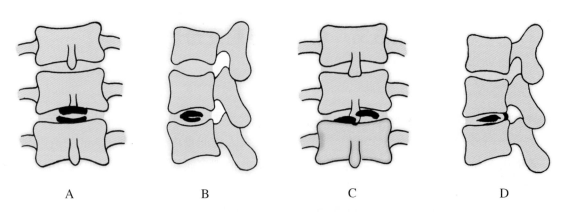

|       |       |       |       |
|-------|-------|-------|-------|
|   A   |   B   |   C   |   D   |

图 1-1-5-5-1　椎间盘造影图像示意图（A~D）

A、B. 腰椎间盘造影正常影像；C、D. 腰椎间盘造影常见异常影像

【术后处理】

1. 卧床休息 1~2d；

2. 酌情予以止痛剂及安眠药；

3. 对造影剂反应较重或引起肢体痉挛者，则应给予镇静剂或冬眠类药物；

4. 预防量抗生素。

### 三、颈椎椎间盘穿刺及造影技术

#### （一）体位

患者仰卧，头颈自然仰伸状，颈后及两侧垫以沙袋固定；按常规消毒铺巾；

#### （二）麻醉

一般为局部浸润麻醉，个别病例亦可选用颈丛麻醉；

#### （三）穿刺方法

根据病情确定椎间隙后（最好是在 C- 臂 X 线透视下进行），取 15~18cm 的 18 号带芯针头，术者用指尖压于颈部血管鞘与内脏鞘之间，并触及椎体前方，将针尖自指尖部刺穿皮肤、皮下直达椎体前方，再穿过前纵韧带即达椎间隙。一般进入椎间隙 6~10mm，切勿过深。操作过程中应不断观察有无回血，以防刺穿颈部血管（图 1-1-5-5-2）；

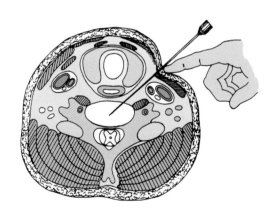

**图 1-1-5-5-2　颈椎间盘穿刺示意图**

#### （四）注入造影剂及切除髓核

与腰椎相似，唯椎间隙容量仅腰段的一半，

一般不超过 0.5ml，但如髓核破裂，由于造影剂外溢，注入量可超过 2ml。在 C- 臂 X 线机透视下，如显示髓核脱出或突出，可用特制之髓核钳将其取出。操作切勿超过后纵韧带，以防意外；

#### （五）拍片

可连续或间断摄片以观察髓核的位置及其破裂、位移的走向；

#### （六）影像分析

与腰段相似，主要分为：

【正常影像】

正位片上显示髓核居中，两侧距椎体边缘约 5mm，上下分别有 1~1.5mm 之间隙可见。侧位片上髓核稍许偏后，距前后缘约 4~6mm。

【异常影像】

与腰椎相似，造影剂可流向后方，亦可向前方溢出。此时多伴有颈部或手臂部症状加重（或诱使发作）。

#### （七）术后处理

1. 卧床休息，颈围制动 3~5d；

2. 其他同腰部病例。

#### （八）并发症及其防治

【椎间隙感染】

如穿刺后出现持续发烧（或低热不退）者，则应注意椎间隙感染之可能，并按脊柱炎处理；

【脊神经根损伤】

主见于腰段，多系针头刺伤，因此在穿过相当脊神经根深度时，除操作要小心外，如患者突感剧痛，则表明有刺伤脊神经根之可能，此时应将针尖略向上（或向下）移动少许；

【造影剂反应】

主为刺激性较大之造影剂所致，轻者仅一般症状，重者可引起抽搐而产生一系列的后果；应按常规积极处理；

【误伤脊髓】

较为少见，但后果严重，主要由于穿刺时对针头方向掌握不当所致；应以预防为主。

# 第六节　脊柱血管造影

## 一、椎动脉造影

涉及脊柱血管造影的血管，主要包括椎动脉、脊髓动脉及脊静脉等，现分述如下。

### （一）病例选择

主要用于以下两种情况。

1. 诊断与鉴别诊断　对椎动脉型颈椎病的诊断主要根据其临床特点。但最后确诊，或需与血管本身疾患等相鉴别，则要依据椎动脉造影；

2. 椎动脉减压术前常规检查　既可确诊又可确定施术的部位与范围。

### （二）选择途径

【直接穿刺法】

即通过椎动脉或锁骨下动脉穿刺，穿刺成功后迅速推注造影剂。此种方法由于临近，或就在椎动脉第 2 段处操作，因此不仅会受到操作者手或器械遮挡的影响而难以获得理想的影像，而且在连续摄片时，由于操作者的手多次直接曝光，有可能引起放射性损伤。作者曾遇到三例因放射线照射过久引起烧伤而无法再从事本专业工作的医务工作者。因此，除非对椎动脉第 3 段以上造影时方可考虑使用，并注意防护。

【经股动脉或其分支逆行插管】

即通过切开皮肤，经股动脉或其分支将导管插至胸主动脉弓处，用加压器推注造影剂。此法较为安全，不易引起血管栓塞，且可以同时两侧显影。但若操作不顺利时，当导管通过髂外动脉分叉处可能受阻，甚至长达数小时的多次更换导管方向也无法通过。因此在选择与操作时应注意。

【通过肱动脉逆行插管】

即在肘上部切开皮肤，通过肱动脉干或是其分支将导管逆行插至锁骨下动脉、椎动脉开口处造影。其优点：手术简便，危险性小。其缺点：仅能显示一侧椎动脉，难以对比；该血管较细，栓塞的机会较前者为多；手术邻近正中神经，如不小心易误伤。

个别病例拟同时行脊髓动脉造影时，导管应插至椎动脉内为妥，或是通过甲状肋颈干插入，术中再根据透视或拍片定位。

### （三）操作步骤

【器材准备】

1. 动脉切开包　如无时，可用一般之切开缝合包取代，另加蚊氏钳 2~4 把和小血管缝合用针、线等；

2. 心导管　各种规格导管一套，以未曾使用过的为佳。亦可用外径 0.3cm 和 0.2cm 的医用塑料管各一根代用，长度根据入口位置而定；

3. 造影剂　60%~80% 的血管造影剂 2 支（每支 20ml）；总量不宜超过 60ml；

4. 注射针　20ml 和 50ml 空针各一副；

5. 麻醉药　1% 普鲁卡因 20~40ml；

6. 其他　用等渗氯化钠注射液 100ml，消毒及急救药品，主要是强心剂、脱敏药等。

【术前准备】

1. 全身状态　一般情况尚好，无心、肾、血管等严重疾患及并发症者。并交代有关注意事项；

2. 常规碘过敏试验　可采用口服 10% 碘化钾 5~10ml，或碘液皮内注射，或取一滴试验用造影剂滴入眼球结膜处。试验结果阳性者禁用；

3. 麻醉药试验　常规普鲁卡因过敏试验，阴性者方可使用，阳性者改用其他麻醉剂；

4. 口服镇静剂　造影前半小时口服苯巴比妥（鲁米那）0.1g。

【导管插入】

1. 体位　患者仰卧于 X 线检查台上，如行肱动脉造影，应将上肢外展 60°~90°；经股动脉者，下肢置于外展外旋位。之后按常规消毒铺单；

2. 麻醉　按常规局部浸润麻醉；

3. 切口　经肱动脉者，于肱二头肌内侧缘，经股动脉者，切口位于腹股沟部股动脉内侧，切 4~6cm 长的纵形切口，护皮后向下分离；

4. 暴露动脉　分开深筋膜后可依据动脉搏动暴露出肱动脉或股动脉。用蚊式钳将其游离 2~3cm，并尽可能找到较粗的分支，之后将该血管用两根橡皮筋提起；在此过程中切勿伤及伴行之神经和静脉；

5. 插入导管　将分支动脉上的两根橡皮筋条分别收紧（间距 1~1.5cm）以阻断血流，之后用尖刀片纵行切开动脉壁全层，但切勿损伤对侧管壁。选择较动脉内径为细的心导管（或医用塑料管），内充以等渗氯化钠注射液后，从此切口徐徐插至预计的部位固定之。此时可在体外测量切开处至胸锁关节的长度。先注入等渗氯化钠注射液冲洗，再推注造影剂 1~2ml 后摄正位 X 线片以观察导管开口部位，并加以校正之。

【连续摄片】

1. 将颈椎置于快速 X 线摄片机的摄片中心点；

2. 启动 X 线机，并作好摄片准备；

3. 加压推注造影剂达 10ml 时开始连续摄片，并边推边拍，共 4~6 张。每张间隔 0.5~0.7s；

4. 立即冲片，造影显示满意后让患者头颈转向健侧（约 45°角），按同法再摄一次，以观察在扭曲状态下椎动脉的形态改变。在两次摄片之间隔期应不断地向导管内注入等渗氯化钠注射液，以防血栓形成。

如再作脊髓动脉造影，则需在此基础上重新调整导管的插入部位。

【拔出导管、缝合切口】

拍片结束后，再次用等渗氯化钠注射液冲洗管腔后将其慢慢拔出，用 9-0 号卡普隆线缝合切口。检查局部无出血、无异物残留后即依序缝合诸层。

（四）术后处理

1. 卧床休息 1~2d（患肢抬高）后，即可起床活动；

2. 预防量抗菌素，5~7d 后拆线；

3. 观察肢体血循环，文献上曾有造影术后引起肢体坏死的报道，因此应注意；

4. 一旦肢体出现动脉缺血性表现，应立即采取各种有效措施，包括臂丛或腰丛封闭、切口拆检及血管探查术等。

（五）影像判定

【认真观察】

观察椎动脉有无狭窄、折曲、扩张、结节状等充盈缺损（多为弥漫性）等异常所见，并判定此种异常的起因，例如骨刺压迫、椎节变位及动脉粥状化等（图 1-1-5-6-1）；

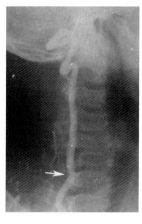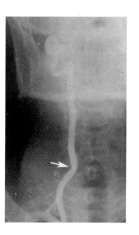

A　　　　　　　　B

图 1-1-5-6-1　临床举例　椎动脉造影（箭头所指处，均显示椎动脉有折曲、狭窄）（A、B）

【全面判定】

除注意第 Ⅱ 段椎动脉本身的病变外，切勿忽视对 Ⅵ 和 Ⅶ 段的观察，以明确该处有无引起椎动脉供血不全之原因。例如胸骨后甲状腺瘤可压迫 Ⅵ 段，枕颈段不稳是造成 Ⅶ 段变形的主要因素，并注意寰椎后方有无钩环对椎动脉所形成的压迫等；

【旋颈影响】

对比转颈情况下椎动脉影像的差异以正确估

价其病变的特点。

## 二、选择性脊髓动脉造影

### （一）概述

所谓"选择性"是指根据病情需要挑选直接向其供血的动脉进行造影。因为在非选择性造影情况下不仅并发症高（已有百余例截瘫的病例），且影像也欠清晰。加之大量对比剂进入人体，尤其是直接进入脊髓易发生各种意外。而此种选择性注射是挑好靶子器官例如颈髓，直接向对其供血的动脉（例如甲状腺肋颈干）注入适量对比剂，既可控制造影剂的总量，又可获得针对性强的影像效果。

### （二）适应证

随着本技术的推广，其适应证亦将逐渐扩大，现仅将目前较多用、属于颈椎范围的列举如下。

【血管畸形】

由于脊髓造影不易获得阳性所见，且作为本病特点的蛇形充盈缺损又可见于脊髓动静脉血管瘤以外的病变。因此，本检查提供一种可靠的诊断技术；

【肿瘤】

主要是脊髓血管母细胞瘤，其影像特点是呈现多个小结，并伴有血管充盈；对其他肿瘤的识别亦有所帮助；

【瘫痪部位的判定】

通过脊髓血管造影可以显示出脊髓本身较大血管的情况，以推断脊髓受损的部位与程度；

【血管闭塞性疾患】

此种可由多种情况引起的病变，通过脊髓动脉造影而显示出来，其中多发生于脊髓前中央动脉；

【椎体后缘致压物】

主要指脱出的髓核与骨赘，当其压迫脊髓前中央动脉时，可出现偏斜征（似"钩样"）；当然，严重者也可形成狭窄甚至闭塞；对一般病例，勿需进行此项检查；

【术前检查】

为防止术中误伤根动脉等向脊髓供血的主干，凡涉及该处的手术为避免术中解剖层次不清、或是血管部位不详而发生意外，最好于术前进行选择性造影，以减少术中的意外发生率；

【其他】

凡涉及脊髓血管变异的疾患均可选择地使用。

### （三）造影方法

【概述】

即对向脊髓发出分支的血管插入导管，至其开口处推注造影剂。对颈髓阳性率高的血管是两侧的甲状肋颈干动脉（成功率约80%）、椎动脉（约50%）。胸、腰髓选择相应的肋间动脉或腰动脉。但在操作时需按要求执行。

【操作要领】

1. 耐心而细心　此种造影相当费时，施术前必须有充分的思想准备。

（1）选择口径合适的导管　以新的J型或L型套管为佳，如已多次使用过，应检查有无断裂现象，以防在插入过程中折断；

（2）耐心测试　当导管自股动脉逆向插至假设之部位时，一般需要通过10次以上的挑选性注射，由于血管内膜较脆弱，操作时切勿用力过猛，以防误伤后形成血栓。因此，当导管前进或后退时，均应缓慢操作，遇有阻力时可将导管改变方向（例如旋转）；

（3）必要时可在透视下操作　但应注意保护，避免放射线损伤。以带电视及荧光增强装置的X线机为理想。

2. 局部麻醉为宜　非特殊情况切勿施全身麻醉。在局部麻醉情况下可对患者的反应情况，尤其是神经系统的变化随时观察，以酌情决定是否要中止检查。

3. 其他

（1）选择安全造影剂　当前各种对比剂较多，但以碘海醇（Omnipaque）为理想，或选用其他血管造影剂；

（2）造影剂用量　每根血管注射量以不超过8ml为宜；

（3）摄片　每次均需摄正、侧位片以有利于判断。

#### （四）意外情况处理

**【导管插入失败】**

可因多种原因，包括血管变异、导管选择不当、病人不能合作等均可使导管无法进入预想部位。如勉强操作则有造成误伤、导管折断及其他意外之可能，因此应中止操作。

**【脊髓反应】**

轻者引起感觉及运动障碍，重者可出现完全性瘫痪，必须高度重视。一旦出现明显之脊髓反应，必须：

1. 停止造影操作　在不慌乱情况下中止造影，将导管拔出，快速缝合切口；

2. 抽换脑脊液　临床研究表明，神经系统的并发症与脑脊液中含有高浓度碘有直接关系，因此应按每次 10ml 之容量，用等渗氯化钠注射液换出脑脊液，以争取较快地降低脑脊液中碘的含量与浓度；

3. 头高位　既有利于引流，又可使比重较高的碘离子流向下方以降低对脊髓上段的刺激；

4. 对症处理　对痉挛者采用地西泮（安定）等镇静剂，必要时给予冬眠药物。

**【造影剂过敏】**

按药物过敏常规处理。

#### （五）造影结果判定

主要根据 X 线片上所显示之脊髓各动脉支的形态、数量、有无缺如、中断、狭窄和变形等异常所见来推断脊髓的病理状态。

#### （六）放射性同位素脊髓血管造影

此种最新技术已从研究阶段正试图过渡到临床。由于勿需穿刺，且其诊断范围较大而受到大家重视，相信不久将可用于临床。

### 三、脊椎静脉造影

#### （一）概述

脊椎部血管十分丰富，尤以静脉，分为椎外静脉丛与椎内静脉丛。将造影剂注入椎体内，通过静脉的回流过程，可以显示出此两组静脉系统的形态与流速等有无异常。此与股骨头静脉造影技术相似。

#### （二）适应证

无严格的绝对适应证，大多选用于下列情况。

**【颈椎病】**

主要观察椎管前方致压物（髓核及骨刺等）对脊髓静脉回流的影响；

**【肿瘤】**

髓内肿瘤，判定肿瘤对脊髓静脉的影响，并以此推断脊髓的病变；髓外肿瘤，观察其与椎外静脉丛之关系，以推断肿瘤的波及范围；既有助于诊断，也为手术入路及切除范围提供依据；

**【脊髓损伤】**

在脊髓损伤时静脉较动脉更早受累，可以此推断脊髓的损伤情况；

**【腰椎间盘突（脱）出症】**

主要观察椎管前方致压物（髓核及骨刺等）对脊髓静脉回流的影响；

**【其他】**

1. 继发性粘连性蛛网膜炎　易与各种致压性疾患伴发，可同时加以观察；

2. 椎管狭窄　亦可从静脉回流状态对其病变程度加以判定。

#### （三）造影方法

**【准备】**

按脊髓造影常规准备，患者禁食。按常规做碘过敏试验；

**【体位】**

侧卧、仰卧或俯卧位于 X 线检查台上，颈部取自然体位，勿过仰；

**【操作步骤】**

消毒铺单，按常规操作。

1. 确定穿刺点

（1）棘突　视病情不同而酌情选择，一般多根据受检节段不同而在 $C_4$ 以下至 $S_3$ 之棘突进行穿刺。

（2）椎体 所获影像较前者理想，但因穿刺技术较困难，且易误伤，故仍以前者为多选。

2.麻醉 1%~2%奴夫卡因5~10ml即可。

3.椎骨穿刺

（1）椎体 其方法与椎间盘造影术相似，唯针头在抵达椎体边缘时向上方（或向下方）倾斜15°即可。颈椎可以从前方刺入。

（2）棘突 术者右手取10~12cm长之骨髓穿刺针，左手固定穿刺部皮肤，依序刺入皮肤、皮下、棘上韧带并穿过骨皮质而抵达棘突中央。在$C_6$~$T_2$段穿刺，可显示$C_4$~$T_4$段之椎管内静脉丛，亦可同时显示颈深、颈外及奇静脉等；$T_6$~$L_1$段穿刺，显示$T_3$~$L_3$的椎管内静脉丛及奇静、半奇静脉、肋间静脉、椎间静脉及其他回流静脉；$L_3$~$L_5$显示下胸至骶中段范围；$S_1$~$S_3$则显露$L_1$以下至骶尾部静脉丛及各回流部静脉的改变。

4.注入造影剂 向后抽取见有回血（静脉血）、证明位于椎骨内后即推注60%~80%的血管造影剂少许，摄片一张，显示针头位置理想、患者无反应后，即将余下对比剂约15ml加压推入，并迅速拔出针头。

5.连续摄片 立即用连续摄片机摄4~6张正位片，再争取摄4~6张侧位片（让患者侧卧于自动换片机上）。

应注意：如摄片速度过慢则有可能摄不到影像；穿刺部位偏向一侧，则仅一侧显影；穿刺部位错误，例如针头进入椎间盘，或刺入他处则可能看不见静脉回流征。

6.术后处理 术毕对患者观察数分钟，如无反应平卧位送回病房休息与观察4~6h，如有反应应酌情及早处理。

### （四）结果判定

【概述】

主要根据椎内与椎外静脉系统回流情况观察该组静脉有无变细、折曲、中断、增多、扩张、迂曲、网状变及其他异常，以推断椎管内外病变情况（图1-1-5-6-2）。

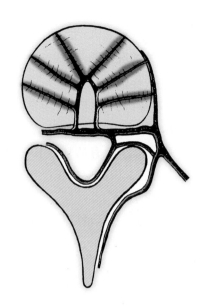

**图1-1-5-6-2 脊椎静脉造影示意图**

在一般情况下，除观察椎管内外的静脉丛（窦）外，各不同节段，尚可观察到相应的回流静脉。

【颈段及颈胸段】

可同时显示颈深静脉、颈外静脉、奇静脉、半奇静脉及肱静脉等；

【胸段及胸腰段】

主要有奇静脉、半奇静脉、椎间静脉、肋间静脉（后脊支）、腰升静脉及下腔静脉的上部；

【腰段】

显示腰升静脉、腰静脉、奇静脉和下腔静脉下部等；

【骶段】

主要有腰升静脉、髂静脉、下腔静脉及骶管前方静脉丛等。

## 四、选择性静脉造影

### （一）概述

与前者相类同，主要是观察某段脊椎静脉的变异或继发性改变所进行的、有选择性的静脉血管造影，多用于前种方法失败后。当前大多采取由Seldinger所倡导的技术，简介如下。

## （二）适应证

与前者基本相似，主要是用于对脊髓血管畸形、肿瘤、外伤及其他致压疾患的判定，尤适用于椎间盘突出的诊断。但目前大多为 MR 所取代。

## （三）造影方法

### 【选择导入血管】

视部位不同而异；

1. 颈髓段　一般选用股静脉插入导管，并引导上行达椎动脉；

2. 胸髓段　亦自股静脉穿刺，导管尖端通过奇静脉进行选择性造影；

3. 腰髓段　由股静脉经腰升动脉插入导管，因左侧腰升静脉较粗，故病情不明时，以选择左侧股静脉穿刺为宜。

### 【麻醉及造影剂】

与前者相同；

### 【造影剂用量】

每根血管不宜超过 8ml，一般在 2~3s 内推完；

### 【摄片】

酌情摄正位、侧位或斜位片。在对下胸段以下摄片时，应在患者腰部缚以加压带以压迫下腔静脉，以防造影剂流入下腔静脉后影响显影图像。

## （四）并发症

除导管插入失败，造影剂过敏及腰段造影偶有腰痛外，少有其他并发症可见。

## （五）造影结果判定

同脊椎静脉造影。

# 第七节　硬膜外及脊神经根造影术

## 一、硬膜外造影

### （一）概述

此种由 Sicard 等人于 1924 年在脊髓造影操作不当时偶然发现的硬膜外显影技术，目前已较少用于临床，尤其是在当前 CT 及 MR 广为应用的时代。

### （二）适应证

主要用于以下几种情况：

1. 作为脊髓造影的补充措施　对椎管内尤其是腰骶段髓核突出、其体积不足以在脊髓造影时显影者，硬膜外造影往往可以获得较为清晰的影像；

2. 疑诊腰椎间盘侧型或外侧型突（脱）出者　此种情况在临床上并非少见，尤以外侧型者，硬膜外造影较之脊髓造影效果为佳；

3. 根袖处病变　包括局部肿瘤、粘连及血管畸形等亦可酌情选用。

### （三）操作技术

### 【体位】

视穿刺部位不同而异，一般多取侧卧位，与脊髓造影相似，患者双手抱膝屈曲状；

### 【麻醉】

一般多选用局部浸润麻醉；

### 【穿刺点】

对下腰段病变，一般选择 $L_4$~$L_5$ 棘突间隙进针。其他椎节视病变部位要求而定；

### 【具体操作】

按常规消毒铺单后，选用硬膜外麻醉穿刺针自 $L_{4~5}$ 棘间处刺入皮肤、皮下，经棘间隙、再刺穿黄韧带、当出现弹性消失感，表明已刺穿黄韧带抵达硬膜外腔。可将针芯拔除，吸之无脑脊液流出，注入等渗氯化钠液 1ml，无阻力，并仍可抽出，证实为硬膜外腔，可将 1~2ml 之水溶性非离子碘造影剂注入，摄片后证实为硬膜外腔，再缓慢推注 10~14ml 造影剂，酌情拍摄侧位、正位及斜位 X 线片。此外，亦有人主张采取自骶骨切迹处穿刺；或是采用将针头刺穿硬膜囊、抵达椎管前方硬膜外腔之方式；目前更多的骨科医师喜欢采取硬膜外麻醉的方式，当穿刺成功后插入硬膜外导管，既安全，又便于调节椎节的平面，此尤适用于腰段以上部位。

### （四）并发症

其可发现与脊髓造影相似的并发症，一般多较轻。但应尽可能地避免使用离子碘造影剂，更不可采用碘油造影剂，以降低并发症的发生率及其程度。

### （五）影像分析

正常显示硬膜囊及两侧根管呈对称性充盈状，如有缺损、充盈不全及阻塞则属异常。

## 二、脊神经根造影术

较前者更为少用。

视具体部位不同可从脊椎的前方或后方入路进行。

### （一）颈椎脊神经根造影

### 【适应证】

无绝对适应证，以下情况可酌情选用。

1. 根性撕裂　主见于高位臂丛或颈丛损伤时，作为判定损伤定位的标准之一；

2. 根袖处肿瘤　观察肿瘤的部位及其浸润范围；

3. 横突周围病变　指颈椎横突本身及周围处各种病变；但炎症不宜选用，尤其是急性炎症。

### 【操作技术】

1. 体位　仰卧，头颈部自然后伸；

2. 麻醉　局部浸润麻醉为宜；

3. 具体操作　术者按颈浅丛麻醉入路将针头自颈椎侧前方呈垂直状刺入达横突前结节处，而后略向外侧方推移、再深入 2~3mm，即达颈脊神经管外口（可通过 C- 臂 X 线透视证实），当针尖触及神经根时，患者可出现向上肢放射之剧痛感，应避开之。而后将 2~3ml 之非离子碘水溶性造影剂缓慢注入，并立即摄片（一般摄片 2~4 张，以便对比观察）。而后局部再推注 2~4ml 之 1% 普鲁卡因进行封闭。疑局部有粘连性病变时，可加注地塞米松 5mg。

### 【并发症】

主要是对脊神经根的根性损伤及误伤邻近血管，应注意避免。

### 【影像分析】

正常显示根管呈条状，近于水平走向，如发现有充盈不全，缺损及梗阻时，则属异常，应结合临床表现加以分析判断。

### （二）胸、腰段脊神经根管造影

与硬膜外造影基本相似，唯范围较局限，故不赘述。

# 第八节　放射性核素骨显像检查

## 一、放射性核素骨显像成像原理

由于在骨骼内合有羟基磷灰石结晶和未成熟的骨母质，其与显像剂具有亲和能力，在进行离子交换（如 $^{85}Sr$、$^{18}F$ 等）或进行吸附与结合（如 $^{99m}Tc$、$^{113m}In$ 标记的磷酸化合物）。由于这些物质具有放射之特性，因此可以使骨骼显像。其分布与骨代谢活性相一致；这就是骨显像剂能使骨骼显像的基本原理（图 1-1-5-8-1）。当骨骼有病损之同时，局部骨质会发生破坏及修复两种改变；因而含有放射性显像剂的局部，也就会由于在此病灶内有放射性显影剂相对减少形成"冷区"，或是由于沉积增加形成"热区"。其优点是可以明确反应骨代射情况，较 X 线检查可能更为灵敏，且能更早地发现病变。但其对各种骨疾病缺乏定性之特异性是它的缺点。

## 二、放射性显像剂的种类

既往在临床上大多选用以下几种作为骨显像示踪剂：锶 $^{-85m}$（$^{85}Sr$）、锝 $^{-99m}$（$^{99}Tc$）、铟 $^{-113m}$（$^{113}In$）、锶 $^{-87m}$（$^{87}Sr$）、氟 $^{-18m}$（$^{18}F$）及镱 $^{169m}$（$^{169}Yb$）的磷酸化合物。依据上述核素能量大小、血清除快

慢及半衰期长短等情况加以选择，以 $^{99m}Tc$ 的磷酸化合物最为多用（表 1-1-5-8-1）

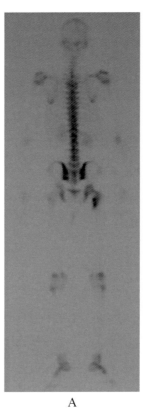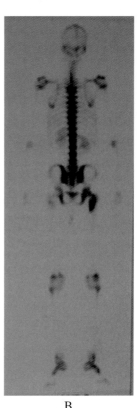

A　　　　　　B

图 1-1-5-8-1　临床举例 同位素骨扫描正常表现（A、B）

A. 前面观；B. 后面观

表 1-1-5-8-1　常用骨显影剂的特性及用量

| 骨显像剂名称 | 成人刘量（mCi） | 注后扫描时间 | 半衰期 | γ 能量（keV） | 全身剂量（Gy） | 骨骼接受量（Gy） |
|---|---|---|---|---|---|---|
| $^{99m}Tc$ | 10~20 | 2~4h | 6.02h | 140 | 0.0001 | 0.0045 |
| $^{85}Sr$ | 0.1 | 2~7d | 65d | 514 | 0.042 | 0.36 |
| $^{87m}Sr$ | 2~4 | 2~4h | 2.8h | 388 | 0.0002 | 0.0008 |
| $^{18}F$ | 1~10 | 1h | 1.87h | 510 | 0.0004 | 0.0015 |
| $^{113m}In$-D TPMP | 5~10 | 2h | 1.8h | 392 | / | / |

## 三、放射性核素骨显像临床应用与判定

### （一）对肿瘤之判定

**【原发骨肿瘤】**

核素显像对原发良性骨肿瘤无特异性，但对恶性骨肿瘤由于核素聚集比度较高，因而具有诊断意义。其对原发性骨肿瘤的作用主要是确定放射治疗的照射野、手术时截除范围和拟行活检时的定位。因为显像所显示病灶之范围一般较X线所见为大，灵敏度高；

**【转移性骨癌】**

骨显像可较X线检查更早地发现骨转移病灶。因此，当确诊癌症的患者，应定期进行全身骨显像，以便及时随访确定有无早期骨转移，以及转移的概况等。

### （二）判定移植骨血供及其存活情况

对移植骨组织，为了判定和了解吻合血管是否通畅虽可用X线血管造影术，但由于吻合的血管内膜对碘造影剂异常敏感，以致易引起血管痉挛而发生意外。而核素造影则无此危险。可在手术后10d左右进行；如血运畅通或当移植骨有代谢功能时，该处就会出现浓聚区。

### （三）对骨病的判定

主要有以下两种疾患：

1. 创伤性和非创伤性股骨头无菌坏死　在坏死早期，股骨头表现为局部放射性减低区或缺损区；坏死中期在缺损区周围出现不同程度的放射性浓集反应；而在股骨头无菌性坏死晚期，整个股骨头则呈现放射性浓集区；

2. 早期诊断急性血源性骨髓炎　并通过核素血管动态造影，血池造影和延迟显像等对骨髓炎和蜂窝织炎等疾病进行鉴别诊断。

（刘忠汉　于　彬　杨海松　赵定麟）

# 参 考 文 献

1. Allam Y, Silbermann J, Riese F, et al. Computer tomography assessment of pedicle screw placement in thoracic spine : comparison between free hand and a generic 3D-based navigation techniques. Eur Spine J[J], 2012, Epub ahead of print.

2. Bradley WG, Daroff RB, Fenichel GM. Neurology in Clinical Practice : Principles of Diagnosis and Management, 5th ed. Boston, Butterworth Heinemann, 2007.

3. Carnes D, Ashbey D, Underwood M. A systematic review of pain drawing literature : Should pain drawings be used for psychologic screening? Clin J Pain 22 : 449-457, 2006.

4. Gaunt AM. Caring for patients who have acute and subacute low back pain. CME Bull 7 : 1-7, 2008.

5. Kaiser ML, Whealon MD, Barrios C, et al. The current role of magnetic resonance imaging for diagnosing cervical spine injury in blunt trauma patients with negative computed tomography scan. Am Surg[J], 2012, 78(10) : 1156-60.

6. Kinder A, Filho FP, Ribeiro E, et al. Magnetic resonance imaging of the lumbar spine with axial loading : a review of 120 cases. Eur J Radiol[J], 2012, 81(4) : e561-4.

7. Liu J, Shafiq Q, Ebraheim NA, et al. Value of intraoperative true lateral radiograph of C2 pedicle for C1-2 transarticular screw insertion. Spine J[J], 2005, 5(4) : 434-40.

8. Liu RW, Yaszay B, Glaser D, et al. A method for assessing axial vertebral rotation based on differential rod curvature on the lateral radiograph. Spine[J], 2012, 37(18) : E1120-5.

9. Schizas C, Michel J, Kosmopoulos V, et al. Computer tomography assessment of pedicle screw insertion in percutaneous posterior transpedicular stabilization. Eur Spine J[J], 2007, 16(5) : 613-7.

10. Solomon J, Nadler SF, Press J. Physical examination : Of the lumbar spine. In Malanga G, Nadler SF (eds) : Musculoskeletal Physical Examination : An Evidence-based Approach. Philadelphia, Hanley & Belfus, 2006, pp 189-226.

11. Stemper BD, Tang SJ, Yoganandan N, et al. Upright magnetic resonance imaging measurement of prevertebral soft tissue in the cervical spine of normal volunteers. Spine J[J], 2011, 11(5) : 412-5.

12. Tomomitsu T, Murase K, Sone T, et al. Comparison of vertebral morphometry in the lumbar vertebrae by T1-weighted sagittal MRI and radiograph. Eur J Radiol[J], 2005, 56(1) : 102-6.

13. Venu V, Vertinsky AT, Malfair D, et al. Plain radiograph assessment of spinal hardware. Semin Musculoskelet Radiol[J], 2011, 15(2) : 151-62.

14. Wang Y, Videman T, Niemeläinen R, et al. Quantitative measures of modic changes in lumbar spine magnetic resonance imaging : intra- and inter-rater reliability. Spine[J], 2011, 36(15) : 1236-43.

15. Winklhofer S, Thekkumthala-Sommer M, Schmidt D, et al. Magnetic resonance imaging frequently changes classification of acute traumatic thoracolumbar spine injuries. Skeletal Radiol[J], 2012, Epub ahead of print.

16. 陈德玉，袁文，王新伟等。腰椎伤病诊断与治疗。北京：科学技术文献出版社。2007。

17. 陈德玉。颈椎伤病诊治新技术。北京：科学技术文献出版社。2003。

18. 李晓江，白云深，杨有庚. 腰椎间隙感染的 MRI 早期诊断价值探讨. 中国实验诊断学 [J]，2009，13(2) : 244-7.

19. 赵定麟。骨科新理论与新技术。上海：上海科技教育出版社。1999。

20. 赵定麟。脊柱外科学。上海：上海科学技术出版社出版。1996。

21. 赵定麟。四肢脊柱创伤。吉林：吉林科技出版社。1999。

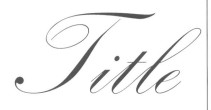

第二篇

# 脊柱与脊髓节段及根性、丛性和干性痛的判定、定位与诊断

# 第一章　脊柱与脊髓的定位

## 第一节　脊柱与脊髓的节段差数与体表标志判定

### 一、脊髓定位标志判定概述

根据病史及临床检查（包括各种辅助诊断手段），对脊柱伤患的诊断在大多数情况下并无困难。但其中某些病情较复杂或病程较久者，常与其他伤患相混淆，尤其是在颈椎及下腰段伤患时。另一方面，无论是从诊断角度或治疗要求，特别是涉及手术时，都必须予以明确地定位，以便更确切地掌握伤情或病变的性质与部位。因此本章将对脊髓与脊髓的定位诊断加以阐述。

### 二、脊髓与脊柱两者在节段上的差数

三月胎儿，脊髓与椎管等长。出生后，脊髓下端位于第 3 腰椎，随着年龄增长，成年时则至 $L_1$ 的下缘。因此，对青少年脊柱、脊髓伤的节段判定不同于成年。欧洲人较亚洲人低一个椎节，因此，其下肢较长。现将两者之差，结合棘突位置列于表 1-2-1-1-1。

### 三、脊柱的表面标志

主要以体表的标志来判定其所对应的棘突位置（表 1-2-1-1-2）。

表 1-2-1-1-1　棘突、椎体与脊髓节段之关系

| 棘突 | 椎体 | 脊髓 |
|---|---|---|
| $C_4$ | $C_4$ | $C_5$ |
| $C_6$ | $C_6$ | $C_8$ |
| $T_1$ | $T_1$ | $T_2$ |
| $T_6$ | $T_7$ | $T_8$ |
| $T_9$ | $T_{10}$ | $T_{12}$ |
| $T_{12}$ | $L_1$ | $L_4$、$L_5S_1$ |
| $L_1$ | $L_2$ | $S_2 \sim S_5$ |

表 1-2-1-1-2　棘突的体表标志

| 体 表 标 志 | 棘突位置 |
|---|---|
| 下颈椎最高之棘突 | $C_7$ 棘突 |
| 两侧肩胛下角联线 | $T_7$ 棘突 |
| 脐平线 | $L_3$ 椎体 |
| 两髂嵴最高点联线 | $L_4$ 棘突 |
| 两髂后上棘联线 | $L_5$ 棘突 |

# 第二节　脊髓横断面上受损部位判定

根据其受损后出现的症状特点，结合临床表现，分为以下四方面。

## 一、运动障碍

主要区别是由于前角和（或）前根引起的下神经元性瘫痪（图 1-2-1-2-1）；或是脊髓侧索中锥体束受累（图 1-2-1-2-2），以致引起的上神经元性瘫痪；或是两者兼有之（图 1-2-1-2-3）。现将两者之鉴别列于表 1-2-1-2-1。

表 1-2-1-2-1　运动瘫痪类型鉴别表

| 项　目 | 上神经元瘫痪 | 下神经元瘫痪 | 混合性瘫痪 |
|---|---|---|---|
| 瘫痪程度 | 不全性 | 完全性 | 以完全性为主 |
| 肌萎缩 | 不明显 | 较明显 | 较明显 |
| 肌张力 | 增高 | 降低或丧失 | 早期可增高，后期丧失 |
| 瘫痪范围 | 较广泛 | 局限于所支配脊节 | 较广泛 |
| 腱反射 | 亢进 | 消失 | 先亢进，后消失 |
| 病理反射 | 多有 | 无 | 先有，后消失 |
| 电变性反应 | 无 | 有 | 有 |

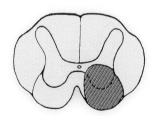

图 1-2-1-2-1　脊髓前角和前根损伤解剖示意图

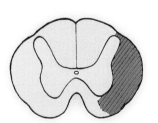

图 1-2-1-2-2　脊髓侧索中锥体束受累解剖示意图

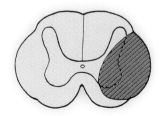

图 1-2-1-2-3　脊髓锥体束、前角受累解剖示意图

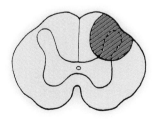

图 1-2-1-2-4　脊髓后角和后根损伤解剖示意图

## 二、感觉障碍

### （一）后根及后角受损

先为根性痛，并随腹压增加的动作而加剧，如咳嗽等，重者似电击样感。检查时感觉正常或过敏。后期则减弱或消失。由后根传导的震动觉与位置觉最先障碍，其次为触觉、痛温觉。其范围符合神经根的分布区，并以此与干性损害相区别。如双侧受累，则有明显之束带感（图 1-2-1-2-4）。

### （二）后索受损

因传导本体感觉的薄束与楔束受损，主要表现其下方的震动觉与位置觉减退或消失。行走时如踩棉花，有感觉性共济失调（图 1-2-1-2-5）。

### （三）中央灰质受损

位于脊髓中央管周围的感觉障碍，主要表现为节段性痛、温觉丧失，而触觉一般正常（触觉纤维在后索及前索中上行），此称之为感觉分离现象。因邻近前角深部，多伴有上肢（及下肢）的运动障碍（图 1-2-1-2-6）。

### （四）脊髓丘脑束受损

为患节对侧以下的痛觉与温觉减退或消失。

因其与锥体束及脊髓小脑束邻近，常伴有运动障碍。

## 三、脊髓半切损害

呈现脊髓半切征候群，见图 1-2-1-2-7。其主要表现：

### （一）运动障碍

受损节段以上呈上神经元损害，患节呈下神经元性损害。

### （二）感觉障碍

深感觉障碍，包括位置、运动和振动觉，同时对侧之痛觉与温觉消失或减退。

### （三）其他

血管舒缩运动障碍。

## 四、脊髓全切（横）断损害

于受损以下两侧运动、反射和感觉全部消失。3~4 周后横断以下脊髓逐渐恢复自主功能，但无自主活动，并出现反射亢进及病理反射。早期大小便失禁，后期可形成自动排尿（如排尿中枢受损则仍失禁）。因立毛肌不能收缩致使排汗功能消失（图 1-2-1-2-8）。

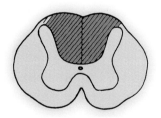

图 1-2-1-2-5　脊髓后索受损解剖示意图

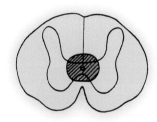

图 1-2-1-2-6　脊髓中央管周围受损解剖示意图

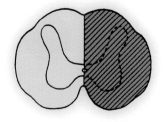

图 1-2-1-2-7　脊髓半切损伤解剖示意图

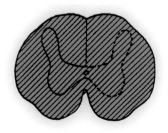

图 1-2-1-2-8　脊髓横断性损伤解剖示意图

临床上需对脊髓完全损伤与部分损伤加以区别，以决定其治疗原则及预后判定。现列于表 1-2-1-2-2。

各种疾患在脊髓上的病理改变较为固定，现选其中常见的列表于后（表 1-2-1-2-3）。

表 1-2-1-2-2　部分性与完全性脊髓损伤鉴别

| 损伤类型 | 部 分 性 | 完 全 性 |
|---|---|---|
| 运动障碍 | 不完全，不对称 | 完全，基本对称 |
| 感觉障碍 | 可保留部分感觉 | 完全丧失 |
| 括约肌障碍 | 较轻 | 完全 |
| 脊髓休克期 | 短，不超过一周 | 多在三周以上 |
| 反射障碍 | 不对称，不完全 | 完全，对称 |
| 病理反射 | 可有可无 | 多有 |

表 1-2-1-2-3　各种疾患脊髓受累断面分布

| 诊　断 | 脊 髓 受 累 断 面 |
|---|---|
| 侧索硬化症 | 其病理改变主要位于脊髓的侧索加前角 |
| 脊髓空洞症 | 病变位于中央灰质加前角 |
| 脊髓结核 | 后根加后索 |
| 髓内肿瘤 | 中央灰质加前角（多见） |
| 髓外肿瘤 | 视肿瘤生长位置而定 |
| 共济失调 | 后索加脊髓小脑束 |
| 脊髓前角灰质炎 | 前角加前根 |
| 颈椎病 | 视致压物部位不同而异 |

（杨海松　王　亮　卢旭华）

# 第二章　脊神经根及脊髓损伤节段定位

## 第一节　脊神经根受损部位及相应表现

### 一、脊神经根受累时根性痛的放射部位

根性放射痛对病变的解剖定位具有重要参考价值，应加以了解，并选择其中有代表意义者加以熟记，以判定脊髓或神经根受累的平面（表1-2-2-1-1）。

表1-2-2-1-1　脊神经根受累时根性痛的放射部位

| 神经根序数 | 根性痛放射部位 |
|---|---|
| $C_{1、2}$ | 后枕部 |
| $C_3$ | 耳部 |
| $C_4$ | 肩部及上臂外侧 |
| $C_5$ | 前臂外侧至虎口部 |
| $C_6$ | 前臂桡侧至拇指 |
| $C_7$ | 前臂掌侧远端及中指 |
| $C_8$ | 前臂尺侧远端及小指 |
| $T_1$ | 前臂尺侧 |
| $T_2$ | 上臂内侧 |
| $T_5$ | 乳头区 |
| $T_6$ | 乳头下带状区 |
| $T_{10}$ | 脐部带状区 |
| $L_1$ | 腹股沟部 |
| $L_2$ | 大腿前部 |
| $L_3$ | 膝部 |
| $L_4$ | 小腿内下、踝及拇趾 |
| $L_5$ | 足背及1~5趾 |
| $S_1$ | 足跟及跖底部 |

续表

| 神经根序数 | 根性痛放射部位 |
|---|---|
| $S_2$ | 下肢后侧 |
| $S_3$ | 大腿内侧 |
| $S_4$ | 外生殖器处 |
| $S_5$ | 肛门周围 |

### 二、脊神经根受累性质、相应部位及命名

自脊髓发出之脊神经根，在其分布至所支配组织之前，可处于不同的解剖节段，而在不同节段，其可因该处病变而受累，并出现不同的病理解剖类型及命名（表1-2-2-1-2）。

表1-2-2-1-2　神经根受损节段性质、部位及其命名

| 命　名 | 解剖部位 | 病　变　部　位 |
|---|---|---|
| 脊膜神经根炎 | 椎管内 | 多系由椎管内病变所致 |
| 脊节神经根炎 | 根管部 | 根管（狭窄）或椎管内病变 |
| 神经根炎 | 根管外口 | 根管（狭窄）或根管内病变 |
| 神经丛炎 | 神经丛部 | 神经丛本身或邻近组织病变 |
| 神经炎 | 神经干及其分支 | 神经干本身或周围组织病变 |

# 第二节  脊髓各段受损定位及临床表现

脊髓各节段受累后视部位不同，其功能障碍的范围及程度亦不一样，现按以下三段分述之。

## 一、颈段脊髓受损节段定位及临床表现

可将颈髓按三段区分，其临床特点如下。

### （一）颈上段

【概述】

指 $C_1$~$C_3$ 处，多见于外伤病例，脊髓完全受损者，多死于现场。临床所见病例多为不全性损伤。

【表现】

其主要表现为：

1. 运动障碍  头、颈及提肩胛运动受累，四肢轻重不一的瘫痪，肌张力增高，反射亢进及出现病理反射；

2. 感觉障碍  其根性痛以枕及颈后处为明显，面部亦可有感觉障碍；

3. 呼吸障碍  视膈神经受损之程度不同而表现为呃逆、呕吐、呼吸困难或呼吸麻痹；

【腰穿】

如系占位性病变所致者，呈现阻塞曲线，并有其他相应之改变。

### （二）颈中段

【概述】

指 $C_4$~$C_6$ 处，此段为颈椎病及颈椎外伤好发部位。

【表现】

主要表现：

1. 运动障碍  从此段发出的脊神经所支配的肌肉（肱二头肌、提肩胛下肌、冈上肌及冈下肌等）呈下运动神经元性瘫痪；此段以下之肌群为上神经元性瘫痪表现，故肱三头肌之肌张力明显增高，以致屈肘时阻力较大；

2. 感觉障碍  根性痛多见于肩部及肩胛部，并常波及前臂桡侧，有时可达拇指；

3. 反射  肱二头肌反射多消失，肱三头肌以下则亢进。

### （三）颈下段

【概述】

指 $C_7$~$T_1$ 节段。为颈椎外伤及颈椎病次好发部位。即使脊髓完全损伤，其存活率也较高。

【表现】

临床特点如下：

1. 运动障碍  手指活动障碍及手部小肌肉萎缩，前臂肌群亦可累及；

2. 感觉障碍  根性痛多位于前臂及手指，以中、小指为多见。上肢及 $T_2$ 以上可有感觉减退或消失；

3. 反射  肱三头肌反射、桡反射及指屈反射可减弱或消失。

### （四）视临床表现酌情处理

上述节段定位视病变之具体部位、程度及范围等不同而可有较大的差异。如从临床的观点来看，则以分为上颈髓损伤与下颈髓损伤更为合理。

各段损伤对膀胱功能均引起中枢性排尿障碍，但上颈段病损除头颈部感觉与运动功能存在外，双上肢以下功能基本丧失或受累，因此其病情、预后及治疗后果等均较下颈段为严重，病死率明显为高。如已引起完全性脊髓性损害，则减压临床意义不大，因其对双上肢起支配作用的脊

神经根无能为力。但对于下颈髓受累者，即便是对脊髓的减压作用不大，由于能使一或两个脊神经根消除致压物，将对改善手腕部功能起到重要作用，尤其是 $C_6$~$C_7$ 以下者。

## 二、胸段脊髓受损节段定位及临床表现

主要分为以下两段，现将其特点分述之。

### （一）胸段脊髓

**【概述】**

指 $T_1$~胸腰段（相当于 $T_{11}$ 处）之间的脊髓，实际上几乎包括胸髓的全长。因其与四肢关系不如上下两段密切，故症状相对为单纯，易于诊断。

**【表现】**

主要表现为以下特点。

1. 运动障碍　除引起双下肢完全或不全性瘫痪外，视节段的高低不同而引起肋间肌、腹直肌及髂腰肌等麻痹而影响胸式呼吸及腹部运动；

2. 感觉障碍　其范围与运动障碍的范围相一致，主要为胸部以下感觉减退或完全丧失；

3. 排尿障碍　因其位于脊髓排尿中枢以上，故呈现为中枢性排尿障碍，表现为间歇性尿失禁症。膀胱在尿潴留情况下出现不随意反射性排尿，此与周围性排尿障碍在后期治疗上有所差别；

4. 反射改变　主要为腹壁反射消失。

### （二）胸腰段脊髓

**【概述】**

指胸髓与腰髓相交界处，第9、第10胸椎段有骨折、肿瘤或其他病变可波及之。

**【表现】**

临床上表现特点如下：

1. 运动障碍　双下肢以下呈周围性瘫痪征，视其受累程度不同而可表现为完全性或不全性瘫痪。轻者肌力减弱影响步态，重者双下肢功能完全丧失；

2. 感觉障碍　主要表现为温、痛觉等浅感觉障碍，亦因受累程度不同而轻重不一，基本上与运动障碍改变相一致；但个别患者亦可出现双下肢全瘫、而感觉功能却部分或大部保留；此种不全性瘫痪对确定手术指征十分有利；

3. 排尿障碍　因其位于脊髓排尿中枢以上，故表现为中枢性排尿障碍。

## 三、腰骶段脊髓受损节段定位及临床表现

指腰骶膨大脊髓至马尾段，按以下三段分述。

### （一）腰骶膨大段

受累后出现的症状与胸腰段处基本相似，因其平面较低，故感觉及运动受累的范围稍许为小，两者之判定主要依据：

1. 原发性伤病的部位高低；

2. 体征显示临床症状的范围；

3. MR 显示脊髓病变的特点及部位；

4. 其他检测手段，如诱发电位，CT 等均有参考价值。

从治疗角度看，两者并不一定非要鉴别不可。

### （二）圆锥部脊髓受损综合征

**【概述】**

圆锥部脊髓系指 $S_3$~$S_5$ 脊髓段，其处于脊髓末端，呈锥形，故名。此处损伤在临床上较为多见，好发于胸腰段骨折，尤以 $L_1$~$L_2$ 处骨折脱位，其次是椎管内肿瘤病变压迫所致。

**【表现】**

临床上主要特点如下：

1. 运动障碍　几乎无什么影响，因该处无有效之运动神经纤维；

2. 感觉障碍　表现为马鞍区感觉障碍，视损伤程度不同而出现为局部麻木、感觉迟钝、过敏、甚至完全消失；

3. 肛门反射消失　此在临床上较多见，因反射弧经过此处；

4. 排尿障碍　其系排尿中枢所在地。当完全性损伤时，由于尿液无法在膀胱内潴留而出现真正的小便失禁；如为不完全损伤，因括约肌尚起到部分作用，当膀胱空虚或不饱满时，无尿滴出，而膀胱充盈时，则出现滴尿现象，此种特点称之为奇异性尿闭（或称矛盾性尿闭）。

### （三）马尾段

**【概述】**

临床亦较多见，大多由上腰段肿瘤所致；外伤亦可发生，因 $L_2 \sim L_3$ 处骨折脱位机会较少，因之较前者发生率为低。

**【表现】**

其临床症状特点是：

1. 运动障碍　主要表现为下肢瘫痪，呈周围性（根性）软瘫。视受损或受肿瘤压迫的范围及程度不同，其肌力受损的程度差别较大，从肌力减弱到完全性瘫痪均可出现；

2. 感觉障碍　其范围及程度亦与受损或受压的范围与程度呈正比。除感觉异常（麻木、过敏、迟钝等）外，多伴有根性放射痛，严重者常使患者无法忍受，甚至企图自杀；

3. 排尿障碍　亦属周围性排尿障碍，完全性损伤则出现小便失禁。

（王　亮　杨海松　卢旭华）

# 第三章　颈、胸、腰等脊神经根损伤的定位诊断

　　脊神经根的定位不仅有利于对椎管内外伤病的诊断及受累范围判定，且与手术疗法的选择与定位亦直接相关。为便于阐述，仍按颈段、胸段及腰骶段分述之。

## 第一节　颈段脊神经的定位诊断

### 一、C₁脊神经

　　其自枕骨与寰椎两者之间的裂隙中穿出椎骨，沿椎动脉沟下行，有前后支之分。前支自头前侧肌和头侧直肌之间至颈椎的前方发出分支，支配头前直肌与头侧直肌两组肌肉；其后支经寰椎后弓之上向外后走行，支配头后大、小直肌和头上、下斜肌四块肌肉。前支与后支所支配的肌肉主要司头的仰屈及侧方倾斜。

### 二、C₂脊神经

　　发自寰椎与枢椎之间，分为升支、降支和枕大神经。前两者支配头下斜肌、头夹肌与颈夹肌，司头部的后仰与侧转。枕大神经主要支配枕部、项部和头顶部皮肤感觉（止于冠状缝处）（图1-2-3-1-1、2）。

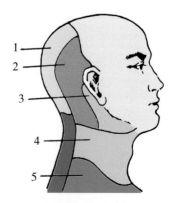

图 1-2-3-1-2　枕颈部感觉神经支配区示意图
1. 枕大神经；2. 枕小神经；3. 耳大神经；
4. 颈皮神经；5. 锁骨上神经

图 1-2-3-1-1　枕大神经分布区域示意图

## 三、C₃脊神经

其内侧支配颈部肌群，属运动神经。外侧支为感觉支，其沿枕大神经内侧走行，分布于枕部皮肤。

## 四、C₄脊神经

受累椎节为 $C_3$~$C_4$ 椎节；感觉障碍在枕外隆突附近的皮肤；运动障碍在颈项肌及冈上肌；无反射改变。

## 五、C₅脊神经

受累椎节为 $C_4$~$C_5$ 椎节；感觉障碍在上臂外侧（腋神经），具有定位意义的是三角肌侧方一块 3cm × 3cm 的范围，运动障碍主要累及三角肌（腋神经支配），其次为肱二头肌（为来自 $C_5$、$C_6$ 的肌皮神经支配），其他肌群如冈上肌、冈下肌、肱桡肌等均可波及，但无定位意义；反射改变主要为肱二头肌反射（其同时受 $C_5$ 和 $C_6$ 两个脊节平面支配），早期活跃，后期减弱（图 1-2-3-1-3）。

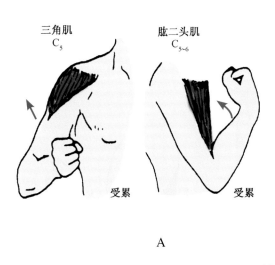

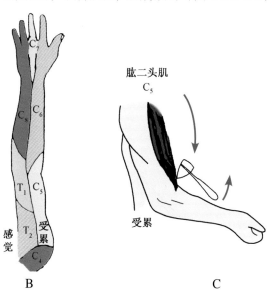

**图 1-2-3-1-3　C₅ 神经受累影响范围示意图（A~C）**
A. 运动；B. 感觉；C. 反射

## 六、C₆脊神经

受累椎节为 $C_5$~$C_6$ 椎节；感觉障碍为前臂外侧及拇指、食指（肌皮神经）障碍；运动障碍为桡侧腕肌（来自 $C_6$ 参与组成的桡神经支配，而尺侧伸腕肌为 $C_7$ 支配区），次为肱二头肌（与 $C_5$ 共同支配）及前臂旋转肌群等；反射改变指桡反射（桡神经支配）为主，次为肱二头肌反射（与 $C_5$ 共同支配），早期活跃，中、后期减弱或消失（图 1-2-3-1-4）。

## 七、C₇脊神经

受累椎节为 $C_6$~$C_7$ 椎节；感觉障碍主要为中指，但此区尚同时受 $C_6$ 与 $C_8$ 影响；运动障碍主要为伸腕、伸指肌群及肱三头肌（由 $C_7$ 参与组成的桡神经所支配），次为桡侧屈腕肌（发自 $C_7$ 的正中神经支配，而尺侧屈腕肌则为 $C_8$ 的尺神经）；反射改变指肱三头肌反射（$C_7$ 的桡神经支配）（图 1-2-3-1-5）。

## 八、C₈脊神经

受累椎节为 $C_7$~$T_1$ 椎节；感觉改变主要为小指及无名指和前臂尺侧皮肤；运动障碍主要是手部小肌肉，由正中神经和尺神经（$C_8$）所支配的屈指浅肌、屈指深肌和蚓状肌；反射无影响（图 1-2-3-1-6）。

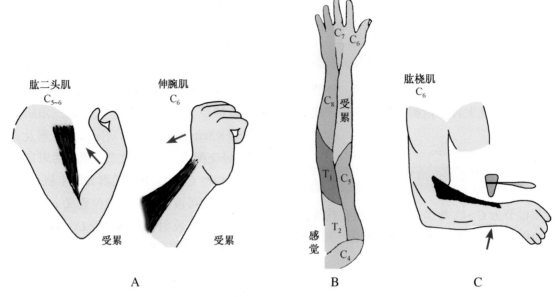

图 1-2-3-1-4　C$_6$ 脊神经受累影响范围示意图（A~C）

A. 运动；B. 感觉；C. 反射

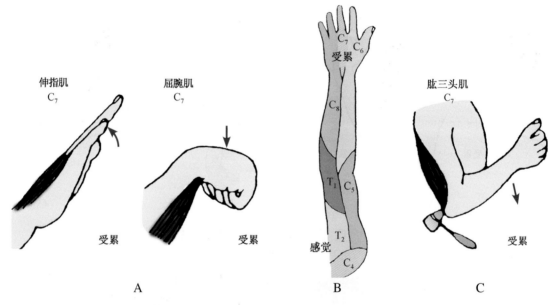

图 1-2-3-1-5　C$_7$ 脊神经受累影响范围示意图（A~C）

A. 运动；B. 感觉；C. 反射

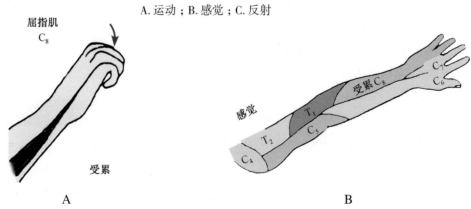

图 1-2-3-1-6　C$_8$ 脊神经受累影响范围示意图（A、B）

A. 运动；B. 感觉

# 第二节　胸段脊神经根的定位诊断

除 $T_1$ 脊神经外，其余诸脊神经根受累后所表现出之临床症状大致相似，故自 $T_2$ 以下之脊神经根统述之。

## 一、$T_1$ 脊神经

其受累椎节为 $T_1$~$T_2$ 段。其感觉障碍为上臂内侧（臂内侧皮神经），运动失调表现为手的内在肌群，一般无反射障碍（图 1-2-3-2-1）。

## 二、$T_2$~$T_{12}$ 脊神经

视椎节受累部位及长度不同而症状轻重及范围各异。其感觉及运动障碍主要表现在胸腹部。上胸段主要支配肋间肌，腹直肌则由 $T_5$ 以下脊神经支配。感觉支配区大致如下：$T_2$、$T_3$ 在上胸部，双乳头连线为 $T_4$，$T_7$ 横贯剑突，$T_{10}$ 达脐部，$T_{12}$ 位于腹股沟部。

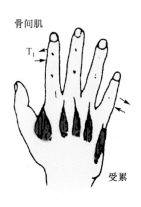
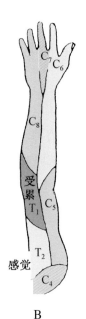

A　　　　　　　　　　　B

**图 1-2-3-2-1　$T_1$ 脊神经受累影响范围示意图（A、B）**
A. 运动；B. 感觉

# 第三节　腰段脊神经根的定位诊断

由于 $L_1$~$L_3$ 段脊神经无各自特殊的体征，三者常与 $T_{12}$ 共同支配髂腰肌、或与 $L_4$ 脊神经共同支配股内收肌及股四头肌等，故将此三根脊神经合并在一起阐述之。

## 一、$L_1$~$L_3$脊神经

### （一）感觉障碍

其感觉范围主要支配大腿部，$L_1$ 为腹股沟以下的上 1/3 斜形带，$L_2$ 为中部斜形带，$L_3$ 则为膝关节以上的斜形带，此具有定位意义。

### （二）运动障碍

【髂腰肌】

由 $T_{12}$~$L_3$ 四个节段的脊神经支支配，司髋关节前屈动作，如此种活动减弱或测试时无法对抗阻力，则表示病变波及此节段；

【股内收肌群】

由 $L_2$~$L_4$ 三个脊节支配，检查时将髋关节置于外展位，如内收动作无力或对抗测试无力，则表现此节段受累；

【股四头肌】

由 $L_2$~$L_4$ 三者构成的股神经支配此组肌肉，受累时表现为伸膝无力或完全障碍。

### （三）反射改变

$L_2$、$L_3$ 参与膝反射，但主要支配神经来自 $L_4$，因此有参考意义。

## 二、$L_4$脊神经

此神经根受累主要见于该根处附近的肿瘤及 $L_3$~$L_4$ 椎间盘脱出症所致（图 1-2-3-3-1）。

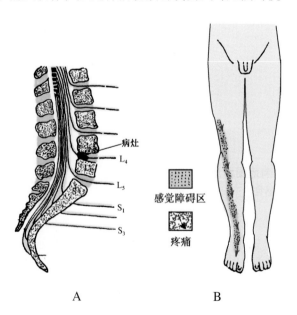
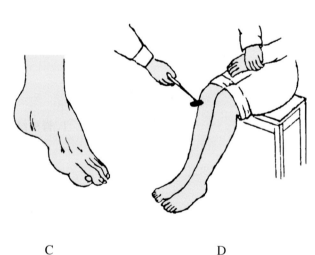

**图 1-2-3-3-1 $L_4$脊神经受累影响范围示意图（A~D）**
A. 病灶部位；B. 感觉障碍区；C. 运动障碍；D. 反射障碍

## （一）运动障碍

由于其所支配的胫前肌受累而引起足背伸、内翻等动作无力或完全丧失。但腓骨肌及伸趾肌并不受累，故仍保存伸趾及足外翻活动功能。同时由于股四头肌亦受累而影响伸膝肌力。

## （二）感觉障碍

主要表现为小腿及足的内侧皮肤感觉异常及疼痛。神经根受压的范围愈大，其疼痛范围愈大。

## （三）反射改变

主要由于股四头肌受累而引起膝跳反射减弱或消失。

### 三、L₅脊神经

主要由于 L₄~L₅ 椎间盘突出症刺激或压迫该神经之故，当然肿瘤亦可。

## （一）运动障碍

主要由于伸趾肌受累而使伸趾无力或完全障碍，以致足趾呈下垂状。如胫前肌同时受累，则出现足下垂。

## （二）感觉障碍

主要为大腿及小腿外侧至足背部的感觉障碍及自大腿后部向外下方至足背部的放射痛。

## （三）反射改变

无明显改变。归纳以上见图 1-2-3-3-2。

### 四、S₁脊神经

临床上亦较常见，主要为 L₅~S₁ 部椎间盘突出及肿瘤等所致。

## （一）运动障碍

主为腓骨长肌及腓骨短肌同时受累，因此足部外翻肌力减弱或完全丧失。同时小腿三头肌减弱而踝部跖屈减弱。由于足部小肌群受累而使足部外形似鸡爪状。

## （二）感觉障碍

大腿后方、小腿后外方及足外侧放射性痛与感觉障碍。

## （三）反射改变

因小腿三头肌受累而引起跟腱反射减弱或消失。归纳以上见图 1-2-3-3-3。

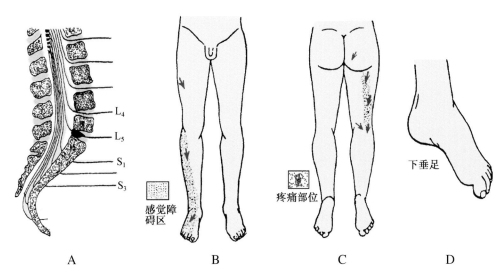

**图 1-2-3-3-2 L₅脊神经受累影响范围示意图（A~D）**
A. 病变部位；B. 感觉障碍区；C. 疼痛部位；D. 足下垂状

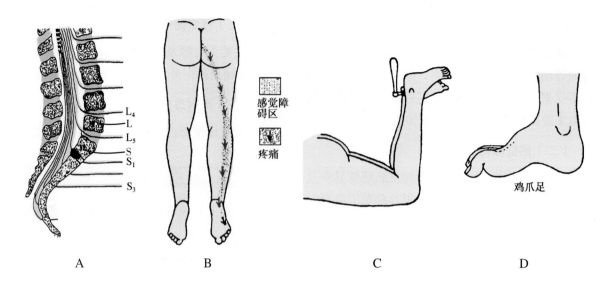

A                    B                    C                    D

**图 1-2-3-3-3    S$_1$ 脊神经受累影响范围示意图（A~D）**
A. 病变部位；B. 疼痛及感觉障碍区；C. 反射障碍部位；D. 鸡爪足

（卢旭华    张帮可    王    亮    杨海松）

# 第四章  颈臂部与腰骶部根性痛、干性痛与丛性痛

## 第一节  颈臂部的根性痛、干性痛及丛性痛

### 一、三种臂痛概述

临床上常见的上臂痛，可因颈段或颈胸段椎管内的脊神经根受压、或是由于向上肢走行的各主要神经干受累、亦可因位于锁骨下的臂丛伤患所致。由于许多症状相类似，以致在临床上易引起混淆，需要加以鉴别，以防延误诊治时机。

在上肢的根性痛、干性痛及丛性痛中，以根性痛者最为多见，约占 80% 以上，其次为干性因素，而丛性者较为少见。

在根性痛者中，其病因多起源于下颈段，尤以 $C_5 \sim C_6$、及 $C_6 \sim C_7$ 为多见，其次为 $C_7 \sim T_1$ 和 $C_4 \sim C_5$。在干性神经痛者中，以正中神经受累者最多，次为尺神经；桡神经主要是运动神经，故较少引起上臂痛。

### 二、三种臂痛病因学

颈臂部之根性痛、干性痛与丛性痛三者的原因完全不同。其治疗原则及具体方法亦不一致，应加以了解，以防因误诊而导致误治。

#### （一）根性原因所引起的臂痛

其主要病因包括：

【颈椎退行性变】

最为多见，无论是颈椎失稳、椎间盘突出（脱出）、或是骨刺形成期，均易刺激或压迫颈脊神经根而出现臂痛症状，尤其钩椎关节处的病变最早出现。

【急性椎间盘突出症】

近年来发现此病较为多见，其常发症状除颈痛外，主要是臂痛，需加以鉴别。

【椎管内肿瘤】

臂痛为其早发症状，尤以邻近根管处之肿瘤。

【其他】

包括粘连性蛛网膜炎、发育性颈椎椎管狭窄症、后纵韧带骨化症及脊髓空洞症等，均可引起上肢疼痛症状。

#### （二）上肢神经干伤病所引起的臂痛

以外伤及腕管综合征最为多见。

【外伤】

其多系骨折后断端对周围神经的直接刺伤或割伤，或骨折愈合后骨痂的嵌压或粘连束带的挛缩等。此两种原因常见于肱骨干中下 1/3 骨折时对桡神经的损伤、肱骨髁上骨折对尺神经的压迫和桡骨远端骨折对正中神经的损伤。此外，各种锐器的刺伤、刀割伤及火器伤等亦可引起周围神经的干性损伤。

【腕管综合征】

在临床上，此种较为常见疾患最为多发的症状是对腕管中央处正中神经的嵌压，并出现手指麻木及疼痛等症状。

**【周围神经炎】**

近年来虽已少见，但仍时可遇到，其病因大多因过敏、感染或中毒等所致，尤以前者为多发。

**【其他】**

包括外伤性神经瘤，周围神经干以及四周的肿瘤等均可引起干性臂痛。

## （三）丛性神经臂痛的原因

主要是由 $C_5 \sim C_8$ 脊神经前支和第 1、第 2 胸神经所构成的臂丛神经痛，其原因常见于以下四种情况，尤以第 1、第 2 项为多见。

**【臂丛损伤】**

临床上最为多见，除直接暴力外，亦多发于对上肢的过度牵拉及扭伤。因直接暴力所致者，多伴有锁骨骨折。因此，凡有锁骨骨折损伤者均应对臂丛神经进行检查。

**【胸腔出口狭窄症】**

临床上亦较多见，主因第 7 颈椎肋骨畸形、第 1 肋骨变异及前斜角肌症候群等引起臂丛受压而出现上肢麻木，以尺侧为多发，并向小指放射。

**【肿瘤】**

除邻近臂丛的骨性或非骨性肿瘤外，应注意肺上沟瘤，其亦可侵犯臂丛，并对其形成压迫。

**【其他】**

指锁骨上窝或锁骨下窝处淋巴结肿大，臂丛局部的炎性感染或肩部的化脓性炎症等均可波及臂丛神经。

## 三、三种臂痛临床特点

根性、干性及丛性臂痛三者所共有的临床症状主要是臂痛、感觉障碍及患侧肢体功能失调等，但亦各具特点，现分述于后。

### （一）根性臂痛

**【疼痛特点】**

表现为与颈部症状同时出现的上肢放射痛，并随咳嗽、喷嚏等颈部活动而加剧；疼痛部位一般以指尖处最为明显，并视受累椎节不同而部位不一，常见于拇指（$C_5 \sim C_6$）中指（$C_6 \sim C_7$）及小指（$C_7 \sim T_1$）。多为刺痛或钝痛，并伴有麻木或蚁走感。

**【颈部症状】**

由于根性痛之病因位于颈部，因此颈部症状均较明显，主要表现为颈部活动受限及僵硬，呈被迫体位状。于棘突两侧及肩胛骨内侧处多有压痛，并与病变部位相一致。

**【根性牵拉痛及头、颈部加压试验】**

一般均较明显。

**【反射改变】**

视受累脊神经不同而出现相应之改变。$C_5$ 脊神经根受累时，肱二头肌反射减弱，$C_6$ 脊神经根影响肱桡肌反射，而 $C_7$ 脊神经根则波及肱三头肌反射；其余脊神经对反射弧多无影响。

### （二）干性臂痛

**【疼痛】**

大多表现为灼性痛，尤以正中神经受累时，因其含有丰富交感神经纤维。

**【运动障碍及手形外观】**

神经干受损时所表现的运动障碍与该神经干所支配的肌组范围相一致，呈现周围性运动麻痹及肌萎缩征。例如：正中神经损伤时出现"猿状手"，主要为大鱼际萎缩所致；桡神经受累时为"垂腕"状，主因伸腕肌及伸指肌失去神经支配所造成的；而尺神经损伤时，则表现为"爪形手"，乃由于骨间肌萎缩之故。

**【反射改变】**

一般多无明显改变，此点与根性臂痛不同，可用于鉴别。

**【交感神经症状】**

因周围神经干中同时混感觉、运动及交感神经三种纤维，因此当其受损后，在呈现感觉及运动症状的同时，尚可出现皮肤潮红，多汗及过敏等症状，尤以正中神经为明显。

### （三）丛性臂痛

**【疼痛】**

其特点是疼痛多呈持续性，阵发性加剧，并与上肢活动关系密切。由于肩部活动时可牵拉臂丛神经引起剧痛，因此患者尽可能地避免诸如梳头、搔背、牵手及其他上肢活动。

【体位】

为减轻对臂丛的牵拉,患者喜采取将头颈倒向患侧的被迫体位,以求使臂丛处于松弛状态。

【压痛】

除于锁骨上窝或锁骨下窝处有明显压痛外,在各大神经干的近端处亦多伴有压痛点。

【臂丛牵拉试验】

多呈阳性,患侧直臂抬高试验亦多为阳性。

【运动障碍】

主要表现为上臂麻痹,一般分为上臂丛麻痹和下臂丛麻痹两型。

1. 上臂丛麻痹 为臂丛上干受损症状,其由 $C_5$、$C_6$ 神经根组成,因此主要表现为上臂外侧的感觉障碍和肩部周围肌肉麻痹所引起的肩臂下垂及上臂外展外旋征。

2. 下臂丛麻痹 当由 $C_7$、$C_8$ 及 $T_1$、$T_2$ 脊神经所组成的臂丛下干受损时,主要表现为尺神经和正中神经受累症状。

## 四、三种臂痛鉴别诊断

三者鉴别诊断一般多无困难,关键是对此三种不同部位的病变应有较为全面的认识。现将三者鉴别要点列于表 1-2-4-1-1。

此外,在临床亦易将臂丛中的上臂丛、下臂丛损害和根性痛相混淆,现列于表 1-2-4-1-2。

表 1-2-4-1-1　颈臂部根性痛、干性痛及丛性痛鉴别诊断表

| 鉴别要点 | 根 性 痛 | 干 性 痛 | 丛 性 痛 |
|---|---|---|---|
| 病变部位 | 椎管内或根管处 | 周围神经干 | 主为臂丛上、下干 |
| 好发伤患 | 颈椎病及肿瘤等 | 周围神经损伤及腕管综合征 | 胸腔出口狭窄、臂丛损伤及肿瘤 |
| 颈部症状 | 有 | 无 | 一般无 |
| 根性张力试验 | 阳性 | 阴性 | 无法测试 |
| 手、腕畸形 | 一般无 | 可出现垂腕、或猿掌、或爪形手 | 可有猿掌或爪形手 |
| 压痛部位 | 棘间隙或棘突 | 神经干损伤 | 锁骨上、下窝 |
| 臂丛牵拉试验 | 阴性 | 阴性 | 阳性 |
| 反射改变 | $C_{5、6、7}$ 有改变 | 一般无 | 一般无 |
| 植物神经症状 | 一般无 | 多有 | 一般无 |
| 臂痛特点 | 颈部活动加剧 | 多为灼性痛 | 肩部活动加剧 |

表 1-2-4-1-2　上臂丛、下臂丛与脊神经根损害之鉴别

| 鉴别要点 | 上 臂 丛 | 下 臂 丛 | 脊 神 经 根 |
|---|---|---|---|
| 病变部位 | 上臂丛或根部 | 下臂丛处 | 椎管或根管内 |
| 疼痛部位 | 肩部 | 手部 | 颈部为主 |
| 压痛点 | 锁骨上窝 | 锁骨下窝 | 颈椎棘突、椎旁 |
| 运动障碍 | 上臂及前臂 | 手部 | 轻度、或无 |
| 肌肉萎缩 | 肩胛带处 | 前臂屈肌及手部 | 轻度、或无 |
| 肌肉痉挛 | 上臂部 | 一般无 | 颈肌可有 |
| 反射改变 | 肱二头肌反射 | 肱三头肌及桡反射 | 轻或无 |
| 感觉障碍 | 肩及上臂外侧 | 前臂及手部尺侧 | 根性分布 |
| 血管营养障碍 | 轻度 | 明显 | 一般无 |

# 第二节 腰骶段根性痛、干性痛及丛性痛

## 一、腰骶段根性痛、干性痛及丛性痛概述

无论从临床教学或临床治疗角度，作者深感对此三种疼痛加以区别是十分必要的。但实际上我们临床误诊的病例并非少见，甚至工作多年的专科医师尚不了解三者的区别及病理解剖学特点，这必将直接影响对患者的诊断与治疗。为此，作者认为当前有必要对根性痛、干性痛与丛性痛三者的病理解剖及临床特点提出以引起大家的重视。

## 二、腰骶段根性痛、干性痛及丛性痛症状特点及其病理解剖学基础

由于腰骶脊神经根出椎管后走行于骶丛和坐骨神经干之中，因此当三者之一受累时可以引起某些相似的症状与体征，主要表现在下肢的感觉、运动与反射障碍，其中以下肢放射痛、跛行、肌无力及直腿抬高试验阳性等尤为多见。此种共同点易使初学者将其混为一谈，以致造成判断失误。实际上，三者病变的病理解剖部位与特点并不一致。除少数病例其中两个或三个可并发外，一般均为单发，并各具有特征。

### （一）根性痛

多系椎管或根管处病变压迫或刺激局部脊神经根所致。其中以髓核突出（或脱出）、根管狭窄及椎管内肿瘤三者最为多见。其病变主要见于或波及根管处，并与硬膜囊及根袖直接相关联。由于致压物而使脊神经根直接受累；因此，临床上除一般共性症状外，主要特点如下。

【椎旁压痛】

均较明显，尤以叩击局部及腰椎活动时为剧。

此主要由于患节脊神经根背侧支同时受累所致。而在干性痛及丛性痛者难以出现。

【屈颈试验】

经对 200 例检查，阳性率可高达 95% 以上。此主要由于颈椎在前屈状态下，通过对硬膜囊，并延及对根袖的牵拉而增加受累脊神经根的张力与压力而出现疼痛感。而病变位于椎管与根管外的干性痛或丛性痛则不存在。

【脊神经根的定位症状】

诸脊神经根所司的感觉、运动及反射视椎节不同而具有明确的定位特征，尤以感觉障碍区及反射弧（$L_4$ 脊神经根影响膝反射，$S_1$ 则波及跟腱反射）更为重要。其受累范围较干性痛及丛性痛者为局限。

【其他】

腰穿时多显示椎管内脑脊液呈部分梗阻及生化异常改变。脊髓造影可观察到特有的影像，但因副作用较大，非十分必要时不宜采用。

### （二）干性痛

过去多诊断为"坐骨神经炎"，近年通过对坐骨神经盆腔出口的研究发现大多由于局部的粘连形成狭窄所致。由于其病理改变主要位于盆腔出口处，因此其表现为胫神经及腓总神经合二为一的坐骨神经干性痛。临床上主要表现为：

【压痛点】

位于环跳穴处，深压时多向下放射至足底，其范围较根性痛者明显为大，并且 60% 的病例伴有腓点及腘点压痛及放射痛。而在下腰部则无明确压痛及叩痛。

【下肢旋转试验】

一般均为阳性，单纯因出口部粘连所致者，以内旋时为甚，甚至内旋至 $10°\sim20°$ 时即呈阳性。

梨状肌同时受累者（占 1/10），则外旋时亦为阳性。

**【干性定位症状】**

其受累范围表现为胫神经及腓总神经支配区的感觉、运动及反射障碍，因此不仅范围较广，且所包括的脊神经根仅限于 $L_4$~$S_2$。

**【足底麻木】**

即由坐骨神经所支配的足底部有麻木感，约在 90% 以上的病例出现。

**（三）丛性痛**

位于盆腔内的骶丛，如因慢性盆腔炎、附件炎及肿瘤等疾患受累，则可致使从该丛发出之神经干同时出现症状。其中以坐骨神经干、股神经干及臀上神经支为多见，在临床上出现以下特点。

**【多干性疼痛】**

即在同一病例同时具有数根干性疼痛症状，其中以坐骨神经的下肢放射痛、股神经的大腿前部放射痛、臀上神经的骶部痛及闭孔神经的膝部痛为多见。上述症状可同时出现，也可交替出现。视病变部位轻度不一，数干之间受累程度亦有差异。

**【腰骶部叩击试验】**

此不同于根性痛，当叩击腰骶部时患者不仅无痛感，且反而诉说"舒服"（盆腔内肿瘤除外）。

**【盆腔系统检查】**

约大多数病例为女性，因此凡疑有本病者均应请妇产科行专科检查以除外该科疾患。此外，常规对下腰部及盆腔行触诊检查，并酌情肛门指诊，以发现新生物。据作者观察，此种病例 85% 以上均有阳性所见。为明确病变性质及进一步排除肿瘤，应常规于清洁灌肠后摄骨盆正、侧位及左右斜位片。疑有肠道或泌尿系统肿瘤者，可行钡剂灌肠或膀胱造影等检查。

**【反射改变】**

膝反射及跟腱反射多同时出现减弱或消失。

归纳上述特点，三种疼痛之鉴别要点见表 1-2-4-2-1。

表 1-2-4-2-1 腰骶部根性痛、干性痛及丛性痛鉴别要点

| 鉴别要点 | 根 性 痛 | 干 性 痛 | 丛 性 痛 |
|---|---|---|---|
| 病变部位 | 椎管或根管内 | 盆腔出口处 | 盆腔骶丛处 |
| 自觉痛处 | 下腰部 | 臀部 | 骶部 |
| 压痛部位 | 棘突旁 | 环跳穴处 | 环跳穴、股环等 |
| 屈颈试验 | 阳性 | 阴性 | 阴性 |
| 叩击腰部 | 痛加剧 | 无明显改变 | 舒适感 |
| 感觉障碍 | 根性分布区 | 干性分布区 | 多干性分布区 |
| 反射改变 | 与受累节段一致 | 跟腱 | 膝及跟腱 |
| 其 他 | 必要时行腰穿或造影 | | 女性多见 |

## 三、腰骶段根性痛、干性痛及丛性痛临床误诊原因分析

**（一）误诊情况**

**【坐骨神经干性痛误诊为根性痛者】**

最为多见。其中多数曾按腰椎间盘脱出症或根管狭窄症治疗，甚至施术。术后症状未缓解而再次检查，才发现系坐骨神经干于盆腔出口处受压所致。

**【骶丛痛误诊为根性痛及干性痛者】**

亦多见。甚至已行椎板切除减压术和出口扩大减压术而无显效。除因盆腔炎及妇科病所致者

外，少数可能系盆腔肿瘤所致。

**【根性痛误诊为干性痛及丛性痛者】**

较少见，其可能按"坐骨神经炎"及盆腔炎治疗无效而再次检查后方明确系椎管内原因所致。

### （二）误诊之原因

误诊原因为多种因素，主要如下。

**【基本概念不清】**

即由于在基本理论方面掌握不够，以致对根性痛、干性痛及丛性痛缺乏明确的认识而在诊断过程中未能全面加以考虑。

**【临床检查不全面】**

由于三者在临床上有着许多相似的共性症状，尤其是腰椎间盘脱出症及椎管、根管狭窄症较为多见，易使初诊者有"先入为主"的观念。此时，如未能再作进一步详细检查（尤其神经系统检查），则易误诊；反之、认真、全面地检查将可发现三者之差异而确定诊断。

**【期待和依赖复杂检查】**

在当前过多地宣传与介绍脊髓造影、CT 扫描等高级技术之同时，易产生忽视临床的倾向。但事实上，此种复杂检查也有其局限性。不仅 CT 扫描误差较大，且脊髓造影中的假阳性与假阴性亦非少见。因此，过多地依赖这些检查并非上策。

Weisel(1984) 曾指出：三位 X 线医师分别阅读同一组 100 例 CT 扫描片，仅有 19% 取得一致意见。脊髓造影等由于种种因素，误差之机会更多。·

由此看来，要想避免三者在判断上失误，首先要对各种疼痛的起因及特点，从基本理论上有一较全面地了解与掌握，以搞清其相同点与不同点。并在此基础上对来诊者详细地采集病史，全面地查体和必要的辅助检查，一般不难作出正确

判断，仅个别病例需行 CT、MR 或脊髓造影等复杂检查。

## 四、腰骶段根性痛、干性痛及丛性痛发生率及其在门诊情况下的快速诊断要点

### （一）发生概况

作者在门诊病例统计中发现：根性痛者占 42%，干性痛占 36%，丛性痛为 22%；后两者相加多于根性痛。可见其发生率比想象的多见。鉴于这一情况，对干性痛与丛性痛病例必须重视，并需与根性痛相鉴别。

### （二）快速诊断

根据作者临床经验，在门诊工作较为紧张情况下，只要能抓住几个关键性检查项目，一般不难以诊断。例如：

1. 屈颈试验阳性，可能是椎管内病变；

2. 棘突及棘突旁压痛及叩痛，以椎管内病变多见；

3. 以环跳穴压痛为主而不伴有腰部及股神经压痛者，多为坐骨神经出口狭窄症；

4. 下腰部叩诊有舒适感之女性，多为妇科疾患；

5. 股神经出口部压痛，以盆腔内病变居多。

### （三）酌情进一步检查

以上数项可在短短数分钟内完成，加上感觉区测试，足底麻木区判定及膝、踝反射检查等一般均可在 10 min 内结束，并为三者之鉴别提供依据，其可信率在 90% 以上。再辅以肛门指诊、妇科会诊、X 线摄片、各种化验及治疗试验等，一般不难鉴别。对下腰部症状明显，并伴有锥体束征阳性者，应考虑为颈腰综合征。

（郭群峰　卢旭华）

# 第五章 上肢干性神经痛

## 第一节 肩胛背神经干

### 一、肩胛背神经干概述

肩胛背神经多在距椎间孔边缘 5~8mm 处自 $C_5$ 发出后即进入中斜角肌（图 1-2-5-1-1），可有变异。在其穿过中斜角肌后，即在中斜角肌内斜行行走约 5~30mm，以 2~3 束 2mm 粗分支横跨其表面。

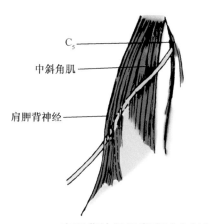

图 1-2-5-1-1 肩胛背神经经常穿过中斜角肌

### 二、肩胛背神经干临床特点

#### （一）年龄、性别

常见于中青年女性。

#### （二）主诉

患者多以颈肩背部不适、酸痛为主要症状，并与天气有关，阴雨天、冬天加重，劳累后也可加重。常因颈肩背部酸痛常不能入睡，自觉患肢怎么放也不舒服，但又无法指出疼痛的部位。少数病例可有肩部无力，偶有前臂及手桡侧半发麻。

#### （三）检查

当上臂后伸、上举时颈部有牵拉感，并可发现胸锁乳突肌后缘中点及第3、第4胸椎棘突旁3cm 处有明显压痛点（图 1-2-5-1-2）。

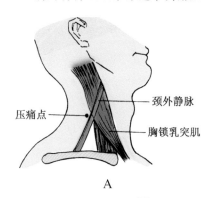

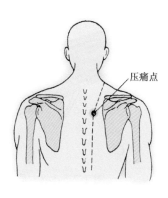

图 1-2-5-1-2 压痛点示意图（A、B）
A. 颈部压痛点；B. 背部沿肩胛背神经行径有压痛，$T_3$ 压痛明显

### 三、肩胛背神经干诊断与鉴别诊断

#### （一）诊断

主要依据颈肩部疼痛、不适，沿肩胛背神经走行有压痛，特别是当按压第3、第4胸椎棘突旁，可诱发同侧上肢麻痛时，即可诊断本病。

#### （二）鉴别诊断

本病易被诊断为其他疾病，如斜方肌劳损、颈椎病、神经官能症及肩周炎等，应注意加以鉴别。

### 四、肩胛背神经干损伤治疗

#### （一）保守治疗

以局封为主。压痛点封闭，每周一次，连续四次，并辅以理疗，症状多可明显减轻。

#### （二）手术治疗

**【适应证】**

保守治疗无效或伴发于胸廓出口综合征且症状严重者可考虑手术治疗。

**【手术方法】**

全麻下做锁骨上横行（或"L"形）切口，切断并结扎颈横动脉和肩胛舌骨肌，逐层解剖显露臂丛神经根干部及前、中斜角肌下段与止点。在近止点处切断前、中斜角肌，沿C$_5$神经切断包绕C$_5$神经根的纤维组织。并进一步将中斜角肌在C$_5$根部横行切断，暴露肩胛背神经，切割神经周围组织，作神经外膜松解术（图1-2-5-1-3）。

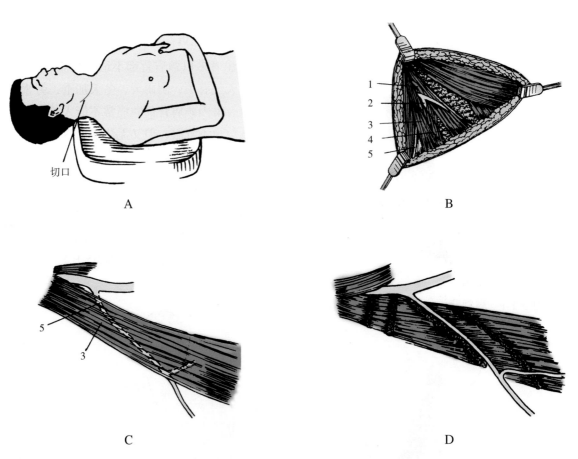

**图 1-2-5-1-3　肩胛干神经手术松解示意图（A~D）**
A. 颈部 "L" 形切口；B. 分离颈外三角脂肪垫，暴露前中斜角肌；在中斜角肌外侧找到肩胛背神经；
C. 在 C$_5$ 神经根处找到肩胛背神经的起点；D. 切断前中斜角肌并进行神经松解
1. 膈神经；2. C$_5$ 神经根；3. 中斜角肌；4. 前斜角肌；5. 肩胛背神经

# 第二节　胸长神经干

## 一、胸长神经干解剖特点

胸长神经大多源自 $C_{5-7}$ 神经根，其中 80% 起源于 $C_5$ 神经根的胸长神经，多与肩胛背神经合干，穿入中斜角肌在 $C_5$ 的肌起点的腱性纤维组织，然后斜向下出中斜角肌，和肩胛背神经分开，继续下行和 $C_6$ 发出的胸长神经支合干，在胸骨水平与 $C_7$ 发出的胸长神经合干，在相当于腋窝内侧壁的前锯肌表面下行（图 1-2-5-2-1）。

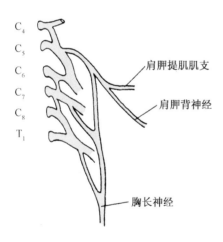

C₄
C₅
C₆
C₇
C₈
T₁

肩胛提肌肌支

肩胛背神经

胸长神经

图 1-2-5-2-1　胸长神经解剖示意图

## 二、胸长神经干临床特点

1. 患者可能有颈部不适和胸侧壁及腋下部不适感；

2. 如合并肩胛背神经卡压，患者可能有从背后一直到心前之疼痛感觉；

3. 在胸锁乳突肌后缘中点上下有明显压痛，如用 0.25% 布比卡因 2~3ml 局封，症状可全部消失；

4. 叩击胸前部可能诱发胸前刺痛。

## 三、胸长神经干诊断与鉴别诊断

该病之诊断主要依据：患者有胸前不适、刺痛（排除心脏疾病）；颈部痛点局封后症状消失。本病应与心绞痛和胆绞痛鉴别，必要时请相关科室专家会诊。

## 四、胸长神经干治疗

### （一）保守治疗

颈部痛点局封及理疗；

### （二）手术治疗

可行 $C_{5、6}$ 神经根松解，肩胛背神经和胸长神经干松解术。

# 第三节　肩胛上神经干

## 一、肩胛上神经干解剖特点

肩胛上神经大多起源于$C_5$神经根，少数起自$C_6$神经根。从肩胛骨上方穿过，在肩胛上横韧带之下方的肩胛上切迹进入肩胛上窝。在其穿过肩胛上切迹后发出1或2支分支支配到冈上肌及发出小关节支支配盂肱关节、喙肩韧带和肩锁关节。之后，肩胛上神经继续绕过肩胛冈盂切迹抵达冈下窝，并发出分支支配冈下肌（图1-2-5-3-1）。

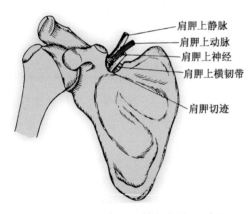

图 1-2-5-3-1　肩胛上神经解剖示意图

（图中标注：肩胛上静脉、肩胛上动脉、肩胛上神经、肩胛上横韧带、肩胛切迹）

## 二、肩胛上神经干病因

多因肩胛骨骨折或盂肱关节损伤等急性损伤所致。肩关节脱位亦可损伤肩胛上神经。其他如肿瘤、盂肱关节结节样囊肿、肩袖损伤以及肩胛上切迹纤维化等均是肩胛上神经受卡压发病的主要原因。

## 三、肩胛上神经干临床特点

1.既往多有创伤或劳损史；

2.主要表现为肩周区弥散的钝痛，以肩后外侧部为重，可向颈后及臂部放射；

3.肩胛上切迹部或锁骨与肩胛冈三角间区压痛是最常见的体征，此外，斜方肌部位亦可有压痛；

4.肩外展、外旋无力，偶有冈上肌肌萎缩者。

## 四、肩胛上神经干诊断与鉴别诊断

### （一）临床表现

依据上述之临床特点，基本可诊断。

### （二）肩胛骨牵拉试验

即将患者患手置于对侧肩部，使肘部处于水平位，并向健侧牵拉、刺激受卡压的肩胛上神经而诱发肩部疼痛。

### （三）利多卡因注射试验

在肩胛上切迹压痛点注射1%的利多卡因，如症状缓解，则为阳性。

### （四）辅助检查

其他如肌电检查及X线检查等均有助于诊断。

### （五）鉴别诊断

本病应与肩颈部疾患，如肩袖损伤、肩周炎、肩部撞击综合征、颈椎间盘突出、盂肱关节炎及肩锁关节疾病等相鉴别。

## 五、肩胛上神经干损伤治疗

### （一）非手术治疗

如休息、理疗、应用止痛药物等，也可选用

局部封闭治疗。

## （二）手术疗法

主要为神经松解术，可通过后入路、前入路和颈部入路施术，但临床上仍以后入路最常用。一般取侧卧位、全麻，从肩峰开始，沿肩胛冈向内侧切口，长约 8~10cm。游离切口两侧皮缘，切开深筋膜，确定斜方肌止点后，切断该肌止点，沿斜方肌与冈上肌的肌间隙作钝性分离，即达肩胛骨的上界。再向外侧分离，显露肩胛上神经和肩胛上血管后，先将肩胛上血管牵向外侧，充分显露肩胛上神经，探查可能存在的卡压因素，如各种纤维束带等，对其进行松解。游离肩胛上神经、牵开，用骨凿扩大肩胛上切迹。术毕将肢体悬吊，及早进行功能活动。

# 第四节　正中神经干

## 一、正中神经干解剖特点

正中神经由臂丛神经 $C_5$~$T_1$ 组成，向下走行于腋动脉前方，与腋动脉下 1/3 伴行，并在肘部的行进中，与肱动脉保持联系。在肘部由外而内依次为肱二头肌腱、肱动脉和正中神经，正中神经位于肱肌前部，深处为纤维束带环绕。之后，正中神经穿过旋前圆肌浅、深头间，当穿越旋前圆肌深头时，其位于尺动脉内侧。之后，正中神经通过指浅屈肌浅深头形成的腱弓，在前臂远端 1/3 处浅出，由指浅屈肌的桡侧进入腕管。

正中神经在肘部的第一个分支在距肘部 1~4cm 处穿出并支配旋前圆肌。向下又发出支配桡侧腕屈肌、掌长肌和指浅屈肌的分支。在旋前圆肌区、肱骨内上髁近端 5~8cm 处，正中神经向后外侧发出前骨间神经。该分支神经向远端走行，在指浅屈肌的近端与正中神经伴行穿过指浅屈肌腱弓。达骨间膜后，与前骨间动脉伴行到达腕部。该神经主要为运动神经，支配拇长屈肌、食指和中指的指深屈肌以及旋前方肌。前骨间神经终止于旋前方肌，伴随发出感觉支支配腕部。

## 二、正中神经干常见致病部位

正中神经可在不同部位受损，且表现不同。

在上臂近端，正中神经受累主要因创伤所致，特别是直接穿透伤和挤压伤引起慢性疼痛，该段卡压诊断和定位相对简单。此外，假性动脉瘤、动静脉畸形和血透引起的动静脉瘘亦为常见原因。

视正中神经受累部位不同，其症状有所差异，临床上可分为旋前圆肌综合征、前骨间神经卡压综合征和腕管综合征等，现分述于后。

## （一）旋前圆肌综合征

**【概述】**

旋前圆肌综合征为正中神经通过旋前圆肌或指浅屈肌时神经受到卡压或其他病因所致。包括肱二头肌紧张肥厚、旋前圆肌纤维束带加重及指浅屈肌腱形成之浅弓处的粘连与卡压等（图 1-2-5-4-1）。

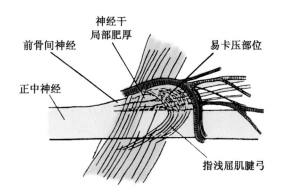

图 1-2-5-4-1　指浅屈肌腱示意图

【临床特点】

旋前圆肌综合征的临床表现主要有：

1. 疼痛　以前臂近端旋前圆肌区疼痛为主，抗阻力旋前时疼痛加剧；

2. 感觉障碍　手掌桡侧和桡侧三个半手指麻木；

3. 肌肉萎缩　主要表现为鱼际肌的轻度萎缩；

4. 正中神经激发试验　在屈肘、抗阻力下使前臂做旋前动作，肌力减弱者为阳性。

【治疗】

可根据病情选择不同的治疗方法。对轻度卡压及初期病例，可行保守治疗，包括：夹板固定及封闭治疗。但对非手术疗法无效者可考虑手术。手术目的应尽可能检查所有可能的卡压点并进行松解。

### （二）前骨间神经卡压综合征

【概述】

前骨间神经卡压征的病因主要分为局部直接创伤、正中神经损伤波及前骨间神经或前骨间神经炎及卡压等均可引起的神经病变。

【临床特点】

本病的临床表现主要为：

1. 运动障碍　显示拇长屈肌、食指和中指指深屈肌及旋前方肌的肌力减弱。

2. 感觉障碍　前骨间神经有一终末感觉支支配腕部的部分感觉。因此可出现前臂和腕部疼痛。常有近端前臂掌侧、旋前圆肌区和腕掌侧的自发性疼痛。活动时症状加重，特别是前臂活动时症状更为明显。由于疼痛，肢体的活动受到限制。疼痛可于数周或数月自行减轻。

3. 写字或拿小物品困难　主因拇长屈肌、食指和中指指深屈肌以及旋前方肌的肌力减弱之故。

【治疗】

前骨间神经卡压综合征应根据病因选择不同的治疗方法。创伤引起者，一般先观察2~3个月，如不能恢复，则应行手术治疗。如系穿透性损伤所致，则应立即进行手术治疗。对卡压因素引起的前骨间神经损伤，先采用休息、固定、减少前臂活动和局封等保守治疗，8~12周无效者，可行手术松解。

### （三）腕管综合征

【概述】

移行于腕部的正中神经位于指浅屈肌腱的浅面，较为恒定，正中神经总是直接与腕横韧带相接触，因此任何原因引起的腕横韧带变性必将引起对正中神经的摩擦及卡压，尤其在腕背伸时更为明显。95%的正中神经在腕横韧带远侧缘分成内、外侧二支，外侧支发出返支支配拇短展肌、拇对掌肌及拇短屈肌（浅头）；终末支为第1指掌侧总神经，又分为三支指掌侧固有神经，分别分布于手拇指桡、尺侧及示指桡侧缘皮肤，且至示指桡侧缘的固有神经再有分支至第1蚓状肌。内侧支分为第2、第3指掌侧总神经，至掌指关节近侧又各分出二条指掌侧固有神经，分布于示、中指与中、无名指相对缘的皮肤；第2指掌侧总神经还分支至第2蚓状肌。因而当正中神经卡压后会出现感觉和运动障碍症状（图1-2-5-4-2）。

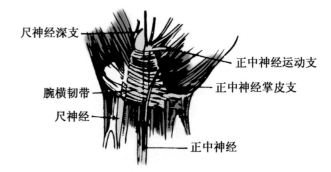

图1-2-5-4-2　腕部和腕管的解剖示意图

【病因】

形成腕管综合征的原因很多，主要分：

1. 局部因素　如腕管周围处骨折（Colles骨折、Smith骨折、舟骨骨折及月骨脱位）后畸形；腕管内脂肪瘤、纤维瘤、腱鞘囊肿及滑膜炎等。

2. 其他因素　如可引起神经变性的全身性疾病，包括糖尿病、酒精中毒、痛风以及长期血液透析和甲状腺机能低下等。此外，用腕过度者，如计算机操作人员及扶拐杖走路者亦易发病。

【临床特点】

腕管综合征之临床特点：

1. 感觉障碍　为由正中神经所支配的拇、示、中指疼痛和麻木感，尤以中指为明显，少数病例疼痛可放射到前臂，但绝大多数患者感觉异常局限于腕部以下的正中神经分布区。

2. 运动障碍　由于疼痛，可出现运动障碍，表现为拇指无力或不灵活，大鱼际萎缩者较少。

【诊断】

其诊断主要依据临床表现，在检查时可发现屈腕试验（Phalen 征）阳性，即让患者腕自然下垂、掌屈、肘关节伸直，持续 1min 后引起神经支配区麻木即为阳性。其阳性率约达 71% 左右（图1-2-5-4-3）。此外，腕部叩击试验（Tinel 征）阳性率更高，达 90% 以上。对个别诊断困难者，亦可行神经传导速度测定、肌肉电位测定以及 CT 及 MR 检查等。其诊断一般并不困难，但应与胸腔出口综合征、旋前圆肌综合征、骨间掌侧神经卡压综合征等相鉴别。

【治疗】

腕管综合征的治疗以非手术治疗为主，包括封闭疗法（2% 利多卡因，每周 1 次，用 3~4 周）、护腕外用、理疗及对症疗法等。对症状严重、保守治疗无效者，可行腕横韧带切开腕管减压术（图1-2-5-4-4）。

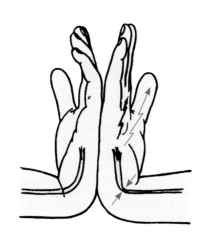

图 1-2-5-4-3　Phalen 征示意图

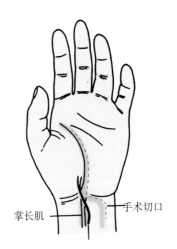

图 1-2-5-4-4　腕管综合征手术切口示意图

# 第五节　尺神经干

## 一、尺神经干解剖特点

尺神经起自 $C_8$~$T_1$。在肘部，尺神经伴尺侧副动脉通过肘管从肱骨后面至前臂屈侧。肘管的底部为肘内侧韧带，此韧带的深面即为滑车的内侧唇和肱骨内上髁后下方的尺神经沟；顶部为连结肱骨内上髁和鹰嘴内侧面的三角形弓形韧带。

肘管的大小随着肘关节的屈伸而有所变化，伸肘时弓形韧带松弛，肘管容积变大，屈肘至 90° 时弓形韧带紧张，肘管容积最小。尺神经在经过肘关节时发出 2~3 个分支；在肱骨内上髁以远 4cm 处发出支配尺侧腕屈肌的运动支（一般有二支），另一支为支配环、小指深屈肌的分支。

根据其卡压常见的部位，尺神经干卡压可分

为肘管综合征及尺管综合征两大类。

## 二、肘管综合征

### （一）病因

常见的原因有：

**【骨折后畸形】**

以肘部骨折畸形愈合后产生的肘外翻或其他畸形最为多见，提携角增大，致使尺神经受到牵拉、压迫或摩擦而引发症状。

**【肘关节风湿或类风湿性关节炎】**

风湿或类风湿病变侵及肘关节滑膜，晚期引发肘关节变形及骨赘增生，亦可引起肘管容积减小。

**【其他】**

如局部腱鞘囊肿、脂肪瘤、先天性肘外翻、及其他各种因素引起的卡压均可发病。

### （二）临床特点

**【疼痛及感觉症状】**

主要表现为肘内侧疼痛和一系列尺神经功能受损的症状，其性质为酸痛或刺痛。先表现为环指、小指刺痛、烧灼感，之后为感觉减退，最终可导致感觉丧失。

**【运动症状】**

表现为手部不灵活、抓捏无力、手内在肌及小鱼际肌萎缩、渐而形成"爪形手"。

**【检查】**

于肱骨内上髁及其后方压痛，尺神经沟处

Tinel 征阳性，两点间距离辨别力减弱或消失。随着病情的进展，可出现抓捏无力、夹纸力减弱、小鱼际肌及骨间肌萎缩及"爪形手"。

### （三）诊断与鉴别诊断

依据病史、临床症状特点及检查，一般易于诊断，并与以下疾患进行鉴别：神经根型颈椎病、胸廓出口综合征、肘关节特殊炎症等。

### （四）治疗

**【保守治疗】**

对早期、症状较轻者，可采用休息、理疗及调整臂部的姿式、防止肘关节长时间过度屈曲、使用护肘等；镇痛药物可缓解疼痛，酌情选用；

**【手术治疗】**

对保守治疗无效，或手内在肌已萎缩者，可选择手术，包括局部减压和尺神经移位两大术式。

## 三、尺管综合征

位于前臂及腕部之尺神经在腕部受卡压而引起症状，此即尺管综合征。

### （一）解剖概况

腕部尺管呈三角形（图 1-2-5-5-1），其由豌豆骨尺侧、腕掌韧带浅面和腕横韧带后侧的横向面组成于管的底部，豆钩韧带位于中央，腕横韧带纤维位于桡侧，豆掌韧带位于尺侧和远端。顶部由腕横韧带、掌腱膜近端的纤维束和掌短肌远端组成。管在出口处由钩骨分为二个管道。其远

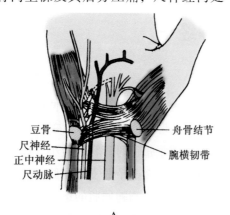

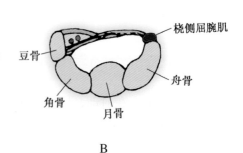

图 1-2-5-5-1　Guyon 管的主要结构及其横断面
A. 主要结构；B. 横断面示意图

端的裂孔由源自小指展肌和小指屈指肌组成的纤维弓构成，将豌豆骨与钩骨连接在一起。尺神经运动支由裂孔深部穿出，感觉支由浅面穿出（图1-2-5-5-2）。

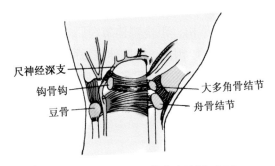

图 1-2-5-5-2　Guyon 管与尺神经深支

尺动脉和尺神经均位于尺管内，其中尺神经的运动支位于尺背侧，感觉支位于桡掌侧。尺神经深支支配所有掌侧骨间肌及第 1、第 2 骨间背侧肌和第 3 蚓状肌。

### （二）病因

本病常见的病因为结节性压迫，约占 1/3 左右，其次是肌肉变异（副小指屈肌、小指展肌以及掌长肌延伸至尺管等）与钩骨骨折引起的神经卡压，其他因素如脂肪瘤、腱鞘囊肿、韧带增厚、豆骨与钩骨融合等。

### （三）临床表现

本病的临床表现主要是环、小指麻木及手内肌无力。检查时可发现 Tinel 征阳性和小指及环指尺侧半掌面感觉异常以及手内肌萎缩。

### （四）诊断及治疗

根据病史、临床表现及体征，尺管综合征的诊断多无困难，对诊断明确非手术治疗无效者，可行手术治疗。一般在腕部尺管处做 "Z" 字型切口（图 1-2-5-5-3）。显露尺神经及其深、浅支将各种卡压因素予以松解。

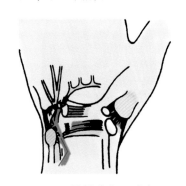

图 1-2-5-5-3　尺管综合征手术切口示意图

# 第六节　桡神经干

## 一、桡神经干解剖特点

### （一）桡神经之走行

【组成与走行】

桡神经起自臂丛神经后束，其神经纤维来自 $C_5$~$T_1$。其中运动支占 71%，感觉支占 29%。在腋部桡神经位于腋动脉之后，肩胛下肌、背阔肌和大圆肌之前，斜向下外，与肱深动脉伴行，紧贴肱三头肌长头与内侧头二肌的表面，旋向外下方，于外侧头起点的下方，通过由外侧头起始部所形成的肌纤维环，进入外侧肌间隙，顺肌间隙桡神经越过肱骨外上髁的前方进入前臂。

【分支】

分为深、浅二支。

1. 浅支　桡神经浅支继续前行，位于肱桡肌之下；

2. 深支　骨间后神经向后走行，肱桡关节水平进入桡管。

【支配肌肉】

桡神经主要支配肱桡肌、桡侧腕长伸肌、桡侧腕短伸肌和肱肌的桡侧部。

## （二）桡管

### 【组成】

桡管位于桡骨近端前侧，长约4cm，起于肱骨桡骨小头关节的近端，其远端的止点位于旋后肌浅面，桡神经由其深部穿过。桡管的底部由肱桡关节囊构成。外侧壁为肱桡肌和桡侧腕长短伸肌，内侧壁则为肱肌和二头肌腱。如桡管狭窄，则可引起桡管综合征，而使骨间后神经卡压。

### 【卡压部分】

桡管综合征的卡压主要部位在：

1. 桡骨小头水平　多因肱肌和肱桡肌之间的筋膜束带或粘连引起；

2. 桡骨颈水平　由桡动脉返支和静脉分支组成的Henry血管祥卡压神经所致；

3. Frohse弓　为桡管综合征的常见原因。该弓为反折型结构，距桡侧伸腕短肌边界远端1cm（图1-2-5-6-1），因此，桡侧伸腕短肌近端内侧处，亦可构成卡压因素，但其多属于功能性神经卡压。

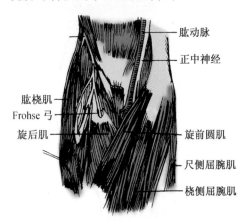
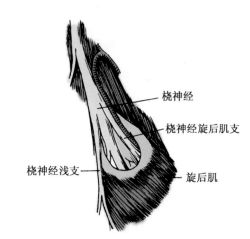

图 1-2-5-6-1　桡管解剖示意图（A、B）

A. 肘前解剖与 Frohse 弓；B. Frohse 弓显微结构

## 二、桡神经干病因

易引起桡神经受累的病因，多发生于解剖学薄弱环节的桡管，达90%左右，现将常见原因列举如下：

1. 外伤　前臂损伤所形成的瘢痕和粘连，较为多发；

2. 骨折和脱位　多见于桡骨小头脱位（包括孟氏骨折伴发者）；

3. 其他　包括桡神经走行各部位的肿瘤、软组织损伤及肘关节局灶炎症等。

## 三、桡神经干临床特点

1. 疼痛　最为多见，尤其是以桡管综合征为主者。疼痛多为钝痛，沿桡神经放射，亦可沿骨间后神经放射。活动时症状加重，夜间更为明显；

2. 肌力减弱　表现为伸指、伸拇肌力减弱，后期可发生肌肉萎缩；

3. 感觉障碍　主为感觉迟钝和麻木，较少见；

4. 桡管压迫试验　以桡管病变为主者，可在距肱骨外上髁约5cm处，触及Frohse弓的部位，轻触可有压痛（图1-2-5-6-2）。检查时应进行双侧对比。

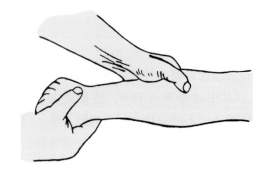

图 1-2-5-6-2　桡管压迫实验示意图

## 四、桡神经干诊断与鉴别诊断

依据病史及临床特点，本病易于诊断，但应与肱骨外上髁炎相鉴别，后者之定位明确，伴局部压痛，易判定。

## 五、桡神经干损伤治疗

### （一）保守治疗

主用于病症较轻及早期病例，其方法包括：

1. 患肢制动　即将患臂固定于伸腕、屈肘、前臂后旋位，以求减轻桡管的张力；

2. 局部封闭　每周一次，连续 3~4 次为一个疗程；

3. 其他　包括口服 B 族维生素及理疗等。

### （二）手术治疗

对伸指无力或肘部顽固性疼痛者，可行手术松解；晚期患者，可酌情行肌腱移位术。

# 第七节　副神经干和腋神经干

## 一、副神经干

### （一）概述

副神经是第 11 对颅神经和来自 $C_1$~$C_5$ 前后根组成的外侧束组成。其中脑神经根与迷走神经同行，最终二支神经组成副神经干。此神经穿过颈椎间孔后沿颈内静脉同行，跨过颈外静脉，达胸锁乳突肌，并从胸锁乳突肌中点穿过，并发出分支支配该肌。由胸锁乳突肌中点穿出后，副神经进入颈外三角区，于椎前筋膜和浅筋膜间，斜向下达斜方肌内面支配斜方肌。斜方肌下 1/3 纤维由颈神经分支支配。在颈外三角，副神经与颈浅动、静脉和淋巴结毗邻。多种因素可导致副神经卡压或损伤，如颅底肿瘤压迫、颈颅连接处先天异常、颅底骨折等。颈部淋巴结活检以及手术，亦可致副神经损伤。

### （二）临床表现

本病的临床表现主要由于斜方肌麻痹所致患肩外展不能超过 90° 及斜方肌萎缩致使肩胛提肌收缩力增强，引发肩胛骨内上角升高，以致锁骨上窝后缘增高，锁骨上窝明显加深。另外，由于悬吊肩胛骨肌力下降，上肢重量使肩胛骨外旋，肩胛下角内移，从而限制了肩关节的活动，并出现患侧耸肩障碍及向臂部放射的肩部钝痛。

一般根据临床表现多可作出诊断，肌电图有助于确诊。

### （三）治疗

本病的治疗是根据症状轻重、病史长短等选择不同的疗法。早期损伤或卡压者可行神经修复和松解；晚期病例，可考虑行肩胛胸椎融合和肩胛腱固定术。

## 二、腋神经干

### （一）概述

腋神经从后侧束发出后即斜向后行，贴四边孔上缘穿过该孔沿三角肌深层继续向外向前行走，支配肩背外侧皮肤感觉的皮支穿出肌肉进入皮下。四边孔是小圆肌、大圆肌、三头肌和肱骨外科颈内侧缘组成的解剖间隙，在大小圆肌之间有一层筋膜组织，当行走于四边孔中的腋神经遭遇卡压时，则引起四边孔综合征，主要表现是腋神经支配的肩臂外侧的感觉障碍和三角肌功能受限。

### （二）临床表现

在检查时可以发现三角肌萎缩及肩外展受限；并于肩、臂外侧感觉迟钝或消失，从后方按压四边孔有明显的压痛，患肢外展外旋 1min，即可诱发症状。做电生理检查时，可发现三角肌有失神经电位，腋神经传导速度减慢。

本病之诊断主要依靠症状及体征。

### （三）治疗

对其治疗，一般可先取保守治疗，包括口服消炎止痛类药物、局部封闭及体疗等。保守治疗无效，可行手术治疗，即从肩胛冈切口，先显露大、小圆肌，三头肌长头，再切开三角肌下缘筋膜及该肌在肩胛冈上的止点，充分暴露四边孔。于小圆肌止点处将其切断，切断孔内的斜行纤维束和筋膜组织，进入四边孔，确认神经血管束后，保护伴行静脉。用手指通过四边孔，全部切断限制和阻挡手指的纤维束，使四边孔完全减压。

（卢旭华　张　伟　周　杰）

# 第六章　腰骶部及下肢干性神经痛

位于腰骶部的神经干较多，除坐骨神经干已列专章讨论外，还包括股神经、闭孔神经、阴部神经、髂腹股沟神经、臀上皮神经及股外侧皮神经等，此外尚有尾神经丛，其均可受累，并引起腰骶部各组症状而与其他各种疾患相混淆，以致造成诊断与治疗上的混乱。因此，专列一章加以阐述。

此组神经干易因各种原因引起损伤、嵌压或其他病理改变而出现不同症状，必须采取相应的措施加以诊治，现按各神经干列节分述于后。

## 第一节　股神经干

股神经干痛在临床上并非少见，尤以中年女性为多发。

### 一、股神经干解剖特点

除坐骨神经干外，下肢股神经为最大的分支。其起源于 $L_2$、$L_3$、$L_4$ 神经、沿腰大肌、髂腰肌下行，自腹股沟韧带下方进入股三角（位于股动脉外侧），再由此分出感觉支和运动支（图 1-2-6-1-1）。

#### （一）感觉支

有以下两个分支：

【股前皮神经】

分布于大腿下 2/3 前内侧皮肤；

【隐神经】

分布于膝、小腿及足部内侧皮肤。

#### （二）运动支

主要支配髂腰肌（已在盆腔内发出）、缝匠肌、耻骨肌和股四头肌。

### 二、股神经干致伤机制

#### （一）盆腔内疾患

除肿瘤外，尤多见于妇科疾患，其次是腰大肌及腹膜后炎症等。

#### （二）脊柱病变

多见于 $L_3$~$L_4$ 处之椎间盘突（脱）出、结核、骨折、退变或椎管内病变。

#### （三）神经炎

以多发性为常见，易出现于感染、中毒或糖

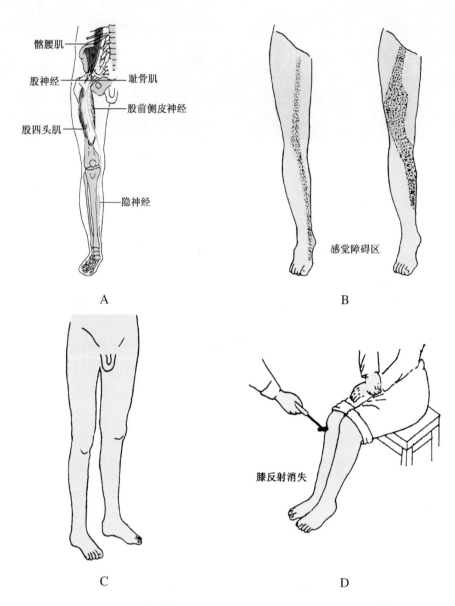

图 1-2-6-1-1　股神经的组成和病变特征示意图（A~D）
A.解剖状态；B.感觉障碍区；C.股前侧肌群萎缩；D.腱反射消失

尿病等情况下。

### 三、股神经干临床特点

#### （一）感觉异常

于大腿及小腿前内侧可出现过敏、刺痛及感觉减退等异常现象。

#### （二）痛及压痛

起于腹股沟处，并向下放射至大腿内侧，甚至达小腿远侧处，且于腹股沟中点处（股动脉外侧）有明显之压痛，并向下放射。

#### （三）肌萎缩

以股四头肌最为明显。对比测量双侧大腿周径时，患侧可能减少 1~2cm 以上；并影响伸膝功能。

#### （四）反射

膝跳反射较健侧减弱（早期可出现活跃），甚至消失。

## 四、股神经干诊断

### （一）一般诊断

根据上述特点一般多无困难。

### （二）病因诊断

**【因脊椎或椎管内病因所致】**

多伴有腰痛、椎旁压痛、叩痛、屈颈试验阳性、腰椎活动受限等症状。

**【因盆腔内疾患所致】**

多出现干性症状（丛性）。可通过肛门指诊或双合诊，判定盆腔内情况；托马斯征阳性者，预示髂腰部炎症可能较大；并酌情于清洁灌肠后摄片以除外肿瘤。

**【因股神经干本身受压所致】**

主要表现为单一股神经干性症状，腰部体征阴性，亦无盆腔症状，封闭疗法有效。

## 五、股神经干鉴别诊断

单纯性股神经干受累者主要与以下疾病鉴别。

### （一）髋关节疾患

包括化脓性炎症早期，结核，股骨头无菌性坏死等疾患，除根据全身症状及髋关节阳性体征外，X线片多出现异常所见。

### （二）髂腰肌炎症

主要波及骶丛引起多干性症状，托马征阳性及全身炎症反应等都可确诊。

### （三）腹股沟部淋巴腺炎

亦可波及股神经，但其体征明显，可触及压痛之淋巴结等，易鉴别。

## 六、股神经干损伤治疗

### （一）非手术疗法

以理疗、对症及封闭疗法为主。

### （二）手术疗法

酌情行股神经松解术，切勿随意行神经切断术。一般在局部麻醉或腰椎麻醉下将股神经周围之粘连或其他致压物松解、切除之。因术式易于操作，不赘述。

# 第二节　闭孔神经干

临床上亦较多见，除髋关节伤患外，单独发病之机会相对为少。

## 一、闭孔神经干解剖特点

起于 $L_2$、$L_3$、$L_4$ 神经前支的前股，其中以 $L_3$ 神经纤维最多，$L_2$ 最少。其出现于腰大肌内侧缘，在髂总动脉后方下行，穿过盆筋膜入小骨盆。之后沿骨盆侧壁，与闭孔血管共同穿过闭膜管至股部。在闭膜管内分为：

### （一）前（浅）支

前支又分为：

**【关节支】**

于近闭孔处发出，达髋关节；

**【肌支】**

至股薄肌及内收长肌等；

**【皮支】**

布于大腿内侧皮肤，有时缺如；

**【血管支】**

至股动脉下部。

## （二）后（深）支

穿过闭孔外肌上部，于内收短肌及内收大肌之间下降，并分为：

**【肌支】**

至闭孔外肌、内收大肌及内收短肌；

**【关节支】**

为一达膝关节之细长支，至腘窝。

## 二、闭孔神经干致伤机制

与前者相似，除髂部外伤患易伴发外，亦可因椎管内及盆腔等处病变所致，也可见于孕妇。

## 三、闭孔神经干症状与诊断

### （一）肌力减弱

主要为下肢内收及外旋无力，严重者，内收完全障碍，因此双下肢难以交叉。

### （二）感觉障碍

分布区感觉异常，主要为大腿下部内侧处，一般较轻。

### （三）关节痛

因关节肢受累可出现髋关节或膝部痛感（见图 1-2-6-2-1）。

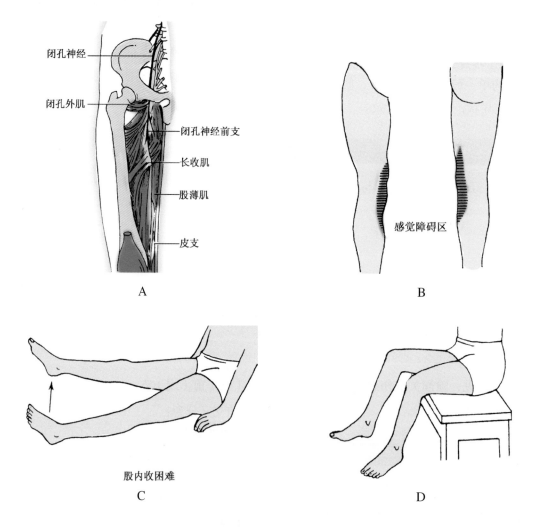

**图 1-2-6-2-1　闭孔神经的组成和病变特征示意图 (A~D)**
A. 解剖状态；B. 感觉障碍区；C. 股内收困难；D. 常见病姿

## 四、闭孔神经干治疗

除病因疗法外，主要是：

### （一）非手术疗法

包括热敷、理疗及封闭疗法等。

### （二）手术疗法

对引起严重关节痛者，或由髋关节本身病变（主为股骨头无菌性坏死）刺激关节支出现疼痛及活动受限时，可将其关节支切断（对肌支一般尽量保留）。

# 第三节　阴部（生殖股）神经干

阴部（生殖股）神经干致伤在临床上较为少见，加之此处症状羞于陈述，因此，来诊者更少。

## 一、阴部神经干解剖特点

### （一）组成与走向

阴部神经来自阴部神经丛，神经纤维由 $S_2$、$S_3$、$S_4$ 前支所组成，内含有许多副交感神经纤维。其与阴部内动脉伴行，自梨状肌下缘离开骨盆，再绕过坐骨棘后方经坐骨小孔重返盆腔，并于提肛肌下方沿坐骨直肠窝的外侧壁穿过阴部管（又名 Olcok 管，由闭孔内肌筋膜所构成）达会阴部。于坐骨直肠窝内（近坐骨结节内侧缘）发出以下分支（图 1-2-6-3-1）。

### （二）分支

【会阴神经】

1. 浅支　达阴囊（阴唇）及会阴部后方皮肤。该支又名阴囊（或阴唇）后神经；

2. 深支　分布至肛门外括约肌前部及会阴部肌肉。

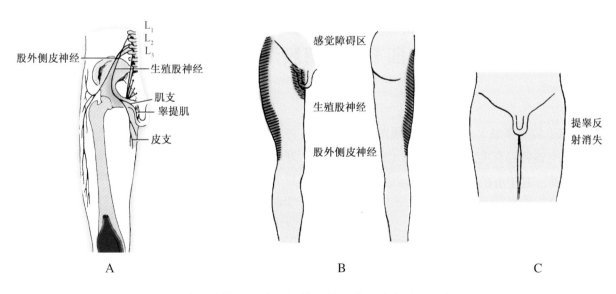

图 1-2-6-3-1　股外侧皮神经和生殖股神经的组成和病变特征示意图（A~C）

A. 解剖状态；B. 感觉障碍区；C. 提睾反射消失

【直肠下神经】

分布于肛门外括约肌及会阴部肌肉。

【阴茎（阴蒂）背神经】

分布于阴茎（或阴蒂）皮肤处。

## 二、阴部神经干致伤机制

与前者相似，除盆腔内肿瘤、炎症、妊娠等直接压迫骶丛下部外；多与骶骨本身及椎管内病变有关，后者多发生于脊髓的圆锥及马尾处。

## 三、阴部神经干临床特点

### （一）感觉异常

即在神经分布区可出现感觉迟钝、刺痛、瘙痒等异常感觉，严重者可完全消失；体检时可发现阴部感觉过敏等异常征；

### （二）大小便失禁

主要因为影响括约肌功能而引起大小便失控、排尿困难或里急后重等症状；

### （三）性功能减退

亦为一主要症状，男性严重者可出现阳萎；

### （四）肛门反射

减弱或消失。

## 四、阴部神经干诊断

### （一）一般诊断

根据上述症状特点，一般多无困难；

### （二）定位诊断

与股神经相似，应全面进行检查以确定属于椎管病变、骶骨病变、盆腔下方致压物或神经干本身受损。

## 五、阴部神经干治疗

### （一）病因治疗

视病因而定；

### （二）非手术疗法

以封闭疗法、理疗、针灸及对症处理为主；

### （三）手术疗法

对阴部神经干明确受压者可行松解术，并设法去除压迫物。对会阴部奇痒者，亦可将一侧阴部神经切断（男性应慎重，一般不宜选用）。

# 第四节　髂腹股沟神经干

临床上较为多见，且 80% 以上属医源性者，多发生在与该神经有关之手术后，尤以髂骨取骨术后为多见。甚至有的患者认为其疼痛比原发病更难以忍受，应引起注意。

## 一、髂腹股沟神经干解剖特点

### （一）起源与走向

该神经起源于第 1 腰脊神经，位于髂腹下神经的下方平行走行。出腰大肌外缘后越过腰方肌前达髂前上棘内侧，并穿过腹横肌及腹内斜肌，在腹外斜肌腱膜下方沿精索或子宫圆韧带前行至腹股沟外环处穿出腹外斜肌腱膜，并分出终支。

### （二）分支

【皮支】

分布于耻部、腹股沟、股内侧上端皮肤及阴囊（或大阴唇）前部。

**【肌支】**

分布至下腹部腹壁肌肉。

## 二、髂腹股沟神经干致伤机制

临床上常见的原因以医源性为多，包括：

### （一）下腹部手术

多系误伤，如阑尾切除术，疝修补术等下腹部手术牵拉、切割、或术后瘢痕收缩而引起挫伤或断裂。

### （二）髂骨手术

多见于髂骨切取术误伤，或对髂骨本身施术误伤及术后嵌压等。

### （三）外伤

除直接暴力作用及运动员的腹肌剧烈活动外，以骨盆骨折时波及髂前上棘为多见，主要因血肿刺激该神经所致。

### （四）其他

如局部炎症、肿瘤等，一般较少。

## 三、髂腹股沟神经干临床特点

### （一）痛及压痛

多于髂前上棘处有向下放射之疼痛，达阴囊部，并伴有压痛、咳嗽时加剧。

### （二）腹肌挛缩

因疼痛引起所支配的下腹部肌肉处于收缩或痉挛状态，并使髋关节喜处于屈曲、内收状，行走时步态变小。

## 四、髂腹股沟神经干诊断

### （一）外伤史

包括手术情况等。

### （二）临床症状

痛、压痛、腹肌情况及步态等。

### （三）封闭试验

选用 1% 奴夫卡因 10~15ml 对该神经进行阻滞麻醉，症状消失或减轻者为阳性。于操作时，术者将针尖位于腹内斜肌及腹横肌之间刺向髂骨内壁处，呈扇状注射药物，注意切勿过深，以免进入腹腔。

## 五、髂腹股沟神经干治疗

### （一）非手术疗法

**【理疗】**

酌情选用超短波、离子透入及高频等。

**【封闭疗法】**

同封闭试验，3~5 天 / 次，一疗程四次。

### （二）手术疗法

保守疗法无效者可行神经松解术或神经切断术（一般均在髂前上棘附近）。

# 第五节　股外侧皮神经干

## 一、股外侧皮神经干解剖特点

起于 $L_2$、$L_3$ 脊神经后根（图 1-2-6-3-1），沿腰大肌外缘，斜行穿过髂肌深面抵髂前上棘，于其内侧穿过腹股沟韧带而达股部；先沿缝匠肌外侧下行，之后即穿出大腿阔筋膜（距髂前上棘

8cm 左右处 ），并分成前后两支，司大腿前外侧皮肤感觉。

## 二、股外侧皮神经干致伤机制

### （一）手术波及

以切取髂骨或髋关节手术时误伤机会较多，或因暴露需要而将其切断；

### （二）直接压迫

除妊娠及内脏下垂外，以各种紧身束带机会较多；

### （三）其他

包括局部纤维织类、嗜烟、酗酒等均可影响该神经支。

## 三、股外侧皮神经干临床特点及诊断

### （一）临床特点

【疼痛】

于其所支配区可出现疼痛。以刺痛为多，剧痛者可影响入眠；

【压痛】

常于髂前上棘内、下方处可触及明显之压痛点，伴向下传导放射；

【感觉异常】

常于大腿前外侧出现感觉减退、麻木、瘙痒或压迫感等。

### （二）诊断

主要依据如下：

【临床特点】

封闭实验同前。

## 四、股外侧皮神经干治疗

### （一）消除病因

包括可能引起的压迫、戒烟、中止酗酒等。

### （二）手术切断或松解

前法无效，且痛剧而影响生活者可行之。

### （三）其他

理疗或封闭疗法等。

# 第六节　臀上皮神经干

临床上十分多见，尤多发于寒冷地区及体力劳动者，坑道作业者发病率尤高。

## 一、臀上皮神经干解剖特点

系由 $L_1$、$L_2$、$L_3$ 脊神经后支的外侧支所组成的皮肤分支群。当其穿过腰背筋膜后即达皮下，并于皮下跨过髂骨嵴中部达臀部，分布于臀部外侧及大粗隆部皮肤，司该区的皮肤感觉功能（图1-2-6-6-1）。

## 二、臀上皮神经干致伤机制

### （一）臀部纤维织炎

当该神经穿过韧厚的腰背筋膜时，如该处患有纤维织炎，致使局部纤维增生，则易招致该神经支受卡压而引起症状。

### （二）外伤

腰骶部急性或慢性外伤易引起该神经支水肿、充血、淤血或出血，从而导致该神经失去功能；

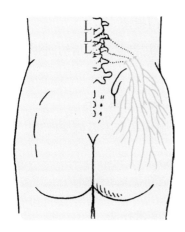

**图 1-2-6-6-1　臀上皮神经之走行解剖示意图**

或是由于后期的纤维增生而引起对该神经的卡压（包括周围软组织受累）。

## 三、臀上皮神经干临床特点及诊断

### （一）疼痛

表现为腰臀部广泛性疼痛，一般多起自髂骨嵴中部，并向下放射，可达大腿后外侧。

### （二）封闭试验

在髂骨嵴中部上后方推注 1% 普鲁卡因 5~10ml，症状缓解者为阳性。

## 四、臀上皮神经干治疗

### （一）非手术疗法

包括理疗及封闭疗法。

### （二）手术疗法

酌情行神经干松解术或切断术。其部位一般选择髂嵴上方。操作时应注意避免误伤坐骨神经及伴行血管。

必须注意，臀下神经因与坐骨神经伴行出盆腔坐骨大孔，其所引起的症状，易与之相混淆，临床上难以鉴别。实际上两者多同时受累，因此本章不再列出臀下神经干一节。

# 第七节　尾神经丛

临床上多见，尤好发于臀部着地跌倒后，女性发生率明显高于男性。

## 一、尾神经丛解剖特点

### （一）组成

由 $L_5$、$S_1$ 及部分 $S_3$、$S_4$ 神经前支所组成的尾丛神经多与椎旁交感神经干下方纤维相吻合。

### （二）分支

其分支如下：

1. 肌支　分布至提肛肌处；

2. 感觉支　为 3~5 支细小的肛尾神经分布于尾骨区及肛周皮肤。

## 二、尾神经丛致伤机制

### （一）外伤

主要由骶尾部跌倒直接暴力所致，或妇女分娩时受损。

### （二）疾患

1. 盆腔疾患　以妇科疾患、前列腺炎及痔疮等为多见。

2.肿瘤  主要为骶尾部肿瘤。

### （三）其他

如长期坐姿等亦可引起骶尾部退变加剧及骨质增生等。

## 三、尾神经丛临床特点

### （一）尾部痛

视病因不同其疼痛性质差别较大，轻者隐痛，重者灼痛，并可向骶部放射；压痛多较明显。

### （二）异物感

常感臀沟内似夹着异物样的难受及不愉快感。

### （三）感觉障碍

于检查时发现尾骨肛门处皮肤过敏，或感觉减退等，但完全消失者少见。

## 四、尾神经丛诊断

### （一）临床特点

主为局部痛及压痛等。

### （二）肛门指诊

对判定骶尾部状态、括约肌张力及压痛情况等帮助较大。

### （三）X线平片或MR

可显示骶尾骨状态及病变性质。

## 五、尾神经丛治疗

### （一）非手术疗法

由外伤所致者，早期可通过肛诊对尾骨骨折脱位进行复位。并辅以理疗、针灸及封闭疗法等（包括尾丛神经封闭）。

### （二）手术疗法

对尾骨严重畸形、久治无效者，可将其手术切除。术中、术前及术后均应注意预防感染，手术时切勿伤及肛门括约肌。

（林 研 赵卫东 刘晓伟 赵定麟）

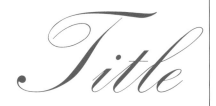

第三篇

# 脊柱伤患手术麻醉、围手术期处理、护理及中医传统疗法

# 第一章  脊柱外科手术麻醉

## 第一节  脊柱外科手术麻醉概述

脊柱外科手术涉及椎管内肿瘤、脊髓脊柱血管畸形、脊髓脊柱先天性疾病、脊髓脊柱损伤、黄韧带或后纵韧带骨化、椎管狭窄、椎间盘突出等部分脊柱疾病，以及椎管内感染性疾病和脊神经疾病等。近年来，脊柱外科技术取得了前所未有的发展，除了内固定材料的改进外，其手术方式也有所改变，主要体现在强调被压神经减压效果的基础上，尽量减小手术的创伤性，并尽可能保留或恢复脊柱的原有功能，其中脊柱微创技术的发展尤其引人注目。微创脊柱外科强调应用小入路、微侵袭及内镜辅助、通道扩张与影像学导航等多种方法以减小手术创伤。因此，为了适应脊柱外科技术发展的需要，麻醉方面也有明显进展。麻醉的进展主要体现在麻醉药物更安全、气管插管技术及设备更先进以及麻醉监测手段更完善，如起效更快，半衰期更短的阿片类药物瑞米芬太尼的临床应用；视频喉镜和纤维支气管镜在气管插管中的应用与普及；脉搏波指示连续心排量监测（PICCO，Pulse Indicator Continuous Cardiac Output），可持续监测心排量（CO）、容量指导以及循环阻力监测等功能。

## 第二节  脊柱手术常用麻醉药

### 一、局部麻醉药

#### （一）概述

分为酯类和酰胺类。酯类在血浆内被胆碱酯酶所分解，此类局麻药由于它含有氨基化合物，可形成半抗原，所以会发生变态反应，其实属罕见。属于酯类常用的局麻药有：普鲁卡因、丁卡因。酰胺类在肝内被酰胺酶所分解，它是苯胺，不能形成半抗原，基本不会发生变态反应，目前酰胺类常用的局麻药如利多卡因、布比卡因等。

局部麻醉药作用于感觉神经的细纤维，阻止动作电位的冲动与传导，发生无痛性麻木；如果药物浓度高的话，也会影响运动和温觉等。局麻药如果浓度大、剂量大和误注入血管，均能通过血脑屏障进入中枢神经系统，轻者头晕、心悸、语言不清、视力模糊、烦躁不安、神志错乱，严重时会引起惊厥等中毒反应。局麻药在创伤骨科临床上应用最广泛，例如局部浸润麻醉、区域阻滞、蛛网膜下腔阻滞和硬膜外腔神经阻滞等。

### （二）各种常用麻醉药物

【普鲁卡因（Procaine）】

pKa 高，生理 pH 呈高离子状态，故扩散和渗透力差；它经血浆胆碱酯酶水解。局麻时效只能维持 45min 左右，成人单次最大用量为 1.0g（小儿 <10mg/kg）；蛛网膜下腔阻滞时，用重比重溶液 100~150mg。

【丁卡因（Dicaine）】

一种长效局麻药，需 10~15min 才能起效，时效可达 3h 以上，其效能是普鲁卡因的 10 倍，但其毒性也成正比例增加。临床用 1% 丁卡因做表面麻醉，最大量 40~60mg；蛛网膜下腔阻滞用 1% 丁卡因 1ml + 10% 葡萄糖溶液 1ml + 3% 麻黄碱 1ml 的重比重溶液，丁卡因用量约为 8~10mg，一般约 5~10min 起效，20min 平面基本固定，作用持续 2~3h。硬膜外阻滞用 0.3% 丁卡因和 2% 利多卡因混合液，两种麻醉剂混合液取长补短，是一种较理想的硬膜外阻滞药。

【利多卡因（Lidocaine）】

酰胺类中效局麻药，起效快，弥散效果好，0.5% 利多卡因与相同浓度的普鲁卡因毒性相似，浓度增加到 2%，毒性比普鲁卡因大一倍；该药有治疗心律失常作用（静注）且无过敏性，不用做皮试；以 4%~7% 利多卡因可做咽喉部表面麻醉，用量不应超过 100mg；一般用 0.5% 浓度行局部麻醉；阻滞麻醉与硬膜外阻滞，用 1%~2% 浓度，用量勿超过 400mg，时效约 60~90min。

【布比卡因（Bupivacaine）】

局部麻醉作用比利多卡因强四倍，起效时间 4~10min，时效可达 4~6h，但毒性也大，一般很少用它做局部浸润麻醉；用 0.5%~0.75% 布比卡因行硬膜外阻滞；一次极量不超过 100mg。由于它毒性大，也经常等量与 2% 利多卡因组成混合液。

## 二、安定镇静类药

### （一）苯二氮䓬类药（Benzodiazepines）

常用的有安定和咪唑安定。

【安定（Diazepam）】

具有抗焦虑作用，选择性抑制中枢的边缘系统（海马、杏仁核），对呼吸影响不大，有时静注量大时，可有一过性呼吸抑制；静注 0.2mg/kg 对血压影响不明显，有扩冠作用，可改善冠脉血流。安定用于老年患者时，半衰期延长，用量应酌减。安定的毒性很小，但用量太大或病情危重时，可引起呼吸暂停和血压下降；常见的不良反应是嗜睡、眩晕、疲劳和依赖性。

【咪唑安定（Midazolam）】

水溶性，作用迅速、副作用少、排泄快，无蓄积作用、无残留效应、安全界限宽，并可与多种药物联用（但不能与硫喷妥钠配伍），静脉注射无局部刺激作用，肌注容易吸收，并与受体有特殊的亲和力，故其效能是安定的 2~3 倍，麻醉诱导和维持应静注 0.15~0.2mg/kg，因无镇痛作用，故需复合芬太尼等；当血浆中咪唑安定浓度小于 50ng/ml，就可唤醒患者，用于脊柱手术需要做"唤醒试验"时，是一种可行的选择。

### （二）吩噻嗪类（Phenothiazines）

过去这是冬眠麻醉常用的药，其主要制剂有氯丙嗪和异丙嗪，它们有不同程度的安定、镇吐以及抗痉挛等作用，还使体温调节功能减退，所以常作为低温麻醉的麻醉前用药；异丙嗪还是抗组织胺药，是预防过敏反应的常用药。该类药本属抗精神失常药，由于它们作用于中枢神经系统，能够降低血管阻力，扩血管作用明显，使用后容易产生"直立性低血压"（主要指氯丙嗪）。

### （三）丁酰苯类（Butyrophenones）

麻醉时常作为辅助用药的有氟哌啶及氟哌啶醇，近年来它逐渐替代了吩噻嗪类药，因为它有很强的抗精神病作用。氟哌啶醇作用持续时间长达 24h，但镇静作用却弱于吩噻嗪药，镇吐作用比氯丙嗪强 50 倍，而且对血压、呼吸影响轻微。氟哌啶与氟哌啶醇基本相似，但前者比后者作用更强，其安定作用相当于氯丙嗪的 200 倍，氟哌啶醇的三倍，目前氟哌啶已代替了氟哌啶醇。氟哌啶镇吐作用也很好，最佳药效可持续 3~6h，对心肌以及肝肾功能均无明显影响。氟哌啶也能引发锥体外系症状，但比氟哌啶醇轻，发生率低。临床用量：肌注氟哌啶5~10mg；氟哌啶醇2.5~5.0mg。

## 三、麻醉性镇痛药

镇痛药主要作用于中枢神经，大多数属于阿片类药，因为此类药容易产生呼吸抑制，并有依赖性，所以要严格掌握适应证。

### 【吗啡（Morphine）】

皮下注射5~10mg/次，忌用于颅内高压、颅脑损伤、肺疾患及呼衰患者，肝功减退以及不明原因疼痛者应禁用。对疼痛患者给予5~10mg吗啡即可缓解疼痛并有镇静及情绪变化；治疗量有时也有呼吸抑制，表现为呼吸频率减慢、潮气量减少、低氧血症；该药对循环影响不明显，它有催吐、致胆道括约肌痉挛等作用。

### 【哌替啶（Pethidine）】

作用与吗啡相似，镇痛效果是吗啡的1/10~l/8，持续时间2~4h。常用于麻醉前给药、术中辅助麻醉和术后镇痛以及与氯丙嗪异丙嗪等合用组成人工冬眠合剂。肌注25~50mg/次，婴幼儿慎用，并勿静注。注意事项与吗啡相同。

### 【芬太尼（Fentanyl）】

阿片受体激动剂，属强效麻醉性镇痛药，药理作用与吗啡类似，镇痛效应为吗啡的100~180倍，作用起效快，副作用比吗啡小，持续时间约30min。临床应用时除了呼吸抑制外，对循环影响很小，但可出现心动过缓，可由术前应用阿托品纠正；单独应用容易出现胸腹壁肌肉僵硬，可用与静脉麻醉剂、镇静剂以及肌肉松弛剂对抗。

心血管手术麻醉常用芬太尼，30~50μg/kg，用于先天性心脏病的心内直视手术、瓣膜置换术以及冠脉搭桥术等。作为辅助镇痛或与其他麻醉药复合作为诱导时，一般用2~3μg/kg，并且应在控制呼吸下应用。

### 【瑞米芬太尼（Remifentanyl）】

一种超短效的麻醉性镇痛剂，效价是阿芬太尼约20~30倍，它的研制成功被认为是当代麻醉领域的重要突破，它的应用使得易于控制的单纯静脉麻醉成为现实。

药理特点：

1. 瑞米芬太尼是六氢吡啶的衍生物，由非特异性酯质代谢，它对μ受体有很强亲和力，也可作用于δ和κ受体，它可被纳洛酮竞争性拮抗。

2. 瑞米芬太尼起效快，单次注射后1.5min即达作用高峰。血脑平衡时间短，由非特异性酯酶代谢，故清除迅速。因其经脂酶代谢，其药代动力学的个体差异较小，不受性别、年龄、肥胖及肝肾功能的影响，即使在肝肾功能衰竭的情况下，长时间滴注也无组织蓄积，无需减少剂量。

3. 瑞米芬太尼的半衰期较短，仅为3min，且与其使用的剂量和时间长短无关，血浆和效应室之间的平衡半衰期为1~1.5min，故停药后药物作用迅速消失，呼吸驱动15min内即完全恢复。

4. 瑞米芬太尼和其他阿片类药一样，可产生与剂量相关的镇痛作用，呼吸抑制以及肌肉强直；它可减少吸入麻醉剂的MAC，但有封顶效应；对循环的抑制较轻，与剂量大小无关。

## 四、静脉全身麻醉药

主要指非挥发性的麻醉药，经静脉注入产生中枢神经抑制作用，它与吸入性麻醉药相比可控性差，常用的主要如下。

### （一）氯胺酮（Ketamine）

氯胺酮是非巴比妥类的静脉麻醉药，产生麻醉状态的方式和传统的麻醉药有很大区别，它选择性地抑制冲动向中枢传导，主要作用部位在丘脑，而不抑制整个中枢神经系统。大脑某些区域抑制而某些区域兴奋，被称为"分离麻醉"。静注或肌注氯胺酮后很快出现意识模糊，如果不复合应用其他镇静剂，患者眼睛仍可睁开，肌张力增加呈木僵状态，痛觉明显消失。成人应用常发生幻觉，除静脉快速注射会发生短暂呼吸抑制外，一般2~5min恢复，对循环呈兴奋作用，心率加快，血压升高，颅内压与眼压等同时增高；多用于烧伤病例的手术麻醉以及儿童的小手术麻醉，可重复给药，与安定等复合可以延长麻醉作用，增强麻醉效果，减少幻梦；成人诱导静注 1~2mg/kg，儿童肌注剂量 4~8mg/kg；有高血压、青光眼和心功能不全者忌用。

### （二）依托咪酯（Etomidate）

非巴比妥类的静脉麻醉药，静注后迅速起到麻醉作用，持续时间约 5min，对呼吸、循环影响很小，呼吸抑制轻微而短暂，血压轻度下降且心率略增加；该药不释放组织胺。常用于麻醉诱导，成人用量 0.3mg/kg；本品静注后有局部刺激性疼痛，部分患者有肌阵挛，复合芬太尼等可减少其发生率。

### （三）异丙酚（Propofol）

一种起效快，诱导迅速、平稳的静脉麻醉药，异丙酚 1.5~2.0mg/kg 复合肌松药静注时，有短暂轻度血压下降；单纯静脉维持麻醉以 0.1% 异丙酚 6~8mg/（kg·h）经微泵推注。但异丙酚镇静效果虽好，镇痛不足，术中常需复合其他静脉麻醉药或麻醉性镇痛药。静吸复合麻醉效果亦好。

## 五、吸入性全身麻醉药

### （一）氧化亚氮（Nitrous Oxide）

又称笑气，是无刺激性的无机气体，不燃烧但能助燃。对中枢神经系统的麻醉作用极弱，MAC 为 105%，但其有较强的镇痛作用。因为它弥散率大于氮，所以会使含气腔隙容积增大，临床上肠梗阻、血胸、气脑造影以及颅内高压等忌用。

临床应用重点在于预防缺氧，常与氧气各 50% 混合应用，停止麻醉后，需继续吸纯氧 5~10min，方为安全。

### （二）安氟烷（Enflurane）

MAC 为 1.68%，无交感兴奋现象，不增加气道分泌物，有抑制心肌作用，麻醉后血压、心率稍下降，在肝脏的代谢率很低，仅有 2.4% 被转化，故肝毒性很小。成人诱导吸入浓度 1.5% ~3%，维持浓度为 1.5% ~2.0%。肌松好，深麻醉时对呼吸有抑制，呕吐发生率也低，脊柱外科一般手术均可应用。

### （三）异氟烷（Isoflurane）

MAC 为 1.15%，有良好的麻醉作用，诱导快、苏醒亦迅速；诱导时用 1.5%~2.0% 的浓度，维持用 1.0%~1.5%，麻醉较深时，对循环和呼吸均有抑制；是目前最常用较理想的麻醉药。

### （四）地氟烷（Desflurane）

MAC 为 6%~7%，化学性质稳定，分解代谢少，苏醒快，对循环影响轻。地氟烷的觉醒浓度为 0.3~0.4MAC。地氟烷抑制呼吸，麻醉时 $PaCO_2$ 增加；吸入浓度超过 7% 时对呼吸道有刺激作用，术前给芬太尼或咪唑安定可以预防此副作用。

### （五）七氟烷（Sevoflurane）

MAC 为 2%，在氧及氧化亚氮的混合气体中为 0.66%；在纯氧中为 1.7%；与恩氟烷相似，为氟烷的 1/2。其半数致死浓度（$LC_{50}$）/MAC 比恩氟烷大。诱导时间比恩氟烷、氟烷为短，苏醒时间三者无大差异。麻醉期间的镇痛、肌松效应与恩氟烷和氟烷者相同。本品的呼吸抑制作用较氟烷小；对心血管系统的影响比异氟烷小；对脑血流量、颅内压的影响与异氟烷者相似。本品不引起过敏反应，对眼粘膜刺激轻微。

## 六、骨骼肌松弛药及其他麻醉辅助用药

肌肉松弛药包括去极化和非去极化两类，去极化主要常用琥珀胆碱；非去极化的有泮库溴铵（本可松）、维库溴铵（万可松）、阿曲库铵（卡肌宁）、米库溴铵（美维松）等。

### （一）琥珀胆碱（Succinylcholine）

作用于 $N_2$ 胆碱受体的抗胆碱药，它作用于 $N_2$ 肌肉接头处，阻碍了神经冲动的传递，使骨骼肌松弛。

去极化型肌松药是与运动终板膜上的 $N_2$ 受体结合，产生与乙酰胆碱相似，而更为持久的去极化作用发生肌肉松弛。琥珀胆碱在血中被血浆胆碱酯酶迅速水解，1min 即可分解 90%，其他

由肝胆碱酯酶分解，有 10% 以原形由尿排出。

用琥珀胆碱会产生肌束震颤，有的术后并发肌肉酸痛；严重肝功能不全、颅内高压、眼压高以及水电紊乱者慎用；由于肌肉去极化释放出钾离子，使血钾升高，故广泛软组织创伤、截瘫以及烧伤者禁用，以免引起高血钾容易造成心跳骤停。因其易诱发恶性高热，故在恶性高热好发人群中应慎用或禁用。

### （二）非去极化肌松药

和乙酰胆碱竞争性地与运动终板（即触突后膜）上的 $N_2$ 胆碱受体结合，阻碍乙酰胆碱除极化而发生肌肉松弛。该药进入血液后与血浆蛋白大量结合再分布于全身，小部分经肝脏代谢，被胆碱酯酶水解，一部分以原形经肾排出。常用非去极化肌松药如下：

1. 泮库溴铵（Pancuronine，本可松）　静注 1min 起效，2~3min 达高峰，持续 40~60min；不促进组织胺的释放，很少通过胎盘，成人静注 0.04~0.10mg/kg；

2. 维库溴铵（Vecuronine，万可松）　作用与泮库溴铵相似，但持续时间短，是泮库溴铵的 1/2~2/3；用量 0.07~0.10mg/kg，肝肾功能不全时会延长作用时间，孕妇及儿童不宜应用；

3. 阿曲库铵（Atracurine，卡肌宁）　静注 1min 起效，持续 15~30min；治疗量不影响心、肝、肾功能；起始量 0.3~0.6mg/kg，大剂量可促使组织胺释放。顺苯磺酸阿曲库铵（顺阿曲库铵）是中效的、非去极化的、具异喹啉鎓苄酯结构的骨骼肌松弛剂；人体临床研究表明，本品与剂量依赖的组胺释放无关，甚至在剂量高达 $ED_{95}$ 的八倍时亦是如此。顺苯磺酸阿曲库铵在运动终板上与胆碱能受体结合，以拮抗乙酰胆碱的作用，从而产生竞争性的神经肌肉传导阻滞作用；这种作用很容易被抗胆碱酶药物如新斯的明或腾喜龙拮抗；推荐气管插管剂量为 0.15~0.2mg/kg，2~3min 起效，维持时间为 45~60min。

### （三）其他麻醉辅助用药

右美托咪定作用于中脑蓝斑，是 $\alpha_2$- 肾上腺素受体激动剂，具有较强的中枢 $\alpha_2$- 肾上腺素受体激动的选择性，且半衰期短，用量很小。右美托咪定可产生稳定的镇定和觉醒作用，对重症患者的生理及心理方面的需求有独特的协同作用，可明显减少诱导麻醉所需的麻醉剂用量；术前给予本品可减少术前和术后的阿片或非阿片类止痛剂的用量，这一特性对于麻醉和重症监护有重要的意义；其还可以促进儿茶酚胺血流动力学的稳定性，有效减轻气管插管、手术应激和麻醉及恢复早期血流动力学应答。

# 第三节　围手术期处理

## 一、术前检查与全身准备

### （一）麻醉前检查

### 【脊柱外科麻醉与手术安危的术前评估】

自 18 世纪中叶开始就有麻醉致死的报道，当时麻醉的病死率很高，一百多年来，医学的进步使围术期病死率已显著下降。麻醉与手术安危一直是患者、家属、术者和麻醉医师所共同关心的问题，脊柱手术麻醉也不例外。

分析以往发生的麻醉事故与意外，其中许多是完全可以避免的，诸如麻醉方法与手术时机选择不当、麻醉药使用不尽合理、麻醉操作有所失误、仪器设备准备不足、麻醉前病情掌握和评估欠准确、对麻醉危险估计不足而丧失警惕以及麻醉管理欠妥等等。

### 【手术与麻醉时机】

发生心肌梗塞六个月内麻醉与手术危险性极大，围术期再梗塞率较正常人高数十倍，病死率高达 50% 以上，心肌梗塞三个月内更为危险。此外，凡有合并症的患者，如严重高血压、严重心律失常、呼吸系统急性炎症、哮喘发作、严重电解质酸碱失衡、甲状腺功能亢进等等，在术前未很好准备和控制时进行手术，危险性也明显增加。

## 【麻醉方法与麻醉药】

麻醉方法与麻醉药的选择要根据患者的具体情况而定，如对于严重休克患者，椎管内麻醉不但是危险的，而且是禁忌的。对饱胃患者，没有防止呕吐和误吸的准备与措施，全麻也是极其危险的。另外，选择麻醉医师最熟悉最有经验的麻醉方法是最安全的。

## 【患者情况】

毫无疑问，患者的全身情况的差异，体质好坏，重要脏器功能差异等将对麻醉与手术安全有重要作用。一般常用美国麻醉学会（ASA）关于患者体格状况分级表示（表 1-3-1-3-1）。

**表 1-3-1-3-1　ASA 病情估计分级**

| ASA | 全 身 情 况 |
| --- | --- |
| I | 正常健康 |
| II | 轻度系统性疾病 |
| III | 有严重系统性疾病，日常活动受限，但未丧失工作能力 |
| IV | 有严重系统性疾病，已丧失工作能力，且经常面临生命威胁 |
| V | 无论手术与否，生命难以维持 24h 以上的濒死患者 |

如系急诊，在每级数字前标"急"或"E"字。

## 【麻醉前访视】

麻醉医师术前访视患者之工作越来越受到重视，这非但对保证患者围术期的安全、创造优良的手术条件起至关重要的作用，而且对避免麻醉意外和减少并发症与病死率，促进术后康复都极为重要。

按照常规，麻醉医师术前一日应去访视患者，必要时需更早些天去看患者和（或）参加必要的术前病例讨论，以便做好一切术前准备。麻醉医师术前访视患者时，除了解脊柱专科有关病情外，需对患者全身情况，进行全面系统地检查；对各重要脏器功能及其储备能力，进行较为准确地评估。继之，麻醉医师要进一步详细了解脊柱外科医师的手术目的、步骤、特殊要求等。在此基础上麻醉医师应做出有针对性的行之有效的麻醉方案，必要时请示上级医师或麻醉科内进行病例讨论决定。

此外麻醉医师在术前访视患者时，还要和患者及其家属交代麻醉的危险性及可能发生的问题，并履行签字手续。

## 【病史回顾】

了解患者与手术麻醉有关的病史，对既往麻醉和手术史应详细了解，何种麻醉与手术，有无不良反应。有无药物过敏史，具体表现如何。有无重要脏器病史，治疗情况，目前功能状况等。除了阅读病历及与患者直接交谈以外，通过和家属谈话，有时可以了解到很多重要的信息，这对于小儿尤为重要。

## 【体格检查】

进行全身详细、系统的体格检查，以了解全身重要脏器的功能情况。除全身检查外，特别要查的是与麻醉操作相关的情况，对准备气管插管全麻的患者，要注意检查头颈部活动情况，张口度情况，有无松动牙齿，并估计插管难易程度以便做好相应的准备。一般地说，下颌畸形、尖小而且内收状、门牙外呲者常难显露声门。有咽后壁脓肿时，头后仰及插入喉镜均有使脓肿破裂而窒息的危险，应特别注意。估计气管插管确有困难时，可借助视频喉镜或纤维支气管镜引导下插管。遇有松动切牙、上颌中切牙缺如或中侧切牙间隙过大时，插管前应胶布固定或用线捆牢，以免碰掉落入气管或食管内。对颈椎骨折和（或）脱位致颈椎稳定性受到破坏的患者，应根据具体情况选用视频喉镜或纤维支气管镜引导下气管插管。

### （二）手术前全身准备

脊柱外科手术患者可伴有一些系统性疾病，因此，对这些患者来说，为了提高手术和麻醉的安全性，减少并发症，麻醉前进行必要的全身准备，以控制并存疾病是十分必要的。以下就一些常见的并存疾病的处理介绍如下：

【高血压】

1. 概况  高血压有原发性和继发性两种，以前者为多见，后者也称症候性高血压，常为甲状腺功能亢进（甲亢）、原发性醛固酮增多症和嗜铬细胞瘤等伴随表现。这些继发性高血压一旦怀疑或发现，就要详细检查和治疗，待其控制后再考虑安排骨科手术。

原发性高血压病是我国居民的多发常见病，其发病率正在逐年增加。高血压病患者麻醉与手术的危险性大小与其是否累及心、脑、肾等重要脏器及其受累程度有关。

2. 降压药物  临床研究成果表明，原发性高血压经治疗使血压下降后，其并发症发病率和病死率明显下降。因此，术前良好控制血压非常重要。常用的降压药有：

（1）利尿药  如噻嗪类双氢克尿噻；

（2）β-受体阻滞剂  如：美托洛尔、比索洛尔等；

（3）钙离子拮抗剂  如：尼群地平、氨氯地平、尼莫地平、佩尔地平等；

（4）血管紧张素转换酶Ⅰ抑制剂（ACEI类）如：贝那普利、卡托普利等；

（5）血管紧张素受体Ⅱ抑制剂（ARB）  如：缬沙坦、氯沙坦、厄贝沙坦等；

（6）其他  利血平、复方降压片等。

3. 高血压治疗方案  世界卫生组织(WHO)和国际高血压联盟(ISH)以及我国都推荐使用小剂量联合应用的药物治疗方法，WHO还做了专项研究，并提出若干联合的方式，FDA已批准两种固定联合的药物作为一线治疗，即β-阻断剂+利尿剂。联合用药从理论上有如下优点：

（1）作用机制不同的药物降压作用可以累加、协同或互补；

（2）小剂量联合能减少单一药物剂量过大导致的药物不良反应；

（3）联合用药能"纯化"反调节，相互制约另一药物诱发的不良代偿；

（4）有利于兼顾患者存在的多种危险因素与并存疾病；

（5）改善或提高患者的生活质量。

最终结果是促进预后的改善，减少或延缓靶器官损害。根据情况可有多种联合用药方案。

4. 注意事项

（1）应全程处理高血压  现有资料表明，术前抗高血压药不是影响麻醉期间循环变化的主要因素。因此，手术时不主张停用手术前使用的降压药，麻醉下发生低血压的原因主要是高血压病人的病理生理变化，所以抗高血压药的使用应贯穿在整个围手术期，以保证整个手术过程中患者的血压控制在最佳的水平。但ACEI类药物最好在术前12h停用，否则，术中有发生低血压倾向。

（2）注意继发性高血压  高血压患者术前除需注意上述所说的原发性高血压外，还应注意继发性高血压。后者约占10%，常见的有：原发性醛固酮增多症、肾动脉狭窄及嗜铬细胞瘤等。主要针对原发病进行治疗。

【冠心病】

冠心病包括冠状动脉硬化性心脏病或冠状动脉缺血性心脏病。是目前手术患者常见的夹杂症，也是经常导致患者危险的原因之一。故在术前使冠心病患者得到良好的治疗对降低围术期的死亡率起着十分重要的作用。

冠心病不一定都有症状，有一种隐匿型冠心病，患者可以无症状，突然转变为心律失常、心绞痛、心肌梗塞甚至猝死等。无论有无症状的脊柱外科手术患者，术前均应常规心电图检查，有频繁心律失常者应进行动态心电图观察与分析。此外，超声心动图、胸部X片和血浆心肌酶等检查也从不同的角度反映了心肌的变化，有助于冠心病的诊断。麻醉前应了解冠心病的类型、严重程度和心脏的代偿功能（患者对运动的耐力）等。如果近期有心肌梗塞或心绞痛时，应延缓手术。

对患有冠心病的患者，术前应请心内科医师会诊，并提出治疗方案，以尽快改善患者的心肌供血情况，降低手术及麻醉的危险性。

【呼吸系统疾病】

呼吸系统疾病也是多发常见病之一。手术患

者术前患急性呼吸系统炎症，应当先行抗感染治疗，待痊愈后再做手术。并发慢性呼吸系统疾病时，呼吸功能往往受损时，给麻醉带来一些特殊问题，故对此类患者必须慎重评估，从而做好术前准备。

1. 呼吸系统疾病术前评估的依据　呼吸系统疾病患者行骨科大手术后，有出现呼吸系统并发症

的危险性。通常依靠病史、体格检查、憋气试验、X光胸片和肺功能检验等来评价。肺功能检查中以最大呼气流速（MEFR）、最大自主通气量（MVV）、用力呼气1s量（FEV1.0）及肺活量（Vc）等四项最为有用，结合动脉血气分析是很有意义的。评估脊柱外科大手术，尤其是开胸入路的手术，并发呼吸系统并发症的危险性，如下表所示（表1-3-1-3-2）。

表 1-3-1-3-2　呼吸系统疾病行大手术时发生呼吸系统并发症的危险

| 检 查 项 目 | 危险性小 | 危险性中等 | 危险性大 |
|---|---|---|---|
| $PaCO_2$（kPa） | 5.6~6.3 | 6.4~7.1 | > 7.1 |
| $PaO_2$（kPa） | 8~9.3 | 6.7~8 | < 6.7 |
| 最大呼气流速（MEFR）（L/min） | 100~200 | 50~100 | < 50 |
| 最大自主通气量达预计值（$MVV_{1.0}$）（%） | 50~70 | 33~50 | < 33 |
| 自主呼气 1s 量（$FEV_{1.0}$）（L） | 1.0~1.5 | 0.5~1.0 | < 0.5 |
| 肺活量（VC）(L) | 1.5~2.0 | 1.0~1.5 | < 1.0 |

其中 MVV 被认为是能否耐受手术的指标。$FEV_{1.0}/FVc\%$能够预示术后潜在呼衰的可能性，很有价值。当 $FEV_{1.0}$ < 1.5 或 $FEV_{1.0}/FVc\%$ < 50% 时，呼吸系统并发症的发生率增加。

对大多数脊柱外科手术患者来讲，采用肺功能的简单评估即可，如憋气试验：令患者深吸气后屏住，计算憋气时间。憋气试验分级如下（表1-3-1-3-3）：

表 1-3-1-3-3　憋气试验分级

| 分 级 | 憋气试验（s） | 心功能 | 危险性 |
|---|---|---|---|
| Ⅰ 级 | > 30 | 正常 | 小 |
| Ⅱ 级 | 20~30 | 稍差 | 较小 |
| Ⅲ 级 | 10~20 | 不全 | 较大 |
| Ⅳ 级 | < 10 | 衰竭 | 很大 |

2. 常见呼吸系疾病的术前处理　慢性阻塞性肺病（COPD）　以慢性支气管炎、肺气肿、支气管哮喘、支气管扩张和矽肺比较常见。其病程均较长，经常急性发作，咳嗽、咯痰、气喘、哮鸣音等。术前应了解有无呼吸衰竭史，有无急性感

染，用药情况及其效果，咯痰性质，痰量，有无咯血史，有无呼吸困难和端坐呼吸，吸烟史和吸烟量/d 等。呼吸系统疾病对手术麻醉的危险性，主要与下列因素有关：

（1）肺功能受损程度；

（2）患者年龄；

（3）肥胖程度；

（4）吸烟情况；

（5）手术部位及大小等。

化验检查红细胞增多、血红蛋白 ≥ 160g/L、血细胞压积超过50%等，表示慢性缺氧，应进一步查血气。对该类患者术前除做必要的检查外，应予以积极的治疗，如应用抗生素以控制呼吸道感染、平喘药物的应用以控制哮喘及禁烟等措施。

【肝脏疾病】

肝脏疾病最常见的为肝炎和肝硬化，术前应行肝炎免疫及肝功能检查，对急性肝炎患者应先治疗后再考虑手术，肝硬化患者应先改善肝功能后再手术。因为肝功能障碍的患者对手术和麻醉的耐受性降低，轻度障碍对普通手术和麻醉影响不大；中度肝功能不全，对麻醉与手术的耐受性

明显减退，术后易出现肝功能不良的症状，如腹水、黄疸。故术前应做好充分准备，使患者肝功能处于最佳状态；严重肝功能不全或衰竭，对麻醉与手术耐受性极差，不适合脊柱外科手术。慢性肝功能不全另一个值得注意的问题，是出凝血机制障碍。采用硬膜外麻醉时应慎重，因术后有发生硬膜外血肿可能，术中出血也会增多。另外，手术和麻醉对肝功能也有不同程度的影响：局麻药和全麻药，均对肝功能有短暂的抑制作用，只是程度不同；而手术创伤、失血、低血压、低氧血症和血管收缩药则影响肝功能更甚，所以维持稳定的内脏灌流显得十分重要。

肝功能不全患者术前行精心保肝治疗，肝功能可获得明显改善，从而提高手术与麻醉的耐受性、安全性，减少术后并发症。常用的保肝治疗有：高糖高蛋白饮食，大量维生素，治疗腹水等。

【肾功能不良患者】

慢性肾衰患者麻醉与手术危险性增大，术前应根据患者具体情况进行准备。重点在于纠正水电解质失衡和高钾血症，药物治疗无效时应考虑血液透析。

肾功能衰竭患者术前补液宜少不宜多，免得水潴留。并应调控血钠、钾含量。血钾6.5mmol/L 易发生严重心律失常。此外对贫血、血凝障碍、高血压、酸中毒和钙、磷失衡等，也尽可能使之达到最佳状态。术前治疗措施和药物都要考虑无菌原则，防止感染与加重肾损害。应用抗生素尤需注意。肾功能衰竭患者常有贫血、低蛋白血症，其他重要脏器也受损，故对麻醉与手术耐受能力极低，尿毒症后发生药物异常反应率非常高。

【糖尿病】

1. 糖尿病分型　糖尿病是内分泌障碍、糖代谢紊乱的一种常见疾病，表现为高糖血症和糖尿。重症糖尿病术前准备不充分，很容易合并重要脏器如心血管、神经、肾、眼等损害，直至发生酸中毒、循环衰竭、昏迷和死亡。糖尿病患者的麻醉与手术能使病情恶化并增加危险性，术前应慎重评估和准备。糖尿病分型（表1-3-1-3-4）。

表 1-3-1-3-4　Ⅰ型和Ⅱ型糖尿病的区别

| 项　　目 | Ⅰ型 | Ⅱ型 |
|---|---|---|
| 发病年龄 | < 25 岁 | > 40 岁 |
| 体质 | 一般消瘦 | 多肥胖 |
| 遗传因素 | 次要因素 | 主要因素 |
| 胰岛细胞抗体 | 阳性 | 无 |
| 起病 | 急、病重、不稳定 | 缓、三多一少症状 |
| 胰岛素分泌 | 少一无 | 分泌缓，正常或少 |
| 侵犯血管 | 微血管 | 动脉粥样硬化 |
| 胰岛素治疗 | 必须 | 一般不需要也不敏感 |

2. 糖尿病患者的术前准备

（1）术前治疗糖尿病的目的：

① 使代谢紊乱接近正常，包括血糖、尿糖、血脂和水电解质平衡；

② 防治酮症、酸中毒、心血管、肾脏、神经系统等并发症和感染；

③ 改善重要器官功能；

④ 增强对麻醉与手术的耐受性和安全性。

（2）术前治疗糖尿病的标准

① 酮血症与尿酮体阴性；

② 空腹血糖控制在 < 8.3mmol/L（< 150mg%），如能控制在 6.1~7.2mmol/L(110~130mg%) 更佳，最低也要控制在 < 11.1mmol/L（< 200mg%）；

③ 尿糖控制在阴性或弱阳性；

④ 不发生低血糖，术前晨空腹血糖 < 6.0mmol/L（< 100mg%），应补给 5% 葡萄糖 500ml 加胰岛素 4~6U；

⑤ 留置导尿管以便监测尿糖尿量。

（3）治疗方法　应为综合治疗，一般疗法和饮食治疗是基础，控制体重是长期任务，此处不详细叙述。口服降糖药和胰岛素治疗常作为术前准备。

① 口服降糖药　饮食治疗 4~6 周病情控制不理想时，可服降糖药。临床常用有两类：磺脲类和双胍类。

**磺脲类**　降糖机制为：刺激胰岛 β 细胞分泌胰岛素；促使蛋白结合型胰岛素分解为有活性的胰岛素；提高胰岛素与受体的结合率，使其在体内生物转化速度减缓，延长其作用时间。常见的副作用有：低血糖、皮肤过敏、肝损害、粒细胞减少及胃肠反应等。临床常用药有：甲苯磺丁脲 0.5~1.0 g tid 口服，优降糖 2.5~10mg，1~2 次 /d 口服。达美康 80mg，1~3 次 /d 口服。

**双胍类**　降糖机制为：抑制糖原异生；促使组织如肌肉等摄取和利用糖；加速糖的无氧酵解。常见的副作用有：胃肠反应及乳酸血症等。临床常用药有：降糖灵（苯乙双胍）25mg，tid。口服。二甲双胍 0.25~0.5g，2~3 次 /d 口服。

② 胰岛素治疗　胰岛素治疗的适应证包括：Ⅰ 型糖尿病；Ⅱ 型糖尿病但体重过低，或经饮食与服降糖药效果不理想；有并发症如感染、酮症酸中毒、肾及进行性视网膜病变；急性应激如心梗、脑卒中、大手术等；糖尿病合并妊娠。

临床常用的胰岛素制剂有许多，但围术期最常用的仍是普通胰岛素（RI）。术前 1~3 d，口服降糖药改为皮下注射普通胰岛素，剂量按血糖和尿糖检查结果计算，早餐前 6U，午饭和晚饭前各 8U 皮下注射。手术日晨再根据化验计算当日普通胰岛素需要量的半量皮下注射。如果需要补糖，按每 4g 糖 1U 普通胰岛素。

## 二、脊柱外科麻醉术中监测

### （一）基本监测

基本监测是指无论何种麻醉，不管手术时间长短、手术部位、手术大小和体位，只要做麻醉就必须进行的监测，也称常规监测。美国麻醉学会把以下六项作为美国的基本麻醉监测项目，即血压、脉搏、ECG、$SpO_2$、$ETCO_2$ 和呼吸。而无论哪个系统的监测都离不开视、触、叩、听等物理学检查。有经验的麻醉医师均认为，尽管仪器监测发展极快，物理学检查还是最基本和绝不可忽视的，一定要细心地、全面地和不间断地严密观察患者的一切生理征象，一方面这是麻醉医师的基本功，也是结合仪器监测进行综合分析判断的基础，同时更是仪器监测出现干扰、误差与中断时，准确了解病情所不可缺少的（表 1-3-1-3-5）。

表 1-3-1-3-5　物理（理学）诊断术中监测

| | | |
|---|---|---|
| **视　诊** | 皮肤 | 颜色、毛细血管充盈情况、立毛肌收缩、水肿、皮疹、出血、出汗 |
| | 粘膜 | 颜色、毛细血管充盈情况、出血、水肿 |
| | 甲床 | 颜色、毛细血管充盈情况 |
| | 眼征 | 眼睑开闭、结膜颜色、水肿、眼球活动、瞳孔大小、对光反应 |
| | 术野 | 组织色泽、血色、出血速率、肌张力、松弛度 |
| | 体动 | 有意识或无意识体动、头四肢活动、胸腹式呼吸活动、肌肉颤动 |
| | 出血 | 出血量、速度、颜色、血块、吸引瓶及敷料血量、输血输液 |
| | 体位 | 影响循环呼吸程度、关节位置、神经受压情况 |
| | 排尿 | 尿量、颜色 |
| **触　诊** | 皮肤 | 温度、湿度、丘疹、水肿、皮下气肿、出血 |
| | 脉搏 | 强弱、速率、节律 |
| | 肌肉 | 张力、松弛度 |
| | 全麻 | 呼吸囊气量、张力、漏气、潮气量、呼吸频率、节律 |

（续表）

| 叩 诊 | 胸部 | 心界、肺肝界、气胸 |
| | 腹部 | 胃肠胀气、膀胱充盈程度 |
| 听 诊 | 心音 | 通过食管听诊器听诊强弱、频率、节律、杂音、早搏 |
| | 呼吸音 | 通过麻醉机螺纹管听诊清晰度、正常异常、啰音、摩擦音、哮鸣音 |
| | 血压 | 听诊法监测 |

### （二）麻醉期间心电监测

麻醉与手术中心电监测应列为基本或常规监测项目，随着手术范围的不断扩大，各种合并夹杂症的患者手术机会都在增加，麻醉与手术期间发生心电图改变者相当多。因此，麻醉医师必须术中随时监视 ECG 的改变、判断其异常、分析其原因、估计其危险性并进行积极有效的治疗，从而确保患者的安全。麻醉期间心电监测包括术前患者已存在的 ECG 的改变，也有麻醉与手术中新发生的 ECG 异常；判断 ECG 异常的性质和严重性；分析其原因是麻醉的问题、手术的影响或是其他情况。评估发生的 ECG 异常是属于"良性的"还是"恶性的"，选择有效的治疗，并监测治疗的效果。ECG 异常可从不同角度分类，如快速型、慢速型、缺血型、室上性和室性等。以下介绍几种常见的异常 ECG 的原因与处理方法：

#### 【室上性 ECG 异常】

1. 房性早搏　单纯的房早，心率不快，无折返，可不必处理。但频发房早有血流动力学改变或发生房颤的危险。注意多源性和多发性房早，常是发生房颤的预兆。应当用洋地黄或心得安控制治疗（见图 1-3-1-3-1）。

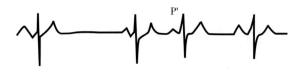

图 1-3-1-3-1　房性早搏

2. 阵发性室上性心动过速　阵发性室上性心动过速常发生于缺氧、心肌梗死、低钾血症、洋地黄中毒等情况下，由于心率太快，血流动力学经常受影响，因此比较危险，治疗也较困难。首先应去除诱发因素，再用艾司洛尔（Esmolol）等治疗。同时要保证通气、供氧、维持血压。必要时也可考虑电复律，一般避免钙通道阻断药与 β - 受体阻断药并用（见图 1-3-1-3-2）。

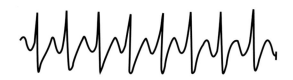

图 1-3-1-3-2　阵发性室上性心动过速

#### 【室性 ECG 异常】

1. 单元性偶发性室性早搏

（1）偶发性室早之好发因素　偶发室早（＜ 5bpm）多见于心室自律性异常时、折返机制和药物中毒等。诱发因素包括精神激动、疲劳、吸烟、使用兴奋剂。药物因素有内源、外源性儿茶酚胺、抗心律失常药、洋地黄及抗组胺药等。麻醉与手术因素如：麻醉过深过浅、血压和心率剧烈波动、低氧血症、高碳酸血症、酸碱失衡、低体温、心肌缺血、心肌梗死以及手术所致的血流动力学改变（见图 1-3-1-3-3）。

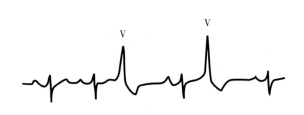

图 1-3-1-3-3　室性早搏

（2）治疗手段　主要包括：

① 治疗和纠正术前存在的心律失常；

② 如为药物因素立即停药；

③ 针对麻醉和手术因素进行处理；

④ 静脉推注利多卡因 1mg/kg。

2. 频发性室性早搏和 / 或多源性室性早搏　频发性室早是心室内单一异位起搏点，但发放的频率较快≥ 6bpm，通常都是病理性的，考虑冠状动脉供血不足。如冠状动脉供血充足，则认为血液氧合欠佳（如溺水、肺病、气道梗阻等）。多源性室性早搏是因为多个心室异位兴奋灶，各个都可不时发出冲动，产生时间不同、形态各异的室性早搏。此种心律失常需要立即治疗纠正。如果说单源性室性早搏可诱发室速，那么多源性室性早搏则是致死性心律失常（如室速、室颤）的先导。多见于合并冠心病心肌梗塞和心肌病者。首选药物是利多卡因静注，如合并心动过缓可用阿托品（见图 1-3-1-3-4）。

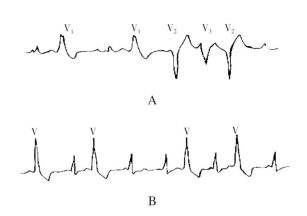

A

B

**图 1-3-1-3-4　多源性室性早搏和频发室性早搏**
**（A、B）**
A. 多源性室性早搏；B. 频发室性早搏

3. 致命性室性心律失常　包括：R-on-T 性室早及反复发作性持续性室速等。必须及时诊断、恰当治疗，否则病死率极高。

（1）R-on-T 性室早　无论单发、频发、单源、多源室早，只要激动落于 T 波上升支或顶峰，即心室复极的易损期，就可诱发室颤。遇此种情况应给利多卡因静注治疗。

（2）反复发作性持续性室速　通常连续三个室早即称为室速，大多数室速频率在 130~170bpm，也可快至 250bpm，室速反复发作易转变为室颤。也应给利多卡因静注治疗。

4. 缓慢性心率失常　窦性心动过缓比较多见，属良性无需特殊治疗。

（1）交界性心律　麻醉与手术过程中较常遇到，尤其全麻诱导和吸入麻醉加深时，多属良性。频率通常在 40~55bpm，维时短暂，一般不影响血流动力学，无需特殊处理，心率过慢时可用阿托品、麻黄碱（见图 1-3-1-3-5）。

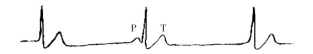

**图 1-3-1-3-5　交界性心律**

（2）病态窦房结综合征　当窦房结退行性变和纤维化时，其功能失常发放冲动障碍和(或)冲动传导受阻，表现窦缓、窦房阻滞和窦性停搏。从而可导致心源性脑缺血、缺氧和心搏停止。此种患者应于术前安装起搏器。药物治疗效果很差。

（3）传导阻滞　多发生于术前已有器质性心脏病者。

① Ⅰ度房室传导阻滞　心电图仅表现为 P-R 间期 > 0.2s。不影响血流动力学，不需特殊处理（见图 1-3-1-3-6）。

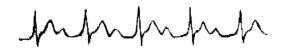

**图 1-3-1-3-6　Ⅰ度房室传导阻滞**

② Ⅱ度房室传导阻滞　可分为莫氏Ⅰ和Ⅱ型，莫氏Ⅰ型有文氏现象，是指 P-R 间期逐渐延长，再出现只有 P 波而无 QRS 的现象。而Ⅱ型则没有文氏现象，是一种比文氏现象更严重的传导阻滞，有可能发展成完全性传导阻滞（见图 1-3-1-3-7）。

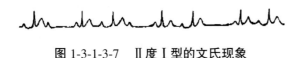

**图 1-3-1-3-7　Ⅱ度Ⅰ型的文氏现象**

③Ⅲ度房室传导阻滞　即心房冲动完全不能传到心室，导致房率和室率分离，P 波和 QRS 波群各自有自己的频率。后者较慢一般为 30~40bpm。

莫氏Ⅱ型和Ⅲ度房室传导阻滞均属致命性的，多与心肌梗塞有关，术前应安放起搏器。左右束支传导阻滞同时伴有左前半支或左束支完全阻滞，也有发展为完全性房室传导阻滞和心脏停搏的危险，术前也应安放起搏器（见图 1-3-1-3-8）。

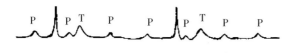

**图 1-3-1-3-8　Ⅲ度房室传导阻滞**

5. 扑动与颤动　当心房或心室的异位激动频率超过阵发性心动过速的范围时，即形成扑动或颤动。扑动和颤动与其他自发性异位心律的不同特点，除了频率更快外，心房和心室的全部心肌无一共同的复极阶段，而部分心肌进行持续的除极和复极。室性扑动和颤动是极其严重的临床表现，发作时患者迅速出现阿 - 斯综合征，若无有效的心肺复苏，可迅速导致死亡。

（1）心房扑动　临床上持续性房扑较少单独存在，大多转为房颤或与房颤共存而形成不纯性房扑。若病因解除可转为窦性。常见病因与房颤者相同，治疗上也相似，如图 1-3-1-3-9。

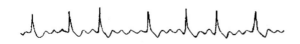

**图 1-3-1-3-9　心房扑动、不同比例传导**

（2）心房颤动　房颤大多见于器质性心脏病者，最常见于风心病二尖瓣病变，其次为冠心病、缩窄性心包炎、慢性肺心病、心肌病及甲亢等。心功能失代偿时，外科手术操作、心导管检查等可诱发房颤发生。治疗上首先应控制心室率于正常范围内，以稳定血流动力学，改善心排出量，其次考虑转复问题。有些长期的慢性房颤患者，只要控制心室率即可，可选用洋地黄制剂，如图 1-3-1-3-10。

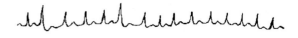

**图 1-3-1-3-10　快速房颤伴室性早搏**

（3）心室扑动　是一种危及生命的心律失常，通常是心室纤颤或心室停搏的前兆，类似于室性心动过速，但不能将 QRS 波同 S-T 段和 T 波加以区分，代之以出现规则的或大或小的浪形波，频率常为 180~250 次 /min。握拳迅击胸骨下段，可能恢复窦性心律，如无效，应采取治疗室性心动过速或心脏停搏的紧急措施，如图 1-3-1-3-11。

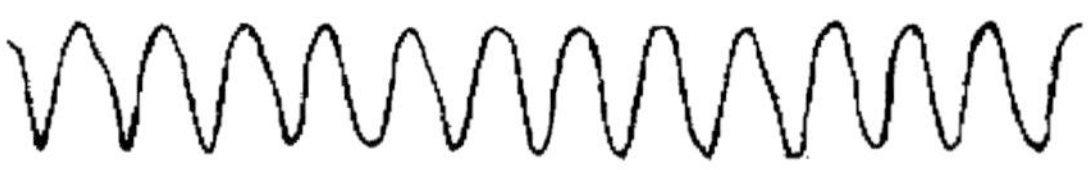

**图 1-3-1-3-11　心室扑动**

6. 心肌缺血

术中心肌缺血主要靠 ST 段和 T 波的改变来诊断，冠心病和心肌氧供需失衡时，如心率过快、严重高或低血压、低氧血症、血液过度稀释、冠状动脉痉挛、麻醉过深、药物过量、严重酸碱失衡以及严重心律失常等均可引起。无论何种原因，一旦出现 ST 段弓背形抬高 ≥ 1.0mm 和 T 波低平或倒置，应当立即充分供氧。如上述改变伴有心律失常或传导阻滞，麻醉手术危险性很大。如疑有心肌梗塞时，应立即做十二导联心电图，以便做出心肌梗塞的定位诊断。

**（三）呼吸功能监测**

**【概述】**

基本的呼吸功能监测，包括一些呼吸系统的

物理学检查。如呼吸深度、形式、频率、呼吸音、皮肤粘膜颜色、气道通畅情况等；此外，还应有必备的仪器监测，如潮气量、频率、分钟通气量、气道压、吸入氧浓度、$ETCO_2$ 及 $SPO_2$。

根据众多的经验教训，许多麻醉意外都是由于忽视和/或延误对呼吸异常的诊断与治疗所致。要知道任何麻醉手术操作和用药都会抑制呼吸，麻醉医师应有高度警惕。

全麻的患者通常麻醉机有简单的呼吸监测和报警，应充分地利用。突然气道阻力增高通常是通气系统有梗阻；突然气道阻力降低多是通气系统有漏气；突然气道阻力降至零，可能是麻醉机与气管导管脱接；逐渐气道阻力降低或是系统有漏气或是新鲜气流量不足。

### 【$CO_2$ 值正常，波形异常】

1. 自主呼吸中呼吸平台后 1/3 附近出现裂口，表示呼吸恢复，肌松作用尚未消失，膈肌和肋间肌的运动不协调，裂口的深度与肌松的残余作用程度呈正相关；

2. 机械通气中存在自主呼吸，在 $CO_2$ 曲线图的吸气和呼气相，许多部位存在小的呼吸波。

### 【$ETCO_2$ 增加常见的四种情况】

1. 呼气平台短、$CO_2$ 值高，见于呼吸抑制、通气量少、或呼吸机频率快潮气量少；

2. 呼气平台长、$CO_2$ 值高，见于颅压高、呼吸抑制和呼吸机频率低，潮气量少；

3. $CO_2$ 曲线图波形正常，但平台和 $ETCO_2$ 值均高于正常，表示通气量不足或患者发烧，$CO_2$ 产生过多；

4. $CO_2$ 值高，其前面有无平台的小波，见于呼吸肌麻痹患者自主呼吸时；呼吸机故障或漏气。

### 【呼气 $CO_2$ 减少常见的三种情况】

1. $CO_2$ 值低、频率快、波形正常，见于呼吸机频率快，潮气量大、危重患者如疼痛、代酸、低氧、休克或中枢性过度换气；

2. $CO_2$ 曲线图表现波形正常，但 $CO_2$ 值低。见于呼吸机过度换气、低体温、休克，代谢性酸中毒自主呼吸；

3. $CO_2$ 值低、频率慢，见于呼吸机频率慢、

潮气量大、低体温、中枢性过度换气。

### （四）控制性低血压时的监测

脊柱外科手术，尤其是出血量大的手术，有时利用控制性低血压以便减少出血，使手术术野干净，解剖清楚。当前的主要方法包括麻醉期间用血管扩张药如硝普钠、硝酸甘油、三磷酸腺苷或神经节阻断药等。近年来有采用复合用药的趋势，控制性低血压药合并吸入性全麻药或椎管内麻醉，再配合以患者的体位调节，还可进一步减少上述各种药物的剂量。

控制性低血压时的重点监测在于保证有效的循环血量、适宜的心脏前负荷、正常的心电图以及肾功能等。因此，必须监测有创动脉压（ABP），了解患者收缩压、舒张压、平均动脉压及动脉压力波形。做 CVP 监测，以了解静脉回流情况。特大手术时，可做漂浮导管插入，以便监测肺动脉压和肺动脉楔压。它除了可以了解左心前负荷外，还可以测定心输出量，对管理此种脊柱外科手术患者十分有利。控制性低血压时监测心电图，除了解心率、心律外，还能知道有无心肌缺血和电解质紊乱。尿量的监测也十分重要，它及时反映肾脏血液灌流是否充足，从而可进一步估计其他重要脏器血液灌流情况。此外尚需监测患者体温、电解质、$SPO_2$、失血量和血细胞压积等。

上述这些监测不仅仅是了解病情，它们还是降压水平（程度）、时间、用药量、血容量、辅助用药及终止降压等决定的重要指导参数。

### （五）体温监测

绝大多数脊柱外科患者手术和麻醉时体温监测并非必需，因为一般脊柱外科患者若手术不大，体质不差，体温在手术时降 $1℃ \sim 2℃$，均能耐受，影响不大。但是，对小儿和高龄患者，如果体温变化过大，患者则难以忍受，尤其是手术时间过长和/或术中大量输血输液，抑或手术室温度过高、过低。以及小儿手术前用了抗胆碱药而不出汗，加之紧闭式麻醉覆盖的敷料太多等等，都能使体温显著变化。通常监测体温部位有：肛温、

鼻咽温、腋窝及食管等。

### （六）脊柱外科手术中的诱发电位监测

【临床意义】

随着脊柱和脊髓手术的发展，对如何避免术中损伤脊髓或神经功能提出了更高的要求。传统的方法有唤醒试验等。体感诱发电位（SEP）及运动诱发电位（MEPs）已在髓内、髓外肿瘤手术、脊髓动静脉畸形手术、脊柱侧弯矫正术、脊柱骨折、椎板切除以及脊椎融合等术中用于监测脊髓和神经功能。此时需要麻醉医师、监测医师和手术医师的密切配合，发现问题及时提醒术者，适时纠正有害操作，以免招致永久性神经损伤。据报道应用诱发电位监测的效果虽然不尽一致，但都不同程度上避免了一些神经损伤，故其价值是肯定的，尤其是对预后判断非常准确。

【不足之处】

此种监测不足之处在于：

1. 对脊髓前动脉损伤所致的运动障碍，有时发现不了；

2. 监测仪在手术室内应用容易受到干扰，影响因素较多以及手术术野安放电极时有困难，应用受到限制，有待进一步研究解决。

### （七）血压监测

血压监测也是基本检测项目之一，包括无创监测和有创监测动脉压（收缩压、舒张压、平均压和脉压）、中心静脉压、肺动脉楔压等。

【无创血压监测】

无创动脉压监测是每个患者都要做的，可以用传统的袖套听诊器法，如果血压正常，至少每15min监测记录一次，如果血压不正常，就要随时监测和记录，直至正常为止。要求袖套的宽窄是患者上臂的2/3，袖套太窄测压偏高，袖套过宽则测压偏低。

麻醉机及监测仪上的无创动脉压监测（NIBP），逐步代替了听诊测压法，可以预置所需测压参数，如测压间隔为（1、2、3、5、10、15、30、60min和连续）、自动或手动测压、压力参数

显示（mmHg）、收缩压（SBP）舒张压（DPB）和平均压（MAP）及其上下限。它具有报警功能，并有数十小时的记忆功能。当测压因某种干扰时会自动重复测压。其缺点是每次充气、放气、测压和显示结果的周期较长，尤其在血压波动时，常令人着急。

【ABP监测】

即指周围动脉穿刺置管直接测压。在脊柱外科麻醉与手术中，主要用于：

1. 控制性低血压；

2. 严重低血压，间接测压有困难；

3. 需反复测血气；

4. 液体进出量大，需用血管活性药。

常选用的动脉有桡动脉、足背动脉等。选用桡动脉时要做改良Allen试验。

【CVP监测】

出血多、心功能不全和休克的脊柱外科患者手术需做CVP。通常选择锁骨下或颈内静脉穿刺监测CVP。正常值为6~12cmH$_2$O。CVP监测结合动脉压与心率监测，对正确维持循环血量、维护心泵功能和血流动力学稳定很有价值，既简便又有效，应当提倡使用。再加上尿量监测，对一般脊柱外科患者麻醉与手术中调控和维持平稳的血流动力学非常实用。

### （八）SPO$_2$监测

SpO$_2$的临床应用是麻醉监测的一大进展，可用质谱仪或光谱吸收法，质谱仪价格昂贵，光谱吸收法是临床普遍采用的。它利用氧合血红蛋白（HbO$_2$）和不含氧血红蛋白（Hb），对660μm的红光和940μm的红外光吸收量的巨大差别，分析测出动脉内血氧饱和度，应用非常方便。同时还显示脉搏波和心率，报警和记忆功能，也被列为基本麻醉监测项目。

### （九）肌松监测

肌肉松弛药是近代全麻不可缺少的用药，也是外科手术必须提供的控制呼吸的条件之一。近年来，肌松监测已越来越受到了麻醉医师的重视，临床应用也越来越多。

## 三、脊柱外科患者术后疼痛的处理

无论是创伤或手术所致的疼痛均为伤害性刺激对组织损伤及疾病本身病理改变所引发的一种机体反射性的、复杂的生理反应和感知，可造成机体的循环、呼吸、泌尿、消化各系统以及内分泌、免疫功能等一系列的病理生理改变和心理、行为的变化，从而直接影响患者的术后恢复和安危。

### （一）术后疼痛对机体的危害

**【对心血管系统的影响】**

术后急性疼痛可导致体内儿茶酚胺、醛固酮、皮质醇、抗利尿素以及血管紧张素分泌增加。内源性儿茶酚胺可引起心率加快，心肌耗氧量增加以及外周阻力增加；血管紧张素Ⅱ可使全身血管收缩，从而导致术后患者血压升高，心动过速和心律失常，甚至可引起某些患者心肌缺血。由于醛固酮、皮质醇和抗利尿素的释放，易造成平面以下部位某些心脏储备功能差的患者可能加重病情甚至引起充血性心力衰竭风险。此外，末梢血管收缩、静脉血液滞留；加之疼痛限制活动、患者卧床少动，而容易发生下肢静脉栓塞。

**【对呼吸系统的影响】**

术后急性疼痛可引起肌张力增加而使患者的肺顺应性下降，或因疼痛限制了深呼吸、咳嗽，使患者的通气功能下降。这些改变又可能促使患者发生肺不张、肺感染等并发症，对术前有吸烟史或者原有不同程度的支气管炎及肺内疾患以及某些脊柱外科手术后需长期卧床者，易发生肺部并发症，严重者可使患者缺氧和二氧化碳积蓄。

此外，由于水钠潴留可以引起血管外肺水的增多，而导致患者的通气/血流的比值异常。可见，术后疼痛可延缓术后患者呼吸功能的恢复，形成低通气状态；支气管内的分泌物不能有效排出，严重时发生肺实变和肺炎等并发症。

**【对消化、泌尿系统的影响】**

术后急性疼痛引起的交感神经系统兴奋，可反射性地抑制胃肠功能，使平滑肌张力降低，而括约肌张力增强，出现术后胃肠绞痛、腹胀、恶心、呕吐等不良反应。膀胱平滑肌张力下降导致术后患者尿潴留，加之因移动体位、增加腹压而加剧疼痛和体位不适应都增加了排便的困难，甚至由此而引起其他并发症。

**【对内分泌功能的影响】**

术后急性疼痛引起的机体应激反应，导致体内多种激素的释放，如儿茶酚胺、血管紧张素Ⅱ、抗利尿素等增多和皮质醇释放，并产生相应的病理、生理改变。

肾上腺素皮质醇和高血糖素水平的升高，通过促使糖原分解和降低胰岛素的作用，最终导致高血糖、蛋白质和脂质分解代谢增强，使得术后患者发生负氮平衡，而不利于机体的恢复。醛固酮、皮质醇和抗利尿素使机体内潴钠排钾，从而影响体液和电解质的重吸收，以致可能引起外周和肺血管外肺水的增加。

此外，内源性儿茶酚胺可使外周伤害性感受末梢更为敏感，使患者处于一种"疼痛–儿茶酚胺释放–疼痛"的恶性循环状态。

**【对免疫机制的影响】**

术后急性疼痛引起的应激反应，可导致机体淋巴细胞减少、白细胞增多和网状内皮系统处于抑制状态。这些因素使术后患者对病原体的抵抗力减弱，术后感染和其他并发症的发生率大大增加。肿瘤患者术后疼痛引起的免疫功能抑制不利于患者的康复，甚至导致残余的肿瘤细胞术后扩散。

**【对凝血机制的影响】**

术后急性疼痛等应激反应对凝血功能的影响，包括使血小板粘附功能增强、纤溶功能降低，从而使体内处于一种高凝状态，这将增加对心、脑血管的不利影响。尤其对有些心、脑血管疾病或已有凝血机制异常的患者，无疑会更增加心、脑血管并发症和意外的发病机会，甚至可增加死亡率。

**【术后疼痛对心理的影响】**

术后急性疼痛可干扰患者的睡眠、饮食乃至精神、情绪，使患者失眠、焦虑、烦躁、抑郁而处于一种无援的心理状态。这种心理因素又加重了上述各系统的病理生理变化，使患者越发痛苦并直接影响患者术后的抗病情绪；影响机体正常恢复、延长康复过程、甚至容易诱发各种并发症。

由于术后疼痛可以给机体带来如此多的负面影响，因此，为了患者术后能顺利康复，术后镇痛是非常必要的，而且应被看作治疗的一部分。

### （二）术后急性疼痛的处理

术后疼痛的处理主要是指：采取有效措施，减轻或消除因手术创伤而引起的急性疼痛。而不能代替对原手术疾患病理变化所致疼痛的处置；也不是继续施行麻醉，并必须保持患者的感觉、意识和运动不受抑制。

近年来对术后疼痛的处理，已不是单纯使用麻醉性镇痛药物和传统的肌肉注射（或口服）的方法，由于大批新镇痛药物的研制和镇痛措施尤其是患者自控镇痛（PCA）装置等新方法的开发以及新理论、新观点的出现，使术后镇痛内容丰富、发展迅速。也为麻醉医师根据不同患者的不同病情、不同手术等情况而选择有效、简便、安全、可靠的镇痛提供了便利的条件。

**【术后常用的镇痛药物】**

1. 麻醉性镇痛药　主要是阿片受体激动药又称阿片类镇痛药，属强效镇痛药，主要作用于中枢神经系统与受体。有明显的耐药性和依赖性。

（1）吗啡

① 药理作用　吗啡是最常应用的镇痛药。吗啡作用于脑和脊髓的阿片受体，故向椎管内注入吗啡能收到明显的镇痛效果。吗啡可提高痛阈，对体神经和内脏神经痛均有效，对钝痛效果优于锐痛，并有解除焦虑、恐惧、稳定情绪、产生欣快感和嗜睡的作用。

② 副作用　吗啡有显著的呼吸抑制作用；主要表现为频率减慢，剂量加大可致呼吸停止。吗啡可使平滑肌张力增加、胃排空时间延长、便秘、奥狄氏括约肌收缩胆道内压力增加、尿潴留、血管扩张及组织胺释放等。

③ 用量　临床发现对吗啡用量的患者个体差异很大。临床多用于椎管内，常用剂量：

1~2mg，单次注入。近年来硫酸吗啡缓释片已广泛用于临床，30mg/次，作用持续12h。但缺点是起效慢，须主动给药，故不适合术后急性疼痛的治疗。

（2）芬太尼　镇痛效力强，是吗啡的100~180倍。静脉注射后立即起效，作用时间持续约30min，椎管内注入作用时间则明显延长。其最大的副作用与吗啡相似，也是呼吸抑制及恶心呕吐等。

（3）舒芬太尼　一种强效的阿片类镇痛药，同时也是一种特异性 μ-阿片受体激动剂，对 μ-受体的亲合力比芬太尼强7~10倍。舒芬太尼的镇痛效果比芬太尼强好几倍，而且有良好的血液动力学稳定性，可同时保证足够的心肌氧供应。

2. 曲马多

（1）药理概况　为非麻醉性镇痛药，是一种非吗啡类的激动型阿片受体镇痛药，具有安全、有效的中等强度的中枢镇痛作用。与 μ-受体有低亲和力，但曲马多并不是吗啡的前体。其镇痛作用机理一是刺激 μ-受体，二是调节中枢单胺能疼痛抑制通路。其镇痛效应是吗啡的1/10~1/6。

（2）作用　治疗术后疼痛可口服、静脉或硬膜外腔注入50~100mg。最近推出该药缓释片，口服100mg、12h/次用于术后镇痛。但最常用的还是经静脉连续给药效果好。

（3）副反应　有眩晕、恶心、呕吐、口干、出汗和头痛、心悸、嗜睡、气短、乏力等，过量时与阿片类药的反应相同，可抑制呼吸、惊厥、瞳孔缩小，也同样可用纳洛酮翻转。

3. α₂-肾上腺素能受体激动药　主要包括可乐定和右美托咪啶。右美托咪啶可与阿片类镇痛药配伍用于术后镇痛。

4. 神经安定类药　此类药物大多无镇痛作用，但与镇痛药物配伍应用不仅可增强镇痛效能，减少镇痛药的用量，而且还由此减轻或避免某些副反应的程度或发生，为此也常将此类药物用于术后镇痛。目前临床应用较多的药物有：

（1）氟哌利多是丁酰苯类药，具有神经安定和镇吐作用。静脉注射后5~8min起效并持续

3~6h。能增强麻醉性镇痛药的效应。静注后可使血压轻度下降，对血容量不足的患者降压作用尤为明显，应慎之；与吗啡联合用于硬膜外镇痛无明显循环、呼吸系统抑制，且可减少恶心、呕吐等不良反应，偶可出现锥体外系反应。为临床术后镇痛常用的药物之一。

（2）异丙嗪和安定也可与镇痛药合用于术后镇痛。

**【脊柱外科术后镇痛的方法】**

近年来术后镇痛的方法发展很快，已不再是传统的肌肉注射麻醉性镇痛药物。根据术后镇痛给药途径不同，可概括为口服、经肌肉或静脉及经椎管内等几大类，脊柱外科患者术后镇痛常采用口服、肌注和静脉、贴皮以及患者自控镇痛（PCA），现分述如下。

1. 经胃肠道口服法　本法简便、安全、经济，一直是最普及的给药方式；然而由于胃内酸性环境及肝脏的首过效应而大大减少了口服阿片类药的生物利用度和临床效果，故临床习惯将此法作为全身给药后的辅助、追加药物的给药途径；但随着新镇痛药物的开发和门诊手术数量的增加、手术复杂程度的扩大，因而口服途径给药仍不失为术后镇痛的方法之一；如曲马多缓释片及吗啡控释片等。

2. 经静脉和肌肉　肌肉和静脉注射方法是多年来传统的给药途径，与口服给药相比，肌肉注射镇痛药起效快，易于快速产生峰作用。但其缺点是注射时疼痛而引起患者的恐惧以及由于个体差异和血药浓度的波动，可能引起过度镇静等副反应和镇痛不完全影响镇痛效果之双向危险。

（1）肌肉注射　药物的吸收取决于药物的脂溶性以及注射局部之血运情况。如肌注吗啡或哌替啶之后，不同患者血浆药物浓度的差别可达3~5倍；药物的峰作用时间亦可能相差悬殊等，这些因素可导致某些患者镇痛不完善或出现并发症；当肌肉注射大剂量阿片类镇痛药后，由于药物吸收时间和体内药代动力学的变化使血药浓度的波动可分别产生过度镇静、镇痛及镇痛不全等不同作用阶段。

（2）静脉注射　单次静脉注射麻醉性镇痛药时，血浆药物浓度易于维持恒定，起效快；然而，与肌肉注射相比，由于药物在体内快速重分布，故单次注药后作用时间较短而需反复给药；目前临床应用最多的为一次性镇痛泵，可使血药浓度保持相对稳定，但需先给一次负荷剂量，常用的配方有：吗啡或芬太尼＋氟哌啶；曲马多＋氟哌啶等。

3. 其他　除上述给药途径外，还可采用外周神经阻滞和经皮药物贴敷等方法以达到镇痛目的。

4. 患者自控镇痛（Patient Controlled Analgesia；PCA）　通过预先由医生设定给药间隔时间和剂量的泵装置，患者根据自己的需要按动启动钮，药物即注入体内达到止痛要求的方法，其特点及预定指标如下：

（1）PCA的特点　经临床应用PCA概括此法有以下几个特点：

① PCA能连续给药　可以维持其血药浓度持续接近于最低有效血药浓度（MEAC）；

② 药量少　单位时间内用药量小，镇痛迅速、效果满意，镇静程度轻微，有利于患者离床活动和恢复；

③ 个体化用药　克服了药物量效关系的个体差异，提高镇痛效果；达到用药个体化，用药量更合理；

④ 可自行给药　患者不必打扰医护人员，可自行控制按需给药，迅速缓解疼痛，解除了患者的顾虑，满足其心理需求。

（2）PCA设置的预定指标　在PCA应用中保证临床效果的关键有二：一是镇痛药液的配制；二是了解以下指标，才能正确使用PCA机。

① 药物浓度　在配制的PCA镇痛液中，以其中一种镇痛药的剂量作为设置标准。

② 负荷剂量　为使用PCA镇痛时开始首次用药的剂量，旨在迅速达到镇痛所需的血药浓度，也称之为最小有效镇痛浓度（MEAC），使患者迅速达到无痛状态。

虽然PCA原则上是由患者根据自己需要而自行用药，但由于：

1）全身麻醉恢复期间患者尚未完全清醒，不能有效地使用 PCA；

2）当术后麻醉作用消失后出现的疼痛，其程度最强烈，此时开始 PCA 治疗则因药量小而镇痛不完全；

3）患者对阿片类镇痛药 MEAC 存有极大的个体差异性，且 MECA 值尚可随着手术种类、时间和活动而变化等原因，故需要由医师给予负荷剂量；其剂量应略小于单次用药剂量为宜，如硬膜外注射剂量为 0.125％布比卡因 5~10ml 加芬太尼 2~5μg/ml 或吗啡 0.1mg/ml；行椎管内麻醉的术后患者，术中所用麻醉药可视为负荷剂量；电子 PCA 机大都具备负荷剂量给药功能，因而操作较方便。

③ 单次给药剂量（Blous Dose）该装置是由患者控制的间断给药，当前次给药后疼痛未能完全消除或复发时所追加的药物剂量，可通过自己按压按钮给药。

PCA 所采用小剂量、多次给药的理论基础是追加量应是使血中药物浓度保持在最低有效水平的剂量。追加量过大可造成血药浓度骤然升高；但剂量过小又必然会增加用药次数，且效果不佳。以吗啡为例在硬膜外注入的最适宜追加量为 0.1~0.5mg/ 次，联合用药时可减少剂量。

由于不同人之间对疼痛的耐受程度和对镇痛药的反应差异十分显著，所需剂量的个体差异很大，因而应根据个人情况对追加剂量进行调整显得十分重要。临床可将患者体重作为用药剂量的参考指标，如给予足够次数的药物之后仍觉镇痛不全或过度镇静时，则可增或减原剂量的 25％~50％。

④ 锁定时间（Lockout Time LT）指在该时间内 PCA 装置对患者再次给药的指令不作反应，以防止患者在前次给药尚未完全生效之前再次给药，也可以说这是一种自我保护的安全装置，从而减少或杜绝患者无意中过量给药的潜在危险性。

最佳锁定时间的预定，可根据所用药物的起效和作用时间以及 PCA 不同给药途径而定。如吗啡静脉 PCA 的锁定时间多定为 5~15min；硬膜外注射的锁定时间应为 15~30min；利多卡因、布比卡因硬膜外 PCA 的锁定时间分别为 10~30min。

⑤ 连续给药 / 基础剂量 临床使用的 PCA 泵多具有连续注入药物和预先设计按指令给药的多种功能可供选择。

连续给药的优点是：

1）使血浆 MEAC 更为恒定；

2）患者睡眠期间也能维持镇痛效果；

3）可在此基础上间断按压启动钮单次追加药物，达到充分的镇痛效果。

⑥ 最大用药量 PCA 装置具有 1h 或 4h 的单位时间总量限制的预先设定，以防用药过量。

### （三）术后镇痛的并发症和预防

【概述】

术后镇痛的并发症可来自镇痛方法的操作技术与管理的不当和所用镇痛药物的副作用二个方面。因此，预防并发症的发生，不仅要严格各种技术操作的常规和熟悉所用药物的作用及副作用，还应慎重选择适应证，尤其是术前应充分识别禁忌证，才能提高安全程度，减少或杜绝并发症的发生。

【感染】

主要原因是操作中污染，其预防措施主要是要严格按照无菌操作规程及注意各连接处的无菌保护。

【应用 PCA 可能发生的问题】

临床应用中最可能出现的是人为失误，诸如程序编错，锁定密码记错或忘记以及操作过程中管道与接头连接不当，防止倒流的活瓣未安装在末端而引起镇痛药液逆流等错误，影响 PCA 的正常功能。

【因镇痛药物而发生的副反应】

1.呼吸抑制 是阿片类药物最常见、最严重的合并症，由于该药的中枢性抑制作用，不论经何途径给药，其发生率主要与剂量有关。预防措施：

（1）选择理想的阿片类药物 尤其是经硬膜

外给药，应以亲脂性芬太尼、二烯吗啡为首选，以减少药物向头侧扩散而引起呼吸抑制；

（2）控制剂量 可减少各种合并症的发生，非常重要的是要做到给药的个体化；

（3）人员培训 采用PCA前必须进行培训以保证医护人员正确设计、管理和患者、家属的正确使用。并应及时、密切观察、调整和纠正剂量；

（4）建立观察记录 定时监测记录RR、$SpO_2$、BP及HR，呼吸抑制的首发症状是频率减慢，严重时出现低氧血症乃至呼吸停止，应及时发现及对症处理；

（5）纳洛酮备用 应将纳洛酮准备在侧，以便及时逆转吗啡的副作用。氧气及急救设备、药品亦应常备不懈，以防万一。

2. 恶心、呕吐 是阿片类药物非常多见的合并症，其发生率在50%~60%，且女性多于男性。预防措施：

（1）胃复安及司琼类止吐药物 与镇痛药合用效果较好，待恶心、呕吐发生后再用效果相对较差；

（2）氟哌利多单独或与阿片类药联合应用可减少及治疗恶心、呕吐；

（3）控制阿片药剂量 不少临床医师观察认为呕吐、恶心与药量有明显关系，硬膜外单次注射2mg以内，特别是采用PCA治疗的患者发生恶心、呕吐的比率明显减少。

3. 尿潴留 除应用吗啡类药物外，其他因素诸如疼痛、排尿姿势、镇静药、抗胆碱药以及因卧床制动等均可引起术后尿潴留。约为15%~25%，多见于男性。临床体会硬膜外注射吗啡时发生率似乎高于其他途径。

4. 皮肤瘙痒 其原因尚不清楚，可能与组胺释放或机体的感觉调节机制改变等有关。处理：应首先排除对镇痛药物过敏的可能性，如确诊与术后镇痛有关者，大多数患者不需治疗，重者可用抗组胺药，苯海拉明25mg口服，严重的瘙痒可用纳洛酮0.1mg静脉注射。

5. 低血压及心动过缓 造成术后低血压的原因很多，应具体分析，加以鉴别和及时对症防治。采用术后镇痛特别是经硬膜外注入局麻药时，由于阻断交感神经的节前纤维，可引起外周血管扩张。当阻滞平面较高时还能影响心脏交感神经进一步使血压下降、心率减慢。防治措施：

（1）降低药物浓度；

（2）加强监测和密切观察，有条件时应监护心电图及血压以便及时发现，对症处理。

6. 广泛的运动神经阻滞 局麻药的浓度过高可造成运动神经阻滞。因此，必须明确不应为追求镇痛效果而应用高浓度局麻药，术后镇痛的目的绝不是为了继续麻醉。

### （四）术后镇痛效果的评价

目前国际比较通用的几种方法，不妨用来对术后镇痛的效果进行量、值的评估。此类方法是由一系列描写疼痛的词汇组成，并予以量化，便于区别疼痛程度的变化进行量值评分，其中包括有：

【四点口述分级评分法】

即将疼痛程度分为四级：

1. 无痛；

2. 轻微疼痛；

3. 中等度疼痛；

4. 剧烈的疼痛。

每级1分，由患者述说。如患者述疼痛为"剧烈的疼痛"，其疼痛程度则评为4分。此法简单，患者易理解，但不精确，不适于科研。

【五点口述分级评分法】

将疼痛程度分为五级：

1. 轻微的疼痛（1分）；

2. 引起不适感的疼痛（2分）；

3. 具有窘迫感的疼痛（3分）；

4. 严重的疼痛（4分）；

5. 剧烈的疼痛（5分）。

此常被用于临床研究，但仍有不尽人意之处。

【行为疼痛测定法】

将疼痛分为六级：

1. 无疼痛；

2. 有疼痛，但可被轻易忽视；

3. 有疼痛、无法忽视，不干扰日常生活；

4. 有疼痛、无法忽视，干扰注意力；

5. 有疼痛、无法忽视，所有日常活动都受影响，但能完成基本生理需求，如进食、排便等；

6. 存在剧烈的疼痛、无法忽视，需休息或卧床。

此法的特点在于将行为改变列入评分范围，患者以疼痛对其行为影响来表述疼痛强度，患者的回答贴切个人的生活，有一定的客观性。每级定为 1 分，从 0 分（无疼痛）到 5 分，便于患者理解，适用于患者对疼痛强度的对比。

**【视觉模拟评分法（Visual Analogue Scale VAS）】**

此法是采用一条 10cm 长的直线（尺），两端分别标为 0 和 10，0 端代表无痛；10 端代表最剧烈的疼痛（如儿童用由笑、愁至哭的十个儿童面部表情之脸形），让患者在直线（尺）上标出自己当时疼痛的相应位置，然后测出疼痛强度的数值或评分，被认为是目前最敏感、可靠和简单易行的方法，临床应用广泛，也常用作研究。

# 第四节　脊柱外科择期手术的麻醉

脊柱外科发展很快，尤其最近十来年，新的手术方法不断涌现，许多国际上普遍使用的脊柱外科手术及内固定方法，如 Dick、Luque 和 Harrington 氏法等在国内也已逐渐推广使用，开展脊柱外科新手术的医院也越来越多，手术方法及内固定材料等方面基本上与国际接轨。近几年，微创脊柱外科技术正在逐步推广应用中。脊柱外科手术大多比较精细和复杂，而且一旦发生脊髓神经损伤，将造成患者的严重损害，甚至残废。因此，在手术前做好充分准备，选择恰当的手术方案及麻醉方法，以确保麻醉和手术的顺利进行显得尤为重要。

## 一、脊柱外科手术特点

脊柱外科手术同胸腹和颅脑手术相比，虽然对重要脏器的直接影响较小，但仍有其特点，麻醉和手术医师对此应有足够的认识，以保证患者围术期的安全。

### （一）病情差异较大

脊柱手术及接受手术的患者是千变万化和参差不齐的，患者可以是健壮的，也可以是伴有多系统疾病的，年龄从婴儿到老年；疾病种类繁多，既有先天性疾病，如先天性脊柱侧凸，又有后天性疾病，如脊柱的退行性变；既可以是颈椎病，也可以是骶尾部肿瘤等等。手术方法多种多样，既可以经前方、侧前方减压，也可以经后路减压，有的需要内固定，有的则不需要，即使是同一种疾病，由于严重程度不等，其治疗方法也可完全两样。因此，麻醉医师术前应该准确了解病情及手术方式，以便采取恰当的麻醉方法，保证手术顺利地进行。

### （二）手术体位对麻醉的要求

脊柱外科手术患者的正确体位可以减少术中出血，易于手术术野的暴露和预防体位相关的损伤。根据脊柱手术进路的不同，常采取不同的体位，仰卧位和侧卧位对循环和呼吸功能影响不大，麻醉管理也相对较为简单。当采用俯卧位时可造成胸部和腹部活动受限，胸廓受压可引起限制性通气障碍，使潮气量减少，如果麻醉深度掌握不好使呼吸中枢受到抑制，患者则有缺氧的危险；而腹部受压可导致静脉回流障碍，使静脉血逆流至椎静脉丛，加重术中出血。另外，如果头部位置过低或颈部过分扭曲等都可造成颈内静脉回流障碍，而致球结膜水肿甚至脑水肿。因此，俯卧位时应取锁骨和髂骨为支撑点，尽量使胸腹部与手术台之间保持一定空隙，同样要将头部放在合适的位置上，最好使用软的带钢丝的气管导管，这样可以避免气管导管打折和牙垫可能造成的咯伤。较长时间的手术，建议采用气管内麻醉。如果采用区域阻滞麻醉，则应加强呼吸和循环功能的监测，特别是无创血氧饱和度的监测，以便及时发现患者的氧合情况。患者良好体位的获得要靠手术医师、麻醉医师和手术护士的一起努力。

### （三）充分认识出血量大

脊柱手术，由于部位特殊，止血常较困难，尤其是骶尾部的恶性肿瘤手术，失血量常可达数千毫升，因此术前必须备好血源，术中要正确估计失血量，及时补充血浆或者全血。估计术中有可能发生大量失血时，为减少大量输血带来的一些并发症，有时可采取血液稀释、自体输血及血液回收技术，也可采用术中控制性降压，但这些措施可使麻醉管理更加复杂，麻醉医师在术前应该有足够的认识，并做好必要的准备，以减少其相关的并发症。

## 二、术前麻醉访视和病情估计

术前麻醉访视常规及病情评估包括以下内容。

### （一）思想工作

通过麻醉前访视应尽量减少患者术前的焦虑和不安情绪，力争做到减轻或消除对手术和麻醉的顾虑和紧张，使患者在心理和生理上均能较好地耐受手术。

麻醉医师术前还应向患者及其家属交代病情，说明手术的目的和大致程序，拟采用的麻醉方式，以减少患者及其家属的顾虑。对于情绪过度紧张的患者手术前晚可给予适量的镇静药，如安定 5~10mg，以保证患者睡眠充足。

### （二）病史回顾

详细询问病史，包括常规资料（如身高、体重、血压、内外科疾病、相关系统回顾、用药情况、过敏史、本人或家族中的麻醉或手术的意外

情况、异常或过分出血史）和气道情况估计，以便正确诊断和评价患者的疾病严重程度以及全身状况，选择适当的麻醉方法以保证手术得以顺利进行。虽然脊柱手术的术后并发症和死亡率都较低，但也应同样重视术前的准备工作，包括病史采集工作。特别是对于脊柱畸形手术患者，要注意畸形或症状出现的时间及进展情况，畸形对其他器官和系统功能的影响，特别要注意是否有呼吸和循环系统并发症，如心悸、气短、咳嗽和咳痰。

### （三）体格检查

对于麻醉医师来说，在进行体格检查时，除了对脊柱进行详细的检查外，对患者进行系统的全身状况的检查也非常重要，特别是跟麻醉相关项目的检查，如气管插管困难程度的判断及腰麻、硬膜外穿刺部位有无畸形和感染等，以便为麻醉方式的选择做好准备。另外，对脊柱侧凸的患者，要注意心、肺的物理检查。

### （四）了解实验室检查和其他检查情况

麻醉医师在术前访视时，对已做的各项实验室检查和其他检查情况应作详细了解，必要时可做一些补充检查。对于要施行脊柱手术的患者，国内除了要进行血、尿常规和肝、肾功能、凝血功能、电解质检查等以外，还应进行心电图检查。如疑有心功能异常的患者，术前可做超声心动图检查，有助于对心功能的进一步评价，从而估计对手术的耐受性。但近年来国外的趋势是在许多患者中已减少了一些常规检查，术前实验室检查、胸片、心电图和 B 超等应根据患者的年龄、健康情况及手术的大小而定，对健康人的筛选试验列表 1-3-1-4-1。

### （五）病情估计

在评价患者对麻醉和手术的耐受性时，首先要注意的是患者的心肺功能状态。在脊柱手术中，脊柱侧凸对患者的心肺功能影响最大，因此，严重脊柱侧凸和胸廓畸形的患者术前对心肺功能的估计特别重要，由于心肺可以直接受到影响，如机械性肺损害或者作为一些综合征（如 Marfan's

表 1-3-1-4-1　手术、麻醉前常规检查

| 年龄（岁） | 胸片 | ECG | 血液化验 |
| --- | --- | --- | --- |
| <40 | — | — | — |
| 40~59 | — | + | 肌酐、血糖 |
| ≥60 | + | + | 肌酐、血糖及全血常规 |

综合征，它可有二尖瓣脱垂、主动脉根部扩张和主动脉瓣关闭不全）的一部分而受到影响，可表现为气体交换功能的障碍，肺活量、肺总量和功能残气量常减少，机体内环境处于相对缺氧状态，术中和术后易出现缺氧、呼吸困难甚至呼吸衰竭，因此术前应进行血气分析和肺功能测定，以评价患者的肺功能状态，这对判断其能否耐受手术和预后有重要意义。一般肺功能检查显示轻度损害的患者，只要在术中加强监护一般可耐受麻醉和手术，对中度以上损害的患者，则应在术前根据病因采取针对性的处理。另外，根据病史情况，必要时应行彩色超声心动图检查及心功能测定。

一般认为脊柱侧凸程度越重，则影响越大，预后也越差。任何原因导致的胸部脊柱侧凸，均有可能导致呼吸和循环衰竭。据报道许多这种病例在 45 岁以前死亡，而在尸检中右心室肥厚并肺动脉高压的发生率很高。特发性脊柱侧凸常于学龄前后起病，如得不到正确治疗，其病死率可比一般人群高两倍，其原因可能是由于胸廓畸形使肺血管床的发育受到影响，单位肺组织的血管数量比正常人少，从而导致血管阻力的增加。另外由于胸廓畸形使肺泡被压迫，肺泡的容量变小，导致通气血流比率异常，使肺血管收缩，最后导致肺动脉高压。术前心电图检查 P 波大于 2.5mm 示右房增大，如果 $V_1$ 和 $V_2$ 导联上 $R_波 > S_波$，则提示有右心室肥厚，这些患者对麻醉的耐受性降低，在围术期应注意避免缺氧和增加右心室负荷。

对于脊柱畸形的患者，还应注意是否同时患有神经肌肉疾患，如脊髓空洞症、肌营养不良、运动失调等，这些疾患将影响麻醉药的体内代谢过程。

有些脊柱手术患者，由于病变本身造成截瘫，患者长期卧床，活动少，加上胃肠道功能紊乱，常发生营养不良，降低对麻醉和手术的耐受力。对这类患者术前应鼓励其进食，必要时可以采取鼻饲或静脉高营养，以尽可能改善其营养状况。高位截瘫患者易合并呼吸道和泌尿道感染，术前应积极处理，另外，截瘫患者由于瘫痪部位血管舒缩功能障碍，变动体位时易出现体位性低血压，应引起麻醉医师注意。部分患者可合并有水、电解质和酸碱平衡紊乱，也必须在术前予以纠正。长期卧床患者因血流缓慢和血液浓缩可引起下肢深静脉血栓形成，活动或输液时可引起血栓脱落，一旦造成肺动脉栓塞可产生致命性后果，围术期前后应引起重视并予以妥善处理。

## 三、麻醉方法选择和术中监测

### （一）麻醉方法的选择

以前，脊柱手术通常选用局部浸润麻醉，由于麻醉效果常不理想，术中患者常有疼痛感觉，因此，近年来已逐渐被全身麻醉和连续硬膜外麻醉所取代。腰部简单的脊柱手术可以选用连续硬膜外麻醉，但如果手术时间较长，患者一般不易耐受，必须给予辅助用药，而后者可以抑制呼吸中枢，有发生缺氧的危险，处于俯卧位时又不易建立人工通气，一旦发生危险抢救起来也非常困难，因此对于时间较长的脊柱手术，只要条件允许，应尽量采用气管内麻醉，目前椎管内麻醉在脊柱外科手术中的应用愈来愈少了。对于高位颈椎手术或俯卧位手术者应选择带加强钢丝的软气管导管做经鼻插管，前者可避免经口插管时放置牙垫而影响手术操作，后者是为了便于固定和头部的摆放而气管导管不打折。

大部分脊柱手术的患者术前可以给予鲁米那钠 0.1g、阿托品 0.5mg 肌注，使患者达到一定程度的镇静并减少呼吸道分泌物。如果使用区域阻滞麻醉，术前也可以只使用镇静药，特殊病例，可根据情况适当调整术前用药。

## （二）术中监测

术中监测是保证患者安全及手术顺利进行的必不可少的措施，血压、心电图、$SpO_2$以及呼吸功能（呼吸频率、潮气量等）的监测应列为常规，有条件的可监测$ETCO_2$。

在脊柱畸形矫正术及脊柱肿瘤等手术时，由于创面大，失血多，加上采用俯卧位时，无创血压的监测可能更困难，因此在有条件的情况下，应行桡动脉穿刺直接测压，如有必要还应行CVP的监测，以便指导输血和输液，对术前有心脏疾病者或老年人可放置漂浮导管，监测心功能及血管阻力等情况。在行控制性降压时ABP和CVP的监测更是十分必要。目前，还有连续心排量（PICCO）以及肺外水等监测，对于某些特殊复杂手术可以选择应用。

容易伤及神经或脊髓的复杂手术，术中可能需要进行唤醒试验，在行唤醒试验前，应了解肌肉松弛程度，可用加速度仪进行监测，如果$T_4/T_1$恢复到0.7以上，此时可行唤醒试验。如果用周围神经刺激器进行监测，则四个成串刺激均应出现，否则在唤醒前应先拮抗非去极化肌松药。目前有的医院已用体表诱发电位等方法来监测脊髓功能。

## 四、常见脊柱手术的麻醉

脊柱外科手术种类很多，其麻醉方法也各有其特点，以下仅介绍几种复杂且较常见手术的麻醉处理。

### （一）脊柱畸形矫正术的麻醉

脊柱畸形的种类很多，病因也非常复杂，其手术方式也不相同，其麻醉方法虽不完全相同，但一般均采用气管内麻醉，下面作详细介绍。

#### 【脊柱侧凸畸形矫正术的麻醉】

1. 术前常规心肺功能检查　特发性脊柱侧凸是危害青少年和儿童健康的常见病，可影响胸廓和肺的发育，使胸肺顺应性降低，肺活量减少，甚至可引起肺不张和肺动脉高压，进而影响右心，导致右心肥大和右心衰竭。限制性通气障碍和肺动脉高压所导致的肺心病是严重脊柱侧凸患者的主要死因。因此，术前除做常规检查外，必要时应做心肺功能检查。

2. 备血与输血　脊柱侧凸矫形手术涉及脊柱的范围很广，有时可超过10个节段，有的需经前路开胸、开腹或胸腹联合切口手术，有的经后路手术，即使经后路手术，没有大血管，但因切口长，手术创伤大，尤其是骨创面出血多，常可达2000~3000ml，甚至更多，发生休克的可能性很大，术前必须做好输血的准备。估计术中的失血量，一般备血1500~2000ml。近年来，不少学者主张采用自体输血法，即在术前采集患者的血液，在术中回输给患者自己。一般在术前2~3周的时间内，可采血1000ml左右，但应注意使患者的血红蛋白水平保持在100g/L以上，血浆总蛋白在60g/L左右。另外，可采用血液回收技术，回收术中的失血，经血液回收机处理后回输给患者，一般患者术中不需再输异体血。采用这两种方法可明显减少异体输血反应和并发症。

3. 麻醉选择　脊柱侧凸手术一般选择全身麻醉，经前路开胸手术者，必要时可插双腔气管导管，术中可行单肺通气，按双腔管麻醉管理；经后路手术者，可选择带加强钢丝的气管导管经鼻插管，并妥善固定气管导管，以防止术中导管脱落。诱导用药可使用芬太尼1~2μg/kg、异丙酚1.5~2.0mg/kg和维库溴铵0.1mg/kg。也可用硫喷妥钠6~8mg/kg和其他肌松药，但对截瘫患者或先天性畸形的患者使用琥珀胆碱时，易引起高钾（从而有可能导致心室纤颤甚至心搏骤停）或发生恶性高热，应特别注意。对全身情况较差或心功能受损的患者也可以选择依托咪酯0.1~0.3mg/kg。麻醉的维持有几种不同的方式：吸入麻醉（如安氟烷、异氟烷、七氟烷或地氟烷＋笑气＋氧气）＋非去极化肌松药，中长效的肌松药的使用在临近唤醒试验时应特别注意，最好在临近唤醒试验1h左右停用，以免影响唤醒试验。静脉麻醉（如静脉普鲁卡因复合麻醉和静脉吸入复合麻醉），各种麻醉药的组合方式很多，一般认为以吸入麻醉为佳，因为使用吸入麻醉时麻醉深度容易控制，有利于术中做唤醒试验。

4. 控制性降压的应用　由于脊柱侧凸手术切口长，创伤大，手术时间长，术中出血较多，为减少大量异体输血的不良反应，可在术中采用控制性降压术。但应掌握好适应证，对于心功能不全、明显低氧血症或高碳酸血症的患者，不要使用控制性降压，以免发生危险。用于控制性降压的措施有加深麻醉（加大吸入麻醉药浓度）和给血管扩张药（如 α - 受体阻滞药、血管平滑肌扩张药或钙通道阻滞剂）等，但因高浓度的吸入麻醉药影响唤醒试验，且部分患者的血压也不易降到良好控制，所以临床上最常用的药物是血管平滑肌扩张药（硝普钠和硝酸甘油）及钙通道阻滞剂（佩尔地平）。控制性降压时健康情况良好的患者可较长时间耐受 60~70mmHg 的平均动脉压（MAP）水平，但对血管硬化、高血压和老年患者则应注意降压程度不要超过原来血压水平的 30%~40%，并要及时补充血容量。

5. 术中脊髓功能的监测　在脊柱侧凸矫形手术中，既要最大限度地矫正脊柱畸形，又要避免医源性脊髓功能损伤。因此，在术中进行脊髓功能监测以便术中尽可能早地发现各种脊髓功能受损情况并使其恢复是必需的。其方法有唤醒试验和其他神经功能监测。唤醒试验多年来在临床广泛应用，因其不需要特殊的仪器和设备，使用起来也较为简单，但是受麻醉深度的影响较大，且只有在脊髓神经损伤后才能做出反应，对术后迟发性神经损伤不能做出判断，正因为唤醒试验具有上述缺点，有许多新的脊髓功能监测方法用于临床，这些方法各有其优缺点，下面仅作简要的介绍。

（1）唤醒试验　所谓唤醒试验，即在脊柱畸形矫正后，如放置好 TSRH 支架后，麻醉医师停用麻醉药，并使患者迅速苏醒后，令其活动足部，观察有无因矫形手术时过度牵拉或内固定器械放置不当而致脊髓损伤而出现的下肢神经并发症甚至是截瘫。要做好唤醒试验，首先在术前要把唤醒试验的详细过程向患者解释清楚，以取得配合。其次，手术医师应在做唤醒试验前 30min 通知麻醉医师，以便让麻醉医师开始停止静脉麻

醉药的输注和吸入麻醉药的吸入。如使用了非去极化肌松药，应使用加速度仪或周围神经刺激器以及其他方法了解肌肉松弛的程度，如果肌松没有恢复，应在唤醒试验前 5min 左右使用阿托品和新斯的明拮抗。唤醒时，先让患者活动其手指，表示患者已能被唤醒，然后再让患者活动其双脚或脚趾，确认双下肢活动正常后，立即加深麻醉。如有双手指令动作，而无双足指令动作，应视为异常，有脊髓损伤可能，应重新调整矫形的程度，然后再行唤醒试验，如长时间无指令动作，应手术探查。

在减浅麻醉过程中，患者的血压会逐渐升高，心率也会逐渐增快，因此手术医师和麻醉医师应尽量配合好，缩短唤醒试验的时间。有报道以地氟烷、笑气和小剂量阿曲库铵维持麻醉时，其唤醒试验的时间平均只有 8.4min，可明显缩短应激反应时间。另外，唤醒试验时应防止气管导管及静脉留置针脱出。

目前神经生理监测（SEP 和 MEP）正在逐渐取代唤醒试验。

（2）体表诱发电位（SEP）　SEP 是应用神经电生理方法，采用脉冲电刺激周围神经的感觉支，而将记录电极放置在刺激电极近端的周围神经上或放置在外科操作远端的脊髓表面或其他位置，连接在具有叠加功能的肌电图上，接受和记录电位变化。刺激电极常置于胫后神经，颈段手术时可用正中神经。SEP 记录电极可置于硬脊膜外（SSEP）或头皮（皮层体表诱发电位（CSEP），其他还有硬膜下记录、棘突记录及皮肤记录等。测定 CSEP 值，很多因素可影响测定结果，SSEP 受麻醉药的影响比 CSEP 小，得到的 SEP 的图形稳定且质量好。CSEP 是在电极无法置于硬膜外或硬膜下时的选择，如严重畸形时。CSEP 的监测结果可能只反映了脊髓后束的活动。

应用 SEP 做脊髓功能监测时，需在手术对脊髓造成影响前导出标准电位，再将手术过程中得到的电位与其进行比较，根据振幅和潜伏期的变化来判断脊髓的功能。振幅反映脊髓电位的强

度，潜伏期反映传导速度，两者结合起来可作为判断脊髓功能的重要测量标志。通常以第一个向下的波峰称第一阳性波，第一个向上的波峰称为第一阴性波，依此类推。目前多数人以第一阴性波峰作为测量振幅和潜伏期的标准。在脊柱外科手术中，脊髓体表诱发电位 SSEP 波幅偶然减少 30％~50％时，与临床后遗症无关，总波幅减少 50％或者一个阴性波峰完全消失才提示有脊髓损伤。皮层体感诱发电位 CSEP 若完全消失，则脊髓完全性损伤的可能性极大；若可记录到异常的 CSEP，则提示脊髓上传的神经纤维功能尚存在或部分存在，并可依据潜伏期延长的多少及波幅下降的幅度判断脊髓受损伤的严重程度；脊柱畸形及肿瘤等无神经症状者，CSEP 可正常或仅有波幅降低，若伴有神经症状，则可见潜伏期延长及波幅降低约为正常的 1/2，此时提示脊柱畸形对脊髓产生压迫或牵拉，手术中应仔细操作；手术中牵拉脊髓后，若潜伏期延长大于 12.5ms 或波幅低于正常 1/2，10min 后仍未恢复至术前水平，则术后将出现皮肤感觉异常及二便障碍或加重原发损伤。影响 CSEP 的因素有：麻醉过深、高碳酸血症、低氧血症、低血压和低体温等，SSEP 则不易受上述因素影响。

（3）运动诱发电位（MEP） 在脊髓功能障碍中，感觉和运动功能常同时受损。SEP 仅能监测脊髓中上传通道活动，而不能对运动通道进行监测。有报道 SEP 没有任何变化，但患者术后发生运动功能障碍。动物实验表明，用 MEP 观察脊髓损害比 SEP 更敏感，且运动通道刺激反应与脊髓损害相关。

MEP 监测时，刺激可用电或磁，经颅、皮质或脊柱，记录可在肌肉、周围神经或脊柱。MEP 永久地消失与术后神经损害有关，波幅和潜伏期的变化并不一定提示神经功能损害。MEP 监测时受全麻和肌肉松弛药的影响比 SEP 大，MEP 波幅随刺激强度的变化而变化。高强度电刺激引起肌肉收缩难以被患者接受，临床上取得成功的 MEP 较困难，尤其是在没有正常基础记录的患者。

因头皮刺激可引起疼痛，故使运动诱发电位

的术前应用受到限制。Barker 等用经颅磁刺激诱发 MEP（tcMEP）监测，具有安全可靠、不产生疼痛并可用于清醒状态的优点，更便于手术前后对照观察。

MEP 和 SEP 反应各自脊髓通道功能状态，理论上可互补用于临床脊髓功能监测，然而联合应用 SEP 和 MEP 还需要更多的临床研究。

在脊柱外科手术中，各种监测脊髓功能的方法都有其优缺点，需正确掌握使用方法，仔细分析所得结果。一旦脊髓监测证实有脊髓损伤，应立即取出内固定器械及采取其他措施，取出器械的时间与术后神经损害恢复直接相关，有学者认为若脊髓损伤后 3h 取出内固定物，则脊髓功能难以在短期内恢复。

术中脊髓功能损伤可分为直接损伤和间接损伤，其最终结果都引起脊髓微循环的改变。动物实验发现 MEP 潜伏期延长或波形消失是运动通道缺血的显著标志。但仅通过特殊诱发电位精确预测脊髓缺血、评价神经损害还有困难。

### （二）颈椎手术的麻醉

常见的颈椎外科疾病有颈椎病、颈椎间盘突出症、后纵韧带骨化、颈椎管狭窄症及颈椎肿瘤等，多数经非手术治疗可使症状减轻或明显好转，甚至痊愈。但对经非手术治疗无效且症状严重的患者可选择手术治疗，以期治愈、减轻症状或防止症状的进一步恶化。由于在颈髓周围进行手术，有危及患者生命安全或者造成患者严重残废的可能，故麻醉和手术应全面考虑，慎重对待。

### 【颈椎手术的麻醉选择】

颈椎手术的常见方法有经前路减压植骨内固定、单纯后路减压或加内固定等，根据不同的入路，麻醉方式也有所不同。后路手术可选用局部浸润麻醉，但手术时间较长者，患者常难以坚持，而且局麻效果常不够确切，故应宜选择气管内插管全身麻醉为佳。前路手术较少采用局部浸润麻醉，主要采用颈神经深、浅丛阻滞，这种方法较为简单，且患者术中处于清醒状态，有利于与术者合作，但颈前路手术中常需牵拉气管，患者有不舒服感觉，这是颈丛阻滞难以达到的，因此，近年来颈椎前路手术已逐渐被气管内插管全麻所取代。目前，颈椎手术一般均主张采用全身麻醉。

在行颈椎前路手术时需将气管和食管推向对侧，方可显露椎体前缘，故在术前常需做气管、食管推移训练，即让患者用自己的2~4指插入手术侧（常选右侧）的气管、食管和血管神经鞘之间，持续地向非手术侧（左侧）推移。这种动作易刺激气管引起干咳，术中反复牵拉还易引起气管粘膜、喉头水肿，以至患者术后常有喉咙痛及声音嘶哑，麻醉医师在选择和实施麻醉时应注意到这一点，并向患者解释。

**【麻醉的实施】**

1. 局部浸润麻醉　常选用0.5%~1%的普鲁卡因，成人一次最大剂量1.0g，也可选用0.25%~0.5%的利多卡因，一次最大剂量不超过500mg，二者都可加或不加肾上腺素。一般使用24~25Gy皮内注射针沿手术切口分层注射。先行皮内浸润麻醉，于切口上下两端之间推注5~6ml，然后行皮下及颈阔肌浸润麻醉，可沿切口向皮下及颈阔肌推注局麻药4~8ml，切开颈阔肌后，可用0.3%的丁卡因涂布至术野表面直至椎体前方，总量一般不超过2ml。到达横突后，可用1%的普鲁卡因8ml行横突局部封闭。行浸润麻醉注药时宜加压，以使局麻药与神经末梢广泛接触，增强麻醉效果。到达肌膜下或骨膜等神经末梢分布较多的地方时，应加大局麻药的剂量，在有较大神经通过的地方，可使用浓度较高的局麻药行局部浸润。须注意的是每次注药前都应回抽，以防止局麻药注入血管内，并且每次注药总量不要超过极量。

2. 颈神经深、浅丛阻滞　多采用2%利多卡因和0.3%的丁卡因等量混合液10~20ml，也可以采用2%的利多卡因和0.5%的布比卡因等量混合液10~20ml，一般不需加入肾上腺素。

因颈前路手术一般选择右侧切口，故麻醉也以右侧为主，必要时对侧可行颈浅丛阻滞。麻醉穿刺定位如下：患者自然仰卧，头偏向对侧，先找到胸锁乳突肌后缘中点，在其下方加压即可显

示出颈外静脉，二者交叉处下方即颈神经浅丛经过处，相当于第4及第5颈椎横突处，选定此处为穿刺点，第4颈椎横突，常为颈神经深丛阻滞点。穿刺时穿刺针先经皮丘垂直于皮肤刺人，当针头自颈外静脉内侧穿过颈浅筋膜时，此时可有落空感，即可推注局麻药4~6ml，然后在颈浅筋膜深处寻找横突，若穿刺针碰到有坚实的骨质感，而进针深度又在2~3cm之间，此时退针2mm使针尖退至横突骨膜表面，可再推药3~4ml以阻滞颈神经深丛。每次推药前均应回抽，确定无回血和脑脊液后再推药。如有必要，对侧也可行颈浅丛阻滞。

3. 气管内插管全身麻醉　颈椎手术时全麻药物的选择没有什么特殊要求，但是在麻醉诱导特别是气管插管时应注意切勿使颈部向后过伸，以防止引起脊髓过伸性损伤。最好在术前测试患者的颈部后伸活动的最大限度。颈椎前路手术时，为方便行气管、食管推移应首选经鼻气管内插管麻醉。颈椎病患者常有颈髓受压而伴有心率减慢，诱导时常需先给予阿托品以提升心率，另外，术中牵拉气管时也引起心率减慢，需加以处理。还有前路手术时，反复或过度牵拉气管有可能引起气管粘膜和喉头水肿，如果术毕过早拔除气管导管，有可能引起呼吸困难，而此时再行紧急气管插管也比较困难。其预防措施有：

（1）术前向对侧推松气管；

（2）术中给予地塞米松20mg，一方面可以预防和减轻因气管插管和术中牵拉气管可能造成的气管粘膜和喉头水肿；另一方面可预防和减轻手术可能造成的脊髓水肿；

（3）术后待患者完全清醒后，度过喉头水肿的高峰期时拔除气管导管。

**（三）脊柱肿瘤手术的麻醉**

脊柱肿瘤在临床上并不少见，一般分为原发性和转移性两大类，临床上脊柱肿瘤以转移性为多见，而其中又以恶性肿瘤占多数，故及时发现及时治疗十分重要。过去对脊柱恶性肿瘤，特别是转移性肿瘤多不主张手术治疗，现在随着脊柱

内固定技术的发展和肿瘤化疗的进步，手术治疗可以治愈、部分治愈或缓解疼痛而使部分患者生活质量明显提高。

**【术前病情估计和准备】**

脊柱良性肿瘤病程长，发展慢，一般无全身症状，局部疼痛也较轻微。恶性肿瘤的病程则较短，发展快，可伴随有低热、盗汗、消瘦、贫血、食欲减退等症状，局部疼痛也较明显，并可出现肌力减弱、下肢麻木和感觉减退，脊柱活动也受限。无论良性或恶性肿瘤，随着病程的进展，椎骨破坏的加重，常造成椎体病理性压缩骨折或肿瘤侵入椎管，压迫或浸润脊髓或神经根，引起四肢或肋间神经的放射痛，出现大小便困难。颈、胸椎部位的肿瘤晚期还引起病变平面以下部位的截瘫和大小便失禁。由于脊柱的部位深，而脊柱肿瘤的早期症状多无特殊性且体征也不明显，因此拟行手术治疗的患者病程常已有一段时间，多呈慢性消耗病容，部分患者呈恶液质状态。化验检查会发现贫血、低蛋白血症、血沉增快等。术前除应积极进行检查，还应加强支持治疗，纠正贫血和低蛋白血症等异常情况，提高患者对手术和麻醉的耐受力。

脊柱肿瘤的手术包括瘤体切除和椎体重建术，手术创伤大、失血多，尤其是骶骨肿瘤切除术，由于骶椎为骨盆后壁，血液循环十分丰富，止血也很困难，失血可达数千毫升甚至更多，故术前须根据拟手术范围备足血源，为减少术中出血可于术前行 DSA 检查，并栓塞肿瘤供血动脉。

**【麻醉选择和实施】**

脊柱肿瘤手术一般选择气管内插管全身麻醉，较小的肿瘤可以选择连续硬膜外麻醉。估计术中出血可能较多时，应行深静脉穿刺和有创动脉测压，可以在术中施行控制性降压术，骶尾部巨大肿瘤患者术中可先行一侧髂内动脉结扎。

全身麻醉一般采用静吸复合方式，药物的选择根据患者的情况而定。如果患者的一般情况好，ASA 分级在 I~II 级，麻醉药物的选择没有什么特殊要求，但如果患者的全身情况较差，则应选择对心血管功能抑制作用较小的药物，如静脉麻醉

药可选择依托咪酯，吸入麻醉药可选择异氟烷，而且麻醉诱导时药物剂量要适当，注药速度不要过快。对行骶骨全切除术或次全切除术的患者，术中可实施轻度低温和控制性降压术，一方面降低患者的代谢和氧需求量，另一方面可减少失血量，从而减少大量输入异体血所带来的并发症。

**（四）胸椎疾病手术麻醉**

胸椎疾病以黄韧带骨化症和椎体肿瘤为多见，而肿瘤又以转移性为多见。前者常需经后路减压或加内固定术，一般采用气管插管全身麻醉，后者常需经前路开胸、后路或前后联合行肿瘤切除减压内固定术，应采用全身麻醉，必要时需插双腔气管导管，术中可行单肺通气，以便于手术操作，此时麻醉维持不宜用笑气，以免造成术中 $SpO_2$ 难以维持。术中出血常较多，需做深静脉穿刺，以便术中快速输血输液用。开胸患者需放置胸腔引流管，麻醉苏醒拔管前应充分吸痰，然后进行鼓肺，使萎陷的肺泡重新张开，并尽可能排除胸膜腔内残余气体。

**（五）脊柱结核手术的麻醉**

脊柱结核为一种继发性病变，95％继发于肺结核。脊柱结核发病年龄以 10 岁以下儿童最多，其次是 11~30 岁的青少年，30 岁以后则明显减少。发病部位以腰椎最多，其次是胸椎，而其中 99％是椎体结核。

**【麻醉前病情估计】**

脊柱结核多继发于全身其他脏器结核，所以患者的一般情况较差，多合并有营养不良，如合并有截瘫，则全身情况更差，可出现心肺功能减退。患者可有血容量不足，呼吸功能障碍以及水、电解质平衡紊乱。因此，术前应加强支持治疗，纠正生理紊乱。对消瘦和贫血患者，除了积极进行支持治疗外，应在术前适当予以输血，以纠正贫血。合并截瘫者围术期要积极预防和治疗褥疮、尿路感染和肺炎。术前尤其要注意的是应仔细检查其他器官如肺、淋巴结或其他部位有无结核病变，若其他部位结核病变处于活动期，则应先进

行抗结核治疗，然后择期行手术治疗。

一般脊柱结核患者手术前均应进行抗结核治疗。长期使用抗结核药治疗的患者，应注意其肝功能情况，如肝功能差，应于术前三天开始肌注维生素 K3，5mg/d。

【麻醉的选择和实施】

脊柱结核常见的手术方式有病灶清除术、病灶清除脊髓减压术、脊柱融合术和脊柱畸形矫正术。手术宜在全身麻醉下进行，由于脊柱结核患者全身情况较差，因此对麻醉和手术的耐受力也较差，全身麻醉一般选择静吸复合麻醉，并选择对心血管系统影响较小的麻醉药物，如依托咪酯而不选择硫喷妥钠和异丙酚。麻醉过程中应注意及时补充血容量。颈椎结核可合并咽后壁脓肿，施行病灶清除的径路有两种：

1. 经颈前路切口　可选用局麻或全麻下进行手术；

2. 经口腔径路切口　适用于高位颈椎结核，采用全身麻醉加经鼻气管插管或气管切开，术中和术后要注意呼吸管理，必要时可暂保留气管导管。

**（六）腰椎手术的麻醉**

腰椎常见疾病有腰椎间盘突出症、腰椎管狭窄及腰椎滑脱等。椎间盘突出可发生在脊柱的各个节段，但以腰部椎间盘突出为多见，而且常为 $L_5/S_1$ 节段。由于椎间盘的纤维环破裂和髓核组织突出，压迫和刺激神经根可引起一系列症状和体征。

椎间盘突出症一般经过保守治疗大部分患者的症状可减轻或消失，只有极少数患者需手术治疗。常规手术方法是经后路椎间盘摘除术。近年来出现了显微椎间盘摘除术和经皮椎间盘摘除术等方法，麻醉医师应根据不同的手术方式来选择适当的麻醉方法。行前路椎间盘手术时可选择气管内插管全麻或连续硬膜外麻醉，其他手术方式可选择全身麻醉、连续硬膜外麻醉、腰麻或局部麻醉。连续硬膜外麻醉和局麻对患者的全身影响小，术后恢复也较快，但有时麻醉可能不完全，在暴露和分离神经根时需行神经根封闭，而采用俯卧位时如果手术时间较长患者常不能很好耐受，需加用适量的镇静安定药或静脉麻醉药。腰椎管狭窄的手术方式为后路减压术，可采用连续硬膜外麻醉或全身麻醉。腰椎滑脱常伴有椎间盘突出或椎管狭窄，术式常为经后路椎管减压加椎体复位内固定，由于手术比较大，而且时间也较长，故一般首选气管插管全身麻醉。

# 第五节　脊柱急症创伤手术的麻醉

## 一、脊柱创伤手术概述

随着汽车的逐渐普及，交通事故也在上升，它是造成脊柱创伤的主要原因之一，另一主要原因是工伤事故。脊柱创伤最常见的是脊柱骨折、椎体脱位和脊髓损伤。脊柱创伤后常因骨折、脱位、血肿导致脊髓损伤，一旦出现脊髓损伤，后果极为严重，可致终身残废，甚至死亡。据统计脊髓损伤的发病率为 8.1/百万 ~16.6/百万人，其中 80% 的患者年龄在 11 岁 ~30 岁之间。因此，

对此类患者的早期诊断和早期治疗至关重要。

## 二、脊柱创伤手术指征

1. 开放性脊髓损伤；

2. 椎间孔或椎管内有碎骨块或异物压迫；

3. 椎弓骨折合并脊髓损伤；

4. 椎体严重压缩性骨折伴有脊柱不稳；

5. 伤后截瘫进行性加重，或不完全性瘫痪观察 24h~48h 未恢复；

6. 有神经根痛或马尾神经损伤表现；

7. 运动和感觉均存在，膀胱排尿功能丧失。

## 三、脊柱创伤手术探查时机

只要患者病情允许，没有其他脏器的严重损伤，能耐受手术，愈早愈好，伤后 4h~6h 内手术探查，解除脊髓压迫是恢复脊髓功能的良好时机。

## 四、脊柱创伤手术麻醉相关问题

### （一）脊髓损伤可以给其他器官带来严重的影响

麻醉医师对脊髓损伤的病理生理改变应有充分认识，以利正确的麻醉选择和合理的麻醉管理，减少继发损伤和围术期可能发生的并发症。

### （二）应兼顾伴发伤

脊柱损伤常合并其他脏器的损伤，麻醉过程中应全面考虑，尤其是伴有颅脑胸腹严重损伤者。

### （三）心肺功能

颈椎损伤后，尤其是高位颈椎伤患者常伴有呼吸和循环问题，其中气道处理是最棘手的问题，全身麻醉选择何种气管插管方式方可最大限度地减少或避免因头颈部伸曲活动可能带来的加重脊髓损伤情况，是麻醉医师必须考虑的至关重要的问题；高位脊髓伤患者可出现气管反射异常，系交感与副交感神经平衡失调所致，表现刺激气管时易出现心动过缓，如并存缺氧，可致心跳骤停，因此，对该类患者在吸痰时要特别小心。

## 五、脊柱创伤病理生理

脊柱创伤可分为单纯骨折和合并脊髓损伤两类。以下主要讨论合并脊髓损伤时的病理生理改变：

脊髓损伤分为急性和慢性两种。急性损伤症状明显，慢性损伤由于机体的代偿作用至后期才出现症状。

### （一）急性期

持续 1~3 周。损伤后数小时内，常由于水肿、缺血、脊髓压迫、血栓形成等使损伤范围进行性扩大，致脊髓功能严重抑制，呈迟缓性瘫痪。此期损伤平面以下的感觉、运动、体温调节及脊髓反射完全丧失，常有血压下降、心动过缓等表现，称之为脊髓休克。根据损伤的部位不同，此期主要的并发症有因呼吸肌麻痹而致呼吸困难，加之咳嗽无力，不能清除呼吸道内分泌物，故难以维持气道通畅，易发生吸入性肺炎，致使肺通气不足，也可出现肺水肿或肺栓塞。

### （二）慢性期

损伤后数周，脊髓反射逐渐恢复，此期植物神经反射亢进，出现骨骼肌不自主痉挛。可有肺部及泌尿系感染、贫血、低蛋白血症、体温调节改变及疼痛等表现。交感神经活性增强，但肺泡通气仍不足，心血管功能仍不稳定，容易出现血压波动。

### （三）脊髓损伤后的病理及生化改变与继发损伤

【概况】

脊柱创伤后可出现原发和继发的脊髓损伤，严重的原发损伤在事发后立刻出现脊髓结构破坏和功能紊乱的症状。病理解剖可见神经膜和神经元的破坏、脊髓淤血、创伤性脊髓炎，甚至少见的脊髓横断。继原发损伤后由于脊髓出血、水肿、坏死、炎症等产生的一系列病理改变会加重原发损伤而产生继发损伤。

【主要改变】

脊髓损伤的病理及生化改变主要有：

1. 细胞内钾转移到细胞外；

2. 大量的细胞外钙内移；

3. $Na^+$-$K^+$-ATP 酶活性降低；

4. 激活磷脂酶 $A_2$，导致花生四烯酸及代谢产物前列腺素、白三烯等释放；

5. 血栓素 $A_2$（$TXA_2$）和 $PGI_2$ 的比值增加；

6. 轴索和髓磷脂变性；

7. 能量代谢障碍；

8. 低氧和乳酸酸中毒。

**【脊髓继发损伤的机制】**

目前认为脊髓继发损伤的机制为钙超载和兴奋性氨基酸（EAA）毒性学说。脊髓损伤后常引起缺血、水肿、脊髓受压、脊髓缺血的恶性循环，现已证明缺血组织细胞及线粒体内钙明显增加。钙超载是所有细胞死亡的"共同通路"，钙进入细胞内会引起细胞结构、功能和代谢方面的巨大改变，详见相关章节。

## 六、脊髓损伤治疗

为了改善脊髓功能，防止脊髓的进一步损伤可应用药物和物理治疗等措施，目前认为脊髓缺血是脊髓损伤后神经功能得不到恢复的主要原因之一。因此，尽早施行脊髓减压术以恢复其血供是治疗急性脊髓伤的积极而有效的方法。脊髓损伤后自动调节能力下降，提高脊髓的灌注压，使其 ≥ 6~15mmHg，有利于脊髓自动调节功能的恢复和维持，是预防脊髓缺血的基础；尽早予高压氧治疗对脊髓功能恢复是有帮助的；大剂量糖皮质激素和利尿脱水常被用于减轻脊髓水肿和增加脊髓的血流，甘露醇可使组织间隙的液体进入血管内，通过渗透性利尿减少创伤后的脊髓水肿。已有研究表明糖皮质激素的应用可改善神经功能，恢复细胞外钙，而且大剂量激素的应用越早越好，最好在损伤后 8h 内应用，对感觉运动神经功能恢复较有效，一般只能短期应用，不可盲目应用，因为糖皮质激素可抑制机体的免疫功能，增加对感染的易感性，尤其对脊髓损伤合并其他部位严重损伤的患者，易因感染而死亡；阿片受体拮抗剂的应用一直是人们研究和争论的热点问题，继纳洛酮有改善感染和抗休克作用后，在颈脊髓横断的模型上有研究证明其能有效的预防和恢复脊髓休克，提高平均动脉压，改善呼吸功能，降低体温，2~10mg/kg 的纳洛酮可明显改善神经功能，但在人体上的应用尚待进一步探讨。

## 七、脊髓损伤后并发症及处理

### （一）呼吸功能障碍

颈髓损伤可致呼吸功能障碍，根据损伤的部位及严重程度不同，呼吸功能障碍的程度也不相同。判断损伤节段，可了解呼吸功能受累情况。$C_5$~$C_6$ 损伤时，膈神经虽未受累或部分受累，但肋间肌可能受累，故通气量已有降低，潮气量减少，用力肺活量（FVC）降低，应给予吸氧，少数患者需要机械通气；$C_4$ 损伤时，膈肌几乎已完全丧失功能，吸气时仅靠胸锁乳突肌、斜角肌和斜方肌等辅助肌作功，可出现反常呼吸，通气功能极度受损，因此造成低 $PaO_2$ 和高 $PaCO_2$，此时需通过机械通气来维持其呼吸功能；如损伤在 $C_2$~$C_3$，由于无力呼吸，如不给予机械通气，患者将无法生存。

### （二）肺水肿和肺栓塞

肺水肿是脊髓损伤后的主要死亡原因之一，肺水肿多发生在脊髓损伤的急性期，由于肺毛细血管的渗透性增加引起；其次，外周血管收缩，血液由外周转入中央循环，造成肺淤血，而发生肺水肿；另外，通过心肌对容量负荷及麻醉药的敏感性发现脊髓损伤后心肌功能受损，肺毛细血管楔压增高，易发生肺水肿。高位颈髓损伤时，肺水肿的发生率高达 40%~50%，其死亡率很高。高位脊髓损伤，由于颈胸段交感神经阻滞，副交感神经相对兴奋产生所谓脊髓休克，可通过适当的补液和给予多巴胺来维持血压和心率。

高位脊髓损伤一个月内，肺栓塞是另一主要死亡原因，可能因相对较大范围的肺泡膜损伤所致。此外高位脊髓损伤后因延髓出血、水肿的发生，可引起呼吸停止或睡眠时呼吸暂停。

### （三）低氧血症

通气量不足、肺不张、小气道塌陷致肺顺应性降低、V/Q 比例失调、低位损伤由于腹肌麻痹，膈肌和肋间肌作用增强而产生吸气时的矛盾运动及分泌物潴留致呼吸道梗阻等可导致患者发生低氧血症。任何发现有明显窒息或缺氧表现的脊髓损伤患者，都应尽快行气管内插管，机械辅助或控制呼吸。

### （四）循环功能紊乱

心血管功能紊乱是脊髓损伤的常见并发症。脊髓损伤后心血管系统自主活动增强而反应性降低，损伤后 3~4min，可出现短暂的血压增高，收缩压可突增到 200~250mmHg 或更高，常伴有心动过缓，这源于胸交感链的激活和肾上腺介导的儿茶酚胺分泌增加，这可能成为加重脊髓损伤的原因之一。但由于这种反应持续时间很短，故临床上很难发现，而骨科医师和麻醉医师看到的多为脊髓休克表现，如低血压、心动过缓、低或正常的 CVP、正常或稍高的心排血量，可持续数天或数周。大多数脊髓损伤的患者因外周血管阻力降低，静脉容量扩大，自动调节功能不良，极易出现体位性低血压甚至心跳骤停，需俯卧位的后路脊椎手术，翻身时麻醉医师应注意血液动力学的改变，这些改变的程度与脊髓损伤的平面有关，$T_1$ 以上损伤 MAP 可低到 4mmHg，$T_1$~$T_4$ 心加速神经损伤使心动过缓。心律失常也是脊髓损伤的严重并发症，脊髓损伤后心律失常的发病率高达 75%，如心动过缓及异常ECG（室速，S-T 段呈现左室心肌劳损或心内膜下缺血的改变）。阿托品可用于预防心动过缓，如为心动过速，可用 β - 受体阻滞剂。

### （五）泌尿系统的改变

急性期由于低血压、低血容量、肾毒性药物的应用及急性肾小管梗阻等可产生急性肾功能衰竭，而在脊髓损伤的慢性阶段，截瘫患者膀胱处于麻痹状态导致尿潴留极易产生泌尿系统感染，长期合并尿路感染，可使肾功能衰竭。泌尿系统的并发症是脊髓损伤患者病情恶化和致死的主要原因之一，脊髓损伤后 20%~75% 的患者死于肾衰，所以从脊髓休克开始就应重视肾功能的保护和治疗。肾功能不全导致水、电解质和心血管等系统的功能紊乱，常呈现低钠、低蛋白、低钙、细胞及组织水肿，高血压、充血性心力衰竭也时有发生，这些变化可使药物的清除率降低，麻醉

医师术前应仔细评估肾功能，避免再应用有肾毒性的药物而加重肾功能的进一步损害。

### （六）对去极化肌松药的异常反应

正常人注入琥珀胆碱，可使血钾升高0.5~0.75mmol/L，但在高血钾的患者注入后可使血钾急剧升高导致心跳骤停。值得注意的是：

1. 血钾增高的多少与去神经支配的肌纤维多少有关，而与注入琥珀胆碱量的影响不大，有报道 20mg 琥珀胆碱可使脊髓损伤患者的血钾升高达 13.6mmol/L；

2. 受体增加发生在痉挛性瘫痪代替迟缓性瘫痪之前，即多发生在脊髓损伤的急性期；

3. 非去极化肌松药并不能预防去极化肌松药引起的高血钾。

因此脊髓损伤患者应避免应用去极化肌松药。如脊髓损伤的患者不慎注入琥珀胆碱，ECG会出现高血钾的改变，血钾 > 7mmol/L 时，会出现宽大畸形的 QRS 波，P-R 间期延长；血钾在7~9mmol/L 时，ECG 出现高而尖的 T 波，血钾> 12~14mmol/L 会产生室颤或室扑波。处理：葡萄糖 + 胰岛素，使细胞外的钾向细胞内转移，钙0.5~1.0g 用于拮抗钾对细胞膜的影响，急性期过度通气也有缓解高血钾的作用。

### （七）体温的改变

脊髓损伤后体温调节中枢受损，传入丘脑的传入神经通路受影响，交感神经抑制，皮肤血管舒张，增加热量丢失。脊髓损伤四肢瘫痪，肌颤不能，机体产热障碍，患者常成变温状态，所以避免患者的低体温和高热是必要的。常用的方法：改变手术室的温度，调整呼吸回路的温度和湿度，根据患者的体温对输入液体的温度进行调整。

## 八、脊髓损伤手术麻醉

### （一）麻醉选择及用药

【麻醉选择】

大部分脊髓损伤需行椎管减压和（或）内固

定手术，手术本身较复杂，而且组织常有充血水肿，术中出血较多；另外，硬脊膜外和蛛网膜下腔阻滞麻醉均因穿刺及维持平面方面有一定的困难，体位变动也常列为禁忌，如伴有脊髓损伤，病情常较复杂，术中常有呼吸及循环不稳等情况发生，故一般均应采取气管插管全身麻醉。

鉴于脊髓损伤有较高的发病率，并常有复合损伤，特别是颈段和（或）上胸段损伤者，麻醉手术的危险性较大，任何的操作技术都有可能产生不良后果，甚至加重原发损伤，故在诊断之始及至麻醉后手术期间，对此类患者，麻醉医师均应仔细观察处理，特别是对那些身体其他部位合并有致命创伤的患者犹然。

麻醉选择足够深的全身麻醉和神经阻滞麻醉均可有效的预防副交感神经的过度反射，消除这一过度反射是血流动力学稳定的基础；仔细的决定麻醉药用量和认真细致注意血容量的变化并加以处理是血流动力学稳定的重要因素。

【麻醉用药】

脊髓损伤后，由于肌纤维失去神经支配致使接头外肌膜胆碱能受体增加，这些异常的受体遍布肌膜表面，产生对去极化肌松药的超敏感现象，注入琥珀胆碱后会产生肌肉同步去极化，大量的细胞内钾转移到细胞外，从而大量的钾进入血液循环，产生严重的高血钾，易发生心跳骤停。一般脊髓损伤后六个月内不宜使用琥珀胆碱，均应选用非去极化肌松药。鉴于脊髓损伤的病理生理改变，在选择麻醉前用药时应慎用或不用有抑制呼吸功能和可导致睡眠后呼吸暂停的药物。麻醉诱导时宜选用依托醚酯、咪唑安定等对循环影响较小的药物，并注意用药剂量及给药速度，同时准备好多巴胺及阿托品等药物。各种吸入和非吸入麻醉药虽然对脊髓损伤并无治疗作用，但氟烷、芬太尼、笑气和蛛网膜下腔使用的利多卡因均能延长从脊髓缺血到脊髓损伤的时间，这种保护作用的可能机制：

1. 抑制了脊髓代谢；

2. 对脊髓血流的影响；

3. 内源性儿茶酚胺的改变；

4. 阿片受体活性的改变；

5. 与继发损伤的介质如前列腺素相互作用的结果。

麻醉维持多采用静吸复合的方法。

### （二）麻醉操作和管理

【麻醉操作】

脊柱骨折可为单纯损伤和（或）合并其他部位的损伤，在脊髓损伤的急性期任何操作都可能加重或造成新的脊髓损伤。麻醉医师术前应仔细检查、轻微操作。需要强调的是麻醉诱导插管时，不应为了插管方便而随意伸曲头颈部，应尽量使头部保持在中位，以免造成脊髓的进一步损伤。另外，在体位变动时同样要非常小心。

【麻醉管理】

脊柱骨折常可合并其他部位的损伤，尤其对其他部位的致命损伤如闭合性颅脑损伤等需及时诊断和处理，若有休克须鉴别是失血性休克还是脊髓休克，这是合理安全麻醉的基础。

1. 术中监测　脊柱创伤患者病情复杂，故术中应加强对该类患者中枢、循环、呼吸、肾功能、电解质及酸碱平衡的综合的动态监测，以便及时发现并予以相应的处理，只有这样才能提高创伤患者的救治成功率。其实，对该类患者的监护不应只局限于术中，而是在整个围术期均应加强监护，唯此才能降低死亡率。

2. 呼吸管理　术中应根据血气指标选择合适的通气参数，以维持正常的酸碱平衡和适当的脊髓灌注压是至关重要的。动物实验表明高或低碳酸血症均对脊髓功能恢复不利，但创伤后低碳酸血症比高碳酸血症对组织的危害小，一般维持 35~40mmHg 为宜，如合并闭合性颅脑损伤，伴有颅内压增高 $PaCO_2$ 应维持在较低水平 25~30mmHg 为佳。如围术期出现突发不能解释的低氧血症及二氧化碳分压升高，应考虑有肺栓塞、肺水肿或 ARDS 的可能，缓慢进展的或突发的肺顺应性下降，预示有肺水肿的发生，常表现为肺间质水肿，肺部听诊时湿罗音可不清楚。机械通气时可加用 PEEP。对高位脊髓损伤患者，术后拔除气管导管时应特别慎重，最好保留气管导管直至呼吸循环稳定后再拔，如估计短时间内呼吸功能不能稳定者，可做气管切开，以便于气道管理。

3. 循环管理　对脊柱创伤伴有休克的患者，首先应分清是失血性休克还是脊髓休克，以便做出正确处理。前者以补充血容量为主，而对脊髓休克者可采用适当补液和 α - 受体兴奋药（新福林或多巴胺）治疗，且不可盲目补液，特别是四肢瘫痪的患者已存在心功能不全和血管张力的改变，在此基础上如再过量输液，增加循环负荷可导致心力衰竭及肺水肿。其次脊髓损伤患者麻醉时既不可过浅以致高血压，也不可过深以致低血压。麻醉诱导时常出现低血压，尤其体位变动时可出现严重的低血压，甚至心跳骤停，多见于脊髓高位损伤者。为预防脊髓损伤的植物神经反射引起的心血管并发症，应选择合适的血管活性药物治疗。对脊髓损伤早期出现的严重高血压可选用直接作用到小动脉的硝普钠、β - 受体阻滞剂（酚妥拉明）；对抗心律失常可用 β - 受体阻滞剂、利多卡因和 Esmolol 等药，对窦性心动过缓、室性逸搏可选用阿托品对抗；也可适当加深麻醉来预防和治疗脊髓损伤患者的植物神经反射亢进。对慢性脊髓损伤合并贫血和营养不良的患者，麻醉时应注意补充红细胞和血浆，必要时可输白蛋白。

在脊髓休克期间，一般是脊髓损伤后的 3 天~6 周，为维持血流动力学的稳定和防止肺水肿，监测 CVP 和 PAWP，尤其是 PAWP 不仅可直接监测心肺功能，而且还能估计肺分流量。

4. 体位　脊柱创伤患者伴有呼吸及循环不稳等情况，而手术大多采取俯卧位，必须注意胸腹垫物对呼吸循环和静脉回流的影响，同时还应注意眼或颌面部软组织压伤及肢体因摆放不妥所带来的损伤等。另外，应注意体位变动时可能发生的血流动力学剧变。

5. 术中输血补液　术中应详细记录出入量，输液不可过量，并注意晶、胶体比例，一般维持尿量在 25ml/h~30ml/h，必要时可予以利尿。已

有许多研究表明围术期的高血糖可加重对脊髓神经功能的损害作用，因此，术中一般不补充葡萄糖。根据患者术前的血色素和出血情况而决定是否输血。

## 九、颈椎损伤气道处理

【方案提出】

（一）对颈椎损伤患者的生命支持方案

【具体方案】

颈椎损伤患者的生命支持（Advanced trauma life support，ATLS）方案由美国创伤学会提出。即：

1. 无自主呼吸又未行 X 线检查者，如施行经口插管失败，应改行气管切开；

2. 有自主呼吸，经 X 线排除颈椎损伤可采用经口插管，如有颈椎损伤，应施行经鼻盲探气管插管，若不成功再行经口或造口插管；

3. 虽有自主呼吸，但无时间行 X 线检查施行经鼻盲探气管插管，若不成功再行经口或造口插管。

【方案所存在的问题】

ATLS 方案有它的局限性，到目前为止对颈椎损伤的呼吸道处理尚无权威性和可行性的方案。对麻醉医师来说重要的是意识到气道处理与颈椎进一步损伤有密切关系的同时，采用麻醉医师最为娴熟的插管技术，具体患者具体对待，把不因行气管插管而带来副损伤或使病变加重作为指导原则。必要时可借助视频喉镜或纤维支气管镜引导插管。颈椎制动是治疗可疑颈椎损伤的首要问题，所以，任何操作时均应保持颈椎处于相对固定的脊柱轴线位置。

（二）各种气道处理方法对颈椎损伤的影响

常用的气管插管的方法有：直接喉镜经口、经鼻盲探、视频喉镜及纤维支气管镜引导下插管等四种。其他插管方法，如逆行插管、环甲膜切开插管及 Bullard 喉镜下插管等目前较少应用。

【直接喉镜经口插管】

颈椎损伤多发生在 $C_3$~$C_7$，健康志愿者在放

射线监测下可见，取标准喉镜插管体位时，可引起颈椎的曲度改变，其中尤以$C_3~C_4$的改变更为明显；

**【经鼻盲探气管插管】**

虽然在发达国家施行经鼻盲探气管插管以控制患者的气道已经比较普及，但对存在自主呼吸的颈椎损伤患者，仍无有力证据表明采用这种插管技术是安全的，原因在于：

1. 插管时间较长；

2. 如表面麻醉不充分，患者在插管过程中常有呛咳，从而导致颈椎活动，可能加重脊髓损伤；

3. 易造成咽喉部粘膜损伤和呕吐误吸而致气道的进一步不畅；

4. 插管时心血管反应较大，易出现心血管方面意外情况。

经鼻腔盲探气管插管需要有一定的技术和经验，否则成功率很低。由于视频喉镜的出现和广泛应用，经鼻腔盲探气管插管在临床上已逐渐被淘汰。

**【视频喉镜下气管插管】**

视频喉镜是指喉镜前端带有摄像头光源，可将其前方的图像传导到后面的屏幕上，麻醉医师在屏幕上可以间接看到声门，将塑型好的气管导管送入气管内。喉镜片为可更换的塑料片，且有不同型号。利用视频喉镜可轻易解决在直接喉镜下的大部分困难气管插管，其缺点是对张口有困难者不能使用。视频喉镜可用于经口或经鼻途径气管插管。

**【纤维支气管镜引导下气管插管】**

纤维支气管镜是一种可弯曲的细管，远端带有光源，操作者可通过光源看到远端的情况，并可调节使其能顺利通过声门。与气管插管同时使用时，先将气管导管套在纤维支气管镜外面，再将纤维支气管镜经鼻插至咽喉部，调节光源使其通过声门，然后再将气管导管顺着纤维支气管镜送入气管内。纤维支气管镜的最大优点是可用于不能张口或张口困难的患者，一般选择经鼻腔途径，要求有良好咽喉部表面麻醉和气管内表面麻醉，而且要求清醒下插管，其成功率几乎可达100%。缺点是对没有呼吸且分泌物多的患者插管成功率明显降低。

**（三）颈椎损伤患者气管插管方式的选择**

颈椎损伤患者，如其颈椎稳定性良好，气管插管方式选择无特殊，主要取决其是否为困难气管插管。如颈椎稳定性受到破坏，则为了减少脊柱创伤后的继发损伤，插管方法的选择是有讲究的，有条件者首选视频喉镜或纤维支气管镜引导下气管插管；如属困难插管而且颈椎稳定性受到破坏时，最好借助纤维支气管镜行清醒下气管插管。另外，要选麻醉医师最熟练的插管方法插管。只有这样才能将插管可能带来的并发症降到最低。

（王成才　李盈科　袁红斌）

# 参 考 文 献

1. Corash L. Inactivation of infectious pathogens in labile blood components: meeting the challenge. Transfus Clin Biol 2001 Jun;8(3):138–145

2. Ronad D. Miller主编，曾因明，邓小明主译. 米勒麻醉学. 第6版. 北京：北京大学医学出版社．2009

3. Poul G. Barash主编，王伟鹏主译. 临床麻醉学第四版. 北京：人民卫生出版社，2004

4. 陈新谦，金有豫. 新编药物学. 第17版. 北京：人民卫生出版社，2011

5. 杭燕南等主编. 当代麻醉学. 上海：上海科学技术出版社．2013

6. 扈家强，王大柱主编. 新编人体疾病与麻醉. 第1版. 天津：天津科学技术出版社，2007

7. 贾连顺，李家顺. 现代腰椎外科学. 第一版. 上海远东出版社．1995

8. 李宝诚等. 人体疾病与麻醉. 天津：天津科技翻译出版公司, 1994

9. 李仲廉. 临床疼痛治疗学. 第1版. 天津：天津科学技术出版社. 1994.

10. 陆裕朴, 胥少汀, 葛宝丰等. 实用骨科学. 第一版. 人民军医出版社. 1990.

11. 齐宗华, 刘勇, 王德春等. 脊髓及神经根监测技术在脊柱外科手术中的应用. 中国矫形外科杂志. 2007：18：1556-1558

12. 饶书城. 脊柱外科手术学. 第3版. 北京：人民卫生出版社, 2007

13. 盛卓人, 王俊科主编. 实用临床麻醉学. 第4版. 沈阳：辽宁科学技术出版杜. 2009

14. 徐澄, 王大柱, 邓栖封. 骨科麻醉学. 第1版. 天津科学技术出版社. 2001.

15. 余守章, 岳云主编. 临床监测学第2版. 广东. 广东科学技术出版社, 2005

16. 张瑛, 姜虹. 丙帕他莫联合舒芬太尼用于行脊柱手术患者术后镇痛的效果. 上海医学.2011, 34（12）：932-934

17. 赵定麟, 赵杰. 实用创伤骨科学及进展. 第一版. 上海科学技术文献出版社. 2000.

18. 赵定麟. 脊柱外科学. 第一版. 上海科学技术文献出版社. 1996

19. 赵定麟. 现代创伤外科学. 第2版. 北京：科学出版社. 2013

20. 庄心良, 曾因明, 陈伯奎. 现代麻醉学. 第三版. 北京：人民卫生出版社, 2004

# 第二章　脊柱患者围手术期处理

围手术期（perioperative period）是20世纪70年代起源于国外的一种以手术治疗为中心，包含手术前、手术中、手术后一段时间的新概念。按《Dorland's词典》其定义是从患者需手术治疗住院时起到出院为止的期限为围手术期。术前处理包括对伤情的估价和对疾病造成的生理失调进行适当的调整；术中处理除继续对上述疾病本身和全身主要器官功能障碍进行处理外，还要处理手术本身和麻醉所造成的各种紊乱以及一些突然发生的意外情况的处理；术后处理包括前两个阶段处理的继续，加上手术创伤所造成的生理紊乱的纠正以及防止和处理各种术后并发症。脊柱外科作为骨科领域的一个重要分支，在其所收治的患者当中，绝大多数是需要进行手术治疗的。由于脊柱外科治疗方法的特殊性—大多数患者需植入内固定材料或进行外固定；治疗范围的特殊性—若治疗不当，会造成患者的终生残疾，给家庭、社会及患者本人带来巨大的痛苦。因此脊柱患者围手术期处理尤其是监护治疗具有十分重要的意义。

# 第一节　心功能的评估

脊柱患者大多数为创伤及各种退变疾患，平时较少有心肺疾患存在，但部分老年患者发生股骨颈骨折等情况时，可因患者患有高血压、冠心病、慢性支气管炎、糖尿病等疾病而需术前进行周密详细的检查，以了解患者心、肺、肝、肾等功能的现状，以便为麻醉和手术创造条件。

## 一、术前心功能检测

脊柱患者住院后，除了开放性骨折或闭合性骨折有明确的血管神经卡压而需急诊手术之外，一般为择期手术。因此，一般要求心功能在术前达到正常范围。

### （一）血压

成人正常血压应维持在 16.6~18.7/9.33~12kPa（120~140/70~90mmHg），如果血压高于正常值，则应在术前寻找原因，进行对因、对症处理。一般情况下，患者可因疼痛、紧张等引起血压升高，如此可多次进行测量，观察其平均值，不能因偶尔一两次高于正常就判断其为非正常血压而影响手术。

## （二）心电图

脊柱患者约 1/3 为急诊手术，可不需心电图检查，因为大多数患者为突然发生的意外伤害而导致骨折或软组织损伤，因此心功能的改变一般不严重。而择期手术的患者，则需常规进行心电图检查，尤其是 60 岁以上老年人，必须观察心电图是否有异常。如果有心肌缺血表现，则术前需请麻醉医师、心血管内科医师或 ICU 医师进行会诊，评价手术耐受性，以便确定手术时期及术中采取何种应对措施。

## （三）病史及体格检查

如果患者有高血压病、冠心病、先天性心脏病或其他心脏病病史，则手术的危险性明显增加。近年来，老年手术患者增加，约占手术患者的 30% 左右，冠心病患者的发病率和手术率也相应增多，因此，术前全面评估和围手术期正确处理，对减少心功能不良患者施行非心脏手术的并发症和死亡率具有重要意义。危险因素评估使用 Goldman 心脏高危因素计分（表 1-3-2-1-1）和 2002 年美国心脏病学会（ACC/AHA）围术期心血管高危因素（表 1-3-2-1-2）。

表 1-3-2-1-1　Goldman 心脏高危因素计分

| 序　　列 | 因　　　素 | 计　分 |
|---|---|---|
| 1 | 年龄 >70 岁 | 10 |
| 2 | 6 个月以内心肌梗死 | 5 |
| 3 | $S_3$ 奔马律和颈静脉怒张 | 11 |
| 4 | 重度主动脉狭窄 | 3 |
| 5 | ECG 显示非窦性心律或房性早搏 | 7 |
| 6 | 室性早搏 >5 次 /min | 7 |
| 7 | 全身情况差：$PaO_2$<8kPa（60mmHg）或 $PaCO_2$>6.7kPa（50mmHg），血钾 <3mmol/L，$HCO_3^-$<29mmol/L 或 Cr>3mg/dl 慢性肝病或 SGOT 升高 | 3 |
| 8 | 胸腔、腹腔或主动脉手术 | 3 |
| 9 | 急症手术 | 4 |
| 共　　计 | | 53 |

注：手术时间和血流动力学不稳定的患者更危险

Goldman 计分共分 5 级，1 级：0~5 分，死亡率为 0.2%；2 级：6~12 分，死亡率为 2%；3 级：13~25 分，死亡率为 2%；4 级：26 分，死亡率超过 56%。3 级和 4 级的手术危险性较大，4 级患者只宜施行急救手术

表 1-3-2-1-2　围手术期心血管高危因素分级

| 程　　度 | 危　险　分　级 | 危　险　因　素 |
|---|---|---|
| 高　危 | 围术期心脏事件发生率 10%~15%，其中心源性死亡 >5% | 急性冠脉综合征，急性（7 天）或近期（1 个月）心肌梗死，失代偿性心力衰竭，严重的心律失常，重度房室传导阻滞 |
| 中　危 | 围术期心脏事件发生率 3%~10%，其中心源性死亡 <5% | 轻度心绞痛（加拿大分级 1~2），有心肌梗死病史或 Q 波异常，代偿性心力衰竭或有心衰病史，糖尿病（胰岛素依赖型），肾功能不全 |
| 低　危 | 围术期心脏事件发生率 <3%，其中心源性死亡 <1% | 高龄；ECG 示左室肥大、左束支传导阻滞、ST—T 异常；非窦性心律（房颤），心功能差（不能上楼），脑血管意外史，不能控制的高血压 |

2002 年 ACC/AHA 根据上述心脏危险因素、患者全身耐受情况及手术范围大小提出如下评估患者是否可施行非心脏手术的八个步骤。

【第 1 步（Step 1）】

心脏患者急症非心脏手术经必要术前准备可立即实施。但选择性手术应进入第 2 步评估。

【第 2 步（Step 2）】

在五年内施行过 CABG 的患者，应判断其有否复发及心肌缺血症状，如果没有则可施行手术。否则进入第 3 步评估。

【第 3 步（Step 3）】

最近冠心病病情评估，冠状动脉造影及应激试验证明无心肌缺血可施行手术。如有心肌缺血或未经上述检查则进入第 4、第 5 步评估。

【第 4 步（Step 4）】

高危患者已行冠脉造影及内科治疗，应进一步了解病情轻重程度及治疗情况。如未造影或未治疗的患者，应推迟手术，并进一步检查治疗，改善高危患者全身情况；

【第 5 步（Step 5）】

中危患者进入第 6 步，低危患者进入第 7 步。

【第 6 步（Step 6）】

中危患者有心绞痛和有心肌梗死、心力衰竭、糖尿病或肾衰病史，则应根据全身耐受情况评定。

1. <4METs 的全身情况较差的患者　应进一步检查，如 ECG 运动试验和同位素测定，阴性者可施行手术，阳性者行冠状动脉造影和进一步内科治疗。

2. >4METs 全身情况较好的患者　中危和低危患者可施行手术，高危患者应进一步检查、评估和治疗。

【第 7 步（Step 7）】

全身情况较好或低危患者（年龄小于 70 岁，ECG 正常，没有心律失常、脑血管疾病及尚未控制的高血压）则应根据全身耐受情况评定。

1. <4METs　对高危手术患者需进一步检查，没有心肌缺血者可施行手术；反之，则应作冠状动脉造影及内科治疗。

2. >4METs　可以施行手术。

【第 8 步（Step 8）】

符合条件进入第 8 步，可以施行手术。

当心脏患者需要手术时必须考虑以下五个方面：即急症或择期手术；心脏危险因素；内科治疗或 CABG 史，需进一步检查或治疗；全身耐受情况（METs）；手术危险性（范围大小、时间长短及出血多少）。

下列三种情况应加强准备并推迟手术。

（1）高危预测因素或伴有全身耐受力差的中危预测因素的患者。

（2）低危预测因素并全身耐受力较差的患者。

（3）中危预测因素并全身耐受力中等且重危手术的患者。

### （四）心脏患者施行骨科手术的准备

【调整心血管用药】

1. 抗高血压药　一般血压控制在 20.6/12kPa（160/90mmHg），最好为 18.6/12kPa（140/90mmHg）；如术前一天血压仍较高，术晨应口服一次抗高血压药。

2. 洋地黄　主要用于控制房颤患者的心室率，根据心率决定用药时间和剂量可用于手术前或手术当天。

3. 利尿药　常用于高血压或心力衰竭的术前准备，如使用利尿药的时间较长，应特别注意发生低血钾，术前需补钾纠正，一般主张术前 2 天停药。

4. β- 受体阻滞药和钙通道阻滞药　围术期使用具有心肌保护作用，但不宜联合应用，术前不应停药，至少在手术前 7 天开始服用，使心率减慢至 60 次 /min，应用至手术前一天。

【并发症治疗】

1. 糖尿病　常与心血管病并存，心脏指数（CI）较低，左室舒张末期压力（LVEDP）和外周血管阻力（SVR）升高，糖尿病者与无糖尿病者相比，心肌梗死、高血压和周围血管疾病的发病率均较高，分别为：25 %~10.5 %、62.5 %~38% 和 22.5 %~12%。因此，必须在糖尿病得到良好控制后才能施行心脏手术（一般空腹血糖控制在 10mmol/L 以下 )。

2. 高血压　冠心病与高血压常并存，高血压患者脑、肾血压自动调节限度上移，严重高血压DBP>16kPa（120mmHg），麻醉诱导和维持常易发生低血压，术前血压控制不好，血压 > 22.7 / 12kPa（170/90mmHg），术后高血压发生率为 35%，并有 23.8% 患者术后发生短暂神经精神障碍。

3. 肾功能不全　肾动脉硬化、肾血流灌注不足，血肌酐 80~150μmol/L，可引起肾功能损害和水电解质紊乱。

4. 脑血管疾病　易发生脑缺血。

5. 甲状腺功能减退　可发生严重低血压，并易发生心动过缓。

6. 其他　严重心瓣膜病时危险性增加；还需纠正贫血（Hct>30%），治疗心律失常（房颤患者心室率 <120 次 /min，室早应 <5 次 /min）；改善心脏功能；纠正水、电解质和酸碱紊乱，特别应纠正低钾血症。

【急症手术】

尽可能完成上述准备，同时在有限的时间内进行心电图、血气和电解质检查，处理心律失常（如快速房颤）或心力衰竭，常用乙酰毛花甙 C（西地兰）等，支持心功能和纠正水、电解质紊乱，特别应纠正低血钾。

## 二、术中心功能的维持

对于有心脏病史、高血压史、糖尿病史的患者，除了全麻插管患者需常规进行呼吸功能维持与心功能监测外，对连续硬膜外麻醉、臂丛神经阻滞及局部麻醉的患者，均应常规进行心电监护，并准备相应的急救药品，如利多卡因、多巴胺、硝普钠等，以便在术中发生紧急情况或意外情况时使用。老年心脏病患者施行骨科手术麻醉期间，应加强呼吸和循环功能监测，包括常规ECG、NIBP、$SpO_2$、$PETCO_2$ 及 CVP 和尿量测定，其中 ECG 监测中应包括 Ⅱ 和 $V_5$ 导联，以便较敏感地监测心肌缺血的心电图表现。对全身情况较差和病情较重的患者，选用有创血压监测，以便

连续观察其变化。疑有左心功能不全患者，必要时可置入 Swan-Ganz 漂浮导管，测定 PCWP 和心排血量，以便指导心血管治疗。

## 三、术后心功能的监测

手术后因麻醉药物影响，疼痛、恐惧、高血容量或低血容量、气管拔管后通气不畅等因素均可诱发或加重心功能不全。因此，术后应常规进行止痛、镇静、监测生命体征（包括体温、血压、脉搏、呼吸频率及尿量等）。心率应维持在 100 次 /min 以下，呼吸应维持在 18 次 /min 左右，血压维持在低于或等于 18.7/12kPa（140/90mmHg）；患者在 ICU 病房的心电监护监测心电图出现心肌缺血、缺氧征象时则应随时处理，维持血流动力学稳定和氧供需平衡（图 1-3-2-1-1）。

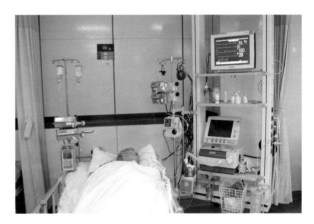

图 1-3-2-1-1　患者术后在 ICU 病房的心电监护

（一）血压调控

主要对低血压和高血压的调控。

【防治低血压】

及时补充血容量，及时并正确使用增强心肌收缩力药和升压药，必要时静脉连续输注多巴胺或肾上腺素。

【控制高血压】

给予良好的术后镇痛、镇静，特别是气管插管施行机械通气的患者，控制强烈的交感应激反应；保持呼吸道通畅，避免缺氧和二氧化碳潴留；应用利尿药；正确选用降压药和扩血管药。

## （二）心律失常的治疗和心脏功能的支持

### 【心律失常的治疗】

注意识别特殊严重心律失常。对影响血流动力学的心律失常应积极处理，如快速房颤、室性心律失常和严重的心脏传导阻滞，除药物治疗外，紧急情况下可电复律和安装起搏器。文献报道β-受体阻滞剂应用至术后30d以上，心肌梗死和心源性死亡的发生率较不应用者降低91%。

### 【心脏功能的支持】

1. 调整前负荷　根据中心静脉压（CVP）或肺动脉楔嵌压（PCWP）补充血容量或扩管、利尿治疗。

2. 降低后负荷　合理和正确应用扩血管药，如硝普钠等。减轻心脏后负荷，增加心排血量。

3. 增强心肌收缩力　应用多巴胺、多巴酚丁胺和米力农，后者对β-受体下调及舒张型心力衰竭更有效。

4. 改善心肌缺血和心肌顺应性　应用硝酸甘油和异舒吉以及GIK、二磷酸果糖（FDP）等扩张冠状动脉和改善心肌营养。

# 第二节　呼吸功能的评估

呼吸系统由气管、支气管、肺三大部分组成，主要生理功能是与外界环境进行气体交换。气管、支气管或肺任何一个部分发生病变，均可影响呼吸功能。

## 一、术前呼吸功能检测

凡是择期手术的患者，均要求常规行胸部平片，以了解是否有肺器质性病变。急性呼吸系统感染、慢性阻塞性肺病、病毒性上呼吸道感染等疾病，均可使气道阻力增加、肺气体交换能力降低，导致术后易于发生肺不张或肺炎。因此应采取对症与抗炎治疗，待疾病得到控制后手术。

对老年患者，尤其是有慢性阻塞性肺病和长期吸烟史者，术前宜做肺功能检查，并常规进行血气分析，当达到下列指标时提示术后可能发生呼吸衰竭，应慎重选择手术：

1. $PaCO_2 > 6kPa$（48mmHg）；

2. $PaO_2 < 7.3kPa$（60mmHg）；

3. 肺活量（VC）<1L或小于50%预测值；

4. 第1s用力呼气容积（FEV1）<0.5L或小于40%预测值；

5. 最大呼气流速率（MEFR）<0.6L/s或小于40%预测值；

6. 最大通气量（MVV）<50%预测值；

7. 通气储备百分比小于0.7。

对于上述指标异常者，术前应请麻醉科医师会诊，以确定最佳麻醉方案。除非急诊手术，一般情况下应待情况好转之后再行手术治疗。

## 二、术中呼吸功能维持

对于有慢性肺部疾患病史的患者，术中应注意保持呼吸功能的通畅，适当运用减少气道分泌和改善通气的药物。气管插管患者应注意监测氧分压和二氧化碳分压，注意辅助通气的通畅。臂丛神经阻滞或连续硬膜外麻醉的患者，应注意持续低流量给氧、监测血氧饱和度、氧分压及二氧化碳分压，并备好气管插管器具及其他抢救用品，以随时保持呼吸道的通畅，保持呼吸功能的平稳。

## 三、术后呼吸功能监测

手术后因疼痛、麻醉药物影响、低血容量等因素，可导致呼吸功能改变，表现为胸廓与肺顺应性降低、肺活量降低、通气／血流比值改变等，使机体发生供氧不足。术后呼吸功能的正常维持，有赖于正确的处理。术后可采取以下措施。

### （一）持续低流量给氧

吸氧浓度应低于 40%，流量为 1~2L/min，以纠正因通气不足和通气／血流比值失调所造成的低氧血症。

### （二）有效镇痛

通过镇痛，可避免肌肉僵直，有利于患者深呼吸和咳嗽，改善通气功能。使用止痛药物时应避免使用对呼吸有抑制作用的药物。

### （三）清除呼吸道分泌物

通过翻身、拍背、咳嗽、雾化吸入等措施，使痰液咳出，并减轻支气管痉挛状况，改善通气功能。

### （四）早期活动及深呼吸

术后 24h 或麻醉完全清醒后，鼓励患者活动四肢，在别人协助下翻身改变体位，并进行深呼吸训练，以防止肺不张和肺部感染，尤其对卧床较久或只能卧床的病员，更应鼓励其进行深呼吸练习。

### （五）禁止主动或被动吸烟

吸烟可导致支气管痉挛及气道分泌物增多，应避免。

## 四、呼吸衰竭患者术后机械通气使用

人工气道是为了保证气道通畅而在生理气道与其他气源之间建立的连接，分为上人工气道和下人工气道，是呼吸系统危重症患者常见的抢救措施之一。上人工气道包括口咽气道和鼻咽气道，下人工气道包括气管插管和气管切开等。建立人工气道的目的是保持患者气道的通畅，有助于呼吸道分泌物的清除及进行机械通气。人工气道的应用指征取决于患者呼吸、循环和中枢神经系统功能状况。结合患者的病情及治疗需要选择适当的人工气道。机械通气患者建立人工气道可首选

经口气管插管，短期内不能撤除人工气道的患者应尽早行气管切开。目前，越来越多的研究倾向于 2 周内考虑气管切开，对于严重创伤患者需行预防性气管切开，以保证呼吸道通畅。

### （一）机械通气的指征

经积极治疗后病情恶化，意识障碍；呼吸形式严重异常，如呼吸频率多于 35~40 次 /min 或少于 6~8 次 /min，或呼吸节律异常，或自主呼吸微弱或消失；血气分析提示有严重通气和（或）氧合障碍：$PaO_2 < 6.67kPa$（50mmHg），尤其是充分氧疗后仍低于（50mmHg）；$PaCO_2$ 进行性升高，pH 动态下降。

### （二）机械通气的基本模式

#### 【切换方式】

根据吸气向呼气转换方式的不同，可分为以下两种通气模式。

1. 定容型通气　呼吸机以预设通气容量来管理通气，即呼吸机送气达预设容量后停止送气，依靠肺、胸廓的弹性回缩力被动呼气。

常见的定容通气模式有容量控制通气（VCV）、容量辅助 - 控制通气（V-ACV）、间歇指令通气（IMV）和同步间歇指令通气（SIMV）等，也可将它们统称为容量预置型通气（Volume Preset Ventilation，VPV）。VPV 能够保证潮气量的恒定，从而保障分钟通气量；VPV 的吸气流速波形为恒流波形，即方波，不能和患者的吸气需要相配合，尤其是存在自主吸气的患者，这种人 - 机的不协调增加镇静剂和肌松剂的需要，并消耗很高的吸气功，从而诱发呼吸肌疲劳和呼吸困难；当肺顺应性较差或气道阻力增加时，产生过高的气道压，易致呼吸机相关性肺损伤（VILI）。

2. 定压型通气　以气道压力来管理通气，当吸气达预设压力水平时，吸气停止，转换为呼气，故定压性通气时，气道压力是设定的独立参数，而通气容量（和流速）是从属变化的，与呼吸系统顺应性和气道阻力相关。

常见的定压型通气模式有压力控制通气（PCV）、压力辅助控制通气（P-ACV）、压力控制 -

同步间歇指令通气（PC-SIMV）、压力支持通气（PSV）等，Blanch 等主张将它们统称为压力预置型通气（Pressure Preset Ventilation，PPV）。

PPV 时潮气量随肺顺应性和气道阻力而改变；气道压力一般不会超过预置水平，利于限制过高的肺泡压和预防 VILI；易于人 - 机同步，减少使用镇静剂和肌松剂，易保留自主呼吸；流速多为减速波，肺泡在吸气早期即充盈，利于肺内气体交换。

**【吸气机制】**

根据开始吸气的机制不同分为控制通气和辅助通气

1. 控制通气（Controlled Ventilation，CV） 呼吸机完全代替患者的自主呼吸，呼吸频率、潮气量、吸呼比、吸气流速完全由呼吸机控制，呼吸机提供全部的呼吸功。CV 适用于严重呼吸抑制或伴呼吸暂停的患者，如麻醉、中枢神经系统功能障碍、神经肌肉疾病、药物过量等情况。对患者呼吸力学进行监测时，如静态肺顺应性、内源性 PEEP、呼吸功能的监测，也需在 CV 时进行，所测得的数值才准确可靠。如潮气量、呼吸频率等参数设置不当，可造成通气不足或过度通气；应用镇静剂或肌松剂可能将导致低心排、低血压、分泌物廓清障碍等；长时间应用 CV 将导致呼吸肌萎缩或呼吸机依赖。故应用 CV 时应明确治疗目标和治疗终点，对于一般的急性或慢性呼吸衰竭，只要患者情况允许就尽可能采用"部分通气支持"，而不是 CV。

2. 辅助通气（Assisted Ventilation，AV） 依靠患者的吸气努力触发或开启呼吸机吸气活瓣实现通气，当存在自主呼吸时，气道内轻微的压力降低或少量气流触发呼吸机，按预设的潮气量（定容）或吸气压力（定压）将气体输送给患者，呼吸功由患者和呼吸机共同完成。AV 适用于呼吸中枢驱动稳定的患者，患者的自主呼吸易与呼吸机同步，通气时可减少或避免应用镇静剂，保留自主呼吸可避免呼吸肌萎缩，有利于改善机械通气对血流动力学的不利影响，有利于撤机过程。

**（三）常见模式**

**【辅助控制通气】**

辅助控制通气（Assist-Control Ventilation，ACV）是辅助通气（AV）和控制通气（CV）两种通气模式的结合。当患者自主呼吸频率低于预置频率或无力使气道压力降低或产生少量气流触发呼吸机送气时，呼吸机即以预置的潮气量及通气频率进行正压通气，即 CV；当患者的吸气用力可触发呼吸机时，通气以高于预置频率的任何频率进行，即 AV。结果，触发时为辅助通气，无触发时为控制通气。

1. 参数设置

（1）容量切换 A-C：设置触发敏感度、潮气量、通气频率、吸气流速和流速波形。

（2）压力切换 A-C：设置触发敏感度、压力水平、吸气时间和通气频率。

2. 特点 A-C 为 ICU 患者机械通气的常用模式，可提供与自主呼吸基本同步的通气，但当患者不能触发呼吸机时，CV 可确保最小的指令分钟通气量，以保证自主呼吸不稳定患者的通气安全。

**【同步间歇指令通气】**

同步间歇指令通气（Synchronized Intermittent Mandatory Ventilation，SIMV）是自主呼吸与控制通气相结合的呼吸模式，在触发窗内患者可触发和自主呼吸同步的指令正压通气，在两次指令通气周期之间允许患者自主呼吸，指令呼吸可以以预设容量（容量控制 SIMV）或预设压力（压力控制 SIMV）的形式来进行。

1. 参数设置 潮气量、流速 / 吸气时间、控制频率、触发敏感度，当压力控制 SIMV 时需设置压力水平及吸气时间。

2. 特点 通过设定 IMV 的频率和潮气量确保最低分钟量；SIMV 能与患者的自主呼吸相配合，减少患者与呼吸机的拮抗，减少正压通气的血流动力学负效应，并防止潜在的并发症，如气压伤等；通过改变预设的 IMV 的频率改变呼吸支持的水平，即从完全支持到部分支持，可用于长期带机的患者的撤机；由于患者能应用较多的呼吸肌群，故可减轻呼吸肌萎缩；不适当的参数设置（如低流速）增加呼吸功，导致呼吸肌过度疲劳或过度通气导致呼吸性碱中毒，COPD者出现动态过度肺膨胀。

【压力支持通气】

压力支持通气（Pressure Support Ventilation，PSV）属于部分通气支持模式，是患者触发、压力目标、流量切换的一种机械通气模式，即患者触发通气并控制呼吸频率及潮气量，当气道压力达预设的压力支持水平时，且吸气流速降低至低于阈值水平时，由吸气相切换到呼气相。

1. 参数设置　压力、触发敏感度，有些呼吸机有压力上升速度、呼气灵敏度（ESENS）。

2. 特点　设定水平适当，则少有人 - 机对抗，可有效地减轻呼吸功，增加患者吸气努力的有效性，这种以恒定压力与流速波形的通气辅助，在患者的需要和呼吸机送气完全协调方面并不是理想的；对血流动力学影响较小，包括心脏外科手术后患者；一些研究认为5~8cmH$_2$O的PSV可克服气管内导管和呼吸机回路的阻力，故PSV可应用于撤机过程；PSV的潮气量是由呼吸系统的顺应性和阻力决定，当呼吸系统的力学改变时会引起潮气量的改变应及时调整支持水平，故对严重而不稳定的呼吸衰竭患者或有支气管痉挛及分泌物较多的患者，应用时格外小心，雾化吸入治疗时可导致通气不足；如回路有大量气体泄露，可引起持续吸气压力辅助，呼吸机就不能切换到呼气相；呼吸中枢驱动功能障碍的患者也可导致每分通气量的变化，甚至呼吸暂停而窒息，因此，需设置背景通气。

【持续气道正压】

持续气道正压（Continuous Positive Airway Pressure，CPAP）是在自主呼吸条件下，整个呼吸周期以内（吸气及呼气期间）气道均保持正压，患者完成全部的呼吸功，是呼气末正压（PEEP）在自主呼吸条件下的特殊技术。

1. 参数设置　仅需设定CPAP水平。

2. 特点　CPAP具有PEEP的各种优点和作用，如增加肺泡内压和功能残气量，增加氧合，防止气道和肺泡的萎陷，改善肺顺应性，降低呼吸功，对抗内源性PEEP；而CPAP压力过高增加气道峰压和平均气道压，减少回心血量和肝肾等重要脏器的血流灌注等，而CPAP时由于自主呼吸可使平均胸内压较相同PEEP略低。

【双水平气道正压通气】

双水平气道正压通气（Biphasic Positive Airway Pressure，BIPAP）是指自主呼吸时，交替给予两种不同水平的气道正压，高压力水平（Phigh）和低压力水平（Plow）之间定时切换，且其高压时间、低压时间、高压水平、低压水平各自独立可调，利用从Phigh切换至Plow时功能残气量（FRC）的减少，增加呼出气量，改善肺泡通气。

1. 参数设置　高压水平（Phigh）、低压水平（Plow）及PEEP、高压时间（Tinsp）、呼吸频率、触发敏感度。

2. 特点　BIPAP通气时气道压力周期性地在高压水平和低压水平之间转换，每个压力水平，双向压力的时间比均独立可调，若P$_{high}$比P$_{low}$时间不同，可变化为反比BIPAP或气道压力释放通气（APRV）；BIPAP通气时患者的自主呼吸少受干扰和抑制，尤其两个压力时相持续时间较长时，应用BIPAP比CPAP对增加患者的氧合具有更明显的作用；BIPAP通气时可有控制通气向自主呼吸过度，不用变更通气模式直至脱机，这是现代通气治疗的理念。

（四）机械通气的撤离

当通气机支持进入脱机过程，可采用以下模式完成脱机过程：CPAP/ps、A/C、SIMV、SIMV/ps、BiPAP/ps、ASV、CPAP/pps、ATC。脱机标准如下：

【客观测定】

1. 适当的氧合　例如，PaO2 ≥（60mmHg），FiO2 ≤ 0.4，PEEP ≤ 5~10cmH2O，PaO2/FiO2 ≥（20~40kPa）/（150~300mmHg）；

2. 稳定的心血管功能　例如，HR ≤ 140次/min，血压稳定，没有或小量血管活性药Dopamine < 5μg/kg/min；

3. 轻度发烧或不发烧　例如 T<38℃；

4. 没有明显代酸；

5. 适当的血色素　例如 Hb ≥ 8~10g/dl；

6. 良好的精神状态　如能觉醒 GCS ≥ 13，没有镇静剂输注；

7. 稳定的代谢状态　如电解质正常。

【主观临床评价】

1. 疼痛急性期缓解；

2. ICU 医师认为中断通气机是可能的；

3. 有足够咳嗽能力。

# 第三节　围手术期营养支持与水、电解质平衡

营养不良在脊柱手术患者中较为少见，脊柱手术后因某些原因可以导致营养不良，从而可能导致伤口延迟愈合、感染率增高及骨折延迟愈合等。而对于水电解质失衡者，除个别情况，术前较少发生，但术后可因创伤、出血、进食受限等而发生。因此应高度注意营养支持问题。

## 一、围手术期营养支持

### （一）脊柱患者的代谢特点

脊柱各种肿瘤、感染性疾病、创伤及手术创伤等都会导致患者身体代谢的改变。

【创伤导致多种激素的分泌增加】

肾上腺素、去甲肾上腺素增加，使肝糖原和肌糖原迅速分解；胰高血糖素和皮质醇分泌物增多，使肝糖异生作用加速和肌蛋白分解增加，蛋白异化作用亢进，成负氮平衡；儿茶酚胺、生长激素、胰高血糖素等增高而使脂肪动员加速，变成脂肪酸氧化分解及被合成脂蛋白或酮体后输出而被外周组织利用。因此，创伤导致蛋白质和脂肪分解增加，使机体产生严重的消耗。

【感染导致代谢改变】

感染早期，神经内分泌反应较明显，糖原分解加速，脂肪动员加速，肝内糖异生作用明显，患者血糖升高、甘油三脂升高、游离脂肪酸增加、酮体、丙酮酸和乳酸增加等；感染后期，因发生肝功能受损而致血糖水平降低。因此，感染后可

导致蛋白质与脂肪的大量消耗。

【肿瘤导致能量消耗】

机体组织的严重消耗，尤其是晚期恶性肿瘤，可产生严重的恶病质。

【手术】

手术也是一种创伤，一方面使机体发生应激反应，导致各种激素分泌增加，另一方面，手术可导致失血、血浆渗出等，使蛋白质流失，机体消耗增加，成负氮平衡。正常情况下，成人每日基础能量的消耗量（BEE）按照 Harris-Benedict 公式计算为：

男性：BEE= [ 13.7×W+5×H-6.8×A ] ×4.18kJ

女性：BEE= [ 66.5+（9.6×W+1.7×H-4.7×A）] ×4.18kJ

其中，W= 体重（kg），H= 身高（cm），A= 年龄（岁）

维持量为口服 1.2×BEE（kJ），

　　　　静脉 1.5×BEE（kJ）

当体温超过 37℃时，每升高 1℃加 12%；严重感染或脓毒血症、大手术、骨折或严重创伤等增加 10%~ 30%。由于脊柱患者大多可以通过口服来补充能量，仅在少数情况下需要静脉予以补充，因此，适当增加蛋白与脂肪的摄入量可基本达到营养要求。个别消耗较为严重的可以适当静脉内给予复方氨基酸、脂肪乳剂等。

### （二）脊柱术前营养支持

对于术前就存在营养不良的患者，术前营养改善尤为重要，关系到手术的成败和疾病的转

归。只有患者术前有足够的营养储备才能增加对手术和麻醉的耐受力，术前一般营养供给高热能、高碳水化物膳食。高碳水化合物膳食可减少蛋白消耗、保护肝细胞免受麻醉剂损害；热能摄入足够但不宜过多以免引起肥胖对手术和术后恢复产生不利影响；必须供给充足蛋白质，一般供给100~150g/d 可纠正病程长引起的蛋白质过度消耗减少术后并发症；补足维生素，维生素 C 可减少出血促进组织再生及伤口愈合，维生素 K 可预防术中及术后出血，B 族维生素缺乏可使伤口愈合和失血耐受力均受到影响，所以补充 B 族维生素也是十分必要的。对于那些特殊基础疾病状态的患者，术前应针对性的给予合理营养支持，如高血压，临床药物治疗的同时应给与低盐低胆固醇膳食；低蛋白血症及腹水者应补充足够蛋白质及热能；糖尿病患者术前应调整膳食供给，使血糖接近正常水平，尿糖定性转阴性；肝功能不全者术前给予高热能高蛋白低脂肪膳食，充分补给各种维生素。

### （三）围手术期重症患者的营养支持

合理的热量供给是实现重症患者有效的营养支持的保障。有关应激后能量消耗测定的临床研究表明，合并全身感染患者，能量消耗（REE/MEE）第一周为 25kcal/kg/d，第二周每天可增加至 40kcal/kg/d。创伤患者第一周为 30kcal/kg/d，某些患者第二周可高达 55kcal/kg/d。应激早期，合并有全身炎症反应的急性重症患者，能量供给在 20~25kcal/kg/d，被认为是大多数重症患者能够接受并可实现的能量供给目标，即所谓"允许性"低热卡喂养。其目的在于避免营养支持相关的并发症，如高血糖、高碳酸血症、淤胆与脂肪沉积等。值得注意的是，对 ICU 患者来说，营养供给时应考虑到危重机体的器官功能、代谢状态及其对补充营养底物的代谢、利用能力。在肝肾功能受损情况下，营养底物的代谢与排泄均受到限制，供给量超过机体代谢负荷，将加重代谢紊乱与脏器功能损害。肥胖的重症患者应根据其理想体重计算所需能量。

对于病程较长、合并感染和创伤的重症患者，病情稳定后的能量补充需要适当的增加，目标喂养可达 30~35kcal/kg/d，否则将难以纠正患者的低蛋白血症。目前主张重症患者急性应激期营养支持应掌握"允许性低热卡"原则（20~25kcal/kg/d）；在应激与代谢状态稳定后，能量供给量需要适当的增加（30~35kcal/kg/d）。

不能耐受肠内营养和肠内营养禁忌的重症患者，应选择完全肠外营养支持（Total Parenteral Nutrition，TPN）的途径。胃肠道仅能接受部分的营养物质的补充的重症患者，可采用部分肠内与部分肠外营养（Partial Parenteral Nutrition，PPN）相结合的联合营养支持方式，目的在于支持肠功能。一旦患者胃肠道可以安全使用时，则逐渐减少及至停止肠外营养支持，联合肠道喂养或开始经口摄食。

葡萄糖是肠外营养中主要的碳水化合物来源，一般占非蛋白质热卡的 50%~60%，应根据糖代谢状态进行调整。脂肪补充量一般为非蛋白质热量的 40%~50%；摄入量可达 1~1.5g/kg/d，应根据血脂廓清能力进行调整，脂肪乳剂应匀速缓慢输注。重症患者肠外营养时蛋白质供给量一般为 1.2~1.5g/kg/d，约相当于氮 0.20~0.25g/kg/d；热量与氮比为 418:4~627.6kJ（100~150kcal）:1gN。

经中心静脉实施肠外营养首选锁骨下静脉置管途径。肠内营养的途径根据患者的情况可采用鼻胃管、鼻空肠、经皮内镜下胃造口（Percutaneous Endoscopic Gastrostomy，PEG）、经皮内镜下空肠造口术（Percutaneous Endoscopic Jejunostomy，PEJ）、术中胃 / 空肠造口或经肠瘘口等途径进行肠内营养。

患者接受肠内营养（特别经胃）时应采取半卧位，最好达到 30°~45°。经胃肠内营养的应定期监测胃内残留量，避免误吸的危险，通常需要每 6h 后抽吸一次腔残留量，如果潴留量 ≤ 200ml，可维持原速度，如果潴留量 ≤ 100ml 增加输注速度 20ml/h，如果残留量 ≥ 200ml，应暂时停止输注或降低输注速度。在肠内营养输注过程中，以下措施有助增加对肠内营养的耐受性，对肠内营养耐受不良（胃潴留＞200ml，呕吐）的患者，可促胃肠动力药物；肠内营养开始营养液浓度应由稀到浓；使用动力泵控制速度，输注速度逐渐递增；在喂养管末端用加温器，有助于患者肠内营养的耐受。

## 二、围手术期水、电解质平衡

正常成人总体液量男性为体重的60%，女性为体重的50%，60岁以上男性为50%，女性为45%。一般情况下，食物及饮水可以完全达到水的要求，也可达到电解质摄入量的平衡要求。当严重创伤，如挤压伤、骨折、挫伤、休克等发生时，发生大量液体潴留在组织间隙内及创面渗出而导致严重脱水；组织的损伤导致钾、钠、镁、钙的分布及代谢发生异常，从而导致水电解质的失衡。

### （一）钾、钠的异常代谢

钾是细胞内液的主要阳离子，细胞内含量140~150mmol，有维持细胞内渗透压的作用。血清中钾离子浓度为3.5~5.5mmol/L，主要起维持神经肌肉兴奋性和维持心肌收缩的协调性的作用。正常饮食不会缺钾，大量注射葡萄糖或胰岛素时钾进入细胞内，可降低血钾浓度。在大面积挫裂伤及休克时，可产生低钾；严重挤压伤、骨折及大手术创伤后可导致肌细胞中钾释入血中增多，产生高钾。钠是血浆内的主要阳离子，正常值142mmol/L，是维持血浆渗透压的主要成分。当钠降低或升高时可产生一系列症状。正常饮食不会缺钠。当大量注射生理盐水或高渗盐水时可致血钠升高，当休克、严重创伤等可致失水。

### （二）脊柱围手术期的补液

因为脊柱患者择期手术较多，术前发生水电解质失衡的情况很少，一般不需要术前输液。术中输液可根据麻醉情况、术中失血情况等综合分析补充液体。术后输液在麻醉尚未完全清醒之前应予补充维持液、补充液和特殊目的用液体等。维持液主要用于补充尿、粪、肺及皮肤的液体丧失，成人丧失量2.0~3L/d［1.5~2ml/（kg·h）］，儿童按2~4ml/（kg·h）进行补充；补充液主要是用于补充纠正异常的液体丧失，如引流液、创面渗液、间质水肿等，根据需要失多少补多少；特殊目的补液主要是用于纠正脱水或电解质异常，根据患者情况及生化检查结果决定补充多少。骨科患者补液中，一般补充5%~10% 葡萄糖液和等渗平衡液（生理盐水或林格液）。补充引流或渗出液造成的丢失量时一般使用生理盐水或林格液。在术后2~3d之内，原则上不需补充钾盐。如需补钾，应根据临床表现及生化检查来确定，以防人为造成电解质平衡失衡。补钾方式以尽可能口服补充，必要时可静脉给予。

# 第四节　围手术期抗生素的应用

## 一、围手术期抗生素应用概述

脊柱手术中，除较少数为感染性疾病，如急、慢性骨髓炎、化脓性关节炎、骨关节结核等外，大多数为非感染性的清洁手术。脊柱围手术期感染的主要途径包括手术环境的污染，不符合灭菌要求的手术器械与敷料，患者本身的常驻细菌，创伤带来的污染，某些侵入性治疗导致的污染等。虽然手术是治疗感染的一种方法，但感染也是脊柱手术的一种重要并发症，一旦发生感染，不但可造成手术失败，而且可能导致患者肢体功能的丧失，甚至危及生命。因此感染的控制与预防，对于脊柱患者来说是非常重要的，而且防重于治，预防是首位的，抗生素的应用绝对不能替代和弥补无菌操作的不足。

由于脊柱手术大多数为非感染性的清洁手术，因而抗生素的应用主要是感染的预防性用药。而骨与关节感染大多为血源性感染，也可为创伤性感染、骨关节手术后感染或由邻近组织感染直接蔓延达到骨或关节中。其主要致病菌为金黄色葡萄球菌，其次为表皮葡萄球菌，其他有溶血性链球菌、大肠杆菌属、变形杆菌属、沙门菌属，偶有铜绿假单胞杆菌和流感杆菌等。

## 二、脊柱抗菌素应用基本原则

抗生素如果使用不合理，就会产生药源性疾病，因此对抗生素的应用应该遵循如下原则。

1. 药物可有一定量进入胎儿循环和乳汁中，故孕妇和哺乳期妇女一般不宜采用，有明确指征时选用疗效明显而对胎儿或婴儿潜在危险较小的药物，或在服药期间停止哺乳；

2. 患者对某一品种或某一类药物产生过敏时应尽量避免再次使用；

3. 有肝肾功能不全者应警惕药物蓄积中毒的可能；

4. 要对因治疗，要根据感染部位、感染发生发展的规律以及病原诊断和（或）药物敏感结果给药；

5. 要熟悉药物的适应证、抗菌活性与不良反应，协同或联合用药时要注意药物之间的相互作用，注意拮抗性与协同性，防止毒性和不良反应增强；

6. 老年与儿童用药剂量应低于成年人；

7. 坚决杜绝无指征或指征不强的预防用药。

## 三、脊柱预防性用药

### （一）脊柱预防性用药的适应证

手术野有显著污染；手术范围大、时间长、污染机会大；异物植入手术，如内固定、关节置换术等；手术涉及重要器官，一旦发生感染将造成严重后果者；尤以高龄或免疫缺陷者。

### （二）脊柱预防性用药的选择

选择抗生素时应有较强的杀菌效果，安全有效；不良反应少；骨与关节中药物浓度较高；易于给药，且价格低廉；用药时间要短；要用在细菌种植之前，大手术在术前、术中即应使用抗生素；不能替代仔细的手术操作和严格的无菌技术。

脊柱患者发生术后感染的可能病原菌为葡萄球菌属、产气荚膜杆菌属等，大肠杆菌属很少见。因此骨科最常用的预防性抗生素包括青霉素、力百汀、克林霉素、头孢美唑钠（先锋美他醇）等。术后使用抗生素的时间一般为 5~7d。

### （三）预防应用抗生素的方法

#### 【给药时机】

给药的时机极为关键，应在切开皮肤（黏膜）前 3min（麻醉诱导时）开始给药，以保证在发生细菌污染之前血清及组织中的药物已达到有效浓度（>MIC 90）。不应在病房给药而应在手术室给药。

#### 【静脉给药】

应静脉给药，30min 内滴完，不宜放在大瓶液体内缓慢滴入，否则达不到有效浓度。

#### 【药物浓度】

血清和组织内抗菌药物有效浓度必须能够覆盖手术全过程。常用的头孢菌素血清半衰期为 1~2h，因此，如手术延长到 3h 以上，或失血量超过 1500ml，应补充一个剂量，必要时还可用第三次。如果选用半衰期长达 7~8h 的头孢曲松，则无需追加剂量。

#### 【时间】

一般应短程使用，择期手术结束后不必再用。若患者有明显感染高危因素，或应用人工植入物，或术前已发生细菌污染（如开放性创伤）时，可再用一次或数次到 24h，特殊情况可以延长到 48h。连续用药多日甚至用到拆线是没有必要的，并不能进一步降低手术部位感染（Surgical Site Infection，SSI）发生率。手术中发现已存在细菌性感染，手术后应继续用药直至感染消除。

### 四、脊柱感染治疗性用药

脊柱感染性疾病主要有急慢性血源性骨髓炎、化脓性关节炎及创伤后的骨、关节或软组织的感染。在治疗时，对选用抗生素应考虑脊柱感染常见用药中以下几点（表 1-3-2-4-1）。

#### （一）注意药物浓度

该药物全身应用后，能在骨组织或关节腔中达到有效治疗浓度。林可霉素、克林霉素、磷霉素和夫西地酸能达到这一要求，且超过其他抗菌药物；青霉素类和头孢菌素类在较大剂量时也可达到这一效果；而氨基苷类、红霉素类、氯霉素等均渗入关节滑囊中的浓度较低。

#### （二）注意药物毒性

骨与关节感染，特别是骨髓炎时，常需长期用药，一般在四周以上，因此应选不良反应轻或少的药物，青霉素类、头孢菌素类较安全，克林霉素与磷霉素的毒性也不大，可较长期使用，但氨基苷类、氯霉素等均不宜长期使用。

#### （三）注意药物的耐药性

由于细菌的变异，大多数细菌均易产生耐药性，因此骨科用抗生素应选择不易产生耐药性的品种。青霉素、克林霉素、头孢类抗生素均易产生耐药性，故应注意联合用药或采用耐酶的药物，非耐酶的药物原则上应尽可能少用或不用。

#### （四）注意用药方式

全身应用抗菌药物后，可有足够药物渗入病灶内，不宜使用抗菌药物作腔内局部注射，以免引起继发性细菌感染及加速细菌耐药性的发生。力百汀是由广谱抗菌药阿莫西林加 β - 内酰胺酶抑制剂克拉维酸组合而成，商品名 augmentin。克拉维酸可以扩大阿莫西林的抗菌范围，包括对其他 β - 内酰胺抗生素有耐药性的细菌。力百汀对各种革兰阳性与阴性的需氧菌和厌氧菌均有良好的杀菌作用，在骨组织与关节液中浓度较高，可作为骨科预防性与治疗性的基本用药。常规剂量为 1.2g, 2 次 /d，重症感染可用 1.8g, 2 次 / d 静滴。

表 1-3-2-4-1　骨科感染常见用药参考

| 病　　名 | | 首　选　药　物 | 注　意　点 |
|---|---|---|---|
| 急性骨髓炎 | 金葡菌类骨髓炎 | 苯唑西林或氯唑西林、力百汀、头孢孟多 | 优选杀菌剂，青霉素类过敏者可选先锋美他醇（头孢美唑钠）、克林霉素或磷霉素。 |
| | 沙门菌类骨髓炎 | 氯霉素、氨苄西林、诺氟沙星 | 同上 |
| | 厌氧菌类骨髓炎 | 克林霉素、力百汀、甲硝唑 | 可联合用药 |
| 慢性骨髓炎 | | 力百汀、头孢他定、环丙沙星、克林霉素、苯唑西林或氧唑西林、 | 可用庆大霉素溶液冲洗或用庆大霉素珠链 |
| 化脓性关节炎 | | 力百汀、头孢孟多、克林霉素、头霉素类、磷霉素 | 最好根据药敏试验结果确定用药 |

# 第五节　脊柱围手术期镇痛及镇静管理

疼痛治疗包括两方面，即药物治疗和非药物治疗。药物治疗主要包括阿片类镇痛药、非阿片类中枢性镇痛药、非甾体抗炎药（NSAIDS）及局麻药。非药物治疗主要包括心理治疗和物理治疗。

## 一、镇痛药物治疗

### （一）阿片类镇痛药

理想的阿片类药物应具有以下优点，即起效快，易调控，用量少，较少的代谢产物蓄积及费用低廉。阿片类药物的副作用主要是引起呼吸抑制、血压下降和胃肠蠕动减弱；在老年人尤其明显。治疗剂量的吗啡对血容量正常患者的心血管系统一般无明显影响。对低血容量患者则容易发生低血压，在肝、肾功能不全时其活性代谢产物可造成延时镇静及副作用加重。

【芬太尼】

具有强效镇痛效应，其镇痛效价是吗啡的100~180倍，静脉注射后起效快，作用时间短，对循环的抑制较吗啡轻。但重复用药后可导致明显的蓄积和延时效应。快速静脉注射芬太尼可引起胸壁、腹壁肌肉僵硬而影响通气。

【瑞芬太尼】

是新的短效 μ - 受体激动剂，可用于短时间镇痛的患者，多采用持续输注。瑞芬太尼代谢途径是被组织和血浆中非特异性酯酶迅速水解，代谢产物经肾排出，清除率不依赖于肝肾功能。在部分肾功不全患者持续输注中，不会发生蓄积作用。对呼吸有抑制作用，但停药后 3~5min 即恢复自主呼吸。

【舒芬太尼】

镇痛作用约为芬太尼的 5~10 倍，作用持续时间为芬太尼的两倍。一项与瑞芬太尼的比较研究证实，舒芬太尼在持续输注过程中随时间剂量减少，但唤醒时间延长。

【哌替啶（杜冷丁）】

镇痛效价约为吗啡的 1/10，大剂量使用时可导致神经兴奋症状（如欣快、谵妄、震颤、抽搐），肾功能障碍者发生率高，可能与其代谢产物去甲哌替啶大量蓄积有关。哌替啶禁忌与单胺氧化酶抑制剂合用，两药联合使用可出现严重副反应。所以对围手术期患者一般不推荐重复使用哌替啶。

### （二）阿片类镇痛药物的使用

阿片类药间断肌肉内注射是一种传统的术后镇痛方法，但临床上需反复注射给药、患者的退缩心理以及药物起效所需时间等综合因素影响下，使镇痛效果不尽如人意。这种方法从根本上说，不可能消除患者的药效和药代动力学的个体差异，尤其在血流动力学不稳定的患者不推荐使用肌肉注射。持续静脉用药常比肌肉用药量少，对血流动力学影响相对稳定，一些短效镇痛药更符合药效学和药代动力学的特点，但需根据镇痛效果的评估不断调整用药剂量，以达到满意镇痛的目的。对血流动力学稳定患者，镇痛时应首先考虑选择吗啡；对血流动力学不稳定和肾功不全患者，可考虑选择芬太尼或瑞芬太尼。急性疼痛患者的短期镇痛可选用芬太尼。瑞芬太尼是新的短效镇痛药，可用于短时间镇痛或持续输注的患者，也可用在肝肾功不全患者。持续静脉注射阿片类镇痛药物是常用的方法，但需根据镇痛效果的评估不断调整用药剂量，以达到满意镇痛的目的。

### （三）非阿片类中枢性镇痛药

近年来合成的镇痛药曲马多属于非阿片类中

枢性镇痛药。曲马多可与阿片受体结合，但亲和力很弱，对 $\mu$ - 受体的亲和力相当于吗啡的 1/6000，对 $\kappa$ - 受体和 $\delta$ - 受体的亲和力则仅为对 $\mu$ - 受体的 1/25。临床上此药的镇痛强度约为吗啡的 1/10。治疗剂量不抑制呼吸，大剂量则可使呼吸频率减慢，但程度较吗啡轻，可用于老年人，主要用于术后轻度和中度的急性疼痛治疗。

### （四）非甾体类抗炎镇痛药（NSAIDs）

NSAIDs 的作用机制是通过非选择性、竞争性抑制前列腺素合成过程中的关键酶——环氧化酶（COX）达到镇痛效果。代表药物如对乙酰氨基酚等。非甾体类抗炎镇痛药用于急性疼痛治疗已有多年历史。虽然有不同的新型 NSAIDs 问世，但其镇痛效果和不良反应并无明显改善，一般不推荐使用于围手术期。

### （五）局麻药物

局麻药物主要用于术后硬膜外镇痛，其优点是药物剂量小、镇痛时间长及镇痛效果好。目前常用药物为布比卡因和罗哌卡因。

#### 【布比卡因】

镇痛时间比利多卡因长 2~3 倍，比丁卡因长 25%。但其高浓度会导致肌肉无力、麻痹、从而延迟运动恢复。降低布比卡因的浓度可大大降低这些并发症。

#### 【罗哌卡因】

对心脏和神经系统的安全性比布比卡因高，小剂量时，对痛觉神经纤维具有选择性，对痛觉神经纤维的阻断优于运动神经纤维。

大量资料证实，局麻药加阿片类用于硬膜外镇痛，不但降低了局麻药的浓度及剂量，镇痛效果也得到增强，同时镇痛时间延长。但应注意吗啡和芬太尼在脑脊液中的长时间停留可能导致延迟性呼吸抑制。除此之外，临床上还应关注硬膜外镇痛带来的恶心、呕吐、皮肤瘙痒、血压下降及可能发生的神经并发症。合理选择药物、适时调整剂量及加强监测，是降低并发症的保证。

## 二、非药物治疗

非药物治疗包括心理治疗、物理治疗等手段。研究证实，疼痛的起因包括生理因素和心理因素。在疼痛治疗中，应首先尽量设法去除疼痛诱因，并积极采用非药物治疗。非药物治疗能降低患者疼痛的评分及其所需镇痛药的剂量。

## 三、镇痛治疗期间对器官功能监测

在实施镇痛治疗过程中应对患者进行严密监测，以达到最好的个体化治疗效果，最小的毒副作用和最佳的效价比。阿片类镇痛药引起的呼吸抑制由延髓 $\mu$-2 受体介导产生，通常是呼吸频率减慢，潮气量不变。阿片类镇痛药的组胺释放作用可能使敏感患者发生支气管痉挛，故有支气管哮喘病史的患者应避免应用阿片类镇痛药。

硬膜外镇痛最常见的副作用是呼吸抑制，通常与阿片类药物有关。一些阿片类药物如吗啡具有亲水性的特点，其在中枢神经系统特别是脑脊液内的滞留时间延长，可能引起药物向头侧扩散，从而导致延迟性呼吸抑制，此并发症难以预测，可导致二氧化碳储留并造成严重后果，应加强呼吸功能监测。强调呼吸运动的监测，项目有密切观察患者的呼吸频率、幅度、节律、呼吸周期比和呼吸形式，常规监测脉搏氧饱和度，酌情监测呼气末二氧化碳，定时监测动脉血氧分压和二氧化碳分压，对机械通气患者定期监测自主呼吸潮气量、分钟通气量等。第 0.1s 口腔闭合压（$P_{0.1}$）反映患者呼吸中枢的兴奋性，必要时亦应进行监测。镇痛镇静不足时，患者可能出现呼吸浅促、潮气量减少、氧饱和度降低等。镇痛镇静过深时，患者可能表现为呼吸频率减慢、幅度减小、缺氧和（或）二氧化碳蓄积等，应结合镇痛镇静状态评估，及时调整治疗方案，避免发生不良事件。无创通气患者尤其应予注意。

阿片类镇痛药在血流动力学不稳定、低血容量或交感神经张力升高的患者更易引发低血压。在血容量正常的患者中，阿片类药物介导的低血压是由于交感神经受到抑制、迷走神经介导的心动过缓和组胺释放的综合结果。芬太尼对循环的抑制较吗啡轻，血流动力学不稳定、低血容量的患者宜选择芬太尼镇痛。硬膜外镇痛引起的低血压与交感神经阻滞有关，液体复苏治疗或适量的血管活性药可迅速纠正低血压。严密监测血压(有创血压或无创血压)、中心静脉压、心率和心电节律，尤其给予负荷剂量时，应根据患者的血流动力学变化调整给药速度，并适当进行液体复苏治疗，力求维持血流动力学平稳，必要时应给予血管活性药物。

阿片类镇痛药可抑制肠道蠕动，导致便秘，并引起恶心、呕吐、肠绞痛及奥狄括约肌痉挛。酌情应用刺激性泻药可减少便秘，止吐剂尤其是氟哌利多能有效预防恶心、呕吐。大剂量吗啡可兴奋交感神经中枢，促进儿茶酚胺释放，增加肝糖原分解增加，使血糖升高，应加强血糖监测和调控。吗啡等阿片类镇痛药可引起尿潴留。

## 四、脊柱术后危重患者的ICU镇静管理

部分脊柱术后患者可能短期内无法脱机，心肺功能差等需要在 ICU 中加强监护治疗，这类患者的镇静管理就十分重要。镇静药物的应用可减轻应激反应，辅助治疗患者的紧张焦虑及躁动，提高患者对机械通气、各种 ICU 日常诊疗操作的耐受能力，使患者获得良好睡眠等。理想的镇静药应具备以下特点，即起效快，剂量 - 效应可预测；半衰期短，无蓄积；对呼吸循环抑制最小；代谢方式不依赖肝肾功能；抗焦虑与遗忘作用同样可预测；停药后能迅速恢复；价格低廉等。但目前尚无药物能符合以上所有要求。

目前 ICU 最常用的镇静药物为苯二氮卓类和丙泊酚（Propofol）。

### （一）苯二氮卓类药物

【概述】

苯二氮卓类是较理想的镇静、催眠药物。它通过与中枢神经系统内 GABA 受体的相互作用，产生剂量相关的催眠、抗焦虑和顺行性遗忘作用。其本身无镇痛作用，但与阿片类镇痛药有协同作用，可明显减少阿片类药物的用量。苯二氮卓类药物的作用存在较大的个体差异。老年患者、肝肾功能受损者药物清除减慢，肝酶抑制剂亦影响药物的代谢。故用药上需按个体化原则进行调整。苯二氮卓类药物负荷剂量可引起血压下降，尤其是血流动力学不稳定的患者；反复或长时间使用苯二氮卓类药物可致药物蓄积或诱导耐药的产生；该类药物有可能引起反常的精神作用。用药过程中应经常评估患者的镇静水平，以防镇静延长。

ICU 病房常用的苯二氮卓类药为咪唑安定（Midazolam）、氯羟安定（Lorazepam）及安定（diazepam）。

【咪唑安定】

苯二氮卓类中相对水溶性最强的药物。其作用强度是安定的 2~3 倍，其血浆清除率高于安定和氯羟安定，故其起效快，持续时间短，清醒相对较快，适用于治疗急性躁动患者。但注射过快或剂量过大时可引起呼吸抑制、血压下降，低血容量患者尤著，持续缓慢静脉输注可有效减少其副作用。咪唑安定长时间用药后会有蓄积和镇静效果的延长，在肾衰患者尤为明显；部分患者还可产生耐受现象。丙泊酚、西咪替丁、红霉素和其他细胞色素 P450 酶抑制剂可明显减慢咪唑安定的代谢速率。

【氯羟安定】

ICU 患者长期镇静治疗的首选药物。由于其起效较慢，半衰期长，故不适于治疗急性躁动。氯羟安定的优点是对血压、心率和外周阻力无明显影响，对呼吸无抑制作用。缺点是易于在体内蓄积，苏醒慢；其溶剂丙二醇长期大剂量输注可能导致急性肾小管坏死、代谢性酸中毒及高渗透压状态。

【安定】

具有抗焦虑和抗惊厥作用，作用与剂量相关，依给药途径而异。大剂量可引起一定的呼吸抑制和血压下降。静脉注射可引起注射部位疼痛。安

定单次给药有起效快，苏醒快的特点，可用于急性躁动患者的治疗。但其代谢产物去甲安定和去甲羟安定均有类似安定的药理活性，且半衰期长。因此反复用药可致蓄积而使镇静作用延长。

苯二氮卓类药物有其相应的竞争性拮抗剂—氟马西尼（Flumazenil），但应慎重使用，需注意两者的药效学和药动学差异，以免因拮抗后再度镇静而危及生命。

### （二）丙泊酚

丙泊酚是一种广泛使用的静脉镇静药物，特点是起效快、作用时间短、撤药后迅速清醒，且镇静深度有剂量依赖性、镇静深度容易控制。丙泊酚亦可产生遗忘作用和抗惊厥作用。

丙泊酚单次注射时可出现暂时性呼吸抑制和血压下降、心动过缓，对血压的影响与剂量相关，尤见于心脏储备功能差、低血容量的患者。丙泊酚使用时可出现外周静脉注射痛。因此，临床多采用持续缓慢静脉输注方式。另外，部分患者长期使用后可能出现诱导耐药。

肝肾功能不全对丙泊酚的药代动力学参数影响不明显，丙泊酚的溶剂为乳化脂肪，提供热量 4.6J/ml，长期或大量应用可能导致高甘油三酯血症；2% 丙泊酚可降低高甘油三酯血症的发生率，因此更适宜于 ICU 患者应用。老年人丙泊酚用量应减少。因乳化脂肪易被污染，故配制和输注时应注意无菌操作，单次药物输注时间不宜超过 12h。

### （三）镇静药物的给药途径

镇静药的给药方式应以持续静脉输注为主，首先应给予负荷剂量，以尽快达到镇静目标。经肠道（口服、胃管、空肠造瘘管等）、肌肉注射则多用于辅助改善患者的睡眠。间断静脉注射一般用于负荷剂量的给予，以及短时间镇静且无需频繁用药的患者。

短期（<3d）镇静，丙泊酚与咪唑安定产生的临床镇静效果相似。而丙泊酚停药后清醒快，拔管时间明显早于咪唑安定。但未能缩短患者在 ICU 的停留时间。氯羟安定起效慢，清除时间长，易发生过度镇静。因此，ICU 患者短期镇静宜主要选用丙泊酚与咪唑安定。

长期（>3d）镇静，丙泊酚与咪唑安定相比，丙泊酚苏醒更快、拔管更早。在诱导期丙泊酚较易出现低血压，而咪唑安定易发生呼吸抑制，用药期间咪唑安定可产生更多的遗忘。氯羟安定长期应用的苏醒时间更有可预测性，且镇静满意率较高，因此氯羟安定更适合在长期镇静时使用。常用镇静药物的负荷剂量与维持剂量参考下表（表 1-3-2-5-1）。

表 1-3-2-5-1　常用镇静药物的负荷剂量与维持剂量参考

| 药物名称 | 负荷剂量 mg/kg | 维持剂量 mg/kg/h |
| --- | --- | --- |
| 咪唑安定 | 0.03~0.3 | 0.04~0.2 |
| 氯羟安定 | 0.02~0.06 | 0.01~0.1 |
| 安　　定 | 0.02~0.1 | |
| 丙　泊　酚 | 1~3 | 0.5~4 |

为避免药物蓄积和药效延长，可在镇静过程中实施每日唤醒计划，即每日定时中断镇静药物输注（宜在白天进行），以评估患者的精神与神经功能状态，该方案可减少用药量，减少机械通气时间和 ICU 停留时间。但患者清醒期需严密监测和护理，以防止患者自行拔除气管插管或其他装置。

大剂量使用镇静药治疗超过一周，可产生药物依赖性和戒断症状。苯二氮卓类药物的戒断症状表现为躁动、睡眠障碍、肌肉痉挛、肌阵挛、注意力不集中、经常打哈欠、焦虑、躁动、震颤、恶心、呕吐、出汗、流涕、声光敏感性增加、感觉异常、谵妄和癫痫发作。因此,为防止戒断症状,停药不应快速中断,而是有计划地逐渐减量。

### （四）α₂- 受体激动剂

α₂- 受体激动剂有很强的镇静、抗焦虑作用,且同时具有镇痛作用,可减少阿片类药物的用量,亦具有抗交感神经作用,可导致心动过缓和（或）低血压。

右美托咪定（Dexmedetomidine）由于其 α₂ 受体的高选择性,是目前唯一兼具良好镇静与镇痛作用的药物,同时它没有明显心血管抑制及停药后反跳。其半衰期较短,可单独应用,也可与阿片类或苯二氮卓类药物合用。但由于价格昂贵,目前在 ICU 中尚未得到普遍应用。

### （五）谵妄的治疗

谵妄状态必须及时治疗。一般少用镇静药物,以免加重意识障碍。但对于躁动或有其他精神症状的患者则必须给药予以控制,防止意外发生。镇静镇痛药使用不当可能会加重谵妄症状。

氟哌啶醇（Haloperidol）是治疗谵妄常用的药物。其副作用为锥体外系症状（EPS）,还可引起剂量相关的 QT 间期延长,有增加室性心律失常的危险。应用过程中须监测 ECG。既往有心脏病史的患者更易出现此类副作用。临床使用氟哌啶醇的方式通常是间断静脉注射。氟哌啶醇半衰期长,对急性发作谵妄的患者需给予负荷剂量,以快速起效。

# 第六节　围手术期深静脉血栓和致死性肺栓塞

肺栓塞（Pulmonary Embolism,PE）是常见的心肺血管疾病,80% 以上的 PE 属于血栓栓塞,其中下肢深静脉血栓和盆腔静脉的血栓占 95% 以上,静脉造影发现 80% 的 PE 患者有下肢深静脉血栓形成（Deep Venous Thrombosis,DVT）。因此倾向于将 PE 和 DVT 作为同一种疾病来对待,都是静脉血栓栓塞不同阶段的表现,静脉血栓形成后在多种因素作用下脱落引起肺栓塞。肺栓塞和肺梗死均不是原发病,是一种涉及临床各科的严重并发症。临床上急性 PE 导致的死亡常以分钟来计算,在所有 PE 死亡病例中,仅 1/3 能在死亡前得到诊断。

## 一、脊柱围手术期PE发病特点

脊柱围手术期致死性 PE 不同于内科 PE,特点是发病急、症状重,救治不及时容易死亡。多发生于脊髓损伤、骨盆损伤、髋部损伤及下肢骨折等患者。创伤、手术使下肢活动减少、疼痛及肌肉松弛等使下肢血流缓慢,血管壁损伤、血凝状态升高,导致盆腔及髋部等静脉形成近端 DVT,未出现下肢症状前即脱落形成 PE。

## 二、根据临床情况判断可能性

创伤、脊柱手术、各种原因的制动或长期卧床均是 PE 的常见危险因素,高危病例出现不明原因的呼吸困难、胸痛、晕厥、休克、不能解释的低氧血症和颈静脉怒张等对急性致死性 PE 诊断具有重要的提示意义。呼吸困难是由于肺泡死腔增大,通气血流比例失调,以及反射性的支气管痉挛造成的;而短时间内血栓直接阻塞肺动脉会导致心输出量明显下降,引起低血压、休克、晕厥甚至心搏骤停。由于引起 PE 的血栓主要来源于深静脉血栓特别是下肢,因此要注意是否存在下肢 DVT,其主要表现为患肢肿胀、周径增粗、疼痛或压痛、浅静脉扩张等,但半数以上的下肢患者无明显症状和体征。

### 三、结合心电图、胸部X线片、动脉血气分析等基本检查做出初步判断

有意义的心电图表现为 $S_1Q_3T_3$、电轴右偏、完全或不完全右束支传导阻滞等急性肺心病表现，但更为常见的是窦性心动过速、T 波倒置和 ST 段下降。心电图改变多在发病后即刻开始出现，呈动态变化，为非特异性。胸部 X 线片多有异常表现，但缺乏特异性，可表现为区域性肺血管纹理变细、稀疏或消失，肺野透亮度增加等。仅凭胸片不能确诊或排除 PE，但在提供疑似线索和除外其他疾病方面具有重要作用。动脉血气分析在肺血管床堵塞 15% 以上即可出现氧分压下降，低碳酸血症，肺泡 - 动脉血氧分压差 P（A-a）$O_2$ 增大。后两者正常可能是诊断的反指征。血气结果完全正常不能排除 PE。任何病例首先是临床怀疑，但是因为临床表现为非特异性，仅仅依靠临床表现确诊或除外诊断很难，应当严密观察病情变化进行判断。

### 四、对可疑PE患者合理安排进一步检查以明确或除外诊断

如果临床评估加上一项或多项非侵入性检查方法，则可明显提高诊断或除外的准确率。超声心动图为无创性检查，可在床边进行，实时动态观察左、右心室功能和估测肺动脉压力，可直接显示肺动脉主干及其左右分支的栓塞。可与急性心肌梗死进行鉴别诊断，为急性的诊断提供重要依据。

D - 二聚体（D-dimer）是交联纤维蛋白在纤溶系统作用下产生的可溶性降解产物，为一个特异性的纤溶过程标记物，结果阴性有助于除外。D - 二聚体具有较好的阴性预测价值。D - 二聚体小于 $500\mu g/L$ 是 90% 以上肺栓塞和肺梗死患者的共同特点，小于 500ug/L 强烈提示无致死性，可以排除 PE。但由于外伤、手术也导致 D - 二聚体升高，故诊断价值有限。

核素肺通气 / 灌注扫描（V/Q）是 PTE 的重要诊断方法，典型征象是肺段分布的肺灌注缺损并与通气显像不匹配，同时可行双下肢深静脉显影以明确有无下肢 DVT 的存在。有报道 V/Q 显像结合血浆 D - 二聚体测定可提高诊断的特异性和准确性。CTPA 诊断 PTE 的特异性更强，能够发现段以上肺动脉的栓子，近年来随着仪器和检查技术的发展，有学者认为可作为第一步检查。肺动脉造影是公认的诊断金标准，但是昂贵有创，严重并发症发生率达 1.5%，因此在怀疑时采用非侵入性诊断手段显得尤为重要。需要强调的是，合理应用辅助检查，掌握时机，尽量做到就地、就近检查，并始终关注生命体征，检查时要有医护人员监护。急性致死性的患者必须贯彻救命第一的原则，边抢救边诊断或先抢救后诊断，检查的目的性要强，尽量少搬动患者。

### 五、脊柱围手术期PE的治疗

#### （一）一般处理

要求绝对卧床，保持大便通畅，避免用力以防止栓子再次脱落；对于有焦虑和惊恐症状的患者应予以安慰并适当使用镇静剂；胸痛者可予止痛剂，同时进行监护，严密监测呼吸、心率、血压、静脉压、心电图及血气的变化。

#### （二）急救措施

吸氧可提高 $PaO_2$，合并严重呼吸衰竭可使用经面罩无创机械通气或经气管插管机械通气，应避免气管切开，以免在抗凝或溶栓过程中局部大量出血。对急性循环衰竭的治疗措施主要为应用正性肌力药物和血管活性药物，如多巴胺、多巴酚丁胺、间羟胺、肾上腺素等。因扩容可能会加重右室扩张进而影响心排出量，故需慎重。

#### （三）溶栓治疗

溶栓治疗是治疗急性致死性 PTE 的基本方法，可迅速溶解部分或全部血栓，恢复肺组织再灌注，减少肺动脉阻力，降低肺动脉压，改善右心室功能，从而消除对左心室舒张的影响。

临床症状改善快，并发症少，并降低病死率和复发率。对于危重、造成循环障碍需急诊救治的患者，推荐紧急溶栓治疗，且越早越好，尤其是心跳呼吸骤停、晕厥、低血压休克的患者，常常存在肺动脉主干栓塞，常规心肺复苏罕见成功，必须解除肺动脉梗阻才能提高生存率。

重组组织型纤溶酶原激活物（rt-PA）属纤维蛋白特异性溶栓药物，溶栓作用强，能更快降低平均肺动脉压，半衰期短，出血的不良反应少，不发生过敏反应。链激酶（SK）、尿激酶（UK）无特异性，在溶解纤维蛋白的同时也降解纤维蛋白原，易导致严重的出血反应。溶栓治疗的绝对禁忌证是有活动性内出血，近期（14d内）自发性颅内出血、对于急性致死性 PE，因其对生命的威胁极大，上述绝对禁忌证亦应被视为相对禁忌证。溶栓治疗的并发症主要为出血，用药前应充分评估出血的危险性，并配血，做好输血准备。

### （四）抗凝治疗

抗凝为基本治疗方法，可以有效防止血栓再形成和复发。低分子量肝素（LMWH）血浆蛋白非特异性结合力低，具有生物利用度高、量效关系明确、预期浓度和疗效准确、对出凝血时间影响不明显及无需监测的优点，有效性和安全性远优于普通肝素，对急性致死性 PE 须用 10d 或更长。在开始应用 LMWH 后的 1~3d 加用口服抗凝剂华法令，两者重叠应用 4~5d。

## 六、脊柱围手术期PE的预防

### （一）基本要求

除针对肺栓塞的易患因素预防外，对高危患者可采用物理方法和药物方法联合用于静脉血栓栓塞的预防。物理方法如抬高肢体、加强被动运动、使用弹性袜及按摩、加强功能训练和早期下床活动等。药物方法主要用各类抗凝剂对高危患者进行预防。药物预防主要是用小剂量肝素。

### （二）小剂量肝素适用病例

1. 血栓形成高危因素但又必须手术的患者；
2. 患有充血性心力衰竭和急性心梗的康复期。

（牛惠燕　唐伦先）

第三篇　脊柱伤患手术麻醉、围手术期处理、护理及中医传统疗法

# 参 考 文 献

1. 马宇，熊源长，李文献等. 踝震挛和气道黏膜刺激监测脊髓功能的研究 [J]. 中华外科杂志，2006，44（8）

2. 张建政，刘智，孙天胜等. 骨科围手术期肺栓塞的诊断、治疗及预防 [J]. 中华创伤骨科杂志，2006，9（9）：899 - 900

3. 赵定麟，李增春，刘大雄，王新伟. 骨科临床诊疗手册. 上海，北京：世界图书出版公司，2008

4. 中华医学会外科学分会，中华外科杂志编辑委员会。围手术期预防应用抗菌药物指南 [J]. 中华外科杂志，2006，12（23）：1594 - 1596

5. 中华医学会重症医学分会，ICU 病人镇静镇痛治疗指南草案 [J]. 中国实用外科杂志，2006，26（12）：893 - 901

6. 中华医学会重症医学分会，机械通气临床应用指南（2006）[J]. 中国危重病急救医学，2007，19（2）：65 - 72

7. 中华医学会重症医学分会，危重病人营养支持指导意见（草案）[J].

中国危重病急救医学，2006，18（10）：582 - 590

8. Bhattacharyya T，Yeon H，Harris MB. The medical-legal aspects of informed consent in orthopaedic surgery. J Bone Joint Surg Am. 2005 Nov；87（11）：2395-400.

9. Garcí a-Erce JA，Cuenca J，Haman-Alcober S. Efficacy of preoperative recombinant human erythropoietin administration for reducing transfusion requirements in patients undergoing surgery for hip fracture repair. An observational cohort study.. 2009 Oct；97（3）：260-7. Epub 2009 Jun 3.

10. Joelsson-Alm E，Nyman CR. Perioperative bladder distension：a prospective study.Scand J Urol Nephrol. 2009；43（1）：58-62.

11. Krobbuaban B，Kumkeaw S，Pakdeesirivong N，et al. Comparison of postanesthetic complaints after general and spinal anesthesia in patients undergoing lower limb surgery. J Med Assoc Thai. 2005 Jul；88（7）：

909–13.

12. Resch S, Bjärnetoft B, Thorngren KG. Preoperative skin traction or pillow nursing in hip fractures : a prospective, randomized study in 123 patients. Disabil Rehabil. 2005 Sep 30–Oct 15 ; 27（18–19）: 1191–5.

13. Riding G, Daly K, Hutchinson S, et al. Paradoxical cerebral embolisati–on. An explanation for fat embolism syndrome[J].J Bone Joint Surg Br, 2004, 86（1）: 95–98

14. Rihn JA, Lee JY, Ward WT. Infection after the surgical treatment of adolescent idiopathic scoliosis : evaluation of the diagnosis, treatment, and impact on clinical outcomes.Spine（Phila Pa 1976）. 2008 Feb 1 ; 33（3）: 289–94.

15. Tong–Sheng Liu, Di Wang, Lian–Sheng Li.Evaluation of the risks and pre–operative management of the aged orthopaedic patients. SICOT Shanghai Congress 2007

16. Ward WT, Rihn JA, Solic J, et al. A comparison of the lenke and king classification systems in the surgical treatment of idiopathic thoracic scoliosis.Spine（Phila Pa 1976）. 2008 Jan 1 ; 33（1）: 52–60.

17. W ó jkowska–Mach J, Bulanda M, Jaje E. The risk related to surgical site infections after hip endoarthroplasty––surveillance outcome analysis in two Polish orthopaedic centres.Ortop Traumatol Rehabil. 2009 May–Jun ; 11（3）: 253–63.

# 第三章　凝血与血小板功能分析仪在脊柱外科及骨科的应用

## 第一节　Sonoclot分析仪工作原理

### 一、Sonoclot分析仪概述

凝血与血小板功能分析仪目前公认由美国Sienco公司生产的Sonoclot分析仪（图1-3-3-1-1）最为先进和实用，其简称之为Sonoclot凝血与血小板分析仪；本产品构思于20世纪60年代，至1976年首次用于临床，并以带状记录纸提供检测数据。从1990年至2000年十年间开发出数据软件并用于临床，至2010年已形成1、2和4频道配置的数码仪器。简言之，Sonoclot分析仪是当前唯一具有既可控制肝素又具掌握临床出血管理能力的现代产品。本仪器为高端医院实验室的大型自动化设备，主要是通过血凝块粘弹性来测量体外凝血及血小板的功能。仅需0.4ml/次的全血标本，可分析凝血全过程，包括血小板功能，纤维蛋白的形成和溶解，同时在电脑上显示出凝血全过程的曲线图。此有助于诊断和处理出血及血栓形成的各种疾病，并能准确指导控制出血用药之剂量，且可全面分析凝血系统功能。因此在临床上应用范围较广，除骨科、脊柱外科外，亦多用于心脏、心血管、肝脏、各种外伤以及妇产科等，当然亦可用于抗凝与止血等实验性研究。

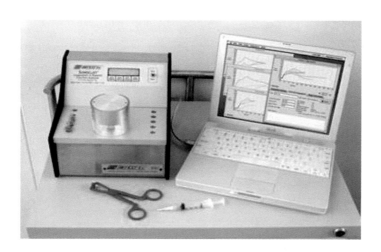

图1-3-3-1-1　Sonoclot 凝血与血小板功能分析仪及其附件

## 二、Sonoclot分析仪工作原理简介

本凝血与血小板功能分析仪是由德国专家Harter研制、生产专门为凝血和血小板功能判定、并分析各种信号从而为相关病情做出合理而科学的决断。分析仪设计的管形探针在装有血液样本和试剂的试管中、每分钟可作超过上万次振幅的振动。分析仪对标本中的任何可加强或减弱探针运动的物质都很敏感。当血液标本随着凝血的各个阶段变化时，当探针遇到的运动阻力时可被检测电路测出；当探针运动受限时，仪器得出的信号值增加；当探针运动阻力减小时，仪器得出的信号值出现也减小，从而进一步导致模拟电子信号被分析仪中的微型计算机处理并作为凝血信号报告出来。在这样高速的振动频率下，血液标本的抽样非常全面，从而保证了结果的可信度和权威性（图1-3-3-1-2）。

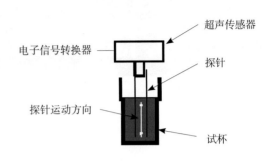

图1-3-3-1-2　分析仪工作原理示意图

本全过程的变化。凝血演变的过程可通过凝血信号值对时间的曲线图被记录下来，这种图形可称之为Sonoclot标记曲线。如图1-3-3-1-3所示。

## 三、Sonoclot分析仪曲线标记过程

### （一）曲线的标记

当凝血与血小板功能分析仪血液标本进行分析时，先将探针插入最初液态标本。逐渐标本从液态变成凝胶状，之后凝胶状又收缩变为血凝块；再后，血块溶解，恢复液态。本分析仪可反映标

### （二）凝血过程

用一个典型的标本来分析，标本最初是液态状，接着，从液态变成凝胶。凝胶形成后的某一时间，血块开始收缩形成一成熟的血块。血块收缩是一复杂的理化过程。之后血块从试杯的内壁分离，聚集到Sonoclot探针的外壁。血块同样从探针的内壁收缩。图1-3-3-1-4形象地描述了凝血的全过程。其镜下观见图1-3-3-1-5。

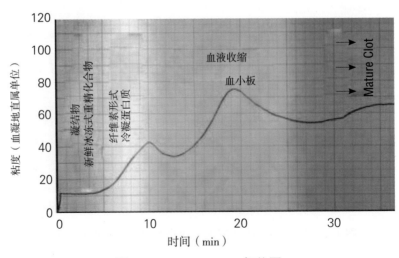

图1-3-3-1-3　Sonoclot 相位图

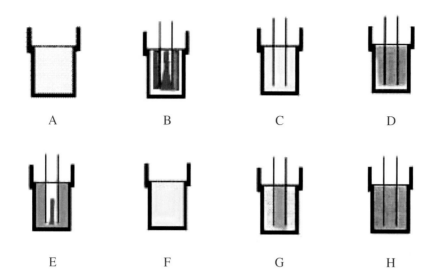

图 1-3-3-1-4　凝血过程示意图（A~H）

A. 初期，试杯中的标本为液态；B. 标本开始形成凝胶；C. 凝胶状态继续发展；D. 血块开始收缩，并从试杯底部分离；E. 血块继续收缩，血块与试杯壁分离，并开始与探针的内壁分离；F. 血块继续收缩，血块在探针的表面收缩越来越紧，血块逐渐从探针的内表面上分离开；G. 血块收缩完成，原来位于试杯和探针之间的血凝块已经收缩位于探针的外表面；原来位于探针内部的血凝块已经收缩成柱状，位于探针底部中心附近；血浆仍然留在试杯及被血块包裹的探针中；H. 血块溶解，标本又变成液态。注意：正常溶解过程在 Sonoclot 标记曲线上一般不提供观察，因为通常发生溶解所需的时间比 Sonoclot 曲线设定的记录时间要长；只有当异常的患者，存在加速溶血、纤溶亢进或活性增强时，此标记曲线约在 30min 完成。

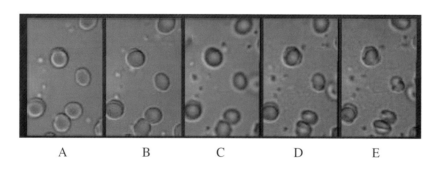

图 1-3-3-1-5　血液从未凝结到血块凝缩全过程镜下观（A~E）

A. 未凝结；B. 初步纤维束化；C. 迅速纤维化形成；D. 纤维化形成 / 初步血块凝缩；E. 持续血块凝缩

（三）结论

归纳前述要点，止血（凝血）全过程主要分为以下三个阶段：

1. 液体阶段　此为凝结的开始，即初始阶段；

2. 纤维成长阶段　为凝血的中期，通过纤维增殖完成；

3. 血块凝缩阶段　在血小板作用下完成血块凝缩，并持续强化。

## 四、标记曲线与凝血过程关系

（一）简介

标本最初是液体。当 Sonoclot 探针放入标本中时，Sonoclot 可反映出探针周围存在液体物质。此称之为插入反应，是样本粘性的表现，粘稠的血液有较高的插入反映值。

插入反应后，标本呈现液态，Sonoclot 曲线保持水平。标本呈现液态的时间称为 Sonoclot 激活凝血时间（简称为 ACT）。当标本被混合后定义为该时间开始，当 Sonoclot 曲线开始上升时定义为该时间结束。ACT 时间在决定抗凝物质（凝血因子）效果及评价凝血瀑布反应时极为有用。

此时也观察到从插入反应值开始到 ACT 结束点之前，Sonoclot 标记曲线轻微下降。这个特性在 Sonoclot 标记曲线上经常发生，可由几种现象引起。一个可能的原因是加热血液标本。如果血液标本的温度低于 37℃，将会被 Sonoclot 仪加热。随着标本加热，它的粘弹性下降，相应的凝血信号值减小。另一个原因可能是标本发生沉淀（较稀释的血液）。

**（二）测试时间**

根据仪器设计，插入反应后当凝血标记曲线从平直线升高一格时定为 ACT 终点。

从 ACT 终点开始，标本从液态逐步演变成凝胶。Sonoclot 的凝血信号反映凝胶的机械阻力。Sonoclot 的凝血信号随着凝胶的发展而逐渐加强。在凝胶形成阶段血凝块形成的速率是 Sonoclot 标

记曲线的斜坡。这个值就是速率值（Clot Rate），其值具有重要的临床意义。最终，随着所有胶体成份变成部分凝胶，凝胶的形成速度减慢，并且 Sonoclot 标记曲线开始变平坦。Sonoclot 标记曲线转折的这称为"肩胛"（Shoulder）。从凝胶形成开始（ACT 终点）直到凝胶实际完成（Shoulder）的这段时间就是凝胶时间。

在这一点我们应当指出，Sonoclot 标记曲线形状多种多样。这是合理的，因为存在着大量的凝血因子且每个因子存在着广泛的质和量的差异。在解释 Sonoclot 标记曲线时，判定"Shoulder"在哪儿出现有时会碰到困难。有的标本的"Shoulder"很好确认，然而有一些 Sonoclot 标记曲线，血块退缩（后面将讨论）发生在凝胶形成之前。在这种情况下，"Shoulder"在 Sonoclot 标记曲线上就不太好确认。但是，无论血块何时形成，Sonoclot 标记曲线都将自动计算出 ACT 和 Clot Rate 值。基于这个事实，许多关于解释 Sonoclot 曲线的资料都把着重点放在 ACT 和 Clot Rate 上（图 1-3-3-1-6、7）。

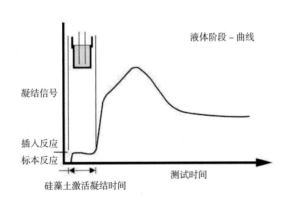

图 1-3-3-1-6　液体凝结曲线示意图

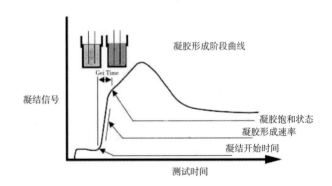

图 1-3-3-1-7　凝胶（块）形成曲线示意图

**（三）凝结值**

Clot Rate 值定义为凝胶形成阶段 Sonoclot 曲线的最大斜率。测量单位为每分钟凝血信号的变化值。

**（四）凝结回缩曲线**

本分析仪对样本在血块收缩过程中的机械变

化非常敏感，这个过程很复杂，机制也不完全清楚。下面图 1-3-3-1-8 关于 Sonoclot 标记曲线中的血块收缩部分的解释是血块收缩过程的简单化，但是可以帮助使用者将血块收缩整个阶段形象地看作 Sonoclot 标记曲线显示的第二个上升及下降峰段。Sonoclot 分析仪的这种能够反映血块收缩的能力是该仪器的一个很重要的特性。

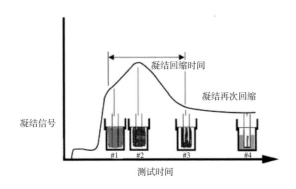

图 1-3-3-1-8　凝结回流曲线示意图

凝胶作用开始后的一段时间，血块收缩使凝胶缩小，凝胶从试杯内壁分离。分离反应发生的时间如图中 1 号试杯所示。在这个示例的Sonoclot 标记曲线上，早期的血块收缩发生在凝胶形成过程实质完成后，即在"Shoulder"后。随着血块收缩，标本覆盖于探针外壁上，探针的运动进一步受到粘附于探针表面的血凝物质的限制。注意：探针运动的阻力越大，Sonoclot 标记曲线上的血凝块信号值就越大。结果随着血块收缩覆盖于探针外壁，如标记 1 号和 2 号试杯期间

所示，Sonoclot 标记曲线上升。

在 Sonoclot 标记曲线上，第二阶段血块退缩从 2 号标记试杯等同的那一点开始。这一阶段血块从探针内壁分离。当分离开始的时候，从探针内部分离下来的血凝块不再影响 Sonoclot 探针的运动。结果，探针运动的限制变小，Sonoclot 标记曲线开始下降。

在 2 号和 3 号试杯之间的这段时间，血凝块进一步从探针内壁回缩。当 Sonoclot 标记曲线变得平坦时（3 号试杯标记点），血块收缩过程实际完成。血块收缩的一种测量方法就是看从凝胶作用开始（ACT 终点）到 Sonoclot 标记曲线变平坦时的时间。这段时间称为血块收缩时间。

Sonoclot 标记曲线变平坦后，有些曲线保持水平，有些曲线显示逐步上升的趋势。这个轻微上升的趋势可以考虑为再次收缩，但是，这段标记曲线还未发现明显的临床意义。一种可能的解释是，如 4 号标记试杯所示，完全收缩的血凝块具有足够的机械完整性，就象一个活塞一样阻碍Sonoclot 探针的运动，导致出现血块第二次收缩的曲线。

# 第二节　Sonoclot分析仪的特点及相关设备对比

## 一、本仪器检验不同于常规凝血检验

常规凝血功能检验包括：凝血相（APTT、PT、CT、TT、FIB）及血小板计数（PLT）。其中凝血相只能反映凝血因子的状况，而并不能反映整个凝血过程的全貌；血小板计数只是对血小板的定量检验，并不能反映血小板的功能。本分析仪所反映的是凝血系统全过程中的综合情况，即凝血因子及血小板的相互作用，这是常规凝血功能检查所无法做到的。更重要的是，到目前为止尚缺乏一种适用于临床的检测血小板功能的方

法。目前检测血小板功能的经典方法是在添加不同诱导物质的条件下，进行的血小板功能检测，但是这种方法复杂、费时，只适于在实验室中进行。而本分析仪的参数与血小板的功能具有很好的相关性，有学者认为本分析仪测定的 Tp 与胶原诱导的血小板凝集性、血小板计数和纤维蛋白原水平呈多元线性相关（Y=0.724）。从而为床旁对凝血及血小板功能进行快捷、准确的检验提供了一种可行的方法；并为解决手术期间出血问题的有效方法；而常规的凝血功能检验是办不到这一点的。此外，本检验用于预

测术后凝血功能障碍的敏感性和准确性均优于常规凝血功能检验。

在外科手术中，影响凝血与血小板功能的因素极其复杂，而且许多机制还不是很清楚，更重要的是手术过程中每个患者的凝血与血小板功能存在相当大的个体差异，变化更是复杂多样。在实际工作中，多种因素的综合作用使得外科医生很难进行病因治疗，有时从不同的化验结果中得出了相互矛盾的结果；此外，尽管外科医生尽量选择能够快速且较全面反映凝血与血小板功能的化验，但是常规凝血检验却不能即刻得到结果，需时较长，而且有时凝血与血小板功能会在短时间内发生明显变化，往往来不及等待化验结果，所以常规凝血检验只能用于回顾性的研究；另外，常规凝血检验只是提示存在凝血功能障碍，而不能指明原因。本分析仪的应用使外科医生能够较及时地对手术患者进行床旁监测，有助于实施早期治疗，并且能够获得包括血液凝结、纤维蛋白凝胶形成和血块收缩在内的关于止血全过程的全部资料。虽然完整的曲线图的描绘需要 20~30min 左右，但在开始的 10min 内即可以判断出曲线的大致趋势；从而使外科医生能更快、更有效地监测凝血和血小板功能，并对凝血功能紊乱的治疗更具针对性。

## 二、Sonoclot分析仪与TEG对比

本分析仪与 TEG（血栓弹性描记图，Thrombelastograph）是追踪整个止血过程的两个主要仪器；单次测试，这两种仪器可提供有关止血之多项资料。

本分析仪和 TEG 的主要临床用途是提升患者出血时的管理。其通过在脊柱外科大手术、创伤手术、骨科大手术，以及其他严重出血手术均具有高度需求，尽管两者十分相近，但仍有一些重要的差别，主要表现在：

两个仪器都追踪血块的力学特性，并以图表显示结果。TEG 测量血块的强度。在 TEG 图表上，小的值表示弱的血块，大的值表示强的血块。Sonoclot 分析仪测量血块的粘滞性。低粘滞性产生低血块信号值，高粘滞性产生高血块信号值。血块信号值被显示在 Sonoclot 签字信号图上。此仪器的重要差别就在于，TEG 是测量血块的强度，而 Sonoclot 分析仪测量的是血块的粘滞性。

Sonoclot 分析仪的粘滞性测量对察觉血凝块这个工作是很出色的。当纤维蛋白聚合一发生，粘滞性就开始产生变化。因此 Sonoclot 分析仪可侦测纤维素形成的开始。此测量技术使 Sonoclot 分析仪能有效的处理极度稀释的血液、抗凝结化的血液、或是含有低量的纤维蛋白原的血液。而 TEG 的运作需要在两个测量表面上形成血块。只有当纤维素桥形成且纤维素血块附着在表面后，TEG 才能侦测到血块的存在。TEG 仪器上的 R 时间是记录血块第一次被侦测到的时间变数。

Sonoclot 分析仪被 FDA 列为 ACT 机器，而 TEG 不被归类为 ACT 机器。Sonoclot 分析仪可替换 ACT 机器并提供 ACT 结果。TEG 不能用来管理高肝磷脂剂量治疗。

在 Sonoclot 分析仪上，ACT 的结果会由于凝血因子不足而延长，但与纤维蛋白原的量大致无关。TEG 的 R 时间会受到凝血因子和纤维蛋白原两者的影响。

在 Sonoclot 分析仪上，低量的纤维蛋白原会导致弱的纤维蛋白形成时期。凝血速率的测量结果可帮助这个时期的量化。而在 TEG 上，纤维蛋白原会影响 R 时间、K 时间、a 、以及 MA。以至于要从其他血液凝结病变中分离出低量的纤维蛋白原这个病因将是困难的。

Sonoclot 分析仪在血块收缩阶段追踪血小板功能。它的数据收集程式提供十分特定的血小板功能的数据结果。而在 TEG 上，血小板功能是由 MA 来描述的。因为 MA 乃由纤维蛋白原及血小板两者决定，一些使用者采用双频道测试来评估血小板功能。

检测时间 本分析仪监测一次一般为 15~30min。而 TEG 一般需要 45~60min/次；此

不利于及早诊断和及时采取处理措施。

## 三、各种检测仪对比观察

本仪器与另外两种相类同功能的检测仪：

Haemochron 及 Hemotec 相比亦显示其优越性，为说明问题，以表 1-3-3-2-1 表示。

表 1-3-3-2-1　Sonoclot 凝血功能监测仪与 Haemochron 监测仪和 Hemotec 监测仪对比观察

| 项目 \ 仪器 | Sonoclot 监测仪 | Haemochron 监测仪 | Hemotec 监测仪 |
|---|---|---|---|
| 标本用血量 | 0.4ml 全血 | 0.5~2.5ml 用注射器和吸量管测定 | 0.4ml 全血，需填充到最大值或最小值，需做对比试验 |
| 催化剂 | 硅藻土、玻璃珠、抑肽酶 | 硅藻土、玻璃珠 | 只有高岭土 |
| 试验开始 | 在试管中放入血液，启动的同时机器自动搅动混合 | 放入血液在仪器中混合，用旋转磁铁的自由运动来检测，混合完成后需重新手动设定时间 | 摇晃弹筒去混合，加入蒸馏水水激活后放入血液 |
| 凝结的探测模式 | 用电子振荡器振荡，用机械传感器去连续的评价血液粘弹性变化的发展 | 用充分完全的血凝块做前提来检测电磁的变化，用电磁的变化来标记凝血程度（前提要有充分完全的血凝块来观察凝结过程） | 自动混合，肉眼可见跳动的旗子来检测血凝块的形成（前提要有充分完全的血凝块来观察旗子的跳动） |
| 完整血凝块特性及血液动力学特点 | 准确的检测血凝块的形成并不依赖于血液完成凝结。对血液动力学和抗凝剂的评价无影响 ACT 测试时间短 | 1. 微量的血凝块不能被检测到，或被延时。 2. 受血液稀释影响 3. 延长的 ACT 不能正确反映真实的凝血系统的过程 4.ACT 测试时间长 | 1. 微量的血凝块不能被检测到，或被延时。 2. 受血液稀释影响 3. 延长的 ACT 不能正确反映真实的凝血系统的过程 4.ACT 测试时间长 |
| 纤维蛋白原向纤维蛋白转化功能 | 可以精确检测到纤维蛋白原转变为纤维蛋白，纤维蛋白单体转变为多聚体，最后交叉结合的全过程 | 不能检测 | 不能检测 |
| 血小板功能 | 1. 可快速有效的提供血小板功能的清晰图形。 2. 可敏感的反映血小板的实际稀释程度 | 不能检测 | 不能检测 |
| 高凝识别功能 | 可以清楚的显示高凝状态、肝素抵抗和 AT III 缺乏 | 不能检测 | 不能检测 |
| 低凝识别功能 | 可以清楚的显示低凝状态、低纤维蛋白原、低血小板数量和其他要素的缺乏 | 不能检测 | 不能检测 |
| 高纤溶检测功能 | 可识别血纤维蛋白肽的活动 | 不能检测 | 不能检测 |

# 第三节　凝血与血小板分析仪的临床意义与实际应用

## 一、Sonoclot分析仪临床意义

本监测仪具有多种用途，但主要是对各种伤病或施术患者的血液标本通过电磁探针振动受到血凝阻力感应，并由电脑专门软件处理后，描出曲线及打出相关数据；其临床意义主要为：

1. 通过对血凝病理的凝结过程及最终产物凝块进行分析和判断全面了解与掌握病情及和血凝相关的病理生理状态，并通过图形及数据反映出血中凝血因子，纤维蛋白原、血小板数量，凝血药物作用及抗凝血药物作用；因此，可将其视为临床出血病例的管理（者）；

2. 在前者基础上，可以建议或指导医生合理地、有针对性地使用血制品成份及抗凝、促凝药物；

3. 对创伤及手术病例，尤其是老年、重症、心血管及脏器功能不全者可以进行术前、术中及术后的全程监控，以防凝血、血栓、失血等相关问题引发意外。

## 二、Sonoclot分析仪实际应用

### （一）用于临床病例监测

1. 通过检测探针在临床病例标本凝血进程中受到阻力的改变，由电脑软件处理描绘出曲线图，从而对该临床病例加以判定；

2. 经廿余年的临床应用与科研，目前，本设备已被公认是当前唯一能同时检测血凝及血小板功能的仪器；

3. 本仪器检测程序快捷，一般在15min内出结果，且在正常使用情况下不会出现假阳性及假阴性结果；因此可将本仪器视为临床出血病例最具资格的管理者。

### （二）用于临床科研

1. 凡是能引起血凝改变的病理生理状态，本仪器均能如实地反映，这有别于某些仪器（如ACT）只对肝素敏感；同时，本设施亦有别于其他实验室检测设备，后者往往只偏重于诊断低凝状态，而忽略了高凝状态的观测与判定；

2. 本仪器除对血凝和纤溶进行准确定性外，还能精确地提示参与凝血成份的具体过程，这无疑对于成份输血可以提供目前非常难得的有价值参考；

3. 本仪器能为医生提供能干扰凝血状态的药物治疗、液体疗法的准确结果；这对开展未明的干扰血凝因素，评价干扰或纠正血凝状态的药物作用。

### （三）在脊柱外科和骨科的具体应用

1. 脊柱损伤，尤其是在高速公路上导致的恶性交通意外事故，不仅失血量大，且多伴有胸腰部脏器伤，失血量大多在1500~3000ml之间；体内脏器损伤者可达3000ml以上。

2. 脊柱肿瘤，包括病变范围涉及椎节三柱的恶性肿瘤，如行根治性切除；尤其是对节段较多、并需行椎体置换术者，术中出血可达3000~4000ml，甚至超过5000ml亦非罕见；

3. 复合性脊柱矫形术，包括多节段脊柱侧凸，各种先天畸形，类风湿脊柱炎伴驼背畸形需行多节段矫形术者，其出血量多在2000ml以上；

4. 创伤骨科中的多发性骨折，尤其是交通意外所致者，多为开放性骨折，失血量多，甚至可达3000ml以上；

5. 大关节置换术，包括髋关节、膝关节及

肩关节等不仅输血量较大，且对抗凝的预防与处理至关重要；

6. 骨盆骨折，包括高处坠下及交通事故所致者，失血量多在 3000ml 以上，在本设施帮助下对病情的判定，治疗措施的选择更具目的性，因而疗效更佳。

（鲍宏玮　孙京文）

# 参 考 文 献

1. 赵定麟，李增春，刘大雄，王新伟. 骨科临床诊疗手册. 上海，北京：世界图书出版公司，2008

2. 赵定麟，赵杰，王义生. 骨与关节损伤. 北京：科学出版社，2007

3. 赵定麟. 现代骨科学，北京：科学出版社，2004

4. Boyd MC, Mountain AJ, Clasper JC. Improvised skeletal traction in the management of ballistic femoral fractures. J R Army Med Corps. 2009 Sep；155（3）：194-6.

5. Ekere AU. Skin traction kit cervical collar hybrid appliance：a treatment option in cervical injuries. West Afr J Med. 2009 Sep–Oct；28（5）：347.

6. Franssen BB, Schuurman AH, Van der Molen AM, et al. One century of Kirschner wires and Kirschner wire insertion techniques：a historical review. Acta Orthop Belg. 2010 Feb；76（1）：1–6.

7. Kwon JY, Johnson CE, Appleton P, Rodriguez EK. Lateral femoral traction pin entry：risk to the femoral artery and other medial neurovascular structures. J Orthop Surg Res. 2010 Jan 22；5：4.

8. Scannell BP, Waldrop NE, Sasser HC, et al. Skeletal traction versus external fixation in the initial temporization of femoral shaft fractures in severely injured patients. J Trauma. 2010 Mar；68（3）：633–40.

# 第四章 脊柱骨折及伤患术后应激性溃疡

## 第一节 应激性溃疡概述、流行病学及发病机制

### 一、应激性溃疡概述

应激性溃疡(Stress Ulcer, SU)是指机体在各类严重创伤、危重疾病或严重心理应激状态下所引起的食管、胃或十二指肠等部位急性糜烂、溃疡,严重者可并发消化道出血,甚至穿孔,使原有病变恶化。内科应激性溃疡主要与患者本身疾病的严重状态以及应用一些胃黏膜刺激性药物有关,而外科应激性溃疡主要发生于严重创伤、大手术等情况下,临床上多见于颅脑损伤、手术、大面积烧伤、骨折等。随着胃镜的广泛应用,研究发现,80%以上的严重创伤和大手术后患者均有急性胃黏膜病变,应激性溃疡并发出血(Stress Ulcer bleeding, SUB)的发生率约2%~10%。SU是脊柱骨折后最严重的并发症之一,由于创伤后机体处于应激状态以及镇痛药物和糖皮质激素的使用,更加重了胃黏膜损伤的发生。轻者呕血和解柏油样便,重者可因失血性休克而危及患者的生命。对于老年患者而言,由于血管弹性差、凝血功能下降、应激功能减退等因素,骨折后更易出现胃黏膜损伤。如果术前病情不稳定、未能预防治疗,经受手术创伤后比其他年龄段骨折患者更容易出现消化道大出血,进一步发展为多器官功能衰竭,导致较高的死亡率。

SU现多以更为合理的应激性黏膜病变(Stress-related Mucosal Disease, SRMD)命名。统计资料表明,SU是仅次于消化性溃疡所致上消化道出血的病因。

### 二、应激性溃疡流行病学

SU可发生在脊柱骨折或脊柱伤患术后2~7d,一般认为,创伤(含手术创伤)越重,并发SU的几率越高。各种原因(如外伤、坠落伤、车祸)所致的脊柱骨折、肋骨骨折、骨盆骨折、股骨颈骨折、胫腓骨骨折及多发性骨折等,无论是闭合性骨折或是开放性骨折,在骨折后均有并发SU的危险。一部分患者骨折后早期无消化道出血表现,但在行骨折手术如骨折切开复位内固定术后出现黑便或呕血症状。目前国内外尚没有完整的骨折后SU的流行病学资料。蓝旭等收集了1980年~1999年间的骨折和骨折术后应激性溃疡病例16例,年龄45~86岁,致伤原因是坠落伤和车祸事故,其中多发性骨折10例,骨盆骨折3例,股骨颈骨折2例,腰椎骨折合并不全截瘫1例。13例应激性溃疡由骨折引起,3例为骨折内固定术引起。菊地臣一等于1989年对1181名脊柱、脊髓损伤患者进行了研究,其中颈髓损伤290例,胸髓损伤63例,腰椎损伤828例,有16例(1.4%)合并SU,其中颈髓损伤5例(5/290, 1.7%),胸髓损伤5例(5/63, 8%)腰椎损伤6例(6/828, 0.7%)。结果表明颈髓损

伤并发 SU 发生率高于腰椎损伤组，完全性脊髓损伤组（6.2%）SU 发生率高于不完全性脊髓损伤组（1.7%）（P<0.05），这与多数学者提出的创伤越重 SU 发生率越高的结论是一致的。穆卫东等收集自 1995 年至 2002 年治疗的急性脊髓损伤 215 例，其中 8 例患者并发消化道大出血，发生率为 3.7%。葛双雷等 1996 年 2 月至 2002 年 12 月期间收治颈椎骨折脱位伴颈髓损伤患者 279 例，发生消化道应激性溃疡 9 例。其中完全性脊髓损伤患者 7 例，不完全性脊髓损伤患者 2 例。郝海东等对 1999 年 3 月 ~2003 年 2 月收治的 162 例急性脊髓损伤患者（Acute Spinal Cord Injury，ASCI）进行研究，并发应激性溃疡 21 例。ASCI 合并应激性溃疡的发生率与脊髓损伤的部位、程度、低血压、代谢性酸中毒等差异有显著性（P<0.05）。朱建良等随机选择 2000 年 10 月到 2007 年 5 月收治的高龄骨折行相应手术患者 280 例，男 173 例，女 107 例，年龄 56~83 岁，平均 62 岁，术后并发 SUB15 例，发生率为 5.4%。一般认为，骨折后或骨折修复手术后 SUB 的发生率在 3%~15% 之间。随着对骨折后 SU 发病的认识的提高，以及预防性药物的应用，极大地减少了与骨折相关的胃黏膜病变的发生率，提高了诊治效果。

## 三、骨折后SU的发病因素

脊柱骨折或病患术后发生 SU 的程度及预后与患者的年龄、骨折的严重程度及部位、全身性疾病情况及口服非甾体抗炎药（NSAIDs）或激素等有密切关联。

### （一）年龄

骨折后并发 SUB 的几率随着年龄增加而上升。与年轻人相比，老年人由于全身器官衰退，各脏器的功能储备相应减少，机体对外环境的适应能力下降，对各种应激因素（如感染、创伤等）的抵御能力大幅降低，一旦遇到突发的紧急情况，可动员的内在潜能明显不足，相反还会使原本不多的储备功能很快耗尽，易较早出现主要脏器功能衰竭，使病情迅速恶化。其次，老年人常合并

高血压、冠心病、糖尿病等系统性疾病，由于存在血管硬化、凝血功能差等，在骨折等应激状态下更易并发急性胃黏膜病变，其消化道出血程度更甚于年轻人，治疗效果不佳，预后更差。此外，骨折后由于血容量下降，人体重要脏器血供降低，也使原有的系统性疾病加重，使病情进一步恶化。原有胃炎、消化性溃疡的患者，骨折后并发消化道出血的几率更高，更易于发生大出血。

### （二）骨折严重程度及部位

骨质血供丰富，急性创伤如股骨骨折时失血多，且骨折修复手术通常较其他手术更易并发出血，出血量也较大。严重骨折造成的损伤，对全身的伤害主要为失血引起的血容量下降，甚至出现低血容量性休克，骨折越严重，这种缺血和低血容量持续时间更长。机体在此种应激状态下，通过交感—肾上腺髓质系统和下丘脑—垂体—肾上腺糖皮质激素系统，增加心、肺、肾等主要器官的负荷以维持内环境的相对稳定，而腹腔内脏血管收缩，血供减少。胃壁血管长时间收缩致胃黏膜缺血性损害。此外，迷走神经系统兴奋使胃酸分泌增加，胃液中氢离子经损伤的黏膜逆行进入胃壁。而氢离子又可激活胃蛋白酶原引起自身消化，进一步加重黏膜损伤，致使出血几率增大。由于 SUB 发生突然，又多无自觉症状，所以骨科临床医师对于严重骨折创伤，特别伴有休克，严重感染、胸腹部损伤的患者应高度警惕。ASCI 的部位越高，SU 的发生率明显增加，其机制可能为：

1. 脊髓损伤的部位越高，交感神经及副交感神经功能失衡越严重。当脊柱骨折致脊髓损伤后，交感神经和副交感神经失去平衡，交感神经受到损伤或抑制，而副交感神经兴奋性则提高，造成乙酰胆碱的释放增加，从而使胃酸分泌增加。

2. 脊髓损伤的部位越高，患者的截瘫平面越高，越易影响患者的呼吸功能，导致低氧血症，从而使胃肠黏膜缺血越严重。

### （三）全身性疾病情况
### 【心肺疾病】

有心、肺等慢性基础疾病的患者，骨折后并

发 SUB 的几率明显增加。如前所述，应激时机体优先增加心、肺、肾等主要器官的血供，以维持内环境的相对稳定。但慢性心肺疾病患者心肺功能本身已有明显下降，势必降低其对机体调控指令的反应能力，致使整体对创伤的应激能力下降，同样延长了胃肠道处于应激状态的时间，加重了胃肠黏膜的缺血性损害。

### 【高血压病】

通常高血压已使患者心脏处于高负荷状态，而该病后期也是通过损害中、小动脉使心脏、脑、肾等全身主要脏器功能受损，一旦发生应激反应，因无法维持内环境的稳定使得胃肠道黏膜极易损伤出血。有研究显示，合并高血压患者 SUB 发生率高于无高血压组。

### 【糖尿病】

糖尿病对机体构成的最大威胁是引发心血管病变。而对全身血管，特别是中小血管的损害，又直接影响到机体各重要脏器的功能，并通过后者减弱了机体对创伤的应激能力。

## （四）其他

### 【慢性骨关节疼痛】

患者长期口服 NSAIDs 或激素控制疼痛。NSAIDs 抑制胃粘膜分泌，使胃肠粘膜屏障处于受损状态，增加了应激性溃疡风险。

### 【抗凝治疗】

某些骨科手术为预防深静脉血栓形成，需使用抗凝治疗。抗凝药物使出凝血时间延长，不利于胃粘膜表面血栓形成止血，溃疡愈合困难。

### 【术中麻醉的影响及血流动力学改变】

由于麻醉诱导，同样可使机体处于应激状态，发生一系列神经内分泌系统的变化，在神经系统和体液因素的作用下，血流再分布，胃粘膜血流明显减少，使胃肠道粘膜的氧供相对或绝对减少。严重的胃肠道缺氧，可造成胃肠粘膜的损伤。

## 四、应激性溃疡发病机制

骨折对于机体是一种创伤性事件，骨折引起 SU 的发病机制较为复杂，迄今尚未完全阐明。目前认为是多种因素综合作用的结果。主要的发病机制包括神经 - 内分泌失调，胃黏膜血流量减少导致胃黏膜微循环障碍，胃腔内 H+ 向黏膜内反向弥散，氧自由基大量生成，体液因子如内皮素、一氧化氮、前列腺素等失衡，胃肠平滑肌的电生理活动紊乱等。

## （一）神经—内分泌失调

在 SU 的形成过程中，应激刺激首先引起中枢神经系统的功能性改变，通过中枢神经系统引起胃粘膜的变化，因此中枢神经系统对 SU 的形成起着重要作用。应激状态下机体神经—内分泌失调涉及神经中枢、神经肽、传导途径、递质释放和受体等一系列问题。目前认为，下丘脑等神经中枢在 SU 发生中具有重要意义。中枢神经系统 (CNS) 及神经肽主要是通过自主神经系统及下丘脑 - 垂体 - 肾上腺轴作用于靶器官胃肠，引起胃肠粘膜的改变，导致 SU 的发生。促甲状腺激素释放激素 (TRH)、多巴胺、5-HT、儿茶酚胺、生长抑素、B- 内啡肽等在 SU 发生中有重要意义。

## （二）胃粘膜微循环障碍

胃黏膜微循环障碍被认为是 SU 发生最基本的病理生理过程。胃粘膜血流不仅可以向粘膜上皮细胞提供营养物质和氧，输送 $HCO_3^-$ 同时带走组织中多余的 $H^+$，对细胞内的代谢和维持酸碱平衡起重要作用。骨折等创伤性损伤后机体处于休克、缺氧、低血容量的状态下，在神经—内分泌系统的作用下，血液重新分配，优先供应心脑等所谓的"生命器官"，而使胃肠等内脏器官处于缺氧状态。此外，在应激状态下，外周交感—肾上腺髓质系统强烈兴奋，儿茶酚胺释放增多，从而引起胃肠粘膜血管痉挛，导致胃粘膜缺血、缺氧。同时，迷走神经纤维兴奋及逆向弥散入黏膜组织内的 $H^+$ 刺激肥大细胞脱颗粒，释放组胺、白三烯等炎性物质。组胺兴奋胃黏膜下小动脉 $H_1$ 和 $H_2$ 受体，使毛细血管前括约肌扩张、微血管收缩，最终引起胃黏膜充血、微血管通透性增加，并造成胃黏膜水肿、黏膜有效灌注压下降进而加重胃黏膜缺血。此外，其他炎性介质如内皮素（ET）、血小板活化因子（PAF）等也与胃黏膜的微循环障碍有关。如拮抗这些介质的产生及其作用，可改善微循环，减轻或预防 SU 的发生。

### （三）胃粘液 – 碳酸氢根屏障受损

胃粘膜屏障是由胃粘液和上皮细胞组成。胃粘液是由胃粘膜上皮细胞分泌的一种粘稠度很大、不溶性的冻胶状粘液，分泌后形成连续的粘液覆盖在胃粘膜表面并形成粘液层，此层将胃腔与胃粘膜上皮细胞顶面（胃腔面）隔开。与来自血流的或细胞内代谢产生的 $HCO_3^-$ 一道，构成屏障作用。应激状态时，逆流入胃内的胆汁含量增加，胆盐可直接或间接抑制粘液、$HCO_3^-$ 分泌；此外应激状态下胃粘膜微循环障碍，正常细胞生理功能受损，导致 $H^+$ 在组织中积蓄，粘膜酸化，粘膜缺血后再灌注，减弱了粘膜屏障功能，促使了溃疡的发生。

### （四）胃腔内 $H^+$ 向粘膜内反向弥散

正常情况下，空腹胃液的 pH 值为 1.0，组织间 pH 值为 7.4，两者之间的 $H^+$ 浓度梯度差超过 100 万:1，如此巨大的浓度差是由完整健康的胃黏膜屏障阻隔而实现的，而此屏障的存在则依赖于胃黏膜细胞功能的正常。实验证实，胃腔内 $H^+$ 浓度越高，粘膜病变越严重。若将胃腔内 pH 值维持在 3.5 以上，则不形成 SU。应激状态下因粘膜屏障功能减弱，$H^+$ 常反向弥散或因血流下降不能及时运走反流的 $H^+$，使得胃粘膜内的 $H^+$ 浓度增加，促进了 SU 的发生。

### （五）前列腺素（PGs）含量减少

前列腺素（PGs）也是影响胃粘膜屏障的主要因素，并与 SU 有密切的相关性。很多动物实验证实前列腺素对各种原因引起的急性胃粘膜病变包括 SU 具有防治作用。前列腺素的细胞保护作用机制可归纳为以下六个方面。

1. 促进胃粘液分泌；

2. 激活腺苷酸环化酶，使 CAMP 合成增加，作为第二信使的 CAMP 能维持 $Na^+$ 的功能；

3. 改善胃粘膜的血流量。$PGE_1$、$PGE_2$ 为血管扩张剂，可以增加粘膜血流量；

4. 保护胃粘膜屏障。前列腺素防止某些致坏死物质对粘膜的破坏，$PGE_2$ 能使已遭破坏的胃粘膜屏障恢复正常；

5. 促进胃粘膜上皮细胞再生；

6. 稳定溶酶体膜。

总之，PGs 具有抑制胃酸分泌、胃运动，促进胃粘液、$HCO_3^-$ 分泌的作用。应激状态下胃黏膜易受损伤与内源性前列腺素减少有关。

### （六）氧自由基的作用

应激时，儿茶酚胺的升高可通过多种途径激活并产生大量的活性氧，如 $O_2^-$、$OH^-$、$H_2O_2$ 等，它们有非常强的氧化性，可使膜脂质过氧化。大量实验证明，SU 发生时，血液及胃粘膜的 SOD 活性下降，MDA 含量上升，这可能是氧自由基的作用，消耗了体内的 SOD，并引起膜磷脂大量降解，结果胃、十二指肠粘膜上皮细胞被破坏，同时生成了大量的有细胞毒性的 MDA，MDA 又可以攻击胃粘膜上皮细胞，加重溃疡的产生。

### （七）其他体液因子的作用

有研究报道 SU 的发生与内皮素（ET）、一氧化氮 (NO)、血管紧张素 II 等有关。ET 和 NO 是近年发现的一对相互拮抗的血管活性物质，在胃粘膜的保护及平滑肌功能的调节中起重要作用。ET-1 与平滑肌细胞的 ET 受体结合主要通过增加细胞内钙离子浓度发挥其收缩血管作用，引起胃黏膜血流显著下降，造成胃粘膜缺血、糜烂与溃疡的发生。它还可以通过激活磷脂酶 D，使胞内二酰基甘油升高，激活蛋白激酶 C(PKC)，后者使肌球蛋白轻链磷酸化，导致平滑肌收缩。NO 广泛分布于胃肠道，它对胃肠道功能起着十分重要的调节作用。NO 具有高度脂溶性，极易扩散通过生物膜。有研究表明，NO 对胃粘膜的保护作用主要与其增加胃黏膜血流、调节 $HCO_3^-$ 的分泌有关。另外还抑制血小板在内皮细胞表面的粘附和聚集，减少受损胃粘膜内中性粒细胞浸润、促进溃疡边缘的血管增生等。还有报道 NO

可抑制应激导致的胃肠运动的亢进。如纠正内源性 ET-NO 失调,则可改善胃黏膜血流,减轻胃粘膜的损伤。

### (八)上消化道运动功能障碍

应激时,胃肠平滑肌基本电节律活动明显紊乱,表现为自发慢波幅度和峰电位发放率显著增加。因为基本电节律和峰电位发放是平滑肌运动的生物电基础,平滑肌强烈收缩将导致胃粘膜缺血缺氧、能量代谢障碍和屏障功能下降,促进溃疡发生。

# 第二节 应激性溃疡的病理、临床症状及诊断

## 一、应激性溃疡病理改变

应激状态下,胃黏膜形态上的变化早期为胃黏膜散在点状苍白区,有散在的红色瘀点局限于胃底。显微镜检查可见粘膜水肿,粘膜下血管充血,很少炎症细胞浸润。电镜检查见上皮细胞膜破坏,有的地方整片上皮细胞脱落,暴露其下的粘膜固有层。24~36h 后苍白区变为红色圆型直径约 1~2mm 的浅表充血、糜烂,显微镜下可见粘膜有局限性出血和凝固性坏死。3~4 d 后,糜烂面颜色转暗或发展为浅表溃疡,多伴有渗血。若应激状态无法缓解,胃肠道缺血仍不能有效改善则病情进一步发展,$H^+$ 经受损的胃黏膜屏障不断反渗入胃壁内,并与激活的胃蛋白酶共同作用使溃疡扩大加深,深达粘膜肌层及粘膜下层,暴露其营养血管。当侵及黏膜下层血管时,即可引发较大的出血,甚至大出血。

内窥镜下 SU 呈多发性糜烂或浅表溃疡,病灶大小不等,直径由几毫米至 1cm 以上,溃疡面伴有出血或覆盖有暗红色血凝块,其边界清楚,周围水肿不明显,或无水肿,有时呈弥漫性糜烂出血,可与消化性溃疡区别。

## 二、应激性溃疡临床症状

SU 多发生于脊柱骨折或手术后的 3~5d 内,少数可延至 2 周。骨折程度越重,年龄越大,合并的基础疾病越多,SU 的发生率越高,病情越凶险,死亡率越高。主要临床表现为上消化道出血,如呕血或黑粪,出血量大可导致失血性休克。其消化道出血的临床特征与一般消化性溃疡有相似之处,也有所差别。

### (一)呕血与黑粪

呕血或黑粪是应激性溃疡最主要的临床表现,取决于出血的量及速度。小量而缓慢的消化道出血,一般无明显症状,有的仅在做粪便的潜血试验检查才被发现。如血液贮留胃内,与胃酸接触后转变为酸性血红蛋白,使呕出的血液呈棕褐色或咖啡样;如血液停留在肠内较长时间,血液中血红蛋白的铁与肠内硫化物经细菌作用结合成硫化铁,致使粪便变黑如沥青,又称柏油样便。如出血量大,速度快,呕出的血液呈紫红色或鲜红色,而过快的肠蠕动致使出现暗红色甚或鲜红色的血便,易与下消化道出血相混淆。留置胃管的患者可从胃管内引流出咖啡色或鲜红色液体。

据研究,成人每日消化道出血量 >5~10ml,粪便隐血试验出现阳性,每日出血量 50~100ml 可出现黑粪。胃内储积血量在 250~300ml 可引起呕血。一次出血量不超过 400ml,机体尚能代偿,可不引起全身症状,而出血量超过 400~500ml,可出现全身症状,如头晕、心慌、乏力等。短时间内出血量超过 800~1000ml,可出现周围循环衰竭表现。

## （二）失血性周围循环衰竭

急性大量出血或出血持续不止，则出现心悸、冷汗、烦躁、面色苍白、皮肤湿凉、心率加快、血压下降以及昏厥等循环衰竭现象，若短期内失血量超过总循环血量的1/3，可危及生命。

## （三）贫血和氮质血症

在出血后数小时内，血红蛋白、红细胞数和红细胞压积可能变化不大，不能用以评估出血的严重性。出血后3~4h到数日内，组织液进入血循环内以补偿其血容量，即使出血已停止，可见血红蛋白、红细胞数和红细胞压积继续下降，并见骨髓刺激征象，表现为晚幼红细胞、嗜多染色性红细胞和网织红细胞增多。后者在出血后4~5d可达5%~15%。如在出血后2周，网织红细胞持续增多，提示有继续出血。大出血后数小时白细胞数增高，约在3~4d后恢复正常。

血尿素氮增高，可达40mg/dL，由于肠内血液蛋白消化产物的吸收以及休克后肾血流量和肾小球滤过率的降低所致。出血停止，血尿素氮在2~3d内降至正常。如患者无呕吐或失水，肾功能良好，血尿素氮不断增高则常提示有继续出血。

## （四）应激性溃疡出血的临床特点

与一般的胃或十二指肠溃疡相比，应激性溃疡出血有以下特点：

1. 应激性溃疡多数起病隐匿，无明显前驱症状。

2. 一般为无痛性消化道出血。一部分患者也可出现上腹痛、腹胀、恶心、呕吐、反酸等消化系统症状，但较一般胃、十二指肠溃疡病为轻。

3. 容易复发。

4. 胃溃疡发生率高，多为胃内多发性溃疡。病变多见于胃体及胃底，胃窦部甚为少见，仅在病情发展或恶化时才偶尔累及胃窦部。胃镜下可见胃粘膜充血、水肿、点片状糜烂、出血，大小不一的多发性溃疡。

5. 由于合并严重的骨折或其他器质性疾病，病死率高，可达30%~50%以上，尤其是老年人；

6. 急性应激性溃疡如出现大出血或穿孔，经常需要外科手术治疗挽救生命。

## 三、应激性溃疡诊断

SU的诊断主要靠病史和临床表现。但SU的临床表现常常被严重的原发疾病所掩盖，难以早期诊断。因此，骨折患者在住院期间，若出现上腹痛、呕血、黑便、不明原因血红蛋白浓度下降、急腹症等临床表现时，应高度SU。

## （一）内镜检查

胃镜检查是确诊SU和明确出血来源的首要手段。由于本病胃黏膜病损表浅，愈合快，因此，凡怀疑SU或SUB者，应在出血后24~48h内进行急诊胃镜检查，否则病灶愈合，胃镜检查呈阴性结果。大量实践证明，在急性出血期内进行内窥镜检查是安全的，检查距出血时间愈近，诊断阳性率愈高，只要操作熟练，应用得当，不会加重出血。应激性溃疡的内镜特点为多发糜烂、浅表溃疡、点状或片状出血灶，以胃体大弯侧最多见，单纯累及胃窦者少见，少数可累及食管、十二指肠及空肠。按时间顺序，可将内镜下SU的表现分为缺血苍白型、充血水肿型、出血糜烂型、表浅溃疡型和坏死剥脱型5种类型，各型在内镜检查时可同时存在，但往往以某型损害为主。

## （二）其他辅助检查

对活动性、持续性隐性出血，内镜检查无法确定出血原因和部位者，可行选择性腹腔动脉及分支胃左动脉造影，可检测出0.1 ml/min的出血，是胃镜检查的有效补充方法，但SU出血多为黏膜病变处渗血，其临床诊断价值有限。X线钡餐检查不适于应激状态下的危重患者，更由于SU粘膜病变表浅，钡餐检查多不能显示，诊断价值小，现已很少应用。

# 第三节　应激性溃疡的治疗、预防与护理要求

## 一、应激性溃疡治疗

SUB 通常病情急，变化快，严重者可危及生命，应采取积极措施进行抢救、抗休克、迅速补充血容量应放在一切治疗的首位。

### （一）一般急救措施

脊柱骨折或伤术后应激性溃疡患者多有呕血症状，因此应卧床休息，一般取平卧位，头偏向一侧并及时清理气管及口腔内呕出的血液，防止吸入导致呼吸道窒息。迅速建立深静脉通路，保证输液畅通，监测生命体征、中心静脉压及骨折部位血液循环情况，并做好采血配血准备，及时输入新鲜血液及止血剂，输血量根据患者周围循环动力学及贫血情况而定。在配血过程中，可先输注平衡液或葡萄糖盐水，或先代用右旋糖酐或其他血浆代用品。老年患者，尤其是原有心功能不全者，应避免输液、输血过快、过多而引起肺水肿或心力衰竭，最好是根据中心静脉压调整输入量。还要观察有无恶心、呕吐、腹胀、腹痛等情况，严密观察呕吐物及排泄物的量、色、质、定期做大便潜血试验，以便早期发现病情并做有效的处理。应置入较粗的胃管，既可观察出血情况，又可局部用药。凝血酶胃管注入止血效果较好，且无任何不良反应。凝血酶是猪血中提取的凝血酶原经激活而得凝血酶无菌制剂，它在接触出血病灶后形成条索状凝固膜，同时，它能直接作用于溶胶状态的纤维蛋白原，使之迅速形成不溶性纤维蛋白，填塞出血点，且能促进上皮细胞的有丝分裂而加速创伤愈合；凝血酶还可促进血小板发生不可逆聚集并使其释放活性因子，促使疏松纤维蛋白凝块变成紧密纤维蛋白块，起加固

凝血作用。活动性出血的患者应禁食，让胃肠道得到休息，避免食物刺激造成创面出血难以控制，等病情稳定后再考虑逐步开放饮食。

### （二）抑酸治疗

通常认为应激状态下三大因素对溃疡致病起主要作用：

1. 粘膜缺血；
2. 粘膜屏障受损；
3. 胃酸分泌升高。

机体因急性强烈应激而引发的攻击因子增强和防御因子削弱，致使平衡被破坏而导致 SU，许多攻击因子导致胃粘膜损伤的程度取决于胃液的酸度，这是制酸剂防治 SU 的依据。病灶处血栓形成对 SUB 的止血起关键作用。胃蛋白酶对血栓溶解起主要作用，而胃酸直接溶栓的作用相对较小。血小板的粘附和聚集对血栓形成起重要作用。胃蛋白酶的活性呈 pH 依赖性，胃蛋白酶原向胃蛋白酶的转化也呈 pH 依赖性，pH 为 5 时开始转化，pH 为 5~3 时自我催化，而 pH 为 1 时最理想。胃蛋白酶在 pH 为 1~4 时才有活性，pH>3.5 时活性很低，pH 为 4~6 时失活，pH>6 时被破坏，凝血机制及血小板聚集也呈高度的 pH 依赖性，血小板在 pH 为 6 时才能聚集，血小板聚集的最佳 pH 为 7~8，只有 24h 内大部分时间胃液维持 pH>6 才能控制活动性上消化道出血。因此，对高危人群预防 SU 应控制胃液 pH>4，若治疗 SUB，应控制胃液 pH>6，才能有较理想的防治效果。

抑酸药物主要包括质子泵抑制剂 (PPIs) 和 $H_2$ 受体拮抗剂 ($H_2$RAs)。$H_2$ 受体拮抗剂可拮抗壁细胞膜上的 $H_2$ 受体，抑制基础胃酸分泌，也

抑制由组胺、胰岛素、胃泌素、咖啡因等刺激引起的胃酸分泌；并可通过组胺作用的干扰，间接影响垂体激素的分泌和释放，从而起到控制 SUB 的作用。常用的药物包括第三代 $H_2RAs$ 法莫替丁、第二代 $H_2RAs$ 雷尼替丁、第一代 H2RAs 西咪替丁等。PPIs 特异性作用于胃黏膜上皮壁细胞，可抑制壁细胞 $H^+$-$K^+$-ATP 酶的活性，减少基础胃酸分泌与各种刺激引起的胃酸分泌，能显著降低胃酸，保护胃黏膜；并能缓解胃肠血管痉挛状态，增加胃黏膜血流，对应激状态下胃黏膜血流的减少具有保护作用。常用的药物包括奥美拉唑、兰索拉唑、潘托拉唑和埃索美拉唑等。

朱建良等随机选择 2000 年 10 月到 2007 年 5 月收治的高龄骨折行相应手术患者 280 例，早期行应激性溃疡预防治疗 187 例（包括病因治疗、ICU 监护治疗、改善微循环及抑酸、保护胃黏膜治疗），发生应激性溃疡 3 例，只进行相应对症治疗 93 例，发生应激性溃疡 12 例，二者相比差异有统计学意义。

### （三）胃黏膜保护剂

代表药物有硫糖铝、麦滋林 -S、惠加强、瑞巴派特、达喜等，可在损伤的黏膜表面形成保护层，利于上皮细胞的再生，减少 $H^+$ 向黏膜内逆向扩散，促进溃疡的愈合，同时吸附胃蛋白酶使其活性减低，减少其对胃肠黏膜的损伤，并能促进胃十二指肠黏膜合成 $PGE_2$，从而增强胃十二指肠黏膜的细胞屏障和 $HCO_3^-$ 粘液屏障功能，还可改善黏膜血流，增加上皮细胞的紧密性，从而使黏膜免受胃酸及胃蛋白酶的侵害。

### （四）内镜下治疗

SUB 可行内镜下治疗，方法包括出血局部喷洒止血剂、注射止血剂、高频电凝止血、激光止血、微波止血、热凝止血和局部上止血夹等。对于广泛渗血或出血者，可在内镜直视下局部喷洒 5% 的 Monsell 液（碱式硫酸铁溶液）或 1% 肾上腺素溶液及 500~1000U 凝血酶；对于血管性出血者，可局部注射止血剂，如无水酒精等；止血夹内镜直视下止血，效果直观可靠，临床已广泛应

用；还可在内镜直视下高频点灼血管止血；内镜下氩激光 (Argon) 治疗适宜于组织浅表的应激性溃疡并发出血者，较安全；Nd-YAG 治疗穿透性强，适宜于较大较深血管的止血治疗。

### （五）手术治疗

如经过积极非手术治疗出血仍不能止住，或暂时止血又复发者，应迅速采用手术疗法。术前内镜检查对选择何种术式有很大帮助。选择术式原则是：达到止血和防止再出血，患者又可耐受。溃疡位于胃近侧或十二指肠，可选用缝合止血后作迷走神经切断加胃空肠吻合术；溃疡位于胃远侧，可选用迷走神经切断加胃窦切除术，也可用胃大部切除术；全胃切除术仅限于大片黏膜的广泛出血，而第一次手术又未能止血者。溃疡穿孔者需手术，可以采取单纯缝合手术、次全胃切除，同时充分引流腹腔内感染性液体。

## 二、应激性溃疡预防

### （一）概述

脊柱骨折或脊柱伤患术后并发 SU，在原有疾病的基础上，更加重了对机体的创伤，若不能早期发现，及时有效诊治，病情进展可严重威胁患者生命。因此预防就显得非常重要。下列情况列为 SU 的高危人群。

1. 高龄（年龄 ≥ 65 岁）；

2. 严重骨折创伤（如颅脑外伤、脊髓损伤、股骨颈骨折、多发性骨折等）；

3. 合并休克或持续低血压；

4. 严重全身感染；

5. 并发 MODS、机械通气 >3d；

6. 重度黄疸；

7. 合并凝血机制障碍；

预防首先在于积极对骨折进行恰当的处理，同时纠正低血容量，纠正凝血机制紊乱，输新鲜血，抽空胃液和反流的胆汁，应用抗酸药以中和胃酸。以 $H_2RA$ 或 PPI 来抑制胃酸分泌，避免服用可以诱发 SU 的药物如阿司匹林、肾上腺皮质

激素以及静脉高营养等，都可以减少 SU 的发生。

SUB 的预防效果直接影响原发病的预后，因而预防 SUB 的发生尤为重要。目前国内外对危重患者应采取措施预防 SU 已达成共识，但对预防用药种类、方法、时机以及停药指征均有分歧。SU 的预防措施主要包括药物预防和胃肠道内营养。

### （二）药物预防

药物预防 SU 的热点主要集中在 PPIs、$H_2RA$、黏膜保护剂等。20 世纪 70 年代后，临床广泛使用制酸药物来提高胃内 pH 值，其中最常用的 $H_2RA$ 可抑制胃酸、胃蛋白酶的分泌。$H_2RA$ 有引起神经精神症状，限制免疫功能及免疫调节，升高转氨酶等副作用。一般认为对高危人群预防 SUB 应控制胃液 pH>4，但有人认为胃酸减少后将降低胃肠道的防御功能，利于 G－杆菌的生长，导致医源性肺炎发生率增高。近年来，中医药在防治 SU 方面积累了一定的经验，取得了较好的疗效。在临床中治疗 SU 的中药多集中在以下几类：活血止血药、益气健脾药、补肾药、调肝药等，其中活血止血药物包括大黄、川芎、丹参、三七、当归等，益气健脾药物包括黄芪、人参、绞股蓝等。

### （三）肠内营养

严重骨折患者，机体处于高代谢状态，进食少更加重了全身代谢紊乱，或昏迷患者无法进食者，为不加重胃的负担，有时需要进行肠内营养。早期肠内营养不仅能提供黏膜代谢所需的氧及营养物质而且可显著改善应激状态下胃肠黏膜的缺血状态，促进黏膜屏障功能的维护，维持胃肠黏膜的完整性，改善氮平衡，促进伤口愈合以降低细菌感染率，刺激胃肠黏膜的增殖使受损的黏膜及早得到修复，是对危重患者治疗的一个重要组成部分。肠内营养有助于维持胃肠道黏膜的屏障保护功能及黏膜 IgA 水平，抑制各种前炎性介质的释放，从而避免长期应用肠外营养造成的胃肠黏膜萎缩发生屏障功能障碍。因此，对危重患者有明确的应激条件者在应用抑酸药物的同时早期

应用肠内营养对 SU 具有一定的预防作用，且能促进 SU 的愈合。

肠内营养时机：在疾病早期，机体会有呕吐和胃排空延迟等胃肠功能抑制现象，此时若给予胃肠营养，不但不能吸收，反而会因加重恶心和呕吐等造成误吸和肺部感染。危重患者什么时间实施肠内营养研究报道不一。有人认为，伤后 48~72 h 是开始肠内营养的有利时机。在临床实际工作中应根据病情，待血流动力学稳定，无肠内营养禁忌证时方可安全使用。

肠内营养方式：通常采用间隔注入营养液的鼻饲模式，也有采用持续灌注模式，二者孰优孰劣，更能有效地中和胃酸，保护胃黏膜，防止 SU 的发生，目前尚无定论。

## 三、应激性溃疡护理要求

### （一）概况

临床上对 SU 的护理应该是针对性的观察和预防。近年来提倡预见性护理。骨折后患者存在一些引起 SU 的潜在性因素，如由于患者疼痛加重引起的心理压力增加、由于机体免疫力降低所致的保护能力降低、由于患者意识障碍、丧失主动摄食能力、骨折创伤应激反应引起分解代谢加快所致的营养失调等，针对这些因素，进行预见性护理是很有意义的，可减少 SU 的发生、早期发现 SUB 并及时得到诊治。

### （二）加强病情观察

SUB 的临床表现主要是呕血及黑便，一般出血在伤后 2d~1 周内发生，多数患者无前驱症状，部分患者出血早期可有腹胀、腹部隐痛、恶心或顽固性呃逆等。在护理中，除严密观察入院患者的生命体征变化和骨折部位的血循环外，还要观察有无恶心、呕吐、腹胀、腹痛的情况，严密观察呕吐物及排泄物的量、色、质，定期做大便潜血试验，早期置胃管观察胃内液体的颜色及量变化，以便及早发现病情及早处理，以防范于未然。如患者出现烦躁不安、脉搏细速、血压下降，伴

红细胞、血红蛋白及红细胞比容降低时或有顽固性呃逆，提示有出血的可能，应及时处理。

### （三）心理护理

骨折患者早期由于局部肿胀，伤肢功能障碍，担心骨折整复不好，终生残疾而丧失劳动力，一部分患者则担心经济负担重，精神压力大，导致迷走神经兴奋性增加，胃黏膜环境改变，致SUB。因此，应做好心理护理，做好解释工作、多开导、使患者处于尽可能好的心理状态。床旁心理护理缩短了护患之间的距离，消除了心理应激引起的SU等不利因素。

### （四）疼痛护理

疼痛是骨折患者的主要症状，往往表现为烦躁、恐惧的心理。因此，应针对病因施护，及时手法复位，矫正畸形，敷以具有活血通络止痛的中草药；认真检查牵引位置及伤肢放置是否正确、石膏托外固定及夹板外固定的松紧度是不是适宜，避免因位置不当影响血运而致疼痛，必要时可肌肉注射杜冷丁。

### （五）胃管护理

骨折患者因疼痛、昏迷或进食障碍，有时需要留置胃管，但骨折患者因机体处于强烈应激状态，胃黏膜血液供应减少，局部黏膜水肿，因此插胃管时动作要轻柔，避免反复插管。留置胃管成功后，应保持胃管通畅，防止堵塞。避免过频更换胃管，防止造成胃黏膜机械性损伤出血。

留置胃管后，应抽取胃液测定 pH 值，临床上采用连续胃腔内 pH 及黏膜内 pH 监测。一般认为胃腔内 pH< 3.5~ 4.0 或黏膜内 pH< 7.35，则需采取预防措施。即做到早发现，早预防，早治疗。充分引流冲洗，直至返流液清晰。其目的是清除胃内潴留胃液，减少逆弥散的氢离子；清除胃内

血凝块，防止胃扩张；去除十二指肠内容物返流而致胆盐和胰液对胃粘膜的损害；注入胃管内的药物可不被稀释与胃粘膜直接接触。

### （六）饮食护理

骨折早期饮食以清淡宜消化的半流质和软食为主，忌酸冷、油腻之品，更不可暴饮暴食。意识清楚者协助进食，如牛奶、瘦肉、鸡蛋、水果蔬菜汁等。昏迷者尽早置入胃管，给予鼻饲流质，一般为牛奶、米汤，必要时给予要素饮食。在鼻饲时应给予半卧位或头部抬高 30°~45°，并观察胃液性质、颜色。鼻饲时要调整好"三度"，即鼻饲液的浓度、温度、输注速度，一般温度以 35℃ ~37℃为宜，过热可导致黏膜烫伤，引起出血，过冷则易致腹泻。开始输注速度宜慢 (40ml/ h~50ml/h)，剂量宜小 (500ml/d)，发现腹泻应随时调整"三度"，直到患者适应耐受。鼻饲前应吸痰一次，鼻饲后 30min 内一般不要吸痰，防止诱发呕吐及误吸。在喂养混合奶或要素饮食时，应注意补充水分及膳食纤维，防止便秘而诱发 SU 出血。

### （七）预防新增的应激因素

保持呼吸道通畅，及时有效地吸痰，防止肺部感染；口腔护理，每天二次；做好皮肤护理，防止皮肤破溃；避免使用诱发或加重溃疡的药物；及时纠正和维持水、电解质、酸碱平衡。

### （八）结论

总之，在脊柱伤患 SU 的发生率虽相对少见，但一旦发生可导致严重的后果。因此，在护理工作中护士应高度重视，做好预见性护理，做到早预防、勤观察、早处理，是防止该并发症发生的关键。

（刘　菲　刘雁冰　袁琼英）

# 参 考 文 献

1. 李明杰，郑英健。对应激性溃疡的再认识。中国普通外科杂志，2006，15 (9):702–704.

2. 朱建良，闫铭。高龄骨折患者术后并发应激性溃疡出血15例分析。河北医药，2008，30（4）：574.

3. 穆卫东、周东生等。急性脊髓损伤后应激性溃疡大出血的手术治疗。中国急救医学。2004，24（9）：647–648.

4. 菊地臣一等。脊椎·脊髓疾患と消化器病变，整形外科，1989，40:1414–1418.

5. 蓝旭，葛宝丰，刘雪梅等。骨折和骨折术后应激性溃疡。世界华人消化杂志，2000；8(4)：463.

6. 郝振海，周东生，张进禄。急性脊髓损伤并应激性溃疡的高危因素分析。临床骨科杂志，2006，9(4)：298–300.

7. 葛双雷，朱庆三，于振山等。颈髓损伤并发消化道应激性溃疡出血的临床分析中国脊柱脊髓杂志，2004，14（5）：275–277.

8. 李兆申，重视应激性溃疡的规范化防治，世界华人消化杂志，2005:13（22）：2637–2639.

9. 刘楠，许赞峰。影响创伤后应激性溃疡出血的因素。中国普通外科杂志，2008，17（9：911–913.

10. 苏鸿熙。重症加强监护学 [M]。人民卫生出版社。1996，631–633.

11. 崔书章，寿松涛，柴艳芳。实用危重病医学 [ M ]。天津科学技术出版社。2001，708–711.

12. 陈灏珠。实用内科学 [M]，第11版。人民卫生出版社。2001，218–223.

13. Theodoropoulos G，Lloyd LR，Cousins G，et al . Intraoperative and early postoperative gastric intramucosal p H predict s morbidity and mortality after major abdominal surgery. Am Surg , 2001 , 67:303–309.

14. 彭国林，李兆申。H2 受体拮抗剂在应激性溃疡防治中的作用。国外医学：消化系疾病分册，2005，25 (3) :152–154.

15. 晓红，李筠。危重病人早期肠内营养临床应用与护理。护理研究，2005，19 (11B) :2353–2355.

16. 赵宏军，张晓苹，王黎萍等。早期肠内营养联合质子泵抑制剂对脑卒中应激性溃疡的防治作用研究，CGP 2011，14，11A：3585–3587.

# 第五章　脊柱伤患护理学

## 第一节　颈椎伤病的概述及非手术疗法护理

### 一、概述

颈椎是人体躯干的重要部位，颈椎损伤和疾患在脊柱外科中占有重要地位，随着临床对颈椎伤病认识的逐渐深入，影像学迅速进展和手术器械的更新换代，近二三十年来，颈椎伤病的基础和临床研究取得了许多令人瞩目的成就，颈椎外科已成为矫形外科最富有活力的领域之一，越来越受到人们的重视。在治疗上虽可手术根治病变，但非手术疗法是颈椎外科的基本治疗方法，既可以独立使用，又可以作为手术疗法的辅助治疗。

### 二、颈椎非手术疗法的作用

#### （一）停止或减缓伤病的发展

除各种药物外，保持伤患处的制动与休息是非手术治疗的主要手段，不仅可以停止或减缓颈椎伤病的发展，而且可促使伤病向正常状态逆转，尤其是伤病较轻者效果更明显。

#### （二）纠正颈椎伤病的病理解剖状态

通过各种牵引、手法及其他措施可以使颈椎骨折脱位复位，矫正畸形，改善局部病理解剖状态。

#### （三）有利于创伤的恢复及病变的康复

休息与固定是非手术疗法的基本方法之一，不仅有利于骨折的愈合、创伤的修复，而且对各种疾患尤其是慢性疾患的痊愈起到积极作用。

#### （四）预防慢性疾患的复发

对已治愈的慢性病患者，经常性的自我保健与自我疗法作为非手术治疗能有效地预防疾病的复发。

#### （五）非手术疗法是手术疗法的基础

非手术疗法是手术治疗前后的主要治疗与康复手段，可以减轻创伤的反应，提高和巩固手术效果，降低手术并发症的发生率。

### 三、颈椎非手术疗法的种类与护理

#### （一）基本疗法

【休息】

分卧床休息和颈椎局部休息。颈椎外伤病例需要绝对卧床休息，慢性疾患者相对卧床休息。颈椎局部休息多需采用颈围、石膏领围、牵引或支架等以维持颈部稳定，达到休息目的。

【制动】

无论是颈部损伤或各种急慢性疾患，颈椎椎节的制动是其恢复的基本要求之一。在颈椎继续活动的情况下，不仅可使颈椎损伤症状加重，而且可引起新的损伤，甚至导致瘫痪。

【体位】

颈部体位对颈椎伤病至关重要，一个合乎生理与治疗需要的体位，不仅有利于伤病的恢复，而且可避免不良体位所造成的恶果。颈部的生理体位是枕头高低适中，维持颈椎的生理性前凸，拮抗肌群处于作用平衡状态。如对一个过伸性损伤的患者，采取仰颈位固定或制动，轻者加重病情，重者则造成严重瘫痪。而对一个脊髓前中央动脉综合征者，屈颈位（高枕）将引起病情恶化。

**【药物】**

常用的有止痛剂、活血化瘀药物、抗生素、脱水剂、激素、各种神经营养剂等。

**（二）牵引疗法**

**【概述】**

为颈椎伤病学中最为常用的方法之一，除传统的重力牵引外，近年来，机械式及电动式牵引也逐渐推广。

**【牵引方式】**

1. 四头带牵引　又称为 Glisson 带，是最常用的方式，简便有效（图 1-3-5-1-1）。

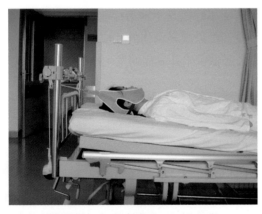

图 1-3-5-1-1　颈椎四头带牵引中

2. 头颅牵引弓牵引　即通过对颅骨外板钻孔的骨骼牵引，主要用于颈椎骨折脱位及伴有颈椎严重不稳的颈椎病患者。因牵引效果确实、安全、舒适、且便于护理，较一般牵引带为佳（见图 1-4-6-2-3）。

3. 头环—骨盆（或胸部）牵引　将一环状钢圈上的 4 根钉子分别从 4 个相等距离刺入颅骨外板处，再将头圈通过 4 根钢柱（螺旋调节杆）与骨盆上的钢钉（或胸部石膏）相连接而起固定作用，由于在 4 根钢柱上下端分别为正反两种螺纹，旋动后起牵引撑开作用。其最大优点是患者可下地走动，且可在牵引下对颈部施行手术，并便于术后观察（见图 3-2-3-3-7）。

**【牵引护理】**

除一般牵引护理，保持正确的牵引体位、力线、重量外，还要注意以下几点：

1. 四头带牵引　牵引带的宽窄要适当，并保持清洁、干燥，以减少对颈部皮肤的刺激。对主要力点下颌、颏部可垫以棉花、海绵减轻皮肤受压；注意观察患者的生命体征，尤其睡眠时，以防牵引带压迫引起呼吸梗阻或颈动脉窦反射性心跳停止。

2. 颅骨牵引　保持针眼处清洁干燥，防止污染。针眼处分泌物多时，用 75% 酒精消毒，2 次 /d。

**（三）手法操作**

包括手法复位，手法按摩和中医推拿，注意严格掌握适应证，避免意外损伤。

**（四）石膏技术**

这是颈椎伤病非手术疗法中常用的技术之一，尤其是损伤病例，大多需石膏固定。

**【颈部石膏种类】**

1. 颌 - 胸石膏　指从下颌固定至背部的石膏类型（见图 1-4-4-2-1），大约可限制颈椎正常活动量的 50%~80%，适用于需要确实固定的颈椎伤病。

2. 头 - 颈 - 胸石膏　自头部经颈达胸廓的石膏，其制动范围广，可限制颈椎活动的 90% 以上，主要用于颈部需绝对固定的伤患（见图 1-4-4-2-2）。

3. 石膏床　主要用于颈椎严重不稳伴有神经症状的枕颈脱位及寰枢脱位者，为便于患者平时的翻身、手术时的搬动及术后护理，可采用上下双页式头 - 颈 - 胸腹石膏床（见图 1-4-4-2-4）。

**【颈部石膏的护理】**

颈部石膏的护理同石膏护理常规，强调石膏床护理中应注意：翻身时应将上下双页并拢扎紧，然后转动身体，以保证患处稳定，防止意外；俯卧位时应注意将患者的口鼻空开，防止呼吸受阻；长期睡石膏床的患者，经常观察骨突出部位皮肤受压情况，防止压迫疮的形成。

### （五）支架

为近年来广泛开展的技术之一，有轻便、舒适及美观等优点，但价格较贵，可塑性较差，固定不够确定。常用支架有颈围，一般颈部支架和颈部牵引支架等（图 1-3-5-1-2）。

### （六）其他

包括理疗、封闭、针灸及药物外敷等，均可酌情选用。

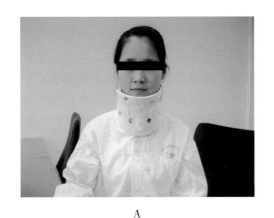 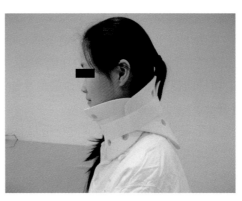

A               B

**图 1-3-5-1-2　拆卸式颈围（A、B）**
A.正面观；B.侧面观

## 第二节　颈椎伤病的手术疗法与护理

### 一、概述

颈椎外科近年来进展迅速，新的手术方法、器械日益增多，手术效果好，各种并发症发生率较低，手术风险已减少。颈椎伤病的手术疗法，已不再是为数不多的几家医院能够开展。有越来越多的骨科医生掌握了颈椎手术技术，并在临床得以广泛应用。

### 二、颈椎手术简介

颈椎手术根据其手术路径不同分为颈椎前路，颈椎后路和颈椎侧路手术三大类。每一类手术又有许多不同的术式。概括起来主要有颈椎植骨融合术，颈椎椎间盘切除术，颈椎骨折开放复位内固定术，颈椎椎管减压术，颈椎人工假体植入术，颈椎椎管内病灶清除或肿瘤切除术等等。通过手术治疗，达到恢复颈椎的稳定性、减轻脊髓或神经根的压迫、减轻患者痛苦、清除病灶的目的。

### 三、术前护理

#### （一）一般护理

按常规手术护理要求进行。

#### （二）健康教育与心理护理

颈椎手术的风险高，患者心理负担重，对手术患者应视具体对象，解释手术意义、大致过程、颈椎手术的特点等等，做好患者的心理护理。

### （三）术前训练

**【概述】**

无论是颈前路或颈后路手术，由于术中和术后对患者体位等特殊要求，必须在术前认真加强训练，以使其适应，避免因此而影响手术的正常进行与术后康复，内容包括以下几点：

**【床上肢体功能锻炼】**

主要为上、下肢的伸屈，持重上举与手、足活动，这既有利于手术后病人的功能恢复，又可增加心搏量而提高患者术中对失血的耐受能力。

**【床上大、小便训练】**

应于手术前在护士督促下进行适应性训练，以减少术后因不能卧床排便需插导管的机会（图1-3-5-2-1）。

**【俯卧位卧床训练】**

由于颈后路手术患者在术中作俯卧位的时间较长，且易引起呼吸道受阻，术前必须加以训练以使其适应。开始时可每次10~30min，2~3次/d，逐渐增加至每次2~4h。对涉及高位脊髓手术者，为防止术中呼吸骤停，应给患者分别预制背侧及腹侧石膏床各一个，术前应让其试卧适应。

**【气管、食管推移训练】**

主要用于颈前路手术。因颈前路手术的入路系经内脏鞘（包在甲状腺、气管与食管三者外面）与血管神经鞘间隙抵达椎体前方，故术中需将内脏鞘牵向对侧，以显露椎体前方（或侧前方）。术前应嘱患者用自己的2~4指在皮外插入切口侧的内脏鞘与血管神经鞘间隙处，持续地向非手术侧推移，或是用另一手牵拉，必须将气管推过中线（图1-3-5-2-2）。开始时，每次持续10~20min，逐渐增加至30~60min，2~3次/d，持续3~5d，体胖颈短者应适当延长时间。患者自己不能完成时，可由护士或家属协助完成。这种动作易刺激气管引起反射性干咳等症状，因此，必须向患者及家属反复交代其重要性，如牵拉不合要求，不仅术中损伤大，出血多，且可因无法牵开气管而被迫中止手术，如勉强进行，则有可能引起气管或食管损伤，甚至破裂。

### 四、术中护理

术中应协助患者摆好手术体位，尽可能地让患者保持舒适，注意安慰患者，加强生命体征的观察，防止术中发生睡眠性窒息并注意观察麻醉药的副作用。

### 五、术后护理

#### （一）概述

颈椎手术死亡病例以术后为多见，尤其多发

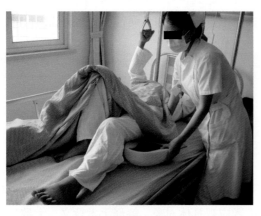

图1-3-5-2-1　术前训练患者床上大小便

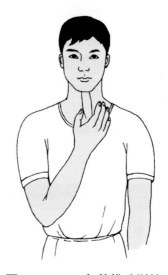

图1-3-5-2-2　气管推移训练

生于术后 24h 内，因此必须高度重视，加强术后的观察与护理。

#### （二）物品准备

颈椎手术患者床边需常规备置沙袋三只、氧气、气管切开包及吸引装置。

#### （三）体位护理

由于颈椎手术的解剖特殊性，护士在接患者时应特别注意保持患者颈部适当体位，稍有不慎，即可引起意外，尤其是上颈椎减压术后，以及内固定不确实者。颈椎手术患者应注意：

【搬运患者时应注意体位】

体位保持颈部自然中立位，切忌扭转、过屈或过伸，特别是放置植骨块及人工关节者。有石膏床者，应让患者卧于石膏床上搬动，有颅骨牵引者，搬动时仍应维持牵引。

【局部制动】

不仅可减少出血，而且可以防止骨块或人工关节的滑出。头颈部制动，术后尤其在术后 24h 内，头颈部应尽可能减少活动次数及幅度，颈部两侧各放置沙袋一只，24h 后可改用颈围加以固定与制动。

【下床前准备】

患者下床活动前，根据病情及手术情况，颈部要戴石膏颈围、塑料颈围或颌—胸石膏、头—颈—胸石膏。

#### （四）病情观察

测血压、脉搏、呼吸 1 次 /1h，连续 6h。病情稳定者，可改 1 次 /2~4h。

【注意血压脉搏】

颈椎手术患者因失血量多，可致血容量不足，应注意血压、脉搏的改变，并视情况调节输血、输液速度。

【密切注意呼吸】

颈前路术后呼吸困难并伴有颈部增粗者，多为颈深部血肿压迫气管所致，应立即采取紧急措施。颈后路出现呼吸困难者，则多为局部血肿压迫或水肿反应所致，不伴有颈部肿胀的呼吸困难，多为喉头水肿所引起，与术中牵拉与刺激气管有关，应给予吸氧，做好气管切开和气管插管准备。

【观察伤口局部渗血、渗液】

术后 24h 内特别注意伤口部位出血情况，短时间内出血量多并伴有生命体征改变者，应及时报告医生处理。颈后路手术还应注意伤口渗液情况。

【观察患者吞咽与进食情况】

颈前路手术 24~48h 后，咽喉部水肿反应逐渐消退，疼痛减轻，其吞咽与进食情况应逐渐改善。如疼痛反而加重，则有植骨块滑脱的可能，应及时采取相应措施。

#### （五）饮食护理

颈前路术后 24~48h 内以流质饮食为宜，可嘱患者多食冰冷食物，如冰砖、雪糕等，以减少咽喉部的水肿与渗血，饮食从流质—半流质—普食逐步过渡。

#### （六）并发症预防及护理

应注意褥疮、肺部感染和尿路感染的预防和护理。颈后路手术者，尤应注意切口部位的皮肤压迫坏死，可定时将颈部轻轻托起按摩，保持局部的清洁、干燥。睡石膏床的患者，石膏床内骨突出部位都应衬以棉花，定时检查、按摩。

#### （七）功能锻炼

术后功能的恢复和重建，与其锻炼情况有直接关系，术后早期以床上的肢体活动为主，对颈椎广泛减压者，尤其是手术涉及 $C_{1、2}$ 者，在作肢体功能锻炼时，切勿使颈部震动或扭曲，以免发生意外。

### 六、颈椎手术的常见术后并发症观察与处理

#### （一）颈深部血肿

颈深部血肿是颈椎手术易发生的并发症，除结扎血管的线头脱落外，由于骨质创面难以止血，以及手术伤及血管丰富的颈长肌等原因，均

可因术后渗血而形成深部血肿。多见于手术后当日，尤以 12h 内为多见。颈前路术后的颈深部血肿危险性大，严重者可因压迫气管引起窒息而死亡，为此，颈前路手术后患者必须加强护理与观察，必要时术后 24h 内伤口压沙袋。血肿患者常常表现为颈部增粗，发音改变，严重时可出现呼吸困难、口唇紫绀、鼻翼煽动等窒息症状。在紧急情况下，必须在床边立即拆除缝线，取出血块（或积血），待呼吸情况稍有改善后再送往手术室做进一步处理。颈后路的深部血肿，如无神经压迫症状，一般不宜作切口开放，除较大血肿外，多可自行吸收。

### （二）植骨块滑脱

颈椎植骨融合术的患者可因术中固定不确实、术后护理不当等原因引起植骨块滑脱，如骨块压迫食管、气管，可引起吞咽或呼吸困难，需手术取出；如滑脱的骨块压迫脊髓，则可引起瘫痪或死亡（高位者），应特别注意预防。术中确实固定，术后睡石膏床或用颈托，进行翻身时特别注意颈部的制动，将颈部活动量降到最低程度。术后勿过早进食固体食物，以免吞咽动作过大，颈部过屈造成植骨块的脱落。

### （三）睡眠性窒息

一种十分容易造成严重后果的并发症，可见于术中，更易发生于术后，多见于 $C_{3-4}$ 水平以上脊髓创伤时。其主要症状为直立性低血压（或体位性低血压）、心动过缓和呼吸功能不稳。如能及时发现，减少药物刺激，并采取相应有效措施，大多可以恢复，否则易引起死亡。颈椎手术后，尤其是高位颈椎术后必须加强对患者生命体征的监护，若发现异常变化，应及时处理。

### （四）喉头痉挛

颈前路手术由于手术对咽、喉以及食管和气管的牵拉，术后几乎所有的病例都伴有短暂的声音嘶哑与吞咽困难，约于 3~5d 后自行消失。严重的喉头水肿与痉挛虽不多见，但一旦发生，可引起窒息甚至死亡，必须提高警惕，尤其是术后早期（24h 以内）易因各种刺激诱发。

### （五）脑脊液漏

以颈后路术后多见，尤其是切开蛛网膜下腔探查者，约有 5% 的病例可出现这一症状。其预防措施除了术中按规定仔细缝合蛛网膜，切口部位放置明胶海绵或用肌肉组织遮盖外，术后局部的加压包扎和取仰卧位也是必要的措施。脑脊液漏多在术后 3~4d 时发生，一旦发生应加大抗生素用量，局部加压包扎，保持切口敷料清洁，预防感染发生。

### （六）切口感染

颈后路较颈前路易发生，主要原因为术后长时间仰卧、局部潮湿不透气、切口渗血多或血肿等为细菌繁殖提供了有利条件。术后应加强伤口周围的护理，及时更换敷料保持局部清洁、干燥。注意观察病人的体温变化，局部疼痛的性质（有跳痛者可疑），颈部活动严重受限者必须重视，如发生感染，应加大抗生素用量，可拆除几针缝线以利引流，必要时，视具体情况做进一步处理。

# 第三节 颈椎伤病的预防与康复

## 一、概述

近年来，随着生活方式的改变，人口老龄化等原因，颈椎伤病的发生率也呈上升趋势。迄今为止，颈椎伤病尤其是伴有脊髓损伤的颈椎伤病的诊治仍然是临床医学的一大难题，而且，颈椎伤病的预后相对较差，直接影响患者的生活质量。因此，颈椎伤病的预防与康复具有相当重要的意义。

## 二、颈椎伤病的预防

### （一）调整与改善睡眠状态

【概述】

每人每日至少有 1/4~1/3 的时间是在床上度过的，如果注意调整与改善颈椎在睡眠中的体位和其他有关因素，对颈椎伤病可起到预防与治疗作用。

【枕头】

是维持头颈正常位置的主要工具。理想的枕头应该是质地柔软，透气性好，符合颈椎生理曲度要求的元宝形者（见图 3-2-3-2-2）。

【睡眠体位】

理想睡眠体位应该是使胸部和腰部保持自然曲度，双髋、双膝呈屈曲状，使全身肌肉放松，易于恢复疲劳和调整关节至生理状态（见图 1-3-5-3-1）。

【床铺选择】

尽可能选择透气性好、柔软、富有弹性的床铺。

### （二）纠正与改变工作中的不良体位

不良的工作体位，不仅影响患者的治疗与康复，而且是某些颈部疾患发生、发展与复发的主要原因之一，必须引起重视。

【定期改变颈部体位】

对某种职业需要头颈仅向某一个方向不断转动或相对固定者，应注意在头颈部向某一方向转动过久之后，再向相反方向转动，并在短时间内重复数次。

【定期远视】

当伏案过久后，应抬头远视半分钟左右，以缓解颈部及眼睛的疲劳。

【调整桌面（或工作台）】

高度与倾斜度原则上以使头、颈、胸保持正

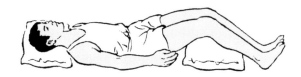
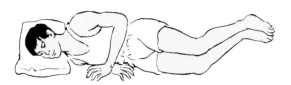

A                 B

图 1-3-5-3-1　良好的睡眠体位（A、B）

A.仰卧位；B.侧卧位

常生理曲线为准，尤其是有颈椎病症状者，切勿过屈或过伸，对某些需长期伏案工作者，可将桌面制成10º~30º的斜面（图1-3-5-3-2）。

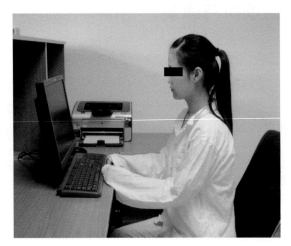

**图1-3-5-3-2　保持颈部自然状态**

**【课间活动】**

任何工种都不应当长时间固定于某一姿势，条件许可的情况下，应每2h能够全身活动5min左右，可采取工间操、散步的方式，对颈椎及全身骨关节系统均有益。

**（三）纠正在日常生活与家务劳动中的不良体位**

见（图3-2-3-2-3）。

**（四）注意避免头颈部外伤**

如乘车、乘飞机要用安全带。注意治疗咽喉部疾病，如炎症等，因其可引起上颈椎的自发性脱位，严重者甚至造成瘫痪，并且也是颈椎伤病的诱发因素之一。

## 三、颈椎伤病的康复

**（一）心理治疗**

对于颈椎病患者，往往存在心理障碍，注意消除患者悲观心理。鼓励患者以积极、乐观的态度对待伤病及可能遗留的残疾，对颈椎疾患者，因病程长、显效慢，还应克服急躁情绪。

**（二）个人生活自理与家务劳动训练**

对颈椎伤病重型患者或治疗未能取得应有的疗效者，肢体已失去正常的功能，则应让患者起码做到个人生活自理，有可能适当参加家务劳动，这不仅对个人精神状态，而且对家庭和社会都有益处。

**（三）肌力训练**

**【概述】**

对功能减退或萎缩的肌群进行测定，在有潜力的情况下应进行锻炼，以便恢复相应的肌力和耐力，尤应着重手术部肌力的恢复，在有条件的单位，亦可在四肢关节运动训练仪上作肌力训练，既更有效又可防止损伤。

**【按摩治疗】**

1. 按摩目的

（1）防止肌肉挛缩和关节僵直；

（2）改善肢体血循环，促进淋巴回流，减少受伤肢体肿胀；

（3）腹部按摩可增加和促进肠蠕动，有助于消化，促进排便。膀胱行排尿和排尿功能训练；

（4）骨突出部位按摩，可改善局部血液循环，防止褥疮发生。

2. 按摩方法

用双手鱼际肌对按摩部位施以较轻的压力，反复滑动，由远端至近端，20~30min/次，2~3次/d，依据不同部位灵活掌握。

**【关节被动活动】**

1. 作用

（1）预防关节挛缩和关节内粘连，为重建关节功能创造条件；

（2）增加肌力，改善肢体血液循环和肌容量；

（3）对已挛缩和畸形的关节作被动训练，可增加和恢复关节活动范围，减轻畸形的程度。

2. 操作方法

先由足趾开始，依次踝、膝和髋关节，上肢依次为肩、肘、腕、掌指和指间关节。伸屈动作，要尽可能使关节最大限度地伸展和屈曲。内收外展的动作依不同关节不同操作：如髋关节，一手托股后部，一手握踝关节作内收和外展、屈髋和旋转运动，手部和腕部关节按生理运动范围活动，尤其注意手指的伸屈、握拳、捏、握等动作。肢体挛缩患者在被动活动时忌用粗暴手法，以免造成与挛缩相对抗方向运动，引起骨折或软组织损伤。

### （四）辅助器械的使用

各种辅助器械的正确选择和应用，将有助于患者功能锻炼的启动与正常力线的维持。

### 【轮椅的使用】

可根据患者的具体情况，选择一种使用方便、安全性好，有助于改善功能的轮椅，在指导下操作训练（图1-3-5-3-3）。

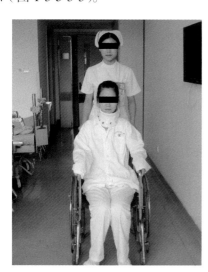

图 1-3-5-3-3

### 【步行训练】

对有能力站立步行者，则应先从训练下肢肌力开始，包括直腿抬高、下肢负重抬举、伸屈活动等，而后训练其站立可借助各种支架及电子装置迈步并逐步过渡到行走。

### （五）职业训练

可根据脊髓损伤的情况，尤其是根据上肢残留的功能情况，制定职业训练计划，并根据伤员志向、爱好和可能学习某种特殊技术，为重返社会做好准备。

### （六）并发症预防和治疗

### 【褥疮】

让患者主动或被动每两小时翻身一次，并运用海绵垫、气垫床、翻身床等来预防并减少褥疮的发生，一旦发生褥疮，不仅要加强护理，还要局部或全身使用抗生素预防感染，必要时手术切除坏死物。

### 【便秘】

训练定时排便，可按摩下腹部、刺激肛门诱发排便。

### 【尿路感染】

脊髓损伤后，排尿功能障碍成为突出需要解决的问题，亦是截瘫病人死亡的主要原因，因此颈椎损伤开始就应注意这个问题。

1. 尿路管理原则　采用各种有效措施保护肾功能；预防尿路感染；导尿后早期拔管，尽早利用生理尿路排尿，晚期患者积极训练排尿功能。

2. 排尿功能训练方法　导尿管引流、间歇导尿、手法排尿。手法排尿操作方法：操作者的一只手由内向外按摩下腹，手法轻柔用力均匀，使尿液集中膀胱呈球形；一手按压膀胱向前向下，使尿液排出后，将双手互叠加压，尿流中止后放松。重复上述方法，力求排尽尿液。

# 第四节  腰椎伤病的非手术疗法与护理

## 一、基本疗法

### （一）概述

腰椎伤病的非手术疗法的种类与颈椎基本相同，因为部位的不同，在具体的操作过程中，有一定的特殊性，护理上也有一些特殊的要求。为了减少重复，本章着重介绍腰椎护理的特点，常规内容不再赘述。

### （二）休息与制动

腰椎是脊柱活动范围最大的部位，无论腰椎损伤或疾病患者，休息和制动都是其非手术治疗的重要内容。根据其伤病的性质、部位和程度，选择合适的休息与制动的方法。除了绝对卧床和相对卧床休息外，还可以利用腰围、腰椎牵引等方法，维持腰椎的稳定，减轻腰椎负重，使腰椎局部获得休息。

### （三）体位

腰椎伤病的患者，应特别注意腰部的正确体位。卧床休息时要保持背部在平衡的位置，防止扭曲。床垫以木板或特硬型的席梦思垫为宜，防止腰椎过度后伸。仰卧位可以在腰部或膝下垫一薄枕，使肌肉充分放松，并使腰椎间隙的压力明显降低，减轻腰椎间盘后突，对于腰椎间盘突出症的患者是最佳体位。侧卧位时，可在两腿之间放一枕头，位于上方的腿屈曲，下方的腿稍伸直，背部垫以枕头予以支撑，减轻脊柱受力。在上床和离床转移过程中，尽量避免腰部的旋转和弯曲。

## 二、牵引

### （一）作用

腰椎牵引是腰椎伤病常用的非手术治疗方法，牵引的作用包括：

1. 牵拉椎间盘，促使髓核不同程度地回纳；
2. 腰部固定和制动，减少活动刺激，促进炎症消退，避免再损伤
3. 松弛腰背肌肉，解除肌肉痉挛，恢复腰椎正常生理活动；
4. 恢复腰椎正常生理曲线，纠正腰椎关节移位，解除腰椎小关节负荷。

### （二）方法

【垂直悬吊】

利用特殊的自动控制腰椎牵引治疗装置，通过腰围固定腰部，然后将患者吊起，双足离地，患者自行行下肢的前、后、左、右、上、下晃动，靠自身重力及摆动幅度拉开椎间隙。垂直悬吊能使患者在运动中缓解突出物的压迫，缓解神经根的粘连，改善椎管内的血供，并能改善腰椎肌肉的病理状态，缓解由于椎间盘突出、椎间隙狭窄带来的小关节的病理性改变，并且患者痛苦小。

【三维电脑牵引】

电脑控制推拿立体牵引治疗床，其原理是利用电脑控制，集成角、旋转、快牵于一体，在几秒钟内完成医生用手法难以实现的动作组合，达到复位的目的。三维电脑牵引可以改善突出物在椎管内的移位变化，降低腰骶部肌张力。

【骨盆牵引】

传统的骨盆牵引方式，通过骨盆吊带连接牵引装置进行牵引。牵引重量一般为体重的1/10~1/8左右，根据具体情况逐渐增加重量。牵引需要卧床，仰卧位，可在腰下垫以薄枕，改善脊柱后突。牵引间隙如需起床，要注意使用腰围加以保护。对吊带着力点的骨突出部位皮肤注意保护，防止压疮（图1-3-5-4-1）。

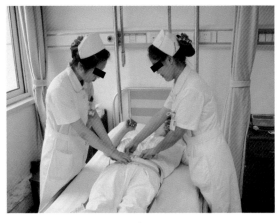

A

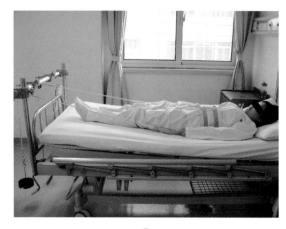

B

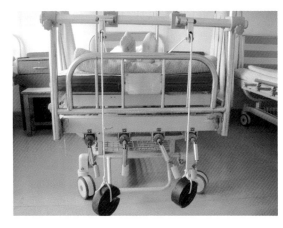

C

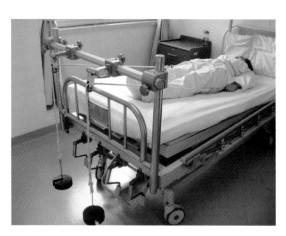

D

**1-3-5-4-1 骨盆牵引（A~D）**

A. 绑缚骨盆牵引带中；B. 放置牵引重量；C. 床尾抬高 10~20cm；D. 牵引中

## 三、手法操作

见本书本卷第三篇第六章第五节相关内容。

## 四、石膏技术

腰部石膏种类比较简单，常用的石膏有石膏腰围。腰部石膏的护理特点是：打石膏前要求患者空腹，石膏捆绑松紧适宜，避免对胃肠的压迫。石膏打好以后，采用通风、空调和红外线烤灯等措施，尽快促进其干燥，尤其是冬天，需要尽量减少湿冷对胃肠道的刺激，并注意患者的主诉与症状，发现问题及时处理。石膏未干时最好采取仰卧位，腰部垫薄枕加以支撑。

# 第五节  腰椎伤病的手术疗法、预防、康复与护理

## 一、腰椎手术简介

腰椎手术根据手术路径可以分为腰椎前路和腰椎后路手术,包括椎管减压、椎间盘、髓核摘除、钢板螺丝钉固定等。

## 二、腰椎手术围手术期护理

### (一)手术前护理

**【心理护理】**

一般来讲,脊柱手术对患者及家属是个比较大的手术,患者与家属在决定手术时顾虑较重。护士应积极联系经管医师,为患者及家属详细介绍拟行手术的目的、方法、麻醉及可能出现的情况,术前术后的配合等,消除患者的疑虑,增强患者的信心。

**【术前训练】**

腰椎手术前常规的训练包括:俯卧位、床上排便和肢体活动训练。其训练目的和具体方法同颈椎手术。

**【腰椎前路手术患者术前饮食管理】**

为了预防术后胃肠道反应:肠麻痹、肠胀气、呕吐等,术前 3d 开始进半流饮食,术前 1d 流质,术前晚上灌肠,清除肠道内的粪便。

### (二)术中护理

基本同颈椎手术。

### (三)手术后护理

**【一般情况观察和处理】**

腰椎术后常规护理同颈椎手术。术后尤其注意患者排尿情况,尽量鼓励患者床上排尿,对于膀胱胀满,又不能自行排尿的患者,及时导尿。前路手术患者,还应注意观察患者的排气排便情况,有胃肠减压者,做好胃肠减压护理,肠蠕动恢复,肛门排气后停止胃肠减压。饮食从流质、半流质到普食逐渐过渡。

**【体位】**

腰椎手术后患者多采用仰卧位,对于后路手术的患者仰卧位对伤口局部能够起到压迫作用,可以预防和减轻局部渗血和渗液。术后 6h 后,如无特殊禁忌,可以翻身,侧卧位背后垫枕头予以支撑。

**【伤口护理】**

保持伤口局部清洁干燥,渗血渗液多时,及时更换敷料。注意经常翻身,更换体位,防止局部皮肤过度受压。

**【制动与活动】**

腰椎手术以后需要卧床休息,下床活动时必须戴腰围,以固定腰部,限制腰椎活动,减轻疼痛。拆线后,一般采用腰围或石膏腰围固定三个月。

**【肢体功能训练】**

腰椎手术后,应鼓励患者早期进行床上肢体功能锻炼。术后 24h,即可在医生指导下进行直腿抬高训练,抬腿由低到高,次数由少到多,2~3 次/d,20~30min/ 次。既可以防止肌肉废用性萎缩,又可以预防神经根粘连。

**【腰背肌锻炼】**

根据患者具体情况,选择合适的腰背肌锻炼方法。术后 5~6d 开始,一直坚持到离床活动以后,对于改善腰背肌力量,提高腰椎稳定性有很好的作用。

### 三、腰椎手术常见术后并发症的观察与护理

#### （一）感染

伤口感染的临床观察与护理与颈椎术后相似。当患者术后腰部痉挛样疼痛，并伴有体温升高，血常规改变时，要高度怀疑是否有椎间隙的感染。

#### （二）渗血和血肿

腰椎手术术后应注意观察伤口渗血和引流情况，注意性质和量，并结合患者的生命体征变化综合判断。对于一些大手术，如Ⅲ、Ⅳ度腰椎滑脱内固定、脊柱侧弯矫正术等，因手术创伤大，伤口出血多，易损伤大血管，应严密观察生命体征和渗血、出血情况，注意倾听患者主诉，发现异常，及时报告医师处理。

#### （三）脑脊液漏

临床观察处理与颈椎术后相同。

#### （四）植骨块滑脱

根据压迫部位和程度，多表现为下肢麻木、疼痛等。术后翻身应注意保持脊柱轴线，防止腰部扭曲。起床活动前，一定按医嘱佩戴腰围。

### 四、腰椎伤病的预防

#### （一）概述

腰椎伤病常见的有腰椎骨折、椎间盘突出、腰椎管狭窄等，除了积极治疗外，预防和康复非常重要。人们在日常生活及工作学习中，需要各种不同的活动姿势，养成各自的生活习惯，其正确与否对人体有重要的影响。因此，要求我们注意平常的站姿、坐姿、劳动姿势和睡眠姿势的正确性，纠正不良的姿势和习惯，加强锻炼，尤其要加强腰背肌肉力量。

#### （二）日常生活中的姿势与习惯

为了避免因日常生活中的不良姿势而腰部急性损伤或慢性劳损，应注意以下几点：

【电视机画面高度适当】

电视机的高度与人体坐位视线平行。过高或过低都会导致脊柱的生理弯度改变，造成肌肉紧张。

【选择合适的座椅】

椅子最好带有扶手，高度适宜，最好在腰背部备有靠垫，如果坐位时，双脚不能着地，可以使用踏脚凳。

【注意经常改变身体的姿势】

避免长时间固定坐姿，必要时经常起身行走活动，改善腰背肌紧张酸痛。

【注意养成正确的弯腰拾物姿势】

先屈髋屈膝下蹲，身体中心下移，略微屈曲腰部完成拾物动作。不正确的弯腰拾物姿势是双腿伸直站立，在不屈曲髋关节和膝关节的情况下弯腰。这种姿势可以使腰椎负荷增加，容易造成腰部损伤。在搬运重物和提物时，应屈膝屈髋，并将物体尽量靠近身体，以减轻腰部的应力。

【家务劳动中尽量避免腰部过度屈曲】

减少腰部负担。如：洗菜、淘米、洗衣服、拣菜等家务活动尽量选择站位或坐位，水池或其他物品放置高度合适，不要弯腰。扫地、拖地时，将扫帚、拖把柄加长，避免经常长时间弯腰。晾衣服、擦窗子等劳动时，应在脚下垫矮凳，避免腰部过度后伸。

【培养良好的生活习惯】

合理饮食，注意补充足够的营养，尤其中老年人要注意补钙，防止骨质疏松；合理锻炼，保持良好体形，防止肥胖；纠正不良生活习惯，戒酒戒烟。

#### （三）工作中的预防

【选择合适的办公桌椅】

高度距离适中。座位高低合适，有一定后倾角的靠背，有扶手更好。长时间开会或办公最好不要坐沙发。

【加强自身保护和锻炼】

平时采用正确的坐姿，工作间隙经常调整自己的体位，不宜让腰椎长期处于某一被迫体位。办公室工作人员，应适当进行一些工间体操锻炼，

加强腰背肌力量。

**【合理使用空调】**

室温太低，凉气过重，可导致腰背肌肉及椎间盘周围的组织血运障碍，增加腰痛的机会。室温控制在 26℃为宜，切忌空调的风长时间对着腰背部吹。

**【开车时应把座位适当地靠近方向盘】**

使方向盘在不影响转动的情况下尽量靠近胸前，靠背后倾 100°左右，调节座位和方向盘之间的高度。避免长时间开车，每隔 1~2h，应停车休息 5~10min，下车活动腰部。

**（四）运动中的预防**

**【活动前准备】**

在开始进行体育运动之前，准备活动必须充分，先对脊柱、四肢关节进行一定的准备活动，使肌肉舒展，关节灵活。

**【循序渐进】**

在体育运动中，应合理安排腰部运动量，运动量应由小到大，逐渐增加，并且运动间隙有一定的休息，防止过度疲劳。

**【注意运动姿势】**

所有体育运动都涉及脊柱的姿势正确与否。尤其是应注意腰部在运动中的状态，应尽力保持其自然体位。

**【注意保护】**

在一些腰部负荷较大的运动项目，应注意加强腰部保护措施，佩带宽腰带或弹性腰围。这样不仅可以加强腰部肌肉的力量，而且可以适当限制腰椎的过伸和过屈，保护腰椎，减少损伤。

**【及时治疗】**

腰部损伤后应积极、正确治疗，腰伤未愈的情况下，禁止继续训练，以免反复损伤。

## 五、腰椎伤病的康复

**（一）腰背肌的训练**

**【作用】**

腰背肌锻炼的作用归纳起来有以下几点：

1. 增加腰背肌肌力和耐力，稳定和保护腰椎；

2. 缓解肌肉紧张痉挛，减轻疼痛，降低腰椎负荷；

3. 改善局部血液循环，降低炎性产物和代谢产物的堆积，促进损伤修复；

4. 预防或缓解神经根、硬脊膜粘连；

5. 改善腰椎功能，纠正腰椎畸形。

**【方法】**

1. 仰卧位或侧卧位下四肢关节运动　仰卧位或侧卧位下进行肘、肩、踝、膝、髋等关节的伸屈、内收外展运动。

2. 仰卧位下抬肩、抬头运动　仰卧位下双下肢伸直不动，双手十指交叉于枕部抱头，肩和头抬起，腰部保持不动，此姿势保持 3~10s。

3. 仰卧位下抬臀运动　仰卧位下双上肢放于身体两侧，双侧髋、膝屈曲，做腹式呼吸，吸气时胸腹腔同时扩张，使腰椎自然靠近床面，腰部保持不动，将臀部抬起，进而使骨盆倾斜，保持最后体位姿势 3~10s。

4. 仰卧位下挺腰抬臀运动　仰卧位下双上肢伸直放于身体两侧，双侧髋、膝屈曲，双足、双前臂支撑体重，挺腰抬臀，形似架桥，保持最后姿势 3~10s。

5. 俯位下后伸运动　俯卧位下双下肢伸直，双上肢保持外展 90°，抬头挺胸，双上肢抬起离开床面，同时双下肢也伸直抬起，整个身体形似飞燕，保持最后体位姿势 3~10s。

6. 站立位下多关节旋转复合运动　站立位下双手护腰，由下到上，作双膝、双髋、骶髂、骶椎和腰椎关节的节律柔和的旋转复合运动。

7. 站立位下伸展后仰运动　站立位下将双足踮起，双上肢平直抬起尽量向上伸展，同时带动腰背轻度后仰，保持最后体位姿势 3~10s。

**【注意事项】**

1. 加强健康教育，鼓励患者克服顾虑，尽早开始康复锻炼。

2. 腰背肌肉训练应选择合适的方法，注意动作的准确性，严格掌握循序渐进的原则，持之以恒。

3. 详细交代锻炼方法以及注意事项，锻炼前嘱患者做好充分的准备活动，锻炼中加强对患者的指导和保护，锻炼中和锻炼后注意观察患者的反应，发现异常及时处理，并且及时与有关人员沟通交流患者情况。

4. 指导患者选择合适、舒适的运动鞋、运动服，避免因鞋子、衣服不合适而增加腰椎负担或引起损伤。

### （二）正确佩戴腰围

### 【概述】

腰围对腰椎有制动和保护作用，有些药物腰围和磁疗腰围还有一定的治疗作用，应根据病情正确选用。要注意以下几点：

**【腰围的佩戴和使用要根据病情灵活掌握】**

当患者经大重量牵引、长期卧床或术后早期，应严格遵医嘱佩戴腰围下地活动；而病情稳定，症状减轻或消失后，应及时取下腰围，避免对腰围产生依赖，导致腰背肌肉废用性萎缩，关节僵直。

**【指导患者选择合适的腰围】**

规格与病人的体型相适应，一般上至肋弓，下至髂嵴，后侧不宜过分前凸，前方也不宜包扎过紧，保持腰椎良好的生理曲度。对伴有胸椎伤病者，应予以支架类或胸腰充气式更为理想（图1-3-5-5-1）。

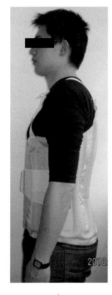 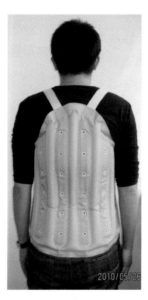 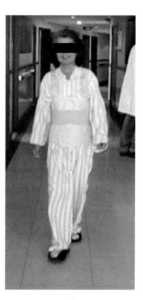

A          B          C

**图 1-3-5-5-1　胸腰固定充气马甲（A~C）**
A. 侧面观；B. 背面观；C. 临床应用实例

（徐　燕　陈红梅）

# 第六章 传统中医疗法诊治脊柱伤患的临床应用

## 第一节 脊柱伤病的中医概论

### 一、概述

中医学认为，脊柱是人体的中柱"脊梁"，具有支撑骨架，保护脊髓、内脏器官，协调肢体运动，维系经络、气血、津液循行、代谢等一系列复杂功能。脊柱为诸阳经脉所贯注之处，俞穴交错密布，是经络循行的枢纽。上端连接颅脑，联系五官、九窍、四肢百骸、皮、毛、筋、骨；下端连接骶髂关节，支持下肢稳定与运动。循行于脊柱背部正中的督脉，是人体的"诸阳之海"。脊柱一旦出现异常，就会造成经络郁滞、功能障碍，从而引起包括疼痛、麻木、运动受限在内的多种病症，给人体造成极大的痛苦。

### 二、中医疗法的临床作用与意义

现代医学中的颈椎病、腰椎间盘突出症、胸腰椎骨折、强直性脊柱炎等脊柱疾病，在传统医学中并无确切的病名，中医学对此类疾病的有关论述，多见于"痹症、痉证、痿证、头痛、眩晕、项强、颈肩痛、腰腿痛、腰背痛、督脉损伤"等范畴。病变的反应点在足太阳膀胱经、督脉等所在的经络与穴位上。早在秦汉时代，中医经典名著《黄帝内经》对此类疾病的病因、病机、临床表现及治疗做了详细的阐述，提出"风寒湿三气杂至，合而为痹也。其风气胜者为行痹，寒气胜者为痛痹，湿气胜者为著痹也"，"诸风掉眩，皆属于肝，诸痉项强，皆属于湿，诸逆冲上，诸暴强直，皆属于风……"，"肾风之状……脊痛不能正立"，"督脉为病，脊强反折"等论述。而后《杂病源流犀烛》又有总体阐述："犯人一身之骨，最大者脊骨也……脊穷谓之骶，……犹屋之正梁，且为一身之骨之主也。"此种论述，时至今日，仍有较大的临床指导意义。

### 三、祖国医学已逐渐融入现代医学

脊柱病的中医治疗过程中多从气血、脏腑、经络及痹、痉、痿证等方面进行辨证论治，手段有中药内服、外敷、针灸、推拿、牵引、正骨、导引、练功等方法等。这些治疗方法可以正骨复位，纠正骨错缝，回纳筋出槽，抑制椎间盘退变，改善微循环，促进炎症介质的排泄，可治愈或缓解脊柱病的临床症状，并可在脊柱手术治疗失败时进行补救，集预防、治疗和康复于一体。中医药对脊柱病的防治手段是现代骨科不可或缺的重要组成部分。

（姜　宏）

# 第二节　胸腰椎骨折中医疗法

## 一、胸腰椎骨折中医疗法概述

胸腰椎骨折多由高能量损伤引起，是创伤和脊柱外科常见的损伤，占脊柱骨折的首位。随着现代工业和交通运输业的迅猛发展、人口结构的老龄化，胸腰椎骨折的发生率也随之急剧上升。据统计，发达国家脊柱骨折伴脊髓损伤发病率为28~45人/百万人/年，我国发病率虽低，约6~7人/百万人/年，以中青年多见，若不及时治疗，易遗留畸形、腰背部疼痛及脊柱不稳定等，给社会及家庭带来沉重的负担。

胸腰椎骨折以 $T_{11}$~$L_2$ 骨折多见，是由于胸腰段脊柱的解剖特点决定的。在 $T_{11}$~$L_2$ 节段是胸椎后曲及腰椎前曲的交界点；是活动的腰椎与相对固定胸椎的转折点；是关节突关节面的朝向移行处（胸椎关节突略呈冠状面，而腰椎关节突关节面略呈矢状面）。这些结构特点构成了胸腰段损伤发病率高的内在因素。

近年来，随着影像学和生物力学研究的不断进展，对胸腰椎骨折的认识不断深入，在其治疗方面也出现了许多新理论和新技术，使其诊断标准、治疗概念和治疗方法不断完善。特别是近二十年来，CT、MR、C-型臂透视机、内窥镜、导航仪、脊柱手术各种工具及内置物材料的应用，使脊柱骨折的手术治疗取得了令人鼓舞的治疗效果。但在临床分类、分型、手术时机、手术适应证选择、治疗方法选择等方面还存在争议。手术所带来的风险如早期脊髓神经损伤、感染、椎弓根钉位置不良、椎弓根骨折、血管内膜损伤、晚期内固定物断裂、脱出、腰背痛、排异反应、迟发感染、神经炎、椎管压缩、再次手术及高昂的手术费用也被人们越来越重视。

中医非手术治疗丰富的临床经验，手法复位、夹板外固定、中药内服外用治疗等，有着鲜明的特色和优势。早在元代，危亦林在世界上最早施用"悬吊复位法"治疗脊柱骨折，他在所著《世医得效方》中记载："凡锉脊骨，不可用手整顿，须用软绳脚吊起，坠下身直，其骨便自归窠。未直则未归窠，须要坠下，待其骨直归窠。然后用大桑皮一片，放在背皮上，杉树皮两三片，安在桑皮上，用软物缠夹定，莫令屈，用药治之。"清代吴谦应用攀索叠砖法、腰部垫枕法整复胸腰椎骨折脱位等。在固定方面，他在《医宗金鉴·正骨心法要旨》中记载"爰因身体上下正侧之象，制器以正之，用辅手法之所不逮，以冀分者复合，欹者复正，高者就其平，陷者升其位。"同时创造和改革了多种固定器具，如对脊柱中段损伤采用通木固定，下腰损伤采用腰柱固定等。

现代中医临床常用复位方法，如牵引过伸按压法、双踝悬吊复位法、二桌复位法、肾托复位法。肾托复位法、垫枕及腰背肌锻炼法等有着较快的发展，其临床和基础研究也取得了可喜成果。但手法复位治疗胸腰椎骨折也存在一定风险：如脊髓神经继发损伤、出血、腹膜后血肿破裂、复位效果有时欠佳等，限制了这些复位及固定方法的广泛运用。目前临床上应用最广泛的保守治疗方法仍然是卧硬板床、垫枕法、腰背肌锻炼等。因此，胸腰椎骨折的手法复位水平及外固定器械制作水平有待进一步提高。

## 二、胸腰椎骨折中医疗法分型

### （一）概述

胸腰椎骨折分类的目的在于指导临床治疗，

选择合适的治疗方法，估计其预后。任何分类均应包括病因、病理损伤机制和临床表现等。目前还没有一种分类方法能被全世界共同接受和采纳应用。以下介绍几种常用分类方法：

1983 年 Denis 提出脊柱的三柱理论，代替了 Holds Worth 的二柱理论，将人们对脊柱结构及其功能单位的认识进一步深化，逐渐成为现代脊柱外科的经典理论，被人们普遍接受和采纳。Denis 认为，前柱包括：前纵韧带、椎体的前 1/3 部分和纤维环的前 2/3 部分。中柱包括：后纵韧带、椎体的后 2/3 部分和纤维环的后 1/3 部分。后柱包括：椎弓、关节突关节、棘突、椎板、黄韧带、棘间韧带、棘上韧带。"三柱"概念的提出对脊柱力学分析有了较深刻的认识，对脊柱骨折的治疗具有指导意义。

Denis 将胸腰椎骨折分为四大类：压缩性骨折、爆裂性骨折、安全带骨折、骨折脱位。

### （二）压缩性骨折

此型为临床最常见的一类损伤，约占 58%~89%，多因脊柱屈曲位时，纵轴的超负荷引起，前柱承受轴向压力负荷受到损伤，后柱受纵轴张力负荷受损伤，中柱并未受累。X 线片表现椎体前部呈楔形变。通常情况下，椎体压缩 <1/3 时为稳定骨折，若椎体压缩 >50%，棘突间隙增宽，伴有后凸畸形，标志前后柱均有损伤，为不稳定性骨折。Ferguson 把屈曲压缩骨折分为三度。I° 是椎体压缩呈楔形变，压缩不超过 50%，中柱后柱均完好；II° 是椎体楔形变伴椎体后韧带复合结构破裂，X 线片见棘突间距离加宽，可能伴有关节突骨折或半脱位；III° 是前、中、后三柱均破裂，椎体后壁虽不受压缩，但椎体后上缘破裂，骨折块可进入椎管造成脊髓损伤，X 线片可见骨折片位于伤椎与上位椎的椎弓根之间。

### （三）爆裂骨折

约占 17%，是轴向负荷所致的前中柱损伤，后柱也可受到损伤。但中柱损伤是本型特点，主要损伤中柱结构，在屈曲和轴心应力的作用下垂直暴力使上位椎间盘挤压入椎体内，使伤椎呈爆炸样裂开，此型又可分为五个亚型。中柱损伤是此型区分于压缩骨折的依据。

### （四）屈曲—牵张骨折

轴向牵张应力所致的中后柱损伤。前柱可发生屈曲压缩，但因铰链作用不会发生半脱位。损伤时以前柱或更前方的座带为支点，后、中柱遭受水平剪式应力作用而造成牵引损伤，可分为两种类型：一种为通过骨组织的水平骨折也叫 Chance 骨折；另一种为通过韧带组织造成的椎间分离的脱位。Chance 骨折在正位 X 线片可见两侧椎弓根和棘突呈水平骨折分离或棘突间明显增宽；侧位片上见椎板和椎弓根直至椎体后部的水平骨折间隙。颈椎间软组织的此型损伤，正位片可见棘突间距增宽和损伤平面的关节突关节分离或交锁，但无关节突骨折，椎体高度正常。

### （五）骨折脱位

胸腰椎骨折脱位是高复合应力所造成的脊柱三柱损伤，是最不稳定的骨折，常伴神经损伤。在垂直应力、剪式应力及旋转力的共同作用下，脊柱前、中、后柱受损，伴有骨折、脱位。此型脊柱稳定结构破坏严重，出现明显脊柱失稳。多伴有脊髓神经损伤，且多为横断损伤，X 线片可见脊柱骨折不稳的征象。

### （六）临床应用分型及伤情判定

#### 【Magerl 分型】

即 AO 分型，也为广泛接受和使用。Magerl 等继承 AO 学派长骨骨折的 3-3-3 制分类，在此基础上提出了胸腰椎骨折的分类，将骨折分为 A、B、C 三型，即压缩、牵张和旋转损伤，共三类 9 组 27 型，多达 55 种，主要包括：

1. A 类　椎体压缩类。$A_1$ 挤压性骨折；$A_2$ 劈裂性骨折；$A_3$ 爆裂骨折；

2. B 类　牵引性双柱骨折。$B_1$ 为韧带为主的后柱损伤；$B_2$ 为骨性为主的后柱损伤；$B_3$ 为前颈椎间盘的损伤；

3. C 类　旋转性双柱损伤。$C_1$，A 类骨折伴旋转；$C_2$，B 类骨折伴旋转；$C_3$，旋转—剪式损伤。

但此分类方法比较复杂，只有中等程度的可靠性和可重复性。

**【美国脊柱创伤委员会（Spine Trauma Study Group，STSG）分型】**

最近提出了一种新的胸腰椎损伤的分型方法，称之谓胸腰椎损伤分型及评分系统。具体标准是：

1. 骨折的形态表现。压缩性骨折 1 分，爆裂性骨折 2 分，旋转型骨折 3 分，牵引性骨折 4 分，若有重复，取最高分；

2. 椎体后方复合结构的完整性。完整者 0 分，不完全断裂 2 分，完全断裂者 3 分；

3. 患者的神经功能状态。无神经损害者 0 分，完全脊髓损伤者 2 分，不完全损伤或马尾神经综合征者 3 分。

各项分值相加即为 TLICS 总评分。该系统建议 ≥ 5 分者应考虑手术治疗，≤ 3 分者考虑非手术治疗，4 分者可以选择手术或非手术治疗。

**【脊柱损伤程度及稳定性判断】**

依据骨折后脊柱的稳定程度可分为稳定性骨折和不稳定性骨折。如单纯椎体压缩骨折不超过 1/3，单纯横突、棘突骨折等属于稳定性骨折。若遭受严重暴力，除椎体附件骨折外，还常伴有椎间盘、韧带等损伤，使脊柱稳定性大部分被破坏，易激发移位，造成脊髓或马尾神经损伤，如骨折脱位。椎体爆裂性骨折，压缩性骨折超过 1/2 者，称为不稳定骨折。按照 Denis 的定义存在中柱损伤即为不稳定性骨折，凡累及二柱以上结构的骨折均为不稳定骨折。

脊柱的不稳定可分为Ⅲ度。Ⅰ° 为力学不稳定，如前柱与后柱受累或中、后柱受累，可逐渐发生后凸畸形；Ⅱ° 为神经学不稳定，由于中柱受累，椎体进一步塌陷而椎管狭窄，发生神经症状；Ⅲ° 为力学和神经学不稳。包括了骨折脱位和合并神经损害的严重爆裂性骨折。

此外，Vaccaro 等和 Tsou 等分别提出了各自的胸腰椎损伤评分系统，此评分系统均计入了神经功能情况，但其有效性尚待进一步验证。

### 三、胸腰椎骨折三期中医疗法

胸腰椎骨折的中医药物治疗，同四肢骨折大致相同，常为三期用药。治疗原则为：早期治宜活血化瘀、消肿止痛或逐瘀攻下；中期治宜调血和营、接骨续筋；后期补益肝肾、益气养血。

#### （一）早期

骨折早期胸背部疼痛剧烈，局部压痛、拒按，痛点固定，胃纳不佳，大便秘结，苔薄白，脉弦紧，证属气滞血瘀，为创伤早期、骨断筋伤、血脉受损、瘀血阻络、气滞血瘀为病，治宜：行气活血，消肿止痛。多用复元活血汤或膈下逐瘀汤。

《医学发明》复元活血汤方拟：柴胡 15g，天花粉 10g，当归尾 10g，红花 6g，穿山甲 10g，酒浸大黄 30g，桃仁 10g。若服第一次后泻下大便，得利痛减则停服，以和为度。

《医林改错》膈下逐瘀汤方拟：当归 9g，川芎 6g，赤芍 9g，桃仁 9g，红花 6g，枳壳 5g，丹皮 9g，香附 9g，元胡 12g，乌药 9g，五灵脂 9g，甘草 5g。临证加减：如若下腹胀满，小便不利者为气滞血瘀，膀胱气化失调，治宜活血化瘀，行气利水，以膈下逐瘀汤合五苓散加减。五苓散：泽泻 15g，茯苓 9g，猪苓 9g，白术 9g，桂枝 6g。若腹满胀痛，大便秘结，疼痛不减或发热，苔黄厚腻，脉弦有力，证属气滞血瘀，应攻下逐瘀，方用桃仁承气汤或大成汤加减。

《瘟疫论》桃仁承气汤：桃仁 9g，大黄（后下）15g，芒硝（冲服）6g，当归 9g，芍药 9g，丹皮 9g。

《仙授理方续断秘方》大成汤：大黄 20g，芒硝（冲服）10g，当归 10g，木通 10g，枳壳 20g，厚朴 10g，苏木 10g，红花 10g，甘草 10g。水煎服药后得下即停。

#### （二）中期

胸腰椎骨折中期肿痛明显缓减，疼痛时作，胸腰椎活动受限，舌暗红，苔薄白，脉弦缓，证属瘀血未尽，筋骨未复，治宜接骨续筋，和营生新，以复元通气散＋当归调之或以跌打营养汤内服。口服接骨丹或接骨七厘片。

《正体类要》复元通气散：木香 9g，炒茴香 9g，青皮 9g，炙山甲 9g，陈皮 9g，甘草 9g，白芷 9g，漏芦 9g，贝母 9g。

《林如高正骨经验》跌打养营汤：党参 15g，黄芪 9g，当归 6g，川芎 4.5g，熟地 15g，白芍 9g，枸杞子 15g，山药 15g，续断 9g，砂仁 3g，三七 4.5g，补骨脂 9g，骨碎补 9g，木瓜 9g。

### （三）后期

骨折日久，耗伤气血，累及肝肾则腰背部隐隐作痛，活动时背痛时作，腰膝酸软，四肢无力，舌淡，苔白，脉虚细，证属肝肾不足、气血两虚，治宜补益肝肾，调养气血，方用六味地黄丸合八珍汤加减。

《正体类要》八珍汤：党参 10g，茯苓 10g，白术 10g，甘草 5g，当归 10g，熟地 10g，白芍 10g，川芎 10g，生姜 3g，大枣 2 枚。

若骨折合并截瘫，早期多属淤血阻滞，经络不通，治要活血祛瘀，疏通督脉，以《医林改错》补阳还五汤加减：黄芪 30g，当归 6g，赤芍 4.5g，地龙 3g，川芎 3g，桃仁 3g，红花 3g。

截瘫后期属血虚风动，痉挛性瘫痪者，宜养血柔肝，镇痉熄风，方用四物汤（或八珍汤）+ 全蝎、蜈蚣、地鳖虫、钩藤、伸筋草。

若属肝肾亏损者，宜壮阳补肾、强筋壮骨，方用补肾活血汤或健步虎潜丸加减。《伤科大成》补肾活血汤：熟地 10g，杜仲 3g，枸杞子 3g，破故纸 10g，菟丝子 10g，当归尾 3g，没药 3g，山萸肉 3g，红花 2g，独活 3g，淡苁蓉 3g。

## 四、胸腰椎骨折中医手法复位

与四肢骨折手法复位的基本原则相同，逆损伤机制复位的法则仍然适用于脊柱骨折（胸腰椎压缩骨折）。根据脊柱骨折的不同类型和程度，采用不同的复位方法。屈曲压缩型骨折应过伸位复位，过伸损伤应屈曲位复位。正如古人所言："以冀分者复合，欹者复正，高者就其平，陷者升其位。"此外，依据脊柱损伤程度及稳定程度不同，复位时注意牵引及手法复位力量的大小与方向，

以防止损伤加重。骨折脱位或伤及脊髓正是由于上述风险的存在。胸腰椎骨折手法复位在多数医院保守治疗时垫枕腰背肌锻炼复位法，或有时采用相对稳妥的下肢牵引复位法。快速地、一次性复位方法具有一定风险，并未得到广泛的认可和使用。随着医疗条件的改善，监护条件的完善，许多学者也对其他手法进行了有益的探索。屈曲型压缩骨折约占胸腰椎骨折的 90%，笔者重点讨论此类骨折的复位手法。

### （一）屈曲型压缩骨折

脊柱屈曲压缩骨折时，椎体前纵韧带往往保持完整，通过手法整复，牵引下加大胸腰椎背伸，前纵韧带由皱缩变为紧张附着于韧带的椎体前部及椎间盘受到牵拉复位，恢复期外型。这种间接复位方法的原型是利用牵引下过伸位脊柱前后纵韧带和纤维环的牵张作用，使椎管内和椎体前缘的骨块复位，并在一定程度上缓解或解除了骨块对脊髓的压迫，从而达到骨折复位和椎管内间接减压的目的。

**【垫枕法及腰背肌锻炼自身复位法】**

最为传统的一种治疗方法，始见于《医宗金鉴·正骨心法要旨》"宜仰睡，不可俯卧侧眠，腰下以枕垫之，勿令左右移动"。此法患者卧硬板床，腰下垫薄枕，可逐渐加厚，使脊柱过伸，但此法应使骨折处保持稳定，避免伤及脊髓神经，翻身时勿使脊柱扭曲。此法最为安全，被广泛应用。疗效较佳，配合功能锻炼效果更佳。腰背肌锻炼可以通过肌肉的主动收缩促进骨折复位，防止肌肉萎缩，减轻腰背部疼痛，有助于脊柱稳定。锻炼方法包括五点支撑法、四点支撑法、三点支撑法、飞燕点水练功法，腰部垫枕法适用于屈曲型单纯性胸腰椎压缩骨折。

**【牵引复位法】**

适用于骨折脱位严重、手法复位困难者，可以采用骨盆牵引，维持牵引重量 10~15kg。可将床尾垫高利用体重做自体反牵引并 X 线片或 C-臂机透视观察复位情况，如已复位则减轻重量，维持量牵引 4~6 周。牵引复位法是一种较为安全、稳定、循序渐进的复位方法。

**【牵引过伸按压复位法】**

患者俯卧位，双侧腋肩部及大腿部以四助手逐渐进行上下牵引，甚者可使患者腹部悬空，使脊柱牵引和过伸，术者双手重叠，压于胸腰椎角状后凸畸形位置，用力下压使之复位，矫正后凸畸形。适用于椎体压缩严重，有角状后凸畸形者。此法来源于"攀门拽伸法"。

**【双踝悬吊法】**

始于元代危亦林，为世界上采用悬吊复位脊柱骨折第一人。他所著《世医得效方》书载："凡锉脊骨，不可用手整顿，须用软绳脚吊起，坠下身直，其骨便自归窠。"此法患者伏卧，双踝衬垫后以绳缚扎将两足徐徐吊起，使身体与床面成45°，术者以手掌在骨折处按压，矫正脊柱后凸畸形，复位后过伸位，以夹板或石膏背心，维持复位效果，并行腰背肌锻炼。

**【双桌复位法】**

以高、低两桌，相差约30cm，并排放置，患者俯于桌上，头向高桌，助手将两桌逐渐上下牵开，使患者胸腹部悬空，术者以双手重叠，轻轻按压胸背部骨折处，使脊柱过伸。明显过伸后以石膏背心或过伸支架立即固定。

以上复位方法以垫枕法及腰背肌锻炼自身复位法最为安全，效果较可，并发症少，被广泛应用。

**【手法复位治疗要点】**

1. 复位时机以一周内新鲜骨折为宜，随着时间延长，骨折部位血肿机化，结缔组织逐渐形成，影响复位效果。过伸复位法作为间接复位方法，难以达到直接椎管内减压器械复位的效果；

2. 牵引过伸按压复位法是牵引按压和振颤手法的结合。牵引手法是极其重要的，尤其对于合并垂直压缩暴力损伤者，牵引手法可以有效恢复整个压缩椎体的高度，为按压手法创造条件，以有效恢复楔形变椎体前缘高度。振颤手法可以克服按压手法的不足，纠正难以复位的楔形骨折；

3. 充分认识胸腰椎骨折的风险和并发症，复位手法应循序渐进，轻重适中，禁忌简单粗暴，加重损伤；

4. 加强与患者的沟通交流，使患者对胸腰椎骨折和治疗方案有充分认识，提高患者依从性，医患合作，提高治疗效果；

5. 手法复位治疗前可行镇痛治疗及麻醉准备。临床举例如图 1-3-6-2-1。

### （二）伸直型胸腰椎骨折

此型骨折极少见，胸腰椎骨折时逆损伤机制运用屈曲位复位，避免脊柱后伸。复位后将脊柱安放于伸直位或略屈曲体位。

### （三）固定方法

胸腰椎骨折时，固定亦要遵从逆损伤机制的观念，屈曲型骨折伸直或过伸位固定，伸直型骨折固定于伸直或略屈曲位。固定的器具：腰围、石膏背心、气囊、胸腰椎夹板、夹板固腰通木等。固定后应观察固定松紧度，适时调整。

## 五、腰背肌功能锻炼

胸腰椎骨折患者的腰背肌功能锻炼尤其重要。通过练功可以达到胸腰椎骨折复位与治疗的目的，不但可以在一定程度上恢复伤椎椎体高度，还可以使椎体复位后的高度减少丢失、再压缩，此外，腰背肌肌力增强后对脊柱的动态稳定起重要作用。此法坚持背伸肌的锻炼，骨折的后遗症明显减少，同时也可改善全身血液的循环。早期消除全身症状，增加饮食，增强体力，有利于患者的康复。

患者仰卧于硬板床上，骨折处垫一气囊托板或软枕，待疼痛缓解后即可进行腰背肌锻炼。方法如下：

五点支撑法：患者用头部、双肘及双足作为承重点，用力使腰背部呈弓形挺起，一般在伤后一周内要达到此练功要求。

三点支撑法：用头及双足承重，全身呈弓形挺起，腰背尽力后伸，一般要求在伤后2~3周内达到此练功要求。

四点支撑法：用双手及双足承重，全身弓形挺起如拱桥，此练功方法难度较大，青壮年患者

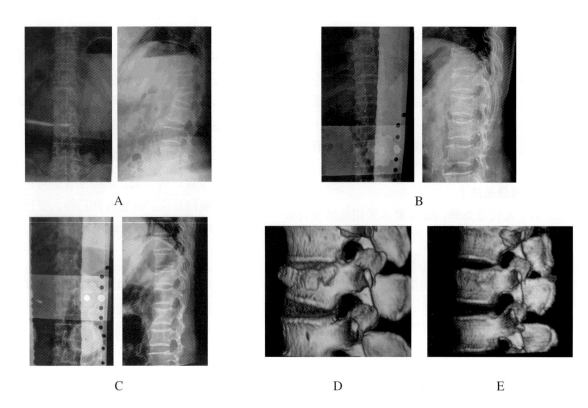

图 1-3-6-2-1　临床举例　林某，女，63 岁，L₁ 椎体压缩骨折手法及固定疗法前后影像学所见（A~E）
A. 复位前正侧位 X 线片；B. 手法复位夹板外固定后正侧位 X 线片；C. 手法复位及夹板外固定后四周正侧位 X 线片；
D. 复位前 CT 三维重建矢状位片；E. 手法复位外固定三个月后 CT 三维重建矢状位片

经过努力，在伤后 5~6 周内达到此练功要求。

仰卧位腰背肌锻炼法：第一步，患者仰卧，两上肢置于体侧，抬头挺胸，两臂后伸，使头、胸及两上肢离开床面。第二步：在双膝关节伸直的同时后伸下肢，并使其尽量向上翘起，两下肢也可先交替后伸翘起，而后再一同后伸。第三步，头、颈、胸及两下肢同时抬高，两臂后伸，仅使腹部着床，整个身体呈反弓形，如飞燕点水姿势。

功能锻炼作为复位的一个重要方法，必须坚持早期开始、循序渐进、持之以恒，要持续直至骨性融合。只要全身情况允许，一般伤后 1~2 天疼痛减轻后，即要指导患者进行功能锻炼，并向其讲明练功的必要性及要领。解除患者的思想负担，充分调动患者的积极因素。

## 六、中医药治疗胸腰椎骨折临床研究进展

### （一）非手术治疗的适应证

胸腰椎骨折治疗的目的，在于恢复脊柱解剖结构的完整性和稳定性，并为神经功能恢复创造有利条件。以往胸腰椎骨折的治疗以非手术治疗为主，但随着生物力学、影像学和内固定技术研究的不断深入，人们对于治疗方案的选择更加积极，手术治疗所占比例越来越高。但回顾以往有关非手术治疗的文献极少有神经功能恶化的记载。如果用循证医学的标准来要求，则又缺乏高质量的关于非手术治疗和手术治疗的随机对照研究，现有的研究结果不足以说明手术治疗效果优于非手术治疗。关于胸腰椎骨折非手术治疗适应证的选择，多数意见主张应先考虑骨折的力学稳定性。对于绝大多数压缩骨折，仍应行非手术治疗。Mumtord 等回顾 41 例无截瘫胸腰椎爆裂骨折病人的非手术治疗的临床和影像学改变，结论为：①非手术治疗产生一个可以接受的治疗结果；②通过非手术治疗，骨畸形（包括后突和骨质吸收）在椎管再塑形时有一定相关改善；③伴随截瘫发生很低；④早期 X 线片显示严重的损伤或残留畸形，在治疗结束到随访过程中不产生相应临床症

状，均可进行非手术治疗。依据损伤的类型脊柱不稳定和神经损伤都是手术指征。压缩骨折，除压缩 >50% 或发生在多个平面外，一般均为稳定骨折，常用保守治疗。杨述华教授认为：如无神经症状，椎管内压迫 <40%~50%，应考虑保守治疗。

中医药治疗胸腰椎压缩骨折有着悠久的传统，具有鲜明的特色和优势，形成一套独特的治疗体系，主要体现在手法复位、夹板支具外固定及中医药物治疗上，现临床及实验研究也多集中于此。

### （二）手法复位的临床研究

过伸体位复位法是传统医学治疗脊柱骨折的悠久方法，但由于操作风险及可能并发症等，手法复位在现代临床并未能广泛应用。垫枕疗法及腰背肌功能锻炼为大多数医院所接受。顾云伍教授、李强教授等报道运用垫枕疗法复位治疗胸腰椎压缩性骨折，取得良好疗效。过伸复位法是胸腰椎压缩骨折的主要治疗方法。早期的复位，可以较为有效地恢复压缩椎体的高度，贺亮教授等运用过伸复位法治疗屈曲型胸腰椎骨折，病例 68 例，可有效恢复椎体前高度，优良率可达 80.9%。卢耀明教授等应用过伸复位法治疗胸腰椎骨折 40 例，疗程 6~8 周，治愈率 35%，总有效率 90%。牵引复位法：牵引复位的原理在于利用施加于骨折上下两端的反向牵拉力，通过前纵韧带和纤维环产生张力牵拉椎体前缘使之复位。此外，后纵韧带及后部的复合结构也将产生一定的牵拉复位作用。邓强教授应用牵引治疗胸腰椎骨折 147 例，椎体高度恢复正常者 60 例，有效率 91.8%，优良率为 72.8%。王小斌教授等自制三维动态牵引床治疗胸腰椎压缩骨折，效果明显好于单纯垫枕复位。但也有学者认为牵引复位时，由于缓慢背伸复位法本身复位力度的限制，再加之患者垫枕练功的数量和质量的差异，有些患者在恢复椎体高度和纠正后突畸形方面难以达到理想的效果。此外，悬吊复位法、改良通木疗法、腰桥过伸整复法、肾托复位法也有文献报道取得较好疗效。

### （三）关于胸腰椎骨折复位的实验研究

相对手法复位的临床实践而言，实验研究相对较少，也有不少学者从动物实验和生物力学方面进行了有益的探讨。其复位原理是使脊柱强力过伸，通过竖脊肌的协调活动产生杠杆力量，促进前后纵韧带和上下椎间盘纤维环发挥收缩作用，使压缩椎体逐渐拉开复位，断裂的椎板接触融合，轻度的脱位自行复位。因各种复位方法原理大体相同，近年来关于复位机理的实验研究相对少见。

### （四）关于胸腰椎骨折固定器械的临床研究

胸腰椎骨折临床治疗难点在于被压缩椎体高度的恢复和维持复位后，椎体高度再丢失、椎体楔形改变，是造成后期腰背部疼痛及胸腰椎后凸畸形的重要原因。石膏固定、腰围固定、垫枕练功等，都难以维持整复初期椎体高度的理想状态，椎体再次压缩。较之复位方法，固定器材研究相对少见。葛振山教授运用分解组合式支具治疗胸腰椎骨折 55 例，收到满意疗效。专利检索：孙文学教授等充气式样性脊椎固定牵引器的研制、孟祥奇教授可调式外固定器治疗胸腰椎骨折压缩骨折的研制，已获临床实用新型专利，发明专利，在临床上亦取得了较为肯定的效果。

### （五）中药治疗

骨折早期：李朝旭教授等用复方三七片治疗腰椎压缩骨折，给患者口服复方三七片，7 片/次，2 次/d，用药时间 6~8 周，直到骨折愈合。治疗 6 周后观察：治疗组 20 例，临床愈合 10 例，显效 6 例，有效 4 例，有效率 100%。盛永华教授报道用桃核承气汤治疗稳定型胸腰椎骨折，每日一剂内服，本组 31 例患者，治疗后，腰背痛减轻者 23 例，腹胀脘痞、便秘缓减者 31 例。吴振昌教授介绍胸腰椎压缩性骨折腹胀、便秘的早期中药治疗，生大黄 10g，枳实 10g，青木香 5g，乌药 10g，沉香 2g，生地 20g，桃仁 10g，地鳖虫 5g。水煎顿服，不效者，次日再服一剂。本组 173 例，优 119 例，良 43 例，差 11 例，优良率为 93.6%。

骨折中期：潘月勤等用"骨折Ⅱ号（当归、生地、制没、自然铜、川续断、白芍、川芎、地鳖虫、茯苓、骨碎补、甘草）"，治疗此期效果良好。

骨折后期：黄子毅教授等采用补肾活血汤加

减：熟地、杜仲、补骨脂、当归尾、红花、姜黄、独活、五加皮、狗脊、鸡血藤、陈皮。每日一剂，水煎服。同时加强功能锻炼，治疗老年性胸腰椎骨折后期取得满意效果。蒋晶飞教授用独活寄生汤加减养气血、补肝肾，也取得满意疗效。

### （六）问题与展望

胸腰椎压缩骨折治疗的核心仍旧是压缩椎体高度的恢复和有效维持。手法复位也存在一定的风险，如脊髓神经损伤、截瘫、腹膜后血肿破裂、疼痛。不当手法如扭曲等造成原有损伤加重等，是造成临床上手法整复不能广泛应用的主要原因。目前保守治疗仍缺少一种绝对安全、有效、被患者和医者能广泛接受的整复方法。而复位后椎体高度的维持，取决于有效的固定，目前还没有一种可以同时简便、有效、舒适、经济的固定方法。此外，胸腰椎骨折复位方法量化、规范化及复位机理的实验研究有待进一步深入。寻找一种理想的复位方法及外固定方法仍是目前该领域临床和研究的最重要任务。

（孟祥奇 姜 宏）

# 第三节 脊髓损伤中医疗法

## 一、脊髓损伤中医疗法概述

脊髓损伤（Spinal Cord Injury，SCI）是指因直接暴力或间接暴力作用在正常脊柱和脊髓组织，致损伤平面以下脊髓各项功能，包括运动、感觉、括约肌和反射功能障碍。世界卫生组织2013年12月2日发布的一份报告显示，每年全球有50万人发生SCI。SCI者出现过早死亡的可能性比普通人高2~5倍，带来沉重社会负担。

SCI的最终神经学损害是由两种机制引起的，即原发性损伤（包括机械损害、出血等）和继发性损伤（包括水肿、炎症反应、缺血、细胞因子、再灌注等对脊髓产生的毒害作用）。纵观SCI的治疗方法，原发性损伤主要采用手术治疗以解除脊髓的压迫，恢复脊髓的形态和维持脊柱稳定性。脊髓继发性损伤是一种细胞和分子水平的主动调节过程，具有可逆性且可被调控，治疗方法主要为药物治疗、高压氧等非手术治疗方法上以减轻或阻断脊髓的继发性损伤，保留或促进神经功能恢复；也有通过细胞或组织移植、组织工程治疗和基因治疗等方法刺激神经细胞再生，修复损伤的脊髓。中医中药治疗SCI主要是针对继发性损伤的治疗和并发症的治疗。

## 二、脊髓损伤中医疗法辨证分型分期

中医根据病变损伤部位，认为本病由于受到直接或间接暴力损伤，导致脑气震激，髓窍壅塞不通，阳气不能上达于脑，神明失用，而致肢体失司；或血脉损伤，血溢脉外，阻塞髓窍，日久筋脉失养而或为痉症，或为痿症。现代医学对急性脊髓损伤病机制的研究，从某些方面来说是对急性脊髓损伤的瘀血本质的研究。

正如《内经》所述："人有所堕坠,恶血留内"，脊髓损伤早期，必先外伤筋骨，内伤气血，经络破损。气滞血离，六腑气机不宣，瘀滞为其主要病因，故应祛瘀为主，而下法能通利二便，荡涤瘀血，祛瘀而生新，使得经络通顺。故而下法貌如治标，实为治本；其发生和发展密切联系经络脏腑，通过经络脏腑而起变化，《正体类要》曰："肢体损于外，则气血伤于内，营卫有所不贯，脏腑由之不和。"故脊髓损伤，虽伤在局部，与整体息息相关，治疗当从整体出发，调气血，和营卫，平脏腑。跌打损伤后，必先外伤筋骨，内伤气血，经络破损。气滞血离，六腑气机不宣。瘀滞为其主要病因。初期因骨断筋伤，督脉损伤，瘀滞络阻，脏腑气机紊乱，阴阳失调，肢体瘫痪，二便结涩，治宜行气消瘀，泻下泄热，疏通督脉。中后期因督伤络阻日久，气血耗损，脏腑虚弱，肾阳不足，气化失常，肢体萎弱不用，小便失禁或排尿无力，大便秘结，治宜接骨续筋，补肾壮阳，温通经络。

## 三、脊髓损伤中医治疗

### （一）内治

#### 【单味中药】

目前研究最多的单味中药主要是活血化瘀，益气利水消肿之品，其中有代表性的药物有黄芪、丹参、川芎、三七、大黄和枳壳等。

研究提示：黄芪主要起到减轻脊髓水肿、减少脊髓出血和坏死范围，缓解继发性脊髓损伤，进而发挥神经保护作用；丹参能改善脊髓微循环，提高脊髓组织耐缺氧能力，抑制胶质细胞浸润，对轻度牵张性损伤有肯定的防治作用；大黄有可能降低脊髓损伤后的脊髓兴奋性传导，抑制脊髓运动神经元过度兴奋性释放肾上腺素，减缓由此引起的缺血性损伤发生；川芎中的主要成分为川芎嗪，具有减轻大鼠 SCI 继发性损害，改善或促进大鼠 SCI 后神经功能恢复的作用，且其治疗效果与 MP 相类似；三七的主要成分是三七总皂甙，其能显著减少伤后 1h 及 4h 脊髓组织 MDA 生成，保护 SOD 活力降低，认为早期应用 PNS 有明显的抗氧化作用。

#### 【复方治疗】

中药复方的配伍组合是方剂的核心，也是复方不同于单味药的奥秘所在，是中医治疗的特色，合理的配伍可以提高疗效、减少毒性，更好的发挥治疗作用。目前研究较多的有中药传统复方补阳还五汤、龙马自来丹等，以及根据现代中医药理论自拟复方如髓复康、醒髓汤、脊髓系列方剂、健脊复髓汤、马丹散等，用于 SCI 的治疗具有改善神经功能的作用。

补阳还五汤：源于《医林改错》，补阳还五汤由黄芪、当归、地龙、川芎、桃仁、红花、赤芍等组成，具有益气、活血、通络的功能，方中重用黄芪意在"重益气，轻活血"。现代药理学实验证明：补阳还五汤能使脊髓功能 CBS 值明显下降；补阳还五汤还能调节脊髓微循环和缺血、缺氧状态，阻止脊髓的继发性损伤；并可调节神经细胞的物质和能量代谢，具有支持，保护和营养神经元细胞的作用。

髓复康：由生黄芪、川芎、赤芍、红花、骨碎补、葛根、三七和枸杞子八味中药组成，具有活血通络、温补元气的作用。现代医学证实髓复康具有保护损伤区神经元，促进神经元修复再生的作用，其主要表现为：可以恢复脊髓损伤区的血脊髓屏障，减轻创伤性水肿；增加脊髓损伤区的供血和供氧；可以部分地减轻兴奋性氨基酸的神经毒性对于脊髓损伤区的损害。

醒髓汤：由黄芪、马钱子、三七等。功效：泄热行气、止血利湿、活血化瘀。动物实验发现：早期应用醒髓汤能够有效地抑制脊髓继发性损伤。醒髓汤能使脊髓组织兴奋性氨基酸含量显著降低，血钠、钾、钙含量显著减少，钾、镁含量显著增高，脊髓组织变性坏死轻。

脊髓系列方：韩凤岳等应用四个中药方剂组成系列方。脊髓 I 号方从补血入手，由四物汤加减而成；脊髓 II 号方从补气入手，由四君子汤加减而成；脊髓 III 号方由补阳还五汤加减而成；脊髓 IV 号方从补肾入手，由十补丸方加减而成。结果发现它们可以缩小损伤范围，抑制神经胶质和结缔组织增生，促进神经元核周体及损伤神经纤维的修复再生，从而促进了损伤大鼠的功能恢复。

近年来脊髓损伤药物治疗发展较快，其他复方还有马丹散、健脊复髓汤、龙马自来丹等等，中药治疗脊髓损伤的实验研究已经广泛开展，为临床治疗脊髓损伤提供了理论依据。因此，如何从根本上解决脊髓损伤后功能恢复并将其推广到临床应用仍是一个期待解决的难题，应根据各药物的优缺点及各自的作用特点选择使用才有可能发挥应有的作用。

### （二）针灸

以刺灸法为主，配合运用电针，同时运用拔罐、推拿、理疗等辅助方法。取穴以阿是穴和循经取穴为主，辅以辨证取穴。主穴分二组：一组为百会、前顶、夹脊、环跳、肾盂、承扶、殷门、承山、昆仑；一组为百会、前顶、肩髃、曲池、外关、合谷、大肠腧、阳陵泉、足三里、三阴交、太冲、八风。配穴：小便失禁加关元、气海、八风，大便失禁加天枢、支沟。治法：以电针为主，每次取主穴一组，频率 6~8 次 /min，刺激量认可耐受为度，留针 30min，1 次 /d，5 次 / 周，三个月为一疗程。

### （三）功能锻炼

脊髓损伤后一旦生命体征平稳、骨折部位及神经损害症状稳定后就可以开始功能锻炼。关节保护和训练：早期进行全身各关节的被动活动，l~2 次 /d，避免关节挛缩；直立适应性训练：逐步从卧位转向半卧位或坐位，倾斜的角度逐渐增加，下肢可用弹力绷带，同时可用腹带，以减少静脉血液瘀滞。一般从平卧到直立需要 1~3 周；膀胱和直肠训练：脊髓损伤后早期常有尿潴留。留置尿管容易发生泌尿系感染，所以要尽早改为间断导尿或者清洁导尿的方式，SCI 后的直肠问题是便秘，首先强调粗纤维饮食和规律的排便习惯，必要时使用缓泻剂；轮椅引练：选择患者合适坐姿，前倾姿势的稳定性和平衡性好，后倾姿势省力、灵活；压疮的处理：对已形成压疮者，用生理盐水敷料创面覆盖，不主张在疮面直接使用抗菌药以免导致耐药菌株。

### 四、脊髓损伤中医治疗进展

SCI 使脊髓神经元大量丧失，导致了脊髓修复能力和促进修复因素的缺乏，同时神经元坏死后形成的胶质瘢痕和空洞阻碍了轴突的生长，这些不可逆的病理过程是治疗 SCI 中最棘手的问题。随着神经生物学和干细胞技术的发展，使通过细胞移植增加脊髓神经细胞数量、减少胶质瘢痕和空洞的形成成为可能。移植因为能够为损伤脊髓的修复提供更为适宜的生长环境和促进修复的作用，故而越来越受到重视。SCI 治疗的移植物包括组织移植和营养支持细胞移植。

组织移植可作为支架桥接损伤间隙，使新生和损伤的轴突沿适当的方向生长，并可刺激有助于轴突生长的蛋白质释放。细胞移植已成为目前脊髓损伤修复研究的热点，目前脊髓损伤修复的常用移植细胞：胚胎干细胞，神经干细胞等等。采用细胞移植治疗 SCI 的目的在于阻断阻碍 SCI 轴突功能恢复的病理过程，减少脊髓功能的丧失的同时促进其功能恢复。但细胞移植的应用研究中还存在着许多尚未解决的问题，如分化神经元的比例控制、体外扩增速度问题、功能性神经元的定向分化问题，移植方法、适应证、途径、支架、佐剂、细胞状态等等问题。

目前，研究已经明确部分中药单体或者复方对 SCI 有明确的作用，但是目前的研究方向还是移植，也是最有希望的治疗方法，因此中医的研究的方向，应该体现在如何在移植中起到辅助作用，其可能的机制包括：促进细胞分泌可提供损伤脊髓轴突再生修复的各种营养生长因子；辅助移植细胞可充填损伤部位并形成细胞桥，促进损伤神经元的再生；为新形成的神经元提供靶向神经环路；提升细胞移植在 SCI 损伤修复中具有提高轴突再生能力、替代细胞成分、阻止脱髓鞘和使髓鞘再生等作用，从而促进脊髓修复，进而为感觉及运动功能的恢复提供了机会。

（沈晓峰　姜　宏）

# 第四节　颈椎病中医疗法

## 一、颈椎病中医疗法概述

### （一）中医概念

颈椎病是一种常见病，好发年龄 40~60 岁，多为慢性积累性损伤致病，年轻患病者多由颈部直接或间接急性损伤而引起。中国传统医学中并无"颈椎病"的病名，但其症状近似于中医的"痹症"、"痿症"、"头痛"、"眩晕"、"项强"等。中医书籍也有所谓"骨错缝，筋出槽"等描述。早在两千年前的《黄帝内经》中，对痹症就做过如下描述："风寒湿三气杂至，合而为痹也。其风气胜者为行痹，寒气胜者为痛痹，湿气胜者为著痹也。"此外还根据症状和部位，将痹症分为筋痹、骨痹、脉痹、肌痹和皮痹。这些描述中包括了对颈椎病的描述。由此可见，颈椎病多见于外感风寒湿邪伤及经络，或长期劳损，肝肾亏虚，或痰瘀交阻，气滞血瘀等原因引起。《杂病源流犀烛》："凡颈项强痛，肝肾膀胱病也，三经受风寒湿邪。"

### （二）病因

现代颈椎病的病因与发病机制很复杂，归纳起来可分为两个方面。

**【外来因素】**

1. 急性外伤如扭、闪致伤；又如有头颅直接外力致伤者，往往并发有颈部间接外力致伤等；

2. 慢性损伤如长期低头工作，颈部负荷过度；或高枕睡觉等均可引起颈部慢部损伤；

3. 局部感受风寒之邪使局部血运障碍，代谢产物堆积致病；

4. 咽部及颈部感染炎症沿淋巴扩展到关节囊、韧带而致病；

5. 其他如偏瘫引起颈椎生理平衡失调，继发颈椎病等。

**【内在因素】**

1. 年龄如 40~60 岁的脊柱退变阶段多发病；

2. 体质强弱如久病之后身体虚弱，颈部关节韧带松弛，一旦受轻微不协调外力可致病；

3. 内分泌功能紊乱：如糖尿病并发此病；

4. 解剖上弱点如先天性畸形；又如椎动脉在寰枢椎有多个扭曲，故此易发椎动脉型颈椎病等。

由于上述致病原因，使颈椎轻度移位（如颈曲改变、骨关节错位，滑膜嵌顿等）对神经根、椎动脉、颈交感神经、脊髓的直接刺激、压迫或牵拉而出现临床症状；或颈肌痉挛、颈椎周围的软组织炎性变，或代偿性的骨质增生在一定的条件下也可直接引起或加重临床症状。

## 二、颈椎病中医疗法常规分型

由于颈椎病的病理变化较多样化，因此各型颈椎病产生不同的临床表现，并呈现不同的影像学特征。

### （一）颈型颈椎病

**【年龄】**

以青壮年居多。颈椎椎管狭窄者可在 45 岁前后发病，个别患者有颈部外伤，几乎所有患者都有长期低头作业的情况；

**【症状】**

颈部感觉酸、痛、胀等不适。部分患者有颈部活动受限，少数患者可有一过性上肢麻木，但无肌力下降及行走障碍；

**【体征】**

患者颈部一般无歪斜；生理曲度减弱或消失，常用手按捏颈项部；棘突间及棘突旁可有压痛；

**【X 线检查】**

颈椎生理曲度变直或消失，颈椎椎体轻度退变。侧位伸屈动力摄片可发现约 1/3 病例椎间隙松动，表现为轻度梯形变，或屈伸活动度变大。

### （二）神经根型颈椎病

**【根性痛】**

根性痛是最常见的症状，疼痛范围与受累椎节的脊神经分布区相一致。与根性痛相伴随的是该神经分布区的其它感觉障碍，其中以麻木、过敏、感觉减弱等为多见；

**【根性肌力障碍】**

早期可出现肌张力增高，但很快即减弱，并出现肌无力和肌萎缩征。在手部以大、小鱼际肌及骨间肌萎缩最为明显；

**【反射异常】**

早期出现腱反射活跃，后期反射逐渐减弱，严重者反射消失；

**【颈部症状】**

颈痛不适，颈旁可有压痛；压迫头顶时可有疼痛，棘突也可有压痛；

**【特殊试验】**

脊神经牵拉试验阳性；

**【X 线检查】**

侧位片可见颈椎生理前凸减小、变直或成"反曲线"，椎间隙变窄，病变椎节有退变，前后缘有骨刺形成；伸屈侧位片可见有椎间不稳；在病变椎节平面常见相应的项韧带骨化；

**【CT 和 MR 检查】**

CT 检查可发现病变节段椎间盘侧方突出，或后方骨质增生，并借以判断椎管矢状径；MR 检查也可发现椎体后方对硬膜囊有无压迫，若合并有脊髓功能损害者，尚可看到脊髓信号的改变。

### （三）脊髓型颈椎病

**【病史】**

患者 40~60 岁多见，发病慢，大约 20% 有外伤史；

**【症状】**

患者先从下肢双侧或单侧发沉、发麻开始，随之出现行走困难，下肢肌肉发紧，抬步慢，不能快走，重者明显步态蹒跚，更不能跑；双下肢协调差，不能跨越障碍物；双足有踩棉花样感觉；自述颈部发硬，颈后伸时易引起四肢麻木；部分患者有括约肌功能障碍、尿潴留；除四肢症状外，往往有胸以下皮肤感觉减退、胸腹部发紧，即束带感；

**【体征】**

四肢肌张力升高，主要表现为肌痉挛、反射亢进，踝阵挛和髌阵挛；

四肢腱反射均可亢进，尤以下肢显着；上肢 Höffmann 征阳性，下肢除腱反射亢进外，踝阵挛出现率较高；Babinski 征、Oppenheim 征、Chaddock 征、Gordon 征亦可阳性，腹壁反射、提睾反射可减弱甚至消失；

**【X 线检查】**

X 线侧位片多能显示颈椎生理前曲消失或变直，大多数椎体有退变，表现为前后缘骨赘形成，椎间隙变窄。伸屈侧片可显示受累节段不稳，相应平面的项韧带有时可有骨化；

**【CT 检查】**

对椎体后缘骨刺、椎管矢状径的大小、后纵韧带骨化、黄韧带钙化及椎间盘突出的判断比较直观；

**【MR 检查】**

能从矢状切层直接观察硬膜囊是否受压；枕颈部神经组织的畸形也可清晰显示。

### （四）椎动脉型颈椎病

**【眩晕】**

头颅旋转时引起眩晕发作是本病的最大特点；若一侧椎动脉受挤，可引起脑部供血不足产生眩晕；

**【头痛】**

头痛部位主要是枕部及顶枕部，也可放射至两侧，以跳痛和胀痛多见，常伴有恶心、呕吐、出汗等自主神经紊乱症状；

**【猝倒】**

是本病的一种特殊症状；发作前并无预兆，

多发生于行走或站立时，头颈部过度旋转或伸屈时可诱发，反向活动后症状消失；

**【视力障碍】**

患者有突然弱视或失明，持续数分钟后逐渐恢复视力，此系双侧大脑后动脉缺血所致；

**【感觉障碍】**

面部感觉异常，口周或舌部发麻，偶有幻听或幻嗅；

**【影像学特征】**

椎动脉造影可发现椎动脉有扭曲和狭窄。

### （五）交感神经型颈椎病

**【五官症状】**

眼部可有眼睑无力、瞳孔扩大、眼球胀痛、流泪、视物模糊、眼前冒金星等交感神经受刺激的表现；亦可出现交感神经麻痹症状：眼球内陷、眼干涩、眼睑下垂、瞳孔缩小、面部充血、无汗；可有咽、喉不适或异物感，发作性嘎声，流涎，鼻腔疼痛或异样感；由于鼻咽部分泌障碍，常表现为慢性鼻炎或咽炎；耳鸣、听力减退、牙痛亦较多见；

**【头部症状】**

枕部痛、颈枕痛或偏头痛，可伴有头沉头晕；此型患者稍有感冒、受凉、睡眠不好、疲劳，即诱发头痛发作严重头痛时，可伴有恶心，但呕吐者远较椎动脉型少见；

**【周围血管症状】**

1. 血管痉挛症状：肢体发凉、发木，遇冷时有痒感或麻木疼痛，有神经血管性浮肿表现；查体可发现局部皮温降低，但无痛、温觉减退；

2. 血管扩张症状：指端发红、烧灼、喜冷怕热、疼痛过敏、项胸背灼热感等；

3. 心脏症状：心率多表现不正常，有的为心动过速，有的为心动过缓，也有的二者交替出现；

**【出汗障碍】**

多汗、少汗；此种现象可只限于头、颈、双手、双足或一个肢体，亦可出现在半身；常伴有半身酸痛、胀麻，尤以手胀为著，且多在夜间或晨起时较重，起床活动后缓解，但查体无感觉、运动和肌张力改变，反射正常，故易与脊髓型、椎动脉型引起的半身瘫痪相鉴别；

**【血压异常】**

有的表现为高血压，有的为低血压，还有的表现为血压不稳，多有睡眠障碍，情绪不稳定，时而精神兴奋，时而抑郁不振；

**【括约肌症状】**

急性发作时表现为尿频、尿急、排尿不尽；发作过后，此症状可消失，与脊髓型颈椎病造成持久的排尿障碍不同；

**【对气候适应能力差】**

对气候变化不能适应，怕冷或怕热，尤其在秋末冬初、春末夏初，即季节交替时，感到周身不适；有学者曾观察，这类患者对到新地区的气候甚难适应，甚至不得不移回原地；这是因脑干内的网状结构受累所引起；

**【其他症状】**

阵发性眼跳动、共济失调、胃肠功能紊乱（腹泻或便秘）、闭经、第二性征异常等；

**【诊断要点】**

有头痛、听觉障碍、胸痛等上述植物神经功能紊乱的症状，同时又伴有颈神经或脊髓受累的临床表现，或者颈椎 X 线片有典型的颈椎病改变者，即考虑为交感型颈椎病；但是对于单纯的交感型，而神经根、脊髓受累不明显者，诊断往往比较困难；可行星状神经节及硬膜外封闭术，根据封闭后的反应进行诊断，如封闭后症状立即消失，或大部症状缓解，即首先考虑交感神经型颈椎病。

### （六）混合型颈椎病

临床上经常发现有些患者早期为颈型，以后发展成神经根型。神经根型与脊髓型并存者亦不少见。单独出现食管压迫型相当少。因此，同时合并两种或两种以上症状者称为混合型。专业分类法又将此型称为弥漫型。混合型的患者多病程长，年龄较大，大多数超过 50 岁。

## 三、颈椎病中医辨证分型

### （一）风寒湿型

颈、肩、上肢串痛麻木，以痛为主，头有沉重感，颈部僵硬，活动不利，恶寒畏风。舌淡红，苔薄白，脉弦紧。

### （二）气滞血瘀

颈肩部、上肢刺痛，痛处固定，伴有肢体麻木。舌质暗，脉弦。

### （三）痰湿阻络

头晕目眩，头重如裹，四肢麻木不仁，纳呆。舌暗红，苔厚腻，脉弦滑。

### （四）肝肾不足

眩晕头痛，耳鸣耳聋，失眠多梦，肢体麻木，面红目赤。舌红少津，脉弦。

### （五）气血亏虚

头晕目眩，面色苍白。心悸气短，四肢麻木，倦怠乏力。舌淡苔少，脉细弱。

## 四、颈椎病中医治疗

包括药物治疗、手法治疗、颈椎牵引治疗、针灸、理疗等。

### （一）辨证论治

【风寒湿型】

治法：祛寒除湿，温经通络

方药：羌活胜湿汤：羌活、独活、藁本、防风、甘草、川芎等加减。

【气滞血瘀】

治法：益气活血，化瘀通络

方药：活血舒筋汤：当归尾、赤芍、片姜黄、伸筋草、松节、海桐皮、落得打、路路通、羌活、独活、防风、续断、甘草加减。

【肝肾不足】

治法：补益肝肾，活血通络

方药：六味地黄丸：熟地黄、山茱萸（制）、牡丹皮、山药、茯苓、泽泻加减

【气血亏虚】

治法：益气养血，活血通络

方药：黄芪桂枝五物汤：黄芪、桂枝、芍药、生姜、大枣加减

### （二）手法治疗

【概述】

目前颈椎病的治疗手法种类很多，除严重的脊髓型颈椎病患者需选择手术治疗外，其他各型颈椎病都可采用手法治疗获得满意的疗效。通过手法治疗，可纠正偏移的颈椎，解除颈部肌肉、血管的痉挛，恢复颈椎生物力学平衡，改善局部血液循环、加速炎症消退。常用治疗手法如下：

【点穴理筋法】

1. 点穴  用拇指指腹按压压痛点及其邻近穴位，如风池、风府、肩井、肺俞等；

2. 拿筋  使拇指与食指成钳形，拿捏颈肩部肌肉，向上提起后迅速松开，可使气血畅通，肌肉松弛；

3. 搓颈  用双手掌或双手虎口对置患者颈部两侧、从枕后轻轻对搓至两肩；

4. 按摩理筋  按摩颈肩部肌肉，用拇指推顺项韧带及棘上韧带，顺肌肉起止方向压。

【颈椎摇晃（或旋转）法】

术者一手扶住患者后头部，另一手托住下颌部，在向上拔伸状态下，左右缓缓摇摆，然后乘其不备，骤然将头部向右侧旋转，动作较为迅速，用力要适度，不可过猛，以听到关节响声为度。如患者无明显不适，可再作一次向左侧旋转，不强求有关节弹响声。椎动脉型颈椎病慎用此法。

【颈部牵引手法】

患者坐于低凳上，术者一手托住患者下颌，一手托住患者枕部，然后两手同时用力向上提。如患者颈部紧张，则有提不动的感觉，此时应嘱患者放松颈部肌肉，然后缓缓向上拔伸提拉。此种拔伸牵引手法有理顺筋络、活动关节的作用，牵引约 1~2min/次，可重复做 3~5 次，每次手法牵引时，可将头部缓缓向左右、前后摆动并旋转 2~3 次。

## （三）针灸治疗

针刺作为一种独特疗法治疗该病具有疏通经络，散瘀止痛之功。近年来实验研究认为针刺具有调整微循环，解除肌痉挛。目前，治疗神经根型颈椎病多采用循经取穴和"以痛为腧"的阿是穴；椎动脉型颈椎病多以平肝熄风，降火，祛痰，补虚为治则，选取肝、胆经腧穴为主；脊髓型颈椎病多针对肝肾亏虚之病机，选取肝、肾经腧穴等。

## （四）牵引治疗

颈椎牵引一直被认为是颈椎病的主要治疗方法之一。牵引可限制颈椎的活动，能够解除颈部肌肉的痉挛，减轻疼痛，使椎间隙增宽，扩大椎间孔，减少椎间盘压力，有利于退变椎间盘组织的修复。改善椎动脉由于颈椎不稳或异常颈曲而导致的代偿性扭曲，恢复椎基底动脉的供血功能，纠正椎小关节的半脱位，牵开被嵌顿的关节囊，促使神经根与骨刺或间盘退变的压迫关系得到改变，利于神经根水肿的吸收，神经功能的恢复。临床常用的牵引方式主要有坐位牵引和仰卧位牵引。

坐位牵引操作简便易行，但患者易紧张，肌肉难以放松，影响治疗效果，且牵引过程中干扰因素多，适合颈椎病较轻的患者。

仰卧位牵引较坐位牵引舒适，患者易放松，避免了肌肉紧张、精神不集中等不良反应，适合各类型颈椎病的治疗。间歇牵引有利于避免颈部软组织损伤，更有利于颈椎病的治疗。

牵引是力学治疗方法，涉及三要素，即牵引方向、重量和时间，牵引的角度方向以前屈15°为宜。牵引的重量一般3~10kg，具体根据患者的承受能力而定，从小重量开始，掌握循序渐进的原则，避免发生不应有的损伤。牵引治疗一般为2~3次/d，20min~1h/次。牵引的同时可适当的配合手法、针灸、理疗等治疗方法，疗效好于单纯的牵引。

## （五）从痹痉痿学说分型及其治疗

笔者在多年的临床实践中，结合中医四诊和西医体格检查，将颈腰相关疾病分为痹证、痉证、痿证三个证型，对本病的临床表现进行了概括，并将此法运用于临床，取得良好疗效。论述如下：

### 【痹证】

初次发作，病程较短，多以颈部压痛为主要临床表现，无明显神经压迫症状。多见于急性期。常因外感风寒湿热之邪，或湿邪蕴久化热，痹阻经络，气血受阻，不通则痛。血运不畅，瘀血内阻，新血不生，肢体麻木不仁。治宜祛风散寒除湿，蠲痹止痛，代表方为独活寄生汤加减，该方组成为：独活、桑寄生、杜仲、牛膝、细辛、秦艽、茯苓、肉桂心、防风、川芎、人参、甘草、当归、芍药、地黄等。

### 【痉证】

多见于亚急性期，表现为项背强直、下肢肌张力增高、腱反射亢进、髌阵挛、踝阵挛等。多因肝血不足，虚风内动，或肝经风热，致风中经络，筋脉拘挛，或肝郁气滞，经络不畅，肢节运动不利。治宜息风止痉法，舒筋活络，代表方：牵正散加味，该方组成为：白附子、白僵蚕、全蝎。

### 【痿证】

神经脊髓压迫日久，下肢感觉减退、肌肉萎缩，拇趾背伸及跖屈肌力减弱，腱反射消失。多见于持续期。久病或反复发作致脾胃虚弱，肝肾亏虚，痰湿内生，脉络瘀阻，骨髓空虚，筋肉失养，腰脚痿弱不用。治宜调理气血，培补生命之源，代表方补阳还五汤合参苓白术散加减，该方组成为：黄芪、当归、赤芍、地龙、川芎、红花、桃仁、白扁豆、白术、茯苓、甘草、桔梗、莲子、人参、砂仁、山药、薏苡仁。

笔者认为：痹证、痉证、痿证虽然临床特征分明，但并非一成不变，其时常兼杂合至。临床上时而三者并见、时而两两联合。临床上，痹痉痿三证往往接踵而至，一般早期以痹证、痉证为主，病程发展到一定阶段可出现痿证，因此，先痹后痿、先痉后痿、先痹后痉后痿皆可发生。需要根据痹痉痿学说，辨证、辨期、辨型论治，方能全面准确把握病情，对症下药，取得良效。

## （六）其他

颈椎间盘突出是导致颈椎病发生的主要原

因之一，关于颈椎间盘突出后经保守治疗发生重吸收的报道不断增多，最早可追溯到 1989 年 Bradford 报道的一篇关于儿童钙化颈椎间盘重吸收的病例。而后 Lampe 又详细报道一例 5 岁患儿 $C_{5-6}$ 椎间盘突出，突出物边缘有钙化，同时伴有严重的神经压迫症状。经过三周的保守治疗后症状消失。三个月后 MR 复查钙化的突出椎间盘完全消失，这是较早的关于颈椎间盘突出后重吸收的报道。后来 Kiyoshi 利用核磁共振随访了 38 例颈椎间盘突出后病人，发现 40% 的可以发生重吸收。近期国内潘浩等报道了一例巨大型颈椎间盘突出后发生重吸收的案例。为保守治疗的有效性提供了影像学支持。

## 五、颈椎病术后中药治疗

颈椎病产生症状的病理因素与压迫及脊髓的缺血或瘀血有很大关系。手术摘除了压迫脊髓的椎间盘同时，可引起局部创伤，加重局部微循环障碍，充血水肿，而出现相关的症状。根据临床、药理及实验研究，益气养血、活血祛瘀的中药，如黄芪、党参、丹参、当归、赤芍、川芎等，能增强机体的免疫功能，直接扩张周围血管，明显改善微循环；对渗出性炎症有明显的抑制作用；能提高神经元的活性，减轻神经水肿、炎症、出血、变性和脱髓鞘，来促进神经的再生。我们建议应用益气养血、活血祛瘀的圣愈汤为主方，改善颈部软组织的炎性渗出，减缓颈部组织的退变，消除颈部的症状。圣愈汤组成为熟地、白芍、川芎、人参、当归、黄芪等。

## 六、颈椎病中医治疗进展

颈椎病是严重的颈椎退变性疾病。其基本概念是颈椎间盘退变本身包括相邻椎节及其继发性改变刺激或压迫神经根、脊髓或血管及相关组织，并引起与之相关的临床症状和体征者。颈椎间盘的退变及其相关组织的继发性改变，致使引起症状和体征。这些继发性改变包括器质性改变和动力性异常。主要病理：本病最基本变化有髓核突出和脱出、韧带骨膜下血肿、骨赘形成和继发性椎管狭窄等。动力性改变包括颈椎不稳，如椎间松动、位移和生理弧度的改变。器质性改变加重了动力性改变，动力性改变又促进了器质性改变，互为关系。这些改变，构成了颈椎病病变的实质。

**（一）颈椎病的治疗以非手术治疗为主，这是由于非手术治疗的诸多优势**

1. 非手术治疗治疗颈椎病疗效显著，且副作用较小，亲和力高，已被广大患者所接受，有很好的应用前景；

2. 目前临床对颈椎病的非手术治疗具有丰富的经验，方法也较多；在具体实施时常需要根据患者具体体征，优选 2~3 种方法并用或相继或相间应用；

3. 非手术综合治疗主要是消除颈部的无菌性炎症，解除颈肌痉挛，纠正颈椎小关节错位，恢复颈部的生物力学平衡，从而可能改变或抑制骨质增生的发展速度；

4. 手法、针灸、中药等治疗方式与现代科学技术相结合，可以充分发挥科技优势，提高疗效。

**（二）对颈椎病的非手术治疗作了较多研究，但还存在一些需要解决的问题**

1. 非手术治疗难以逆转骨质增生的发展；

2. 对颈椎病的分型及其辨证论治等方面的还存在一些分歧；

3. 各医家使用疗效标准尚不统一，给判定各种疗法的实际效果带来了困难；

4. 从发病学角度看，颈椎动静力平衡失调是颈型颈椎病发病的关键，若能深入探讨各项治疗方法对恢复颈部动态平衡的影响，解决诱发该病的最根本原因，对提高疗效将具有深远意义。

**（三）颈椎病出现以下情况应当是明确的手术指征**

1. 颈椎病发展至出现明显的脊髓、神经根、椎动脉损害，经非手术治疗无效即应手术治疗；

2. 原有颈椎病的患者，在外伤或其他原因的作用下症状突然加重者；

3. 伴有颈椎间盘突出症经非手术治疗无效者；

4. 颈椎病患者，出现颈椎某一节段明显不稳，颈痛明显，经正规非手术治疗无效，即使无四肢

的感觉运动障碍，亦应考虑手术治疗以中止可以预见的病情进展。

（刘锦涛　姜　宏）

# 第五节　腰椎间盘突出症中医疗法

## 一、腰椎间盘突出症中医疗法概述

腰椎间盘突出症（Lumbar Disc Herniation，LDH）是导致腰腿痛的重要原因之一，也是骨伤科临床的常见病、多发病，占骨科门诊量的30%~40%。中医经典著作《黄帝内经》就曾系统记载了腰腿痛的治疗方法。而西方医学鼻祖希波克拉底在其著作中就首次提到了"坐骨神经痛"一词。1934年，Mixter 和 Barr 在《新英格兰医学杂志》发表了《累及椎管的椎间盘破裂》的论文，首次提出腰椎间盘突出症是腰腿痛的重要原因，从而开创了腰椎间盘突出症的手术治疗新局面。半个多世纪以来，手术一直是治疗腰椎间盘突出症的有效手段之一，并且手术操作本身也在不断改进发展之中。但是随着对本病研究的不断深入，人们已清楚地认识到，手术治疗并非根治性疗法和治愈性疗法，而且后者还会带来一些新的临床问题。迄今为止，腰椎间盘突出症的治疗仍以非手术疗法为主或临床首选。

1990年，Saal 在 Spine 杂志发表了《腰椎间盘突出症非手术疗法的自然病程》，首次通过 MR 和 CT 前后对比观察发现，腰椎间盘突出症不经外科手术治疗可以被自发性吸收（Spontaneous Resorption），这种重吸收并非以往所认识的那种物理性的复位或回纳。腰椎间盘突出后重吸收现象的重要发现，为研究非手术疗法，特别是中医中药治疗腰椎间盘突出症打开了一扇新的大门，提供了新的探索领域和新的治疗思路。

## 二、腰椎间盘突出症分型

### （一）概述

腰椎间盘突出症的分型法有很多，有的是以后纵韧带（Posterior Longitudinal Ligament，PLL）、纤维环是否破裂来划分的，如很多文献中提到的突出型与脱出型、非包含型和包含型、韧带下型和穿韧带型、破裂型和未破裂型等；有的是根据突出物与周围解剖结构的位置关系来划分的，如椎体型、椎管型等。

### （二）Macnab 分型

《麦氏腰背痛》的作者 Macnab 曾将腰椎间盘突出分为四型，其中 P 型和 SE 型为未破裂型，TE 型和 SQ 型为破裂型（图 1-3-6-5-1）。

【P 型】

凸起型（Protrusion），椎间盘单纯凸起，即纤维环的膨出，又分为周围性凸起和局限性凸起两型；

【SE 型】

后纵韧带下突出型（Subligamentous Extrusion），突出物未穿破后纵韧带，纤维环可能已大部分或完全破裂；

【TE 型】

后纵韧带后突出型（Transligamentous Extrusion），

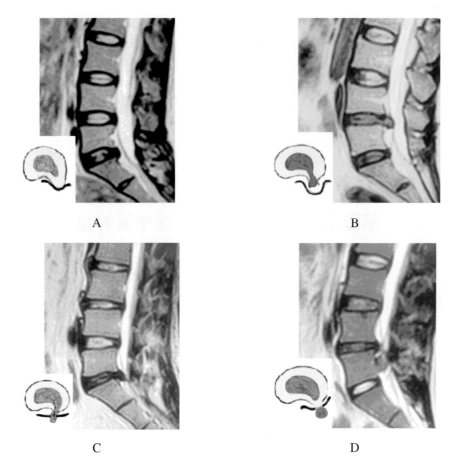

图 1-3-6-5-1　临床举例　腰椎间盘突出症 Macnab 分型 MR 矢状位观（A~D）

A. P 型；B. SE 型；C. TE 型；D. SQ 型

突出物继续向外扩展，穿破后纵韧带；

【SQ 型】

游离突出型（Sequestration），突出的椎间盘组织脱离原椎间盘，游离于椎管内或椎间孔内，可压迫神经根或马尾。

（三）ISSLS 与 AAOS 分型

与 Macnab 分型法类似的还有国际腰椎研究会（ISSLS）和美国矫形外科学会（AAOS）提出的分类法：退变型（Degeneration）、膨出型（Bulging）、突出型（Protrusion）、后纵韧带下型（Subligamentous Extrusion）、后纵韧带后型（Transligamentous Extrusion）、游离型。

（四）赵氏分型

赵定麟教授在《现代脊柱外科学》（第一、第二版）中根据髓核突出的部位与方向不同，将

腰椎间盘突出分为椎体型和椎管型两型。

（五）临床分型分期

根据患者症状轻重、功能障碍的程度和病程长短，可分为急性期、缓解期和康复期：

【急性期】

髓核突出初期，压迫周围神经血管等组织，出现腰腿痛，下肢沿坐骨神经区域疼痛，且腿痛较腰痛剧烈，腰椎活动受限，患肢直腿抬高试验40°以下，生活难以自理；

【缓解期】

经急性期的综合治疗后，腰腿部疼痛明显减轻，腰椎活动度改善，患肢直腿抬高试验可达50°~60°，生活基本能自理；

【康复期】

经急性期、缓解期的综合治疗后，腰腿痛症状基本缓解，腰椎活动无明显受限，直腿抬高试验

基本正常，但下肢可仍稍有酸痛或麻木感。

### （六）按照症状的典型与否分型

**【典型腰椎间盘突出症】**

发病时间短，多处于急性期，临床表现较严重；

**【非典型腰椎间盘突出症】**

病程较长，临床表现时轻时重，行非手术疗法或休息后，症状可缓解。

## 三、腰椎间盘突出症中医辨证分型

### （一）概况

中医学对腰椎间盘突出症的认识由来已久，从古至今，对于本病的辨证有多种角度。现对中医学对腰椎间盘突出症的中医辨病辨证依据做一系统回顾，并介绍几种比较常用的辨证分型方法。

### （二）规范辩证分型

**【概述】**

历代医家对腰椎间盘突出症的辨证分型有不同的侧重点，提出过不同的辨证方法。一套规范的辨证分型能帮助医师更好地把握病情，并指导临床治疗。目前公认的辨证分型方法是国家中医药管理局颁布的《中医病证诊断疗效标准》中将腰椎间盘突出症规范为血瘀证、寒湿证、湿热证和肝肾亏虚证四种证型。中华人民共和国卫生部颁布的《中药新药临床研究指导原则》（第三辑）与其相似，分为寒湿证、湿热证、肾虚证和瘀血证四种证型。

**【血瘀证】**

1. 四诊要点　腰腿痛如刺，痛有定处，日轻夜重，腰部板硬，俯仰旋转受限，痛处拒按。舌质暗紫，或有瘀斑，脉弦紧或涩。

2. 证机概要　外伤跌仆，瘀血阻滞，经脉痹阻，不通则痛。

**【寒湿证】**

1. 四诊要点　腰腿冷痛重着，转侧不利，静卧痛不减，受寒及阴雨加重，肢体发凉。舌质淡，苔白或腻，脉沉紧或濡缓。

2. 证机概要　外感寒湿，痹阻经络，气血不畅，经脉不利。

**【湿热证】**

1. 四诊要点　腰部疼痛，腿软无力，痛处伴有热感，遇热或雨天痛增，活动后痛减，恶热口渴，小便短赤。苔黄腻，脉濡数或弦数。

2. 证机概要　外感湿热或寒湿久病从热化，致湿热壅遏，经气不畅，筋脉失舒。

**【肝肾亏虚证】**

1. 四诊要点　腰部酸痛，腿膝乏力，劳累更甚，卧则减轻。偏阳虚者面色白，手足不温，少气懒言，腰腿发凉，或有阳痿、早泄，妇女带下清稀，舌质淡，脉沉细。偏阴虚者，咽干口渴，面色潮红，倦怠乏力，心烦失眠，多梦或有遗精，妇女带下色黄味臭，舌红少苔，脉弦细数。

2. 证机概要　素体肝肾不足，或久病及肾，肝肾阴虚，不能濡养腰脚，或肾阳不足，无以温煦筋脉。

### （三）中西医结合分型

笔者在多年的临床实践中，结合中医四诊和西医体格检查，将本病分为痹证、痉证、痿证三个证型，对本病的临床表现进行了高度概括，并将此法运用于临床，取得良好疗效。论述如下：

**【痹证】**

1. 中医四诊　腰部疼痛麻木牵及腿足，伴僵硬、活动不利，甚则卧床不能翻身、站立不能行走。偏寒湿者腰腿冷痛，阴雨天加重，舌质紫暗、苔白微腻，脉弦紧；偏湿热者腰腿痛伴有热感，遇热痛甚，口渴，舌质红、苔黄腻，脉濡数。

2. 西医体格检查　腰部压痛（＋）、叩痛（＋）、向单侧或双侧下肢放射痛（＋），腰部活动受限，直腿抬高 30°~60°，下肢感觉减退或痛觉过敏。

3. 证机概要　多见于急性期。外感风寒湿热之邪，或湿邪蕴久化热，痹阻经络，气血受阻，不通则痛。血运不畅，瘀血内阻，新血不生，肢体麻木不仁。

## 【痉证】

1. 中医四诊　腰腿拘挛作痛，肌肉紧张；甚则疼痛拘急，由腰部引至腿足，不能活动。可伴有胸闷不适，腰痛连胁，目赤肿痛，头晕，血压升高等。舌质红、苔黄腻或白腻，脉弦。

2. 西医体格检查　腰背强直、腰部及下肢肌张力增高、直腿抬高 < 30°、腱反射亢进、髌阵挛、踝阵挛等。

3. 证机概要　多见于急性期。肝血不足，虚风内动，或肝经风热，致风中经络，筋脉拘挛，或肝郁气滞，经络不畅，肢节运动不利。

## 【痿证】

1. 中医四诊　腰肌无力、有空虚感；下肢麻木，行走无力，甚则半身不遂，半身无汗。可伴畏寒怕冷，纳食减少，耳鸣盗汗，腰膝酸软等。舌质淡、苔白，脉沉细或细弱。

2. 西医体格检查　腰部活动后酸痛，下肢感觉减退、肌肉萎缩，拇趾背伸及跖屈肌力减弱，腱反射消失。

3. 证机概要　多见于缓解期。腰椎间盘突出症久病或反复发作致脾胃虚弱，肝肾亏虚，痰湿内生，脉络瘀阻，骨髓空虚，筋肉失养，腰脚痿弱不用。

笔者认为：痹证、痉证、痿证虽然临床特征分明，但并非一成不变，其时常兼杂合至。临床上时而三者并见、时而两两联合，若腰腿痛甚、下肢感觉减退或过敏、且腱反射亢进、肌张力增高者，为痹证兼痉证；若下肢麻木并有肌力减退，则为痹证兼痿证；若腱反射亢进合并肌力减退者，为痉证兼痿证；若疼痛、麻木、肌张力增高、肌力减退并见，则为痹痉痿三证相夹杂。

临床上，痹痉痿三证往往接踵而至，一般早期以痹证、痉证为主，病程发展到一定阶段可出现痿证。因此，先痹后痿、先痉后痿、先痹后痉后痿皆可发生。需要根据痹痉痿学说，辨证、辨期、辨型论治，方能全面准确把握病情，对症下药，取得良效。

## 四、腰椎间盘突出症中医治疗

### （一）辨证论治

辨证论治是中医的核心理论，任何一种疾病的治疗都离不开辨证。根据国家中医药管理局相关标准，根据气血、虚实、寒热等，本病可分为四个证型论治：

### 【血瘀证】

1. 治法：行气活血，通络止痛。

2. 代表方：身痛逐瘀汤加减。

3. 方解：桃仁、红花、当归、川芎活血祛瘀，没药、五灵脂、香附、延胡索行气活血止痛，怀牛膝、地龙疏通经络以利关节，秦艽、羌活祛风除湿通络。

4. 现代研究：实验研究发现，身痛逐瘀汤等活血化瘀类古方中含有没食子酸、原儿茶酸、香草酸、咖啡酸、绿原酸、阿魏酸等芳香酸成分。这些芳香酸类化合物都具有改善血液循环、抗凝血功效，同时可抑制巨噬细胞活化、抑制花生四烯酸代谢、拮抗组胺、降低血管通透性、抗氧化和消除自由基等。

### 【寒湿证】

1. 治法：温经散寒，蠲痹止痛。

2. 代表方：独活寄生汤加减。

3. 方解：独活、秦艽、防风祛风除湿，养血和营，活络通痹；桑寄生、川牛膝、杜仲、熟地黄补益肝肾，强壮筋骨；川芎、当归、芍药补血活血；人参、茯苓、甘草益气扶脾，使气血充盛，增祛除风湿之效；细辛、肉桂祛寒止痛。寒重者可加附子、干姜加强温经散寒之力；湿重者可加苍术、薏苡仁加强化湿之功。

4. 现代研究：动物模型研究表明，独活寄生汤能够抑制大鼠毛细血管通透性，具有良好的抗炎、镇痛作用，并能调节免疫。中药独活中含有香豆素类成分，能抑制凝血因子合成，改善微循环。

### 【湿热证】

1. 治法：清热利湿，除痹止痛。

2. 代表方：四妙散和宣痹汤加减。

3. 方解：苍术、黄柏、薏苡仁、赤小豆清利下焦湿热，木瓜、伸筋草舒筋通络止痛，防己入经络而祛经络之湿，怀牛膝通利筋脉、引药下行、强壮腰脊，更用山栀、连翘泻火、清热解毒，助解骨节热炽烦痛。若腰腿痛甚，可加片姜黄、海桐皮。

4. 现代研究：四妙丸中薏苡仁有效成分薏苡素有较好的解热作用，怀牛膝有明显的抗炎消肿作用，全方能减轻炎症反应、改善肿胀情况。宣痹汤具有很好的抗炎、解热作用；能麻痹骨骼肌，有镇痛作用；能降低血尿酸；可调整免疫功能；对改善微循环，促进组织液回流、吸收也具有显著的作用。

**【肝肾亏虚证】**

1. 治法：偏阴虚者滋阴补肾，强筋壮骨；偏阳虚者温补肾阳，通痹止痛。

2. 代表方：偏阴虚者用左归丸合二至丸加减；偏阳虚者用右归丸合二仙汤加减。

3. 方解：偏阴虚者：熟地、枸杞、山药、山萸肉、龟板、二至丸滋补肾阴，菟丝子、鹿角霜、川牛膝壮腰温肾，阳中求阴；阴虚相火偏亢者入知柏地黄丸加减。偏阳虚者：附子、肉桂、杜仲、菟丝子、鹿角霜、二仙汤温补肾阳，熟地、山药、枸杞、山萸肉滋阴益肾，阴中求阳。

4. 现代研究：一般认为，补肾类中药具有增强肾上腺皮质功能，提高激素水平，增强免疫，延缓衰老，改善骨质疏松等作用。动物实验还发现，左归丸和右归丸能够修复 EAE 大鼠神经髓鞘和轴突的损伤，可能是其促进神经修复的分子机制之一，对腰椎间盘突出症后期麻木等神经损伤的恢复有效。

**（二）按痹证、痉证和痿证辨证论治**

**【痹证】**

1. 治法：祛风散寒除湿，蠲痹止痛。

2. 代表方：独活寄生汤加减。

3. 方解：独活寄生汤为孙思邈《备急千金要方》中治疗风寒湿痹型腰痛的经典方剂。方中独活为君，取其伏风，善祛下焦与筋骨之风寒湿痹；伍以细辛发散阴经风寒，搜剔筋骨风湿而止痹痛；防风祛风邪以胜湿；秦艽除风湿而舒筋；桑寄生、杜仲、牛膝祛风湿，兼补肝肾；当归、川芎、熟地、白芍养血又兼活血；人参、茯苓补气健脾；桂心温通血脉，甘草调和诸药。

4. 随症加减：若寒湿痹痛剧烈，还可酌加小活络丹增强止痹痛之功。如风湿热痹或湿从热化，则去桂枝细辛，另加四妙清热燥湿。若下肢麻木较甚，则加用生炙黄芪、川芎、地龙等益气化瘀通络，促进神经功能恢复。

5. 现代研究：动物模型研究表明，独活寄生汤具有良好的抗炎、镇痛作用，并能调节免疫。中药独活中含有香豆素类成分，具有抗凝作用，能改善微循环。四妙丸中，薏苡仁的有效成分薏苡素有较好的解热作用，怀牛膝有明显的抗炎消肿作用，全方能减轻炎症反应、改善肿胀情况。宣痹汤具有很好的抗炎、解热作用；能麻痹骨骼肌，有镇痛作用；并可调整免疫功能；对改善微循环，促进组织液回流、吸收也具有显著的作用。

**【痉证】**

1. 治法：息风止痉，舒筋活络。

2. 代表：方牵正散加味。

3. 方解：牵正散本为《杨氏家藏方》中治疗口眼歪斜的方剂，全蝎、白附子、僵蚕共奏息风镇痉，化痰散结，通络止痛之功，可为痉证所用。另加白芍、甘草缓急止痛，和营生新；木瓜、威灵仙祛风除湿，舒筋活络；水蛭、地龙、蜈蚣通络散结、祛瘀生新，并增强息风止痉之力。

4. 随症加减：若疼痛剧烈，加用制川草乌、制南星等通络散结止痛，若肢体困重不舒，则可加海桐皮、泽兰泻利水通经。

5. 现代研究：中药药理研究表明，牵正散中全蝎、白附子、僵蚕、白芍均有抗惊厥、解痉作用，有利于神经系统的修复；僵蚕、地龙、水蛭等抑制血小板聚集，活血抗凝；此外，白附子、僵蚕、白芍也具有一定的抗炎作用。上海中医药大学脊柱病研究所也曾做过动物实验发现，"痉证方"对脊髓压迫后神经细胞的凋亡有抑制作用。研究还发现，徐长卿配伍全蝎通过解痉、镇痛等药理机制，能明显缓解腰椎间盘突出后的神经根受压症状。

**【痿证】**

1. 治法：调理气血，培补生命之源。

2. 代表方：补阳还五汤合参苓白术散加减。

3. 方解：黄芪、当归大补气血，桃仁、红花活血化瘀，赤芍、地龙通络止痛。"治痿独取阳明"、"脾主四肢肌肉"，痿证的治疗当以脾胃为要，故另加党参、茯苓、白术、山药、莲子肉、砂仁、桔梗、大枣、甘草健脾和胃、运脾开胃。脾胃为后天之本，气血生化之源，脾胃得健，则宗筋得润，筋脉通利。

4. 随症加减：久病气血亏虚，可加大黄芪、当归用量，补气活血；肝肾亏虚、腰膝酸软较甚者，加用肉苁蓉、桑寄生、川牛膝补益肝肾。

5. 现代研究：补阳还五汤能促进再生神经中血管的生长，改善血供，增加机体应激能力和免疫能力，降低线粒体耗氧，延长细胞存活时间，促进周围神经的修复与再生，用于腰椎间盘突出症术后遗留下肢麻木症状的缓解。

此外，腰腿痛日久，心神不宁，以及对腰腿痛的恐惧，不仅造成严重的心理负担，还会使症状加重，形成恶性循环。因此本病的中医治疗中还常可根据辨证加入柴胡、薄荷等疏肝解郁之品或酸枣仁、柏子仁、远志、五味子等养心安神之品。

**（三）辨病论治**

笔者总结了长期临床经验，根据古方防己黄芪汤和补阳还五汤化裁成治疗腰椎间盘突出症的专方"消髓化核汤"并提出黄芪、威灵仙、木瓜等为促进突出髓核重吸收的专药，尤其适用于破裂型腰椎间盘突出症。在辨病采用专方、专药论治的基础上结合辨型、辨证、辨期论治，可改善临床症状，促进突出髓核的重吸收。介绍如下：

**【治法】**

益气利水、逐痰通络，消髓化核。

**【方药】**

1. 基础方 生炙黄芪各20g、防己10g、当归10g、川芎15g、白术10g、地龙10g、水蛭6g、威灵仙10g、木瓜10g、白芥子6g。

2. 精简方 为了便于临床实际运用及科研开发新药需要，我们设计出了消髓化核汤的精简方：炙黄芪60g、当归20g、地龙10g、木瓜20g、威灵仙30g。

**【方解】**

本方乃根据古方防己黄芪汤及补阳还五汤化裁而成，底方防己黄芪汤出自《金匮要略》，主要针对肺脾气虚，气不化津，水湿内停之证，为益气利水经方之代表。其路径与现代医学中的促进髓核吸收、减轻神经根水肿相一致。而补阳还五汤始载于清代医家王清任的《医林改错》，是王氏独创古今治疗气虚血瘀所致的半身不遂和痿证的专方。此方将补气药与活血通络药配伍，振奋元气，鼓动血行，活血而不伤血，旨在消除麻木疼痛、肌肉无力等症状。

方中生炙黄芪补中益气，使气旺则血行，消瘀而不伤正，为君药，当重用；防己祛风除湿、利水消肿；当归活血化瘀通络，而不伤血；白芥子长于温化寒痰，利气散结，善驱皮里膜外之痰，共为臣药；而川芎为"血中之气药"，助当归活血祛瘀，并有行气止痛之效，此外，川芎、当归为活血化瘀行气的经典药对，即《普济本事方》中的佛手散；白术健脾除湿、利水消肿，木瓜祛湿通络，柔肝转筋，同助防己利水；威灵仙在本方中的作用有二：其一，此药软坚散结消骨鲠，取象比类，对突出的髓核也应具有"消融"作用；其二，其辛散走窜之性又可引诸药入络，具有一定的镇痛作用。水蛭、地龙助白芥子化痰散结通络，均为佐药。诸药合用，使外邪得除，水湿得行，痰瘀得消，气血运行通畅，通则不痛，诸症可愈。

**【随证加减】**

1. 寒湿证 酌加桂枝、细辛、秦艽等散寒除湿；

2. 湿热证 酌加连翘，生米仁，虎杖等清热利湿；

3. 肝肾亏虚证 酌加仙灵脾, 熟地, 杜仲等补肝肾、强筋骨;

4. 疼痛较甚者 可加制川草乌、制南星等行气散结止痛。

**【现代药理研究】**

全方通过多靶点的治疗, 与近年来国内外腰椎间盘突出症后重吸收的机制研究相吻合。君药黄芪可增强突出髓核组织吸引活性的 T、B 淋巴细胞的作用, 通过提高自身免疫效应, 进而促进腰椎间盘突出后的重吸收, 神经功能的恢复需要依靠轴突的生长, 而施旺细胞能调节多种促进轴突生长的营养因子的合成。以黄芪为君药的益气化瘀方剂同时能够能促进施旺细胞的增生及提高其再生功能, 加快神经肌肉接合部的重建, 缩短神经再生修复进程。防己中有效成分防己碱具有抗炎利尿消水肿作用, 可减轻神经根水肿, 消除因髓核周围水肿导致的影像学上突出物增大; 当归多糖促进红细胞生成, 刺激新生血管长入; 川芎有效成分川芎嗪, 可扩张血管, 清除氧自由基; 白术健脾燥湿, 也具有免疫调节和利尿消肿作用; 地龙、水蛭有抑制血小板聚集、抗凝、改善血液循环的作用。威灵仙具有较强的镇痛作用, 并根据其散结消鱼骨鲠功效推测其对突出的髓核也有一定溶解作用; 而木瓜中提取的木瓜凝乳蛋白酶, 早已被用来作为髓核溶解剂用于腰椎间盘突出症的微创治疗; 白芥子有刺激性, 可刺激加快局部血液循环, 改善血供, 促进新生血管生成。

**【毒理试验】**

1. 受试药物

(1)"消髓化核汤"基础方(生炙黄芪各 20g、防己 10g、当归 10g、川芎 15g、白术 10g、地龙 10g、水蛭 6g、威灵仙 10g、木瓜 10g、白芥子 6g), 取原方总重量 381g (127g× 三副), 制成水提浸膏 64ml, 则药物浓度为: 5.95g 生药 /ml。

(2)"消髓化核汤"精简方(炙黄芪 60g、当归 20g、地龙 10g、威灵仙 30g、木瓜 20g), 取原方总重量 420g (140g×3 副), 制成水提浸膏 74ml, 则药物浓度为: 5.68g 生药 P/mL。

2. 实验动物 品系 ICR 小鼠(清洁级, 来源苏州大学实验动物中心)生产许可证号 SYXK (苏)20070007, 使用许可证号 SYXK (苏)20070035, 体重 22g±1g, 性别雌雄各半, 室温 23℃±1℃, 湿度 55%±2%。

3. 实验方法与结果

(1)参数及条件

①剂量范围根据通过小鼠灌胃器的最大药物浓度, "消髓化核汤"基础方的最大受试浓度为 4.46g 生药 /ml, 最大受试剂量为 162.2g 生药 /kg 体重。"消髓化核汤"精简方的最大受试浓度为 4.54g 生药 /ml, 最大受试剂量为 165.1g 生药 /kg 体重。用蒸馏水将最大浓度受试药物, 按 4∶2∶1 进行等比稀释, 设置中剂量组和小剂量组。

②给药体积 0.8ml/ 只。

③给药途径灌胃。

进行预试验, 根据预试验结果进行正式试验。

(2)药液配制

①"消髓化核汤"基础方用蒸馏水分别稀释成 4.46g 生药 /ml、2.23g 生药 /ml、1.12g 生药 /ml; 这三个剂量组的给药剂量分别为 162.2g 生药 /kg 体重、81.1g 生药 /kg 体重、40.06g 生药 /kg 体重。

②"消髓化核汤"精简方用蒸馏水分别稀释成 4.54g 生药 /ml、2.27g 生药 /ml、1.14g 生药 /ml; 这三个剂量组的给药剂量分别为 165.1g 生药 /kg 体重、82.6g 生药 /kg 体重、41.3g 生药 /kg 体重。

(3)实验方法

①预试验取 70 只小鼠, 随机分成七组, 10 只 / 组, 雌雄各半, 适应环境 2d 后, 禁食 10h (不禁水)后分别一次性给予 1~3 组动物灌胃上述不同浓度的"消髓化核汤"基础方; 4~6 组灌胃不同浓度的"消髓化核汤"精简方, 第七组给蒸馏水, 给药后密切观察 48h 内动物毒性反应及死亡情况, 并连续观察 14d。

②根据预试验结果, 进一步摸索 $LD_{50}$ 剂量; 或进行放大实验, 进一步验证最大耐受量。

③死亡动物及时进行尸检, 发现病变器官做病理组织学检查。

(4)实验结果

"消髓化核汤"基础方大剂量组给药10min后部分小鼠出现活动减少，尾部血管发紫等中毒表现，1h后，以上症状逐渐消失；中剂量组和小剂量组小鼠均未出现上述症状，行为、皮毛颜色、饮食及二便均正常。"消髓化核汤"精简方各剂量组动物均表现正常。动物处死后，解剖肉眼未见脏器有明显异常。

由于"消髓化核汤"基础方和"消髓化核汤"精简方预试验均未出现动物死亡，且一日单次给药剂量已经达到最大，故正式实验只能在预试验基础上进行放大实验，进一步验证最大耐受量。

正式实验结果与预试验相同，在最大给药剂量下也均未出现动物死亡。各组动物毒性反应与可能涉及的组织、器官或系统分别见表1-3-5-4-1、2。

表 1-3-5-4-1 "消髓化核汤"基础方和精简方急性毒性正式试验结果

| 组 别 | 动物数 / 只 | 剂量 / $g \cdot kg^{-1}$ | 死亡数 / 只 |
|---|---|---|---|
| 正常组 | 10 | 0 | 0 |
| "消髓化核汤"基础方组 | 40 | 162.2 | 0 |
| "消髓化核汤"精简方组 | 40 | 165.1 | 0 |

表 1-3-5-4-2 "消髓化核汤"基础方毒性反应可能涉及的组织、器官或系统分析结果

| 毒性反应表现 | 可能涉及的组织、器官、系统 |
|---|---|
| 紫绀 | 肺心功能不足，肺水肿 |
| 自发活动、运动减少 | 躯体运动，中枢神经系统 |

4. 结论　小鼠口服"消髓化核汤"基础方和"消髓化核汤"精简方在单次给药最大剂量下均未出现动物死亡现象。"消髓化核汤"基础方的最大耐受量为162.2g生药/kg体重，相当于人临床给药量的89.42倍。"消髓化核汤"精简方的最大耐受量为165.1g生药/kg体重，相当于人临床给药量的82.55倍。以上结果提示："消髓化核汤"基础方和"消髓化核汤"精简方在目前临床用量下，人口服是较为安全的。"消髓化核汤"基础方的急性毒性可能主要涉及呼吸系统和中枢神经系统。

5. 说明　我们分别进行了小鼠口服"消髓化核汤"基础方和"消髓化核汤"精简方的24h内二次最大剂量给药试验（二次间隔10h）。末次给药15min后，动物陆续全部死亡。尸体解剖见：所有动物均表现胃及肠道的过分膨大，故动物死亡原因是由于累计药物体积大大超过小鼠承受体积所致，与药物本身毒副作用无关。

**（四）手法推拿**

推拿治疗腰椎间盘突出症是一种常见的非手术疗法，也是我国防治腰椎间盘突出症的特色有效方法之一，其疗效显著、简便、经济。

【适应证】

1. 初次发作，病程短（半年以内）；
2. 无马尾神经压迫症状；
3. 全身性疾病或局部皮肤疾病，不能施行手术；
4. 无进行性下肢运动功能障碍；
5. 中医辨证属气滞血瘀者。

【禁忌证】

1. 病史长，反复发作，病程迁延（超过半年）；
2. 有严重马尾神经压迫症状；

3. 伴较严重腰椎管狭窄、腰椎滑脱、侧隐窝狭窄，以及有脊椎骨质病变者，为相对禁忌证。

【不良反应】

1. 重手法推拿或踩跷法，易引起神经根粘连、椎板增生硬化、黄韧带肥厚，甚或神经根纤维化、挫伤；

2. 暴力推拿致使纤维环破裂，髓核脱出，表现为马尾神经损伤及神经根刺激症状加重。

【作用机理】

手法治疗可使突出物回纳或部分还纳；改变突出物与神经根的关系；减轻局部炎症反应、促进体内止痛物质（内）啡肽释放，减轻疼痛；使局部毛细血管扩张，血流增加，新陈代谢加快，利于病变组织修复，并可影响淋巴系统，加速淋巴回流，加强水肿吸收，对渗出起到治疗作用。

【理筋手法】

1. 滚法　滚法是由腕关节的伸屈运动和前臂的旋转运动复合而成。以小指掌指关节背侧为吸定点附着于一定的部位，以肘部为支点，前臂做主动摆动，带动腕部做伸屈和前臂旋转的复合运动，适用于肌肉较丰厚的腰臀和下肢；

2. 揉法　揉法是用手掌大鱼际或掌根吸定于一定部位，腕部放松，以肘部为支点，前臂做主动摆动，带动腕部做轻柔缓和的摆动；

3. 推法　推法是指用指、掌或肘尖以一定的压力着力于一定的部位上进行单方向的直线移动的方法；

4. 按法

（1）指按法　用拇指或示、中、环指指面按压体表的一种手法。单手指力不足时，可用另一手拇指重叠按压。常用拇指按法：将拇指伸直，用指面按压经络穴位，其余四指张开起支持作用，协同助力。一般按压穴位时，拇指不要移动，只是力量有所增减；但按经络时，则要循经络路线进行缓慢的螺旋形移动。根据"腰背委中求"的理论，还可指压委中、承山、昆仑等穴以加强镇痛效果；

（2）掌按法　是用掌根、鱼际或全掌着力按压体表的一种手法，单掌或双掌交叉重叠按压均可；操作时按压要垂直用力，由轻到重，稳而持续，透达组织深部，忌用暴力；常与揉法结合，组成按揉手法，即在按压力量达到一定深度时再做小幅度的缓缓揉按。

5. 拨法　拨法是用手指按于疼痛部位，适当用力下压至患者有酸胀感时，再做与肌纤维成垂直方向的来回拨动，对松解软组织粘连有一定作用。

【治骨手法】

1. 下肢抖法　患者仰卧，下肢放松。医者站于患者足侧，用双手分别握住患者的两踝部，将下肢抬起至离床面30cm，然后做上下并兼有内旋的连续抖动，使大腿及髋部有舒松感。约60次/min；

2. 屈曲牵拉法　双手分别握住患肢膝部与小腿下端，先尽量屈曲关节，然后迅速用力将患肢向远端牵拉扳直数次；

3. 扳法　用双手做相反方向或同一方向用力扳动肢体，称为扳法。常用的有：

（1）腰部斜扳法　患者侧卧位，下面的下肢自然伸直，上面的下肢屈髋屈膝。术者面对患者站立，双肘部分别抵住患者肩前部和臀部（髂后部）；或一肘抵住患者肩后部，另一肘抵住髂前上棘处；患者全身放松，术者缓缓用力把腰被动旋转至最大限度后，两手同时用力做相反方向扳动。先扳患侧，后扳健侧，可反复数次。

（2）直腰旋转扳法　患者坐位，术者用腿夹住患者一侧下肢，一手抵住患者近医师侧的肩后部，另一手从患者另一侧腋下伸入抵住肩前部，两手同时用力做相反方向扳动。

（3）弯腰旋转扳法　患者坐位，腰部放松。助手站在患者一侧，用一手扶住患者肩部，另一手按压其膝上方以稳住下肢。医师坐于患者后侧方，用一手拇指顶推偏歪的棘突，另一手从患者腋下穿过按住其颈项。嘱患者主动慢慢弯腰，当前屈至拇指下感到棘突活动时即稳住在此幅度。然后再向同侧侧屈至一定幅度，使病变节段被限制在这个脊柱曲线的顶点上；此时医师按住颈项的手下压，肘部同时上抬，拇指用力顶推棘突；

助手则协力推压对侧肩部，各方协调动作，使患者腰椎做最大幅度的旋转，常可听到"喀嗒"声和拇指下有棘突跳动感。

（4）后伸扳法　患者俯卧，屈肘，两手放于颏下或头前。医师立于一侧，一手紧压在腰部患处，另一手托住患者两膝部，缓缓向上提起，当腰后伸到最大限度时，两手同时用力做相反方向扳动。

（5）直腿抬高法　患者仰卧，下肢伸直。医师一手扶患侧膝部，一手托足跟，做直腿抬高，其角度应逐渐加大，以下肢后侧有紧张感，患者能忍受为度，但不宜超过健侧抬高的高度；同时，可配合踝关节背伸、内收外展及内外旋活动后复位；可反复 5~10 次。

### （五）牵引

【概述】

腰椎间盘突出症的牵引方法有很多，对牵引力的大小也缺乏统一的定论。牵引可有效地增大病变椎间盘的椎间隙，减轻椎间盘的压力，扩大椎管容积；并增加关节囊和后纵韧带的紧张度，形成负压，使神经根与突出物、椎间孔的位置关系发生位移，甚至有一部分突出物发生回纳，减轻或解除了神经根卡压。术前肌注哌替啶能有效减轻牵引过程中患者的疼痛反应，使腰部肌肉充分放松。牵引的同时进行推拿手法，一方面可松解局部组织粘连，另一方面可促进局部血液循环，有利于炎症和水肿的吸收。

笔者通过临床研究发现，镇痛牵引下脊柱推拿治疗腰椎间盘突出症能明显改善腰椎间盘突出症患者临床症状。此外，通过影像学追踪观察发现，此法还能在一定程度上促使突出物缩小甚或消失。具体步骤如下：

1. 牵引前 15min，给予杜冷丁 50mg 肌注。

2. 患者取仰卧位，使用机械转动牵引床。缚好牵引带，设定程序，牵引量由轻至重徐徐加大。牵引量为体重的 50%~100% 左右。先持续牵引 3~5min。然后在牵引下施行相应手法。完毕，放松牵引休息 5min，重复进行三次。

【牵引过程中的手法】

1. 脊柱前屈位（仰卧位）手法

（1）髋膝屈曲旋转骨盆法；

（2）单侧髋膝屈曲法：左右各 10 次；

（3）双侧髋膝屈曲法，二侧同时进行；

（4）直腿高举法：连续被动做直腿抬高 15 次，角度由小至大，循序渐进，切忌暴力；最后在 90° 或略超过 90° 位作悬足压膝牵伸跟腱手法三次；左右分别依次进行；

（5）髋膝屈曲外展外旋手法；

（6）双侧髋膝屈曲位（蛙式位）作连续外展外旋摇晃骨盆活动 15 次。

施术要点：手法中，应嘱患者主动活动（或至少是主动能动意识）配合跟随术者手法，此时术者以"一、二、一、二"呈节律性（频率相当于脉搏频率）进行手法，力图使患者被动运动与术者主动手法融合于一体。这样可减少患者肌张力的对抗性，减少手法的粗暴性，使手法同步化于机体微小血管的运动节律性，以符合机体生理学的要求。此外，通过术中上述心理暗示，减缓患者的紧张情绪，并可启动患者脑的下行抑制机制的积极活动，提高痛阈，更好地有利于手法顺利完成。

2. 脊柱侧卧位手法

（1）斜板推腰法；

（2）腰髋后伸法；

（3）脊柱后伸位手法（俯卧位）

两助手牵引双下肢，使脊柱过伸，术者双手掌按住病变节段作上下抖动按压手法，并同时嘱助手分别作腰部顺、逆时钟方向旋转六次（图 1-3-6-5-2）。

【不良反应及处理】

1. 腰背酸胀不适

（1）原因：腰背部肌肉牵拉或扭转造成局部水肿、渗出；

（2）处理：多无需特殊处理，休息后症状多自行缓解，重者可适当予口服镇痛药物。

2. 胃肠道不适

（1）原因：牵引过程中交感神经受累；

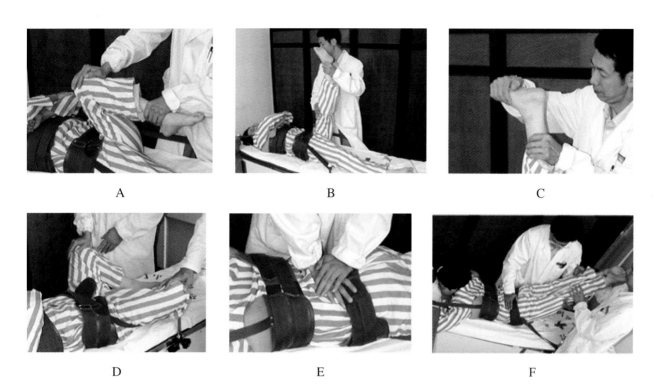

**图 1-3-6-5-2　临床举例　镇痛牵引下推拿手法演示图（A~F）**
A. 髋膝屈曲法；B. 直腿高举法；C. 悬足压膝法；D. 摇摆骨盆法；E. 按压腰骶法；F. 背伸摇晃法（演示者：姜宏）

（2）处理：可予胃复安肌注，多在 24h 后缓解。

3. 牵张反射

（1）表现：牵引结束后除去重量瞬间，患者突然感到剧烈疼痛，难以忍受；

（2）原因：重力牵引下，腰肌痉挛消失，突然去除重力引起竖脊肌反射性痉挛；

（3）处理：向患者耐心解释，让患者沉着冷静，可予杜冷丁或地佐辛注射缓解疼痛，症状多在数日后自行缓解。

### （六）针灸

针灸疗法是中医药治疗腰椎间盘突出症的一大特色，其疗效独特，副作用小，临床上既可以单独使用，又可以作为其他中西医疗法的辅助治疗。现代研究表明：针灸可改善局部神经根受压、调节炎性介质释放、调节免疫、改善血供障碍、调节中枢神经递质提高痛阈、促进突出椎间盘水肿、血肿的重吸收等。

**【针灸方法选择】**

1. 普通毫针　毫针是用金属制作而成的，以不锈钢为制针材料者最常用。不锈钢毫针具有较高的强度和韧性，针体挺直滑利，能耐热和防锈，不易被化学物品腐蚀，价格低廉，易于操作，故目前被临床上广泛采用；可用于腰椎间盘突出症病程所有阶段，又可配合其他疗法；

2. 电针　将普通毫针刺入腧穴得气后，在针上通以（感应）人体生物电的微量电流波，利用针和电的刺激结合，既可以替代人为地行针，节省人力，又可以客观地控制刺激量；电针的输出波形可分为疏密波、断续波和连续波。电针可调整人体生理功能，有止痛、镇静，促进气血循环，调整肌张力等作用，适应范围基本和毫针刺法相同；

3. 温针灸　温针灸是针刺与艾灸结合应用的一种方法，既适用于需要留针又适用于艾灸的病证。操作方法：将针刺入腧穴，得气后并给予适当补泻手法，而留针时将纯净细软的艾绒捏在针尾上，或用艾条一段长约 2cm 插在针柄上，点燃施灸；待艾绒或艾条烧完后除去灰烬，将针取出或继续留针。此法是一种简单易行的针灸并用方法，具有温经散寒，通络止痛，益阳扶正的功效；适用于寒湿痹阻症，取穴既可以为阿是穴，亦可以为关元、气海、腰阳关等补益穴位；

4. 刺络放血法　用三棱针刺破人体的一定部位，放出少量血液，达到治疗疾病目的的方法。方法：消毒穴位周围的皮肤；针刺时左手拇指压在被针刺部位下端，右手持三棱针对准针刺部位的静脉，立即将针退出，使其流出少量血液，出血停后，再用消毒棉球按压针孔。出血时，利用火罐负压原理，以助瘀血外出，毒邪得泻；此法多用腰椎间盘突出症的急性期，取穴多为委中穴，急性期具有良好的止痛效果；

5. 小针刀　小针刀疗法是一种介于手术方法和非手术疗法之间的闭合性松解术；是在切开性手术方法的基础上结合针刺方法形成的。此法操作的特点：在治疗部位刺入深部到病变处进行轻松地切割、剥离等不同方式的刺激，以达到止痛祛病的目的；其适应证主要是软组织损伤性病变和骨关节病变；

6. 其他疗法　灸法、拔罐法以及水针疗法限于篇幅不逐一介绍。

**【常用辨证配穴方法】**

1. 主穴　足太阳方：腰夹脊，环跳，秩边，委中，阳陵泉，承山，昆仑。足少阳方：腰夹脊，环跳，阳陵泉，悬钟，丘墟。

腰夹脊穴内近督脉，外临膀胱经，针刺腰夹脊穴可通达二经经气，令气血通畅，阴阳调和，又可直达病所，活血止痛。环跳穴为太少两经交会穴，为疏导下肢少阳，太阳经气之要穴。秩边疏导臀部及下肢足太阳经气，可用于骶臀部痛及由此而引起的下肢疼痛、麻木及运动障碍等痹症之症。阳陵泉乃筋会，主下肢经筋病症。委中为太阳经合穴，可疏导足太阳经气，具有疏通下肢经络的作用。承山、昆仑、丘墟、悬钟都有疏通经络之效，均可治疗下肢经筋病症，其中悬钟为髓会，功可益髓强骨，与环跳相伍，主治下肢痿痹。

2. 配穴　风寒湿为主配腰阳关、风市。湿热为主配阴陵泉、曲池、行间。气血瘀滞为主配膈俞、血海。肝肾亏虚配足三里、气海、关元、三阴交。

腰阳关善温阳散寒止痛，又直达病所；风市善祛风化湿通经活络，主下肢痿痹，二穴针刺配合艾灸效果更佳，因灸法独具专长，可以温通经络气血，散寒除湿。阴陵泉可健脾利湿；脾俞能健脾而运化中州，复其利水之职，湿化热自消；行间泻肝火清湿热，肝胆湿热内蕴者佳。血海善清热凉血活血；膈俞可养血活血化瘀，二穴均善治血分病症。主穴中委中应采取刺络放血法，以逐其瘀血。足三里有补益后天之功；气海可培补元气，益肾固精，为任脉要穴；关元为足三阴经、任脉之所会，一身元气之所在；三阴交为足三阴经交会穴，具有调理足三阴经经气之功效。四穴相伍诸虚皆除。

## （七）功能锻炼

功能锻炼是非手术治疗的重要组成部分，特别适用于缓解期。通过严格正规的运动治疗，使患者掌握平时工作、生活中的正确姿势、体位及动作；减少腰部的受压及损伤；防止诱发腰椎间盘突出症。下面介绍几种常用的锻炼方式。

**【骨盆的后倾训练】**

患者平卧，全身放松，使腰椎尽量贴床面，嘱患者收腹提臀，使骨盆后倾。目的在于矫正由于腰痛所致的腰椎前凸和骨盆前倾，预防腰椎伸展肌群挛缩和维持椎间关节的关节活动度等作用。

**【腰部前屈后伸运动】**

两足分开与肩同宽站立，两手叉腰，做好预备姿势。然后做腰部充分前屈和后伸各四次，运动时要尽量使腰部肌肉放松。

**【腰部回旋运动】**

两足分开与肩同宽站立，两手叉腰，做好预备姿势。腰部作顺时针及逆时针方向各旋转一次，然后由慢到快，由大到小，顺逆交替回旋。

**【"拱桥式"锻炼】**

仰卧床上，双腿屈曲，以双足、双肘和后头部为支点（图 1-3-6-5-3）用力将臀部抬高，如拱桥状，随着锻炼的进展，可将双臂放于胸前（图 1-3-6-5-4），仅以双足和头后部为支点进行练习。

## 【"飞燕式"锻炼】

俯卧床上，双臂放于身体两侧，双腿伸直，然后将头、上肢和下肢用力向上抬起，不要使肘和膝关节屈曲，要始终保持伸直，如飞燕状（图1-3-6-5-5），反复锻炼。

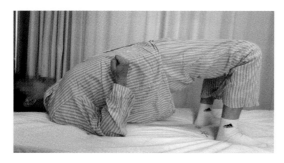

图 1-3-6-5-3　临床举例　拱桥式（五点支撑）

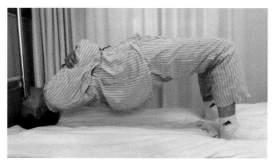

图 1-3-6-5-4　临床举例　拱桥式（三点支撑）

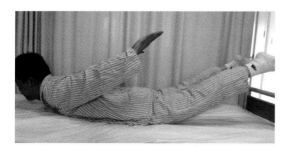

图 1-3-6-5-5　临床举例　飞燕式（蜻蜓点水）

以上各种锻炼方式，以睡前锻炼为宜，锻炼当循序渐进，贵在坚持，持之以恒。锻炼的次数应当因人而异，次数适宜，既要起到锻炼作用，又不能太劳累。

### 【功能锻炼禁忌证】

1. 各种运动和(或)各种体位不能影响的症状；

2. 各种严重的病理改变，如严重的心脑血管疾病或糖尿病等；

3. 鞍区麻木和膀胱无力；

4. 骨折、脱位、韧带撕裂等不稳定因素；

5. 运动时剧烈疼痛和完全不能运动。

## 五、中医综合治疗在腰椎间盘突出后重吸收中的运用

### （一）概述

对腰椎间盘突出后突出组织的回纳或吸收的研究，最早可追溯到 1984 年，Guinto 首次对腰椎间盘突出症患者的保守治疗结果进行了 CT 随访，观察到突出的椎间盘组织可以缩小或者消失，并称之为"自发性消退（Spontaneous Regression）"，这个发现开启了腰椎间盘突出后重吸收研究的先河。这种腰椎间盘突出症患者未经手术切除突出的髓核组织或进行髓核消融等干预措施而发生的髓核缩小或者消失的现象称为"重吸收（Resorption）"。随着对重吸收现象研究的不断深入，人们发现腰椎间盘突出症发病初期是突出物发生重吸收的活跃期。

### （二）重吸收机制

#### 【相关因素】

主要与以下几个方面有关：

1. 腰椎间盘突出后的炎症反应和血管增生产生的炎性细胞吞噬突出组织；

2. 暴露于血循环中的椎间盘组织引发的自身免疫反应，对突出的椎间盘组织产生免疫溶解；

3. 椎间盘组织逐渐脱水、血肿吸收，出现突出椎间盘体积缩小；

4. 椎间盘退变突出过程中，组织降解酶（主要为基质金属蛋白酶）的活性升高，同时降解酶抑制酶的含量降低，从而加速突出椎间盘组织的降解；

5. 通过牵引、推拿、体位改变等实现的一部分物理性回纳。

#### 【药物研究】

令人遗憾的是，人们在药物引发产生重吸收

的机制，促进重吸收现象的产生方面的研究仍是空白。

回顾腰椎间盘突出症的发现与发展，我们有理由相信，在现代医学的帮助下，腰椎间盘突出症的治疗一定会有进一步的突破，重吸收现象的发现给人们以有益的启迪，这种现象如果得到明确地认识，并能通过相关干预手段如中西医非手术治疗等方法促进此现象的发生，对降低患者的手术风险与经济负担，将有着深远的意义。

**【文献报导】**

据文献报道，腰椎间盘突出症的部分重吸收现象的发生率为 40% 以上，而明显重吸收的概率却仍不高，虽然后纵韧带破裂是重吸收的有利因素，但对单纯破裂型腰椎间盘突出的重吸收临床研究仍较少。笔者 2008 年 6 月 ~2011 年 2 月对苏州市中医医院骨伤科发病初期接受保守治疗的 89 例破裂型腰椎间盘突出症患者进行 2~3 年随访，89 例患者中有 17 例手术，其余 72 例均接受中医药保守治疗，两组治疗后 1 月、3 月、6 月、1 年、2 年、3 年进行随访，JOA 评分与治疗前相比均具有显著统计学差异；两组间疗效比较亦无统计学差异。72 例接受中医药保守治疗的患者中，有 15 例（20.83%）出现了明显的重吸收现象，1~3 年随访其疗效优良率为 100%。这些研究结果说明通过恰当的保守治疗，大多数破裂型腰椎间盘突出可以缓解并获得长期疗效，并有一部分可出现明显的突出髓核重吸收现象，无论突出髓核是否重吸收，保守治疗均可有较好的疗效，然而发生重吸收者疗效更佳。

**【MR 检查有片面性】**

对于那些未发生重吸收而症状缓解的患者，其治疗机理可能是消炎镇痛、脱水消肿、突出物发生形变位移等，使突出物与神经根"和平共处"。在临床上还可发现许多进行手术治疗的患者，术中明明发现并摘除了突出髓核，但术后 MR 仍显示出较大的突出物，有的甚至仍然"压迫"神经根，但此时患者的症状已经好转。Lebow 等的研究表明，约有 1/4 的患者即使在接受髓核摘除术后二年，复查 MR 还显示和术前

同样程度的无症状性椎间盘突出。这些事实说明了 MR 检查的局限性和片面性：突出程度与症状体征往往是不成正比的。

**（三）中医药综合治疗方法**

应根据辨病、辨型、辨证、辨期的"四辨"原则，以内服促进重吸收的中药为主，适当配合牵引、针灸、推拿等，急性期疼痛剧烈时可加用西药。但笔者认为，在急性期需要西药共同治疗时，应尽量少用或不用非甾体（甾体）抗炎药，因为这些药物有双重作用，在抗炎的同时会抑制炎性介质细胞因子、削弱炎性细胞对突出髓核的吸收吞噬降解作用。而可以脱水消肿药物（如甘露醇、速尿、甘油果糖、七叶皂苷钠、迈之灵、地奥司明等）及肌松剂（氯唑沙宗、乙哌立松等）代之来缓解急性期症状。

巨大的破裂型、游离型突出，本身并非手术指征，而患者的症状与体征的轻重，才是最主要的决定因素。根据国外临床资料及笔者所在医院中医药促进突出髓核重吸收的结果显示，腰椎间盘突出后发生重吸收的时间大概为发病后 2~12 个月，上文已详细论述。因此，笔者认为，对急性发作的腰椎间盘突出症，应当先予以规范的非手术治疗 3~6 个月，以待其能够出现重吸收或缓解临床症状。对于症状明显缓解者，为了使其出现重吸收可进一步接受中医药治疗。

**（四）建议**

根据长期临床实践及实验研究，提出以下建议。

**【巨大型游离型腰椎间盘突出症患者】**

在急性期或发病初期，有重吸收或缩小的可能。对此，若无马尾神经受压症状，临床上可首选积极的、正规的非手术疗法，如绝对卧床休息、腰围支具、中西药物、腰背肌锻炼等。非手术疗法的目的在于尽快在急性期控制症状、缓解疼痛，以观察是否出现重吸收或缩小的转机。

**【破裂型腰椎间盘突出症患者】**

临床上有不变、吸收、增大、形变位移四种发展趋势：如突出物较大，则吸收的机遇较大；

如突出物较小，则难以出现吸收的变化。对此型患者，仍可首选非手术疗法，3~6 个月无效者，可考虑手术治疗。

【未破裂型腰椎间盘突出症患者】

由于后纵韧带完整，突出组织无法接触血运，一般难以吸收或缩小，且症状常反复；部分病例若非手术疗法疗效差，宜考虑手术治疗。

【镇痛治疗】

可采用肌松剂、脱水剂、中药、理疗、针灸、推拿、卧床休息等措施来代替，而少用或不用抗炎镇痛药物。

虽然，中医药促进重吸收的机制研究已取得一定成果，临床上也找到了一些有利于重吸收的规律，但要将此理论成熟运用于临床，还需进一步研究总结。

【消髓化核汤疗效】

笔者所在医院骨伤科对笔者所在医院 2008 年 7 月 ~2011 年 9 月接受非手术治疗并完成随访的 95 例腰椎间盘突出症患者进行病例对照研究，发现 95 例非手术治疗患者中发生明显重吸收的 10 例全部服用了消髓化核汤，其吸收率与对照组相比有显著统计学差异。

## 六、腰椎间盘突出症中医临床举例

例 1（图 1-3-6-5-6、7） 何某，女，42 岁，腰痛连及双下肢三个月，加重一周来诊。初诊时查体：$L_5$、$S_1$ 左侧棘旁压痛、并向左下肢放射，直腿抬高左 30°、右 45°，左侧跟腱反射减弱，JOA 评分 6 分。查 MR 示 $L_5$~$S_1$ 破裂型椎间盘突出，突出率 100%，以消髓化核汤为主的中医药综合治疗六个月，复诊时查体：局部压痛、左下肢放射痛消失，直腿抬高左 90°、右 90°，JOA 评分 28 分。复查 MR 示突出物几乎完全吸收，突出率 10.0%、吸收率 90.0%。停药二年未复发，随访 MR 如下。

例 2（图 1-3-6-5-8） 陆某，男，48 岁，右腰腿痛发作 20 天，疼痛彻底难眠，不能翻身。外院地塞米松、甘露醇等治疗无效，来笔者医院

初诊时查体：$L_{4-5}$ 左侧椎旁压痛，放射至左下肢，直腿抬高左 60°、右 10°，JOA 评分 5 分。查 MR 示 $L_{4-5}$ 巨大破裂型突出，突出率 100%。持续服用消髓化核汤加减共四个月后随访，查体：下肢放射痛不明显，直腿抬高左 90°、右 90°，JOA 评分 27 分。复查 MR 示突出物完全重吸收，突出率 25.0%、吸收率 75.0%。随访 MR 如下。

## 七、腰椎间盘突出症中医治疗进展

对近年来的文献报道进行总结归纳，从三种不同的辨证角度，结合现代药理学研究，对本病的病因病机及中药治疗作一粗浅的论述。

### （一）从"调补脏腑"论治

【补肾】

《素问·脉要精微论》："腰者肾之府，转摇不能，肾将惫矣"。肾藏精，主骨生髓，为"作强之官"，腰腿的强健有赖于肾精的充足滋养，说明腰痛乃肾虚之侯，肾虚为内因，加以风寒诸邪外侵或扭闪挫伤为外因，致使经络不通，气血瘀滞，筋骨失养，气血流通不畅，不通则痛。因此，历代诸多医家认为肾虚在腰痛的发病中占有极为重要的地位。正如明代王肯堂《证治准绳·腰痛》中说："腰痛有风、有湿、有寒、有热、有挫闪、有瘀血、有滞气、有痰积，皆标也。肾虚，其本也。"

治疗上，一般在补肾的基础上辨证配合使用祛风、除湿、散寒、清热、化瘀、行气、散结、通络等药物组方。汤建光教授用补肾活血汤治疗肝肾亏虚偏阳虚型 LDH 取得了良好的疗效。张志峰教授用"壮骨片"为主综合治疗 LDH 肝肾亏虚证疗效显著，症状、体征改善明显，且复发率低。

现代药理学研究也表明，补肾药物能够改善人体内分泌系统和免疫系统功能，调整内环境的物质与能量代谢，改善软骨及软骨下骨营养，延缓退变。如杜仲可促进人体的皮肤、骨骼、肌肉中的蛋白质胶原的合成与分解，促进代谢、防止衰退；牛膝具有消炎镇痛、增强免疫、提高骨密度等功能；仙灵脾、枸杞子等具有雄性激素样作

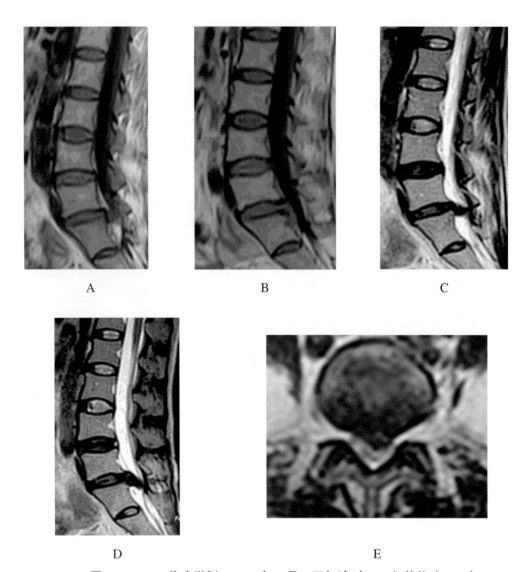

A            B            C

D            E

图 1-3-6-5-6    临床举例    2008 年 7 月 5 日初诊时 MR 矢状位（A~E）
A、B 为 $T_1$ 加权；C、D 为 $T_2$ 加权；E 为水平位

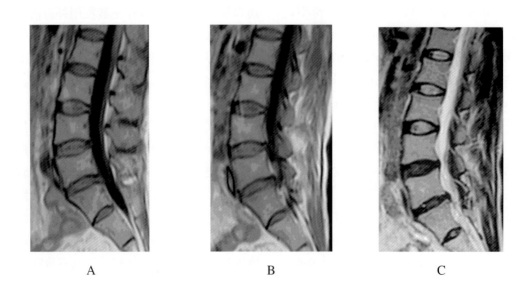

A            B            C

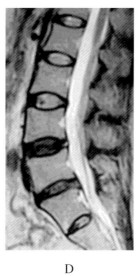

D

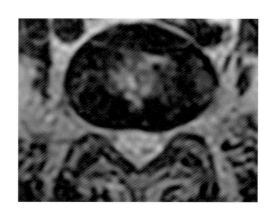

E

图 1-3-6-5-7　临床举例　同前例，2009 年 3 月 4 日复查时 MR 所见（A~E）
A、B. MRT$_1$ 加权；C、D. 为 T$_2$ 加权；E. 水平位观

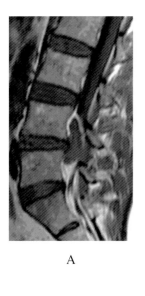

A

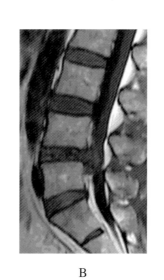

B

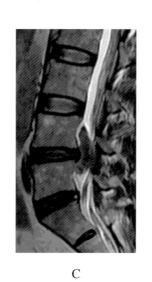

C

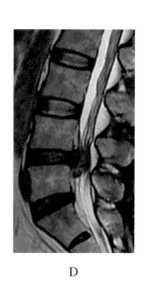

D

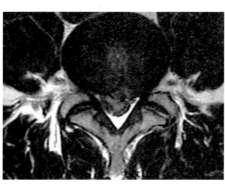

E

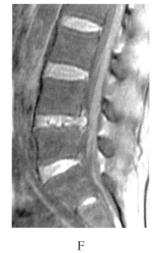

F

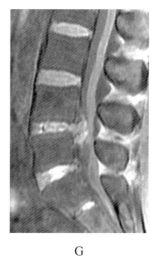

G

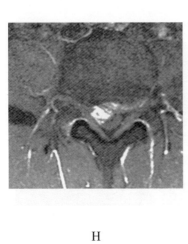

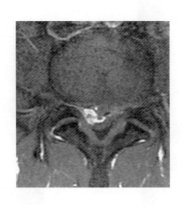

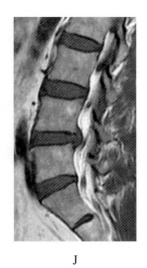

H　　　　　　　　　　　　I　　　　　　　　　　　　J

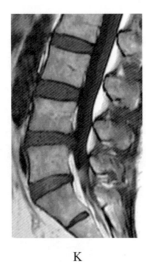

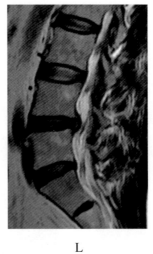

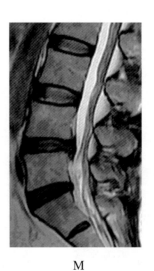

K　　　　　　　　　　　　L　　　　　　　　　　　　M

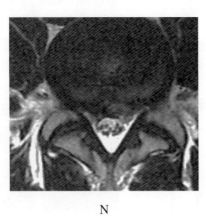

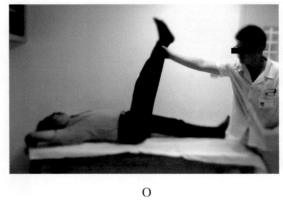

N　　　　　　　　　　　　　　　　O

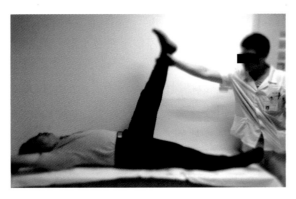
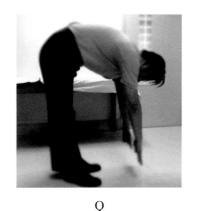

P                               Q

**图 1-3-6-5-8　临床举例　同前例（A~Q）**
A~E 为 2013 年 3 月 16 日初诊时 MR 矢状位及水平位所见 A、B 为 T₁ 加权；C~E 为 T₂ 加权；
F~I.2013 年 4 月 24 日增强 MR 影像所见；J~N.2013 年 7 月 24 日复诊时 MR 所见；
O~Q.2013 年 7 月 24 日复诊时肢体及腰部活动情况

用，仙茅、菟丝子、补骨脂等有较强的雌激素样作用，还能通过调节神经和血液系统增强免疫和内分泌功能等。陈鲁峰等通过实验研究发现补肾活血的中成药复方杜仲片能通过降低 LDH 患者外周血中 IL⁻⁶ 浓度及下调其 mRNA 表达水平，达到治疗目的。

**【调肝】**

中医认为，肝能藏血，血能养筋，《素问·痿论》提到："肝主身之筋膜"。《素问·五脏生成篇》又云"诸筋者，皆属于节"，腰椎间盘具有"筋"和"节"的解剖学特点，因此将 LDH 与肝的病变紧密联系起来。《素问·经脉别论》："食气入胃，散精于肝，淫气于筋"。肝将水谷精微输送至全身，发挥濡养作用，若肝血虚，则筋脉不得濡养，就会产生腰腿疼痛及下肢筋脉痉挛麻木。肝郁气滞，则出现胸闷不适、腰痛连胁等症状。

治疗上，多应用养肝、疏肝、柔肝之法，用药如当归、桑寄生、柴胡、白芍等。刘华新等通过辨证后分别用"疏肝柔筋"、"温肝暖筋"、"清肝凉筋"、"通瘀续筋"、"滋肝养筋"的相应治法，获得了较好的疗效。吴喜南教授用加味当归四逆汤为主治疗 30 例 LDH 患者，全方以养血柔肝之品为君药，兼以补肾通络，取得良好疗效。

现代药理学研究表明，柴胡具有解热、镇痛、抗炎、增强免疫等功能，白芍中提取的白芍总甙具有抗炎、免疫调节及解痉等作用。桑寄生有扩张血管、抗凝、改善微循环等的作用。这些药物与现代医学减轻腰椎间盘突出后炎症反应，改善血供，减轻疼痛等治疗机理有相似之处。

**【理脾】**

脾为后天之本，主肌肉四肢，为气血生化之源。如《三因极一病症方论》所言："失志伤肾，郁怒伤肝，忧思伤脾，皆致腰痛者。以肝肾同系，脾胃表里，脾滞胃闭，最致腰痛"。脾虚肝肾不足，摄血无力，筋骨与肌肉失养，"不荣则痛"；脾主运化水湿，脾失健运则导致水液停滞形成痰，聚于腰府，阻滞气血，不通则痛。因此，在 LDH 的治疗上，常在补肝肾的同时配合使用一些补脾或健脾化痰的黄芪，山药，大枣，白术，陈皮等。代表方剂如补中益气汤等。

**（二）从"调理气血"论治**

《素问·调经论》云"人之所有者,血与气耳"，由于气血失调导致腰痛的原因有三：其一：由于跌仆外伤、腰部用力不当或强力负重致腰椎劳损后，瘀血阻脉，不通则痛;瘀血不除，则新血不生，气虚无援，血运不畅，荣养失职，不荣则痛。其二：因久病、长期过度劳损，年老体弱等原因导致气血不足,血行无力，血流瘀滞而致腰痛。其三：根据唐荣川"血能积之，亦能化为痰水"的理论，痰随瘀血日久而生，加之肾肝脾不足，痰气升降流行，内而脏腑，外至筋骨皮肉，无处不到，痰瘀互结，气血运行不畅，"不通则痛"。

调理气血包括益气、行气、养血、活血、化瘀、通络、散结等法，常用身痛逐瘀汤、桃红四物汤、补阳还五汤等为基础方。如李元明运用身痛逐瘀汤加减治疗 LDH，疗效确切。马彦旭等应用桃红四物合六味地黄汤加减治疗 LDH96 例，总有效率为 94.8%。益气活血名方补阳还五汤常被用来治疗 LDH 术后神经功能的恢复。孙树椿教授用经验方脊柱 II 号方（以三七为君药活血化瘀，兼以川芎、独活、元胡等祛风除湿，行气止痛）治疗本病取得良好疗效。而施杞等继承石氏伤科"以气为主，以血为先"的学术思想，以益气化瘀方（黄芪与活血通络药相配伍）治疗 LDH 等椎间盘退变性疾病，并深入开展了一系列相关实验研究，并在临床上取得了较好的疗效。

范中旗教授等通过文献研究发现活血化瘀类中药具有改善微循环障碍、解除神经根水肿、降低炎症介质浓度、促进神经功能修复、防止硬膜外粘连、调节免疫功能等作用。川芎为"血中之气药"，其有效成分川芎嗪等具有清除氧自由基、钙拮抗、扩张血管、抗血小板聚集和抗血栓形成等作用。补气药黄芪具有抗炎、减轻水肿、免疫调节、保护神经、促进新生血管形成等作用。姜宏教授等研究还发现黄芪能促进破裂型椎间盘突出的重吸收，可能与黄芪的调节免疫作用有关。通络散结的药物如全蝎、蜈蚣等具有明显的降低血粘度、抗炎、止痛作用。地龙、水蛭同时具有促进血小板聚集，抗凝双向调节作用，共同改善微循环。王拥军等曾研究逐痰通络汤对大鼠腰椎间盘突出模型的利水消炎作用，证明其能改善全血低切粘度、红细胞聚集指数等血液流变学的状态，降低神经根局部炎症介质水平。

### （三）从"祛除外邪"论治

《素问·痹论》云："风寒湿三气杂至，合而为痹"，风寒湿之邪侵袭人之肢体、筋脉、肌肉、关节等部位，以致痹阻不通，气血不行，形成痹证。风为百病之长，易损伤人体阳气，寒湿之邪多附于风邪侵犯人体：寒性收引，寒凝经脉，导

致腰部筋肉挛缩，刺痛；湿性重着粘腻，其性趋下，易袭阴位，故易停留于腰及下肢，阻滞经络，产生腰腿疼痛。

临床上以祛风散寒除湿为大法治疗 LDH 的方剂繁多，其中不乏一些千古名方，以孙思邈《备急千金要方》中所创之独活寄生汤最为著名，此方祛风散寒除湿为主，兼以补肝肾、调气血，祛邪扶正，标本兼顾，可使血气足而风湿除，肝肾强而痹痛愈。沈凌教授等应用独活寄生汤加减为主治疗早期 LDH，多数患者取得良好效果。李良业教授等用本方辨证加减内服、药渣局部外敷配合腹肌和腰背肌功能锻炼治疗本病，优良率达到 89.7%。

原超等对一组 LDH 患者进行证型调查发现，具有腰腿沉滞困痛，缠绵不愈，苔白腻，脉沉缓或滑等一派湿象者高达 60.7%。而给予温化水湿的方药如五苓散治疗后，临床症状明显缓解。范中旗教授等将 60 例患者随机分为两组，对照组采用骶管注射黄芪、脉络宁及服用活血通络的中药。观察组在对照组的基础上加云苓、泽泻、薏仁等利水渗湿的药物，组成利水通络方，很好的缓解了 LDH 急性发作期症状。周晓勇教授等运用逐水渗湿法（疏凿饮子加减）治疗急性 LDH 也取得了满意的疗效。

此外，寒湿之邪滞留于经络关节，久则郁而化热，而成湿热，此亦与素体阳盛或本阴虚有热，湿邪侵袭，易从热化有关。湿热腰痛患者，一般在方中加入生地、车前子、薏仁、黄柏等清热利湿燥湿的中药。

从现代研究来看，祛风湿药物如独活、川乌、秦艽等具有抗炎、镇痛及镇静作用，其中独活还能抑制血小板聚集。散寒药物如细辛、麻黄等具有抗炎、解热、镇痛等作用。防己、茯苓等利水药物具有抗炎、利尿消肿、增强免疫等作用，有助于减轻腰椎间盘突出后的神经根炎症反应及水肿。研究还发现，徐长卿配伍全蝎通过解痉、镇痛等药理机制，能明显缓解 LDH 的神经根受压症状。

### （四）从"络病"及"治痰"理论论治

络病是指络脉功能和（或）结构异常导致的

病变。这一概念源于《内经·灵枢》，后世医家逐渐将络病证治思想运用于临床。到清代，以吴门医派叶天士为代表，将络病学说发展到了顶峰，形成了较为全面的络病理论，并记载于《临证指南医案》中，对许多慢性疑难杂症的治疗具有重要的指导意义。破裂型腰椎间盘突出症病情复杂，症状较重，与络病机理也有密切关系。我们运用络病理论治疗本病，每获良效。

腰椎间盘突出多属于中医痹证、痉证、痿证等范畴，一般是外感风寒湿热之邪或跌仆损伤所致气血运行不畅，不通则痛；久病入络，则痰瘀湿阻滞，络脉不通，筋脉失于濡养，不荣则通所致。其主要病理产物为痰、瘀、湿。

痰瘀湿既是病理产物，又是继发性致病因素，两者互为因果。痰湿是由津液凝聚而成，瘀血是由血液瘀滞而成。津血同源，津液进入脉内即成为血液的组成部分，血液渗出脉外则成为津液，络脉是津血互换的场所，津液代谢失常则为痰饮水湿，血液运行不畅化为瘀血。痰湿、瘀血产生后，又可作为继发性致病因素阻滞络脉，导致瘀血阻络，痰湿阻络等病理变化。由此可见，破裂型腰椎间盘突出症是由于痰瘀湿滞于络脉，久病入络所致。

现代医学研究表明，络脉络病基本描述内容从整体功能关系模式走向结构功能关系模式成为中医络病理论进入现阶段发展的主要特征，细胞、亚细胞结构、活性蛋白、基因成为络病机制的主要结构载体。细胞乃处于由细胞外基质（ECM）、ECM降解酶、细胞因子等组成的信息网络中，因此，破裂型腰椎间盘突出症的病理机制中瘀血阻络，痰湿阻络等病理变化涉及了微循环障碍、血管活性物质调控异常、血管内皮细胞、血管平滑肌细胞的损伤机制、ECM代谢异常、细胞因子及信号传导通路调控异常等生物学内容。

"行血气"是络脉的基本功能，络中气血畅行无阻是络脉系统维持人体正常命运动保持内环境稳定的基础。由于络脉空间结构与气血运行的特殊性，导致络病病机特点为易滞易瘀、易入难出、易积成形，病理实质则为"不通"。中医补偏救弊、调整阴阳等治疗的最终目的是恢复机体正常生理状态，络病治疗的根本目的在于保持络脉气血运行通畅，故"络以通为用"的治疗原则正是针对络脉生理特点及络病病理实质而提出。笔者治疗破裂型腰椎间盘突出症的主方——消髓化核汤由生黄芪，炙黄芪，防己，当归，川芎，白术，地龙，水蛭，威灵仙，木瓜，白芥子等组成，《素问·五脏生成论》指出："足受血而能步"，《灵枢·本藏》亦云："血和则经脉流行，营复阴阳，筋骨劲强，关节清利矣"。故该方选用当归、川芎等活血通络之品。水蛭、地龙为血肉有情之品，而又具有动跃攻冲之象，能入骨络驱痼结之瘀血，旋转阳动之气。另白芥子化痰散结、通络止痛，威灵仙祛风除湿，通络止痛，达到活血化瘀，散结通络止痛的功效。

## 第六节　腰椎管狭窄症和腰椎滑脱症中医疗法

### 一、腰椎管狭窄症和腰椎滑脱症中医概述

腰椎管狭窄症是由于黄韧带肥厚增生、小关节增生内聚、椎间盘膨隆突出、骨性退变导致的腰椎中央管、神经根管或侧隐窝狭窄引起其中内容物——马尾、神经根受压而出现相应的神经功能障碍。在临床上，腰椎管狭窄症是引起腰痛或腰腿痛常见的疾病之一。其主要临床特点是神经性间歇性跛行，以及臀部、大腿、小腿的无力和不适，在行走或后伸后加重，另一临床特点是鞍

区（会阴部）感觉异常和大小便功能异常。腰椎滑脱症是指腰部因先天或外伤等因素造成椎弓根或关节突间骨质失去连续性引起峡部不连，导致椎体间不稳定而发生椎体间前后移位，引起腰痛及下肢神经根性痛为主要临床表现的症候群。

中医学认为，腰椎管狭窄症属中医"痹症、腰腿痛"范畴，早在《黄帝内经》即有腰腿痛的记载，认为腰腿痛与气血、经络、脏腑功能失调有密切联系，认为先天肾气不足、肾气虚衰，以及劳役伤肾为其发病的内在原因，而反复遭受外伤、慢性劳损，以及风、寒、湿邪的侵袭为其发病的外在因素。其发病机理主要为：肾虚不固，肝肾亏损，筋萎髓枯，筋骨松弛易动，加之长期劳损，使椎体丧失稳定性，引起代偿性增生，导致椎管狭小；气血不足，气虚不运，血滞经络，血虚不荣，经络失养则出现麻痹疼痛，久行而跛；卫外羸弱，营卫失和，六淫由表侵入经络，阻遏经气，不通则痛，不荣而痛，久之邪气由表入里，由腑入脏，使病情愈加缠绵难愈。因此本病在本质上属于本虚或本虚标实的证候。

本病与腰椎间盘突出症等同属于"腰痛""腰腿痛""痹症"等范畴。因此，在中医治疗上有一定的相通之处，但也有所区别。

## 二、腰椎管狭窄症和腰椎滑脱症中医分型

### （一）腰椎管狭窄症现代分型

按国际分类法分为以下几类：

**【脊椎退变所致的狭窄】**

因脊椎受老年改变及劳损的影响，而使椎板增厚，椎体骨赘增生等，使椎管产生容积上的缩小，而致狭窄、小关节肥大以及黄韧带肥厚等；

**【复合因素所致的狭窄】**

先天后天畸形同时存在之狭窄，椎间盘突出使椎管容积变小，或椎间盘突出与椎管之轻度狭窄的复合原因之狭窄；

**【脊椎滑脱症（退化性）与骨溶解病所致狭窄】**

**【医源性狭窄】**

有术后的骨质增生与髓核溶解素注射所造成

的瘢痕增生粘连等；

**【损伤性狭窄】**

如压缩骨折与骨折脱位；

**【其他】**

畸形性骨炎（Pagets 病）有脊椎变形，椎管可缩小；氟中毒也可使增生畸形，造成狭窄。

### （二）腰椎滑脱的 Witlse 分型

**【先天发育不良性腰椎滑脱】**

由于骶骨上部、小关节突发育异常或 $L_5$ 椎弓缺损，从而缺乏足够的力量阻止椎体前移的倾向，使其向前滑出；

**【峡部病变性腰椎滑脱】**

其基本病变在关节突间椎弓峡部；仅有峡部病变而椎体向前滑移者又称峡部崩裂；可分为三个亚型：峡部疲劳骨折最常见于 50 岁以下者；峡部狭长而薄弱，这种病变也是由于峡部疲劳骨折而引起，由于峡部重复多次的疲劳性微小骨折，其愈合时使峡部延长但未断裂，同时允许椎体前移；良性峡部骨折常常继发于严重的创伤，可同时伴有椎体滑脱，但更常见的是仅有腰椎峡部崩裂而无滑脱；

**【创伤性腰椎滑脱】**

创伤引起椎体的各个结构如椎弓、小关节、峡部等骨折，不是峡部孤立骨折；由于椎体前后结构连续性破坏，导致滑脱，常伴其他脏器的联合损伤，保守治疗疗效满意；

**【退行性腰椎滑脱】**

由于长时间持续的下腰不稳或应力增加，使相应的小关节发生磨损，退行性改变，又称假性滑脱；常于 50 岁以后发病，女性的发病率是男性的三倍，多见于 $L_4$，其次是 $L_5$ 椎体；滑脱程度一般在 30% 以内；

**【病理骨折性腰椎滑脱】**

由于全身或局部病变，累及椎弓、峡部、上下关节突，使椎体后结构稳定性丧失，发生椎体滑脱；腰椎手术后，破坏脊柱结构而发生滑脱，又称医源性或获得性滑脱。

### （三）腰椎滑脱 Meyerding 分度

将下位椎体上缘分为四等份，并根据滑脱的

程度不同分为以下四度：

Ⅰ° 椎体向前滑动不超过椎体中部矢状径的 1/4 者；

Ⅱ° 超过 1/4，但不超过 2/4 者；

Ⅲ° 超过 2/4，但不超过 3/4 者；

Ⅳ° 超过椎体矢状径的 3/4 者。

本节所讨论的腰椎管狭窄症与腰椎滑脱症治疗，特指脊柱退变引起的椎管狭窄以及退行性腰椎滑脱。

## 三、腰椎管狭窄症和腰椎滑脱症辨证分型

根据国家中医药管理局颁布的《中医病证诊断疗效标准》中的辨证分型，本病分为三种证型。

### （一）风寒痹阻证

【四诊要点】

腰腿酸胀重着，时轻时重，拘急不舒，遇冷加重，得热痛缓。舌淡苔白滑，脉沉紧。

【证机概要】

外感风寒，痹阻经络，气血不畅，经脉不利。

### （二）肾气亏虚证

【四诊要点】

腰腿酸痛，腿膝无力，遇劳更甚，卧则减轻，形羸气短，肌肉瘦削。舌淡苔薄白，脉沉细。

【证机概要】

素体肝肾不足，或久病及肾，肾气亏虚。

### （三）气虚血瘀证

【四诊要点】

面色少华，神疲无力，腰痛不耐久坐，疼痛缠绵，下肢麻木。舌质瘀紫，苔薄，脉弦紧。

【证机概要】

由病久气虚，渐致瘀血内停，经络不通。

## 四、腰椎管狭窄症和腰椎滑脱症中医治疗

### （一）内治

腰椎管狭窄症可分为三个证型论治。

【风寒痹阻证】

1. 治法 祛风散寒，蠲痹止痛。

2. 代表方 独活寄生汤加减。

3. 方解 独活、秦艽、防风祛风除湿，养血和营，活络通痹；桑寄生、川牛膝、杜仲、熟地黄补益肝肾，强壮筋骨；川芎、当归、芍药补血活血；人参、茯苓、甘草益气扶脾，使气血充盛，增祛除风湿之效；细辛、肉桂祛寒止痛。寒重者可加附子、干姜加强温经散寒之力；湿重者可加苍术、薏苡仁加强化湿之功。

4. 现代研究 动物模型研究表明，独活寄生汤能够抑制大鼠毛细血管通透性，具有良好的抗炎、镇痛作用，并能调节免疫。中药独活中含有香豆素类成分，能抑制凝血因子合成，改善微循环。

【肾气亏虚症】

1. 治法 补益肾气

2. 代表方 肾气丸加减

3. 方解 方中地黄、山茱萸补益肾阴而摄精气；山药、茯苓健脾渗湿，泽泻泄肾中水邪；牡丹皮清肝胆相火；桂枝、附子温补命门真火。诸药合用，共成温补肾气之效。腰痛甚者可加小活络丹。

4. 现代研究 本方有增强免疫功能、清除自由基、扩张血管、改善微循环、改善自主神经系统功能、改善肾功能等作用。肾阳虚患者服用本方后，能改善垂体—肾上腺皮质功能；能增加大鼠前列腺和精囊的重量，呈现性激素样作用。

【气虚血瘀证】

1. 治法 益气逐瘀、活血通络

2. 代表方 圣愈汤加补阳还五汤

3. 方解 圣愈汤所治之证，属于气血两虚。方中人参、黄芪补气，当归身、生熟地黄、川芎补血活血滋阴。配合成方，有补气养血之功。气旺则血自生，血旺则气有所附。黄补阳还五汤中芪、当归大补气血，桃仁、红花活血化瘀，赤芍、地龙通络止痛。

4. 现代研究 圣愈汤能促进脊髓型颈椎病患者神经功能的恢复。补阳还五汤能促进再生神经中血管的生长，改善血供，增加机体应激能力和

免疫能力，降低线粒体耗氧，延长细胞存活时间，促进周围神经的修复与再生，用于腰椎间盘突出症术后遗留下肢麻木症状的缓解。

### （二）外敷

中药外敷法是指将新鲜中草药切碎、捣烂，或将中药末加辅形剂调匀成糊状，敷于患处或穴位的方法称敷药法。具有舒筋活络、祛瘀生新、消肿止痛、清热解毒、拔毒等功效。因腰椎管狭窄症及腰椎滑脱症病程较长，单纯口服药物疗效不佳，因此常常配合使用外敷法治疗。以下推荐一中药外敷验方，可根据辨证加减用药：

杜仲 20 g，狗脊 20 g，威灵仙 20 g，鸟防风 15 g，杜枝 20 g，骨碎补 15 g，细辛 30 g，草乌 20 g，白芥子 30 g，木瓜 15g，防己 15g，地龙 20 g，土鳖虫 20 g，穿山甲 20 g，桃仁 20 g，红花 20g，赤芍 15 g，延胡索 20 g，透骨草 20 g，络石藤 20 g，五加皮 20g，千年健 30 g，乳香 15g，没药 15 g，黄芪 40 g。将以上中药粉碎，盛于布包中，醋浸后加热，放于腰部。1 次/d，30min/次，一个疗程 12d。具有补肾通络、舒筋活血的作用。也可使用口服药的药渣进行序贯治疗，加热药渣后外敷于腰部。用法同上。

### 【针灸】

因本病与腰椎间盘突出症等均以腰痛、痹证、痉证、痿证等论治，其证型也有类似之处。故本病的针灸治疗可参考"腰椎间盘突出症"中所述方法循经取穴，以足阳明胃经、足少阳胆经、足太阳膀胱经穴为主，常用承山、阳辅、足临泣、阳陵泉、委中、环跳、大肠俞等，根据病之虚实缓急，运用迎随补泻和飞经走气手法 5min，留针 30 min，隔日一次，一个疗程 20d。

### （四）推拿

#### 【循经推拿法】

1. 患者取俯卧位，医师沿其腰部督脉及膀胱经一线行推、弹、拨、拉、扳等手法；

2. 患者取侧卧位，患侧在床上，医师立于其背后，一手扶肩另一手扶髂嵴用力向相反方向扭动；

3. 患者仰卧，在下肢脾经、胃经路线行推、揉、捏、按、擦等法，全程约 30 min。

#### 【抱膝滚腰法】

患者俯卧位，医师在背部、臀和腿部循足太阳膀胱经自上而下施用手法，先用滚法约 3~5 遍，然后用点法循足太阳膀胱经点穴，再用拿法拿腰眼及双下肢约 5~8min，最后用推法循足太阳膀胱经平推 3~5 遍。患者仰卧，充分屈曲双膝双髋关节，医师一手托患者骶尾部，一手放置于患者小腿上固定下肢，反复按压小腿，使腰部有节律性地屈曲弛张，约 3min。患者仰卧，充分屈膝髋关节，双手抱紧小腿，医师一手托其颈背部，一手托其骶部或扶其小腿，两手用力，使患者腰骶部在治疗床上反复滚动约 3min。

### （五）功能锻炼

对于腰椎管狭窄及腰椎滑脱的患者，功能锻炼方法同"腰椎间盘突出症"，但症状进行性加重或出现马尾神经症状时，严禁盲目功能锻炼。

## 五、腰椎管狭窄症和腰椎滑脱症中医治疗进展

中医药治疗本病主要在于改善椎管内外血液循环，促进静脉回流，改善微循环；抑制炎症反应，消除水肿；松解粘连、肥厚，解除肌肉痉挛，从而有效缓解或者解除马尾神经和神经根的压迫，达到治疗的目的。祖国医学治疗腰椎管狭窄症方法多，疗效确切，值得进一步研究，在中药辨证论治方面，主要以活血化瘀通络，疏风散寒，补益气血滋肾为主，采用最多的方剂为独活寄生汤、补阳还五汤、阳和汤等。众多医家更注重专方、专法的研究，辨证治疗相应有些不足。本症病因复杂，症状、体征多，个体性差异大，临床治疗中应注意辨病、辨证、辨因相结合，发挥中医辨证论治的特长，同时对不同病因、不同证候的患者进行临床效果分析，有助于发现新问题，找出其规律，在理论上寻求提高或突破。

（俞鹏飞 姜 宏）

# 第七节　强直性脊柱炎中医疗法

## 一、强直性脊柱炎中医概述

强直性脊柱炎（Ankylosingspondylitis，AS）是一种以中轴关节和肌腱韧带骨附着点的慢性炎症为主的全身性疾病，以炎性腰痛、肌腱端炎、外周关节炎和关节外表现为特点。主要累及骶髂关节、脊柱及四肢关节，表现为关节和关节周围组织、韧带、椎间盘的钙化，椎间关节和四肢关节滑膜的增生，最终发展为骨性强直。因其类风湿因子（RF）阴性，故归于血清阴性脊柱关节病。中医将其归属于痹证范畴，古人称"竹节风""骨痹"等等，属于受风寒湿外邪侵袭及先天禀赋不足等因素所制的疾患。中医古籍早就有关于它的记载，其中《黄帝内经》中的有关"肾痹""骨痹"的论述，如《素问·逆调论》"……是人者，素肾气胜，以水为事，太阳气衰，肾脂枯不长，一水不能胜二火，肾者水也，而生于骨，肾不生则髓不能满，故寒甚至骨也……是人当挛节也。"《素问·痹论》"五脏皆有所合，病久而不去者内舍于其合也。故骨痹不已，复感于邪，内舍于肾……肾痹者，善胀，尻以代踵，脊以代头。"《素问·风论》"肾风之状……脊痛不能正立"《素问·骨空论》"督脉为病，脊强反折"，《素问·长刺节论篇》曰："病在骨，骨重不举，骨髓酸痛，寒气至，名曰骨痹"。《诸病源候论·虚牢髀枢痛候》"劳伤血气，肤腠虚疏，而受风冷故也。肾主腰脚，肾虚弱，则为风邪所乘，风冷客于髀枢之间，故痛也"。《杂病源流犀烛》："骨也者，所以为一身之撑架，犹屋之梁柱然也，屋非梁柱不能竖，人非有骨不能立也……"，"犯人一身之骨，最大者脊骨也……脊穷谓之骶，……犹屋之正梁，且为一身之骨之主也。"

现代流行病学研究表明，在发病率方面，白种人的发病率为0.05%，多见于男性，男女的比例大致为10∶1。但最近的研究发现女性病例，无论在临床表现与X线表现，都进展较慢。由于症状不够严重，诊断往往迟延，造成女性病例稀少的现象。女性病例往往为轻型或亚型，估计男女之间的比例约为7∶3。

根据正常人HLA-B27普查的结果，B27阳性的人有20%~25%的X线表示出骶髂关节和脊柱炎表现。假使将这种亚临床型和轻型的都统计在内，本病的发病率可高达1.5%。但也有报告HLA-B27阳性的人中，有5%患有强直性脊柱炎。产生发生率高低不一致的原因是对骶髂关节炎的诊断标准不一，使发生率有显著差别。必须指出，不是凡发现有骶髂关节炎且伴有症状者都可以诊断为强直性脊柱炎。

强直性脊柱炎至今病因未明，可能与遗传性易感因素有关。研究结果显示强直性脊柱炎比类风湿性关节炎有更强的家属遗传倾向，不少病例表现出兄弟或父子同时患病的情况。但是其遗传方式仍不清楚。有学者认为是常染色体显性基因变异所致，有学者认为是多种因素遗传而致病。大多数的患者血清检查发现HLA-B27血清抗体阳性。HLA-B27影响本病发病机理的方式至今不清楚，但必须看到B27与强直性脊柱炎的发病有着密切的关系。并非所有具有B27抗原的患者都会使疾病发展，B27的存在还不足以使每个人都发病。看来B27本身并不重要，主要是它与其他基因间的不平衡联系，改变了免疫反应，使机体易于发病，很可能B27抗原作为病毒或其他外来因素的受体，在本病的发病过程中起作用；也可能B27抗原与外来因素有些相似，使这些因素起着异常免疫反应而致病。外来因素种类很多，长期以来怀疑感染是主要的因素，但未能被证实。目前发现革兰氏阴性肠道杆菌，如肺炎杆菌对本病的发病可能起着作用。至于致病因子是 B27 本身，还是与 B27 有着密切关系的基因，目前还不了解，B27 基因可以影响疾病严重程度，但不能肯定它可以影响疾病的发展。

## 二、强直性脊柱炎中医治疗全身症状

绝大多数的强直性脊柱炎发病于青年期，起病往往隐匿；40 岁以上发病者少见。女性病变发展缓慢，往往诊断延迟。强直性脊柱炎是一种全身性疾病，可有厌食、低热、乏力、体重下降和轻度贫血等全身性症状。

## 三、强直性脊柱炎中医治疗局部表现

### （一）腰痛和脊柱僵硬

最为常见的表现。腰痛发生缓慢，钝痛状，痛无定处，有时牵涉至臀部。也可以疼痛很严重，集中在骶髂关节附近，放射至髂嵴、股骨大转子与股后部，一开始疼痛或为双侧，或为单侧，但几个月后都变为双侧性，并出现下腰部僵硬。晨僵是极常见的症状，可以持续时间长达数小时之久。长期不活动使僵硬更为明显，患者往往诉说由于僵硬与疼痛，起床十分困难，只能向侧方翻身，滚下床沿才能起立。有些患者疼痛较轻，只有晨僵与腰部肌肉韧带压痛点，往往被诊断为"风湿痛""纤维织炎"，甚至被认为有"神经官能症"。向腿部有放射痛的还长期被诊断为"腰腿痛"和"坐骨神经痛"。

早期时体征不多，可有轻度腰椎活动受限，但只在过伸或侧屈时才能察觉。骶髂关节处可有压痛，但一般不严重，随着病变进展，骶髂关节处于强直，此时该部位可以完全无痛，而脊柱强硬成为主要体征之一。患者能保持双膝伸直位时将指尖触及地板并不能据此而认为腰部并无活动

障碍，因为良好的髋关节完全可以起代偿作用。检查脊柱有无强直应该从脊柱的过伸、侧屈与旋转等方面全面检查。下列方法（Schober 试验）有所帮助：病员直立位时在第 5 腰椎棘突上作一记号，再在脊柱中线距该记号 10cm 处作第二个记号。嘱患者最大限度前屈脊柱而膝关节保持完全伸直位，在正常情况下，两点之间距离可增加 5cm 以上，即可达 15cm 以上。增加不足 4cm，可视为腰椎活动减少。

病变继续发展便会出现胸椎后凸与颈椎发病。此时诊断比较容易。病员靠壁站立，其枕部无法触及墙壁，严重时可有重度驼背畸形，病员双目无法平视，只能靠屈曲髋与膝才能得以代偿。颈部表现，一般发病较迟；也有只限于发展至胸段便不再向上延伸的。少数患者早期即发生颈部症状，并迅速强直于屈颈位。

### （二）胸廓扩张度减弱

随着病变向胸段脊柱发展，肋脊关节受累，此时出现胸痛，并有放射性肋间神经痛。只有少数患者自己发觉吸气时胸廓不能充分扩张。因肋脊关节强直，在检查时可发现吸气时胸廓不能活动而只能靠膈肌呼吸。在正常情况下，最大限度吸气与呼气，于第 4 肋间处的活动度可达 5cm 以上。不足 5cm 者应视为胸廓扩张度减弱。早期很少有肺功能削弱的。至后期时，由于重度脊柱后凸与丧失胸廓扩张能力，使肺通气功能明显减退。

### （三）周围大关节炎症

35% 的强直性脊柱炎可有周围关节炎，以髋关节最为常见。通常为双侧性，起病慢，很快出现屈曲挛缩和强直，为保持直立位，往往膝部有代偿性屈曲。肩关节为第二个好发部位。偶有膝关节病变。其它关节少有发病。

### （四）关节外骨骼压痛点

主要发生在胸肋交界处、棘突、髂嵴、股骨大转子、胫骨结节、坐骨结节和足跟，有时这些症状也可以早期出现。

## （五）骨骼外病变

主要为眼部病变，可有急性葡萄膜炎，发生率可高达 25％。心血管疾患有主动脉炎、主动脉瓣关闭不全、心脏扩大、房室传导阻滞和心包炎等。肺部病变主要为肺上叶进行性纤维化。神经系统病变常为继发性，有自发性寰枕关节半脱位和马尾神经受压表现。后者表现为大小便障碍与会阴部鞍区状麻木。

## 四、强直性脊柱炎中医治疗中实验室检查

活动期 75％病例血沉增快，但也有正常的，往往出现血清 C- 正反应蛋白明显增高。血清碱性磷酸酶值轻度或中度增高，往往提示病变较广泛，或有骨骼腐蚀，并不足以说明病变处于活动期。血清 IgA 和 IgM 可有轻度或中度增高。

90％以上的患者具有 HLA-B27 基因。正常人也可有 HLA-B27，并与地区与种族有关。欧美白种人 6％～8％可具有 HLA-B27，而海地印第安人 50％具有 B27。没有中国人的资料，但知日本人与非洲黑人却很少具有 B27。测定 HLA-B27 可以帮助诊断强直性脊柱炎，但却不能作为常规试验。该试验不能确定本病的诊断，仅提示有本病的可能性；有许多类似疾病也可以具有 HLA-B27。

部分本病患者并不存有 HLA-B27，这类病例往往缺乏家族史与较少发作急性葡萄膜炎，但却具有 B7 或 BW16。

## 五、强直性脊柱炎中医治疗中影像学检查

以骶髂关节炎最为突出。骶髂关节出现 X 线征象时往往已较迟，几乎完全是双侧性。最初出现的是关节附近有斑片状骨质疏松区，特别是骶髂关节的中下段最为明显。接着便出现了骨腐蚀与软骨下骨皮质硬化。在骶髂关节的中下段，髂骨面覆盖着薄层软骨，因此该处首先出现骨骼变化，且比较明显。在骶髂关节的上 1/3 处，有坚强的韧带连接着骨面，也可以有类似的 X 线征象。

软骨下骨侵蚀的 X 线表现为关节间隙的假性增宽。接下去便是纤维化、钙化、骨桥形成与骨化。一般说来，软骨下骨皮质硬化比骨腐蚀明显些，最终骶髂关节完全强直，通常需数年之久。在脊柱方面主要表现在椎间盘、脊椎小关节、肋脊关节，后纵韧带与寰枢关节。很少有上述关节出现病变而骶髂关节却不受侵犯。早期阶段，椎间盘纤维环浅层有炎症，伴反应性骨硬化与邻近椎体腐蚀，使椎体变成方形。纤维环逐渐骨化，并有骨桥形成。同时脊椎后关节和邻近韧带亦有类似的变化，最终脊柱完全融合，如竹节状。

强直性脊柱炎的患者还可以出现椎间盘周围椎体骨质腐蚀和硬化，竹节状改变亦在此节段中断，通常发生在疾病的后期。临床上常有急性发作，并有局限性疼痛。该区常有上述 X 线征象，称为"椎间盘炎"。这种病变易误诊断为结核、化脓性骨髓炎，甚至认为是转移性病灶。

周围大关节炎症以髋关节最常见。表现为对称性、均匀性关节间隙狭窄，软骨下骨板不规则骨硬化，关节外缘骨刺形成，最后骨性强直。肩关节为第二好发部位，病变情况与髋关节相类似，骨腐蚀主要发生在肱骨头外上方。

## 六、强直性脊柱炎中医辨证分型

**【湿热痹阻证】**

腰骶疼痛，脊背疼痛，腰脊活动受限，晨僵，发热，四肢关节红肿热痛，目赤肿痛，口渴或口干不欲饮，肢体困重，大便干，溲黄，舌红，苔黄或黄厚、腻，脉滑数。寒湿痹阻证：腰骶疼痛，脊背疼痛，腰脊活动受限，晨僵遇寒加重，遇热减轻，四肢骨节冷痛，肢体困重，舌淡，苔白或水滑，脉弦滑。

**【瘀血痹阻证】**

腰骶疼痛，脊背疼痛，腰脊活动受限，肌肤干燥少泽，舌暗或有瘀斑，脉沉细或涩。

**【肾阳亏虚证】**

腰疼痛，脊背疼痛，腰脊活动受限，晨僵，局部冷痛，畏寒喜暖，手足不温，足跟痛，精神不振，面色不华，腰膝酸软，阳痿，遗精，舌淡，苔白，脉沉细。

**【肝肾不足证】**

腰骶疼痛，脊背疼痛，腰脊活动受限，晨僵，局部酸痛，眩晕耳鸣，腰膝酸软，肌肉瘦削，盗汗，手足心热，舌红，苔少或有剥脱，脉沉细或细数。

## 七、强直性脊椎炎中医治疗

### （一）内治

**【湿热痹阻证】**

治宜清热利湿通络、方用四妙散加减，常用药：苍术、黄柏、生米仁、防己、威灵仙、丹皮、牛膝、茯苓、半夏、陈皮、当归、地龙、蜂房、虎杖等

**【寒湿痹阻证】**

治宜散寒除湿，益气通络，方用乌头汤合薏苡仁汤加减，常用药：制川乌、制草乌、麻黄、芍药、甘草、蜂蜜、黄芪、薏苡仁、羌活、独活、苍术、川芎等等。

**【瘀血痹阻证】**

治宜活血化瘀通络，方用身痛逐瘀汤加减，常用药：桃仁、当归、红花、川芎、秦艽、羌活、没药、灵脂、怀牛膝、地龙、甘草等。

**【肾阳亏虚证】**

治宜补肾助阳，方用肾气丸加减，常用药：干地黄、山药、山茱萸、泽泻、茯苓、丹皮、桂枝、炮附子等。

**【肝肾不足证】**

治宜滋补肝肾，方用六味地黄丸加减，常用药：熟地黄、山茱萸、山药、泽泻、茯苓、丹皮等。

### （二）熏蒸

**【处方一】**

山甲、羌活、独活、川芎、白芷、徐长卿、青木香、苏木、桂枝、当归、制乳香、制没药、细辛各等份，冰片少许。共研细末，与淘洗干净的细砂二份拌匀，装布袋中，加热留置局部半小时，每日一次。

**【处方二】**

川乌 20g，草乌 20g，制附子 20g，川芎 20g，独活 25g，狗脊 30g，杜仲 30g，伸筋草 30g，川椒，30g，制乳香 20g，制没药 20g，桂枝 20g，威灵仙 20g，透骨草 30g；使用时将药用纱布包后放入大号砂锅中，加水 500ml 浸泡 30min，文火煎沸 20min 后将药液倒入熏蒸器的高压蒸汽容器内电热加热后产生蒸汽，经过汽化的药液分子在压力的作用下高速向患部肌肤进行喷射，每日二次。

**【处方三】**

威灵仙 20g，桂枝 20g，细辛 10g，生川乌 20g，生草乌 20g，干姜 20g，当归 20g，红花 30g，川芎 30g，杜仲 30g，牛膝 30g，桑寄生 30g。熏蒸 20~30min，1 次 /d。中药熏蒸治疗十次为一个疗程，一个疗程结束后休息 2~3d，再进行下一个疗程的治疗。

### （三）针灸

**【处方一】**

肝俞，肾俞，膈俞，大杼，阳陵泉，三阴交，病变部位相应的夹脊穴，阿是穴。平补平泻，针一次 /d，留针 30~40min，十次为一疗程。

**【处方二】**

肝俞、肾俞、膈俞、夹脊穴、血海、足三里；配穴：合谷、委中、丰隆、阳陵泉、曲池、风池、三阴交、悬钟、环跳、太冲、承山、阿是穴。轮流选用主、配穴中的 3~5 个穴位 / 次，用毫针刺法，根据辨证选用补泻手法，根据病变脊柱选用相应夹脊穴向脊柱方向斜刺，其余穴位均直刺。留针 0.5h，1 次 /d。针刺 12 次为一个疗程，一个疗程结束后休息 2~3d，再进行下一个疗程的治疗。

**【处方三】**

脾俞、肾俞、膈俞、京门、章门、三阴交、大椎、气海、水沟、委中。脾俞、肾俞、膈俞、京门、章门、三阴交、大椎、气海进针得气后均用补法，水沟、委中进针得气后均用平补平泻法，各穴留针 15min。一次取 4 穴 /d，交替选用，十次为一疗程。疗程间隔七天，治疗期间嘱患者进行适度腰椎功能锻炼。

## （四）功能锻炼

由于目前尚无特效药物能阻止病变发展，因此最大限度保留关节活动范围和最终让关节强直在功能位成为治疗的主要目的。故适当的运动对于强直性脊柱炎患者尤为重要：如在维持脊柱生理曲度、防止畸形，保持良好的胸廓活动度、避免累及呼吸功能，防止或减轻肢体因废用而致肌肉萎缩，维持骨密度和强度、防止骨质疏松等。具体方法：鼓励患者做深呼吸、扩胸运动，以保持胸廓的活动度；颈、腰部各个方向运转活动，以保持脊柱的灵活性；经常徒步行走、俯卧撑、游泳等，以保持肢体和全身的正常功能。日常生活中，站立时应挺胸两眼平视，坐位亦应保持胸部挺直，多仰卧硬板床不用高枕等等。以上各种锻炼的活动量需逐步增加，以不增加疾病和疲劳为度。一定要避免急骤剧烈的运动。注意不要运动过量。采用恰当的支具对预防脊柱和关节畸形为一种有效治疗，因为尚无特效药物或方法控制病情发展，病变关节最终要发生骨性强直，所以关节强直在什么位置对患者生活十分重要，目的是让关节强直在对人的基本生活影响最小的关节角度，使患者能获得生活自理能力。

## 八、强直性脊柱炎中医研究进展

### （一）治疗机理

#### 【抗炎、抗菌、镇痛】

AS 患者主要表现在骶髂关节、滑膜、关节囊、肌腱、韧带的骨附着点的炎症。近几年研究发现，$^{99}$Tc- 亚甲基二膦酸盐对于抑制单核巨噬细胞的趋化，并抑制嗜碱性粒细胞及肥大细胞颗粒及肥大细胞颗粒，降低外周血中性粒细胞水平而起到抗炎作用。Tc$_2$DMP 中的 MDP 通过螯合金属离子可降低金属蛋白酶（如胶原酶）的活性，因此可抑制胶原酶对关节软组织的破坏。在莫比可 +SASP 方案基础上加用中成药—正清风痛宁，有明显增加抗炎镇痛作用，较快缓解病情，改善患者各种体征，有可能减少或延缓患者致残的可能性，并具有助减非街体抗炎镇痛药的作用，从

而有可能减少非甾体抗炎镇痛药长期使用带来的各种副作用。

#### 【调节免疫】

研究发现 AS 患者有体液免疫和细胞免疫的异常。运用中药治疗后能明显改善患者的免疫功能，可使患者的 ASO、免疫球蛋白（IgA、IgM、IgG）等免疫指标恢复正常。实验发现白芍总苷具有抗炎作用、双向免疫调节作用及护肝作用，可作用于免疫应答的最初环节，从源头控制病情发展，调节人体免疫功能、改善紊乱状态。现代药理研究表明，氧化苦参碱具有抗病毒、保肝、抑制变态反应、抗炎、调节免疫、抗肿瘤等作用。根据其抗炎、抑制免疫的作用，我们将其广泛应用于各种风湿性疾病的治疗。氧化苦参碱对多种致炎剂诱发的动物炎症有抑制作用，与氢化可的松相似，能明显对抗巴豆油、角叉菜胶（大鼠）和冰醋酸（小鼠）诱发的渗出性炎症，调节体液免疫。

#### 【改善微循环】

现代临床研究表明中药治疗后，患者纤维蛋白原、血液粘稠度等指标明显下降，说明中药治疗对于改善血循环有着积极的作用，可以促进患者的血液循环，改善血液的微凝状态，从而改善临床症状。采用中药熏洗可以促进局部的血液循环，改善血供环境，扩张血管，达到改善症状的目的。

### （二）患者教育

患者教育对于本病的治疗有着重要的作用。应该让确诊的患者了解强直性脊柱炎的病因、病程、演变和预后，使之认识治疗的意义及长期性，从而调动患者治疗的积极性和主动性，增强患者的信心。让患者了解药物的作用可能产生的不良反应及其处理方法，以免发生不必要的用药中断或发生不良后果。培养患者良好的体育和生活习惯，使患者认识到正确的行为和良好习惯的重要性并给予正确的指导，如戒烟，注意卧、坐、行姿势等，以保证即使脊柱发生僵直,也能保存最佳功能位置。指导患者择医选药，

避免"病急乱投医"。鼓励和促进患者之间的联系交流，以吸收他人经验教训作为借鉴。鼓励患者保持乐观精神，正确处理各种关系并取得支持。

中医对强直性脊柱炎的认识历史久远，对本病的描述最早见于公元前475~221年战国时期，根据强直性脊柱炎的临床特征、病机特点及病情演变过程，将其归属于痹症之"骨痹"、"肾痹""妊痹"范畴，它又有"复感于邪，内舍于肾"的特点，如《黄帝内经》说："骨痹不已，复感于邪，内舍于肾"，又说："肾痹者，尻以代踵，脊以代头"，意思是用臀部代替双足，不能行走，因脊柱弯曲或驼背后远看似头，比较形象地描述了强直性脊柱炎的脊柱、髋关节的畸形改变，说明脊柱强直不能屈伸而致坐起困难。

近年来焦树德教授又提出将强直性脊柱炎称之为"大偻"，偻指脊柱弯曲，大偻指病情沉重、脊柱弯曲、背俯的疾病。明确的将类风湿性关节炎（中医称之为"尪痹"）与强直性脊柱炎的中医称谓分开，为以后的中医治疗提供了参考。

强直性脊柱炎是以中轴关节和肌腱韧带骨附着点的慢性炎症为主的全身性疾病，以炎性腰痛、肌腱端炎、外周关节炎和关节外表现为特点。主要累及骶髂关节、脊柱及四肢关节，表现为关节和关节周围组织、韧带、椎间盘的钙化，椎间关节和四肢关节滑膜的增生，最终发展为骨性强直。中药治疗本病以补肾通痹为主，着眼于整体调治。西医治疗多以非甾体类抗炎药为主，再辅以慢性抗风湿药。

目前对于AS的诊断出现在了基因位点的抗原抗体检测，提高了诊断的准确率，但是仅限于研究阶段。对于强直性脊柱炎目前还没有明确其发病的机理，治疗药物也仅仅是缓解症状，阻止病情的发展，所以早发现早治疗对于本病具有积极意义。同时由于强脊患者长期大量服用激素类药物，在选择手术的时机上需要慎重，注意并发症的发生以及长期激素对于患者全身机能的损伤。强直性脊柱炎的早期发现早期治疗对于病情的缓解具有重要的意义。

（刘锦涛　姜　宏）

# 第八节　腰椎手术失败综合征

## 一、腰椎手术失败综合征概述

腰椎手术失败综合征 (Failed Back Surgery Syndrome，FBSS) 是腰骶椎手术后多病因导致的一组临床症状，主要表现为术后腰腿痛症状无明显缓解或未完全消除，甚至出现症状加重或新的症状。1981年Burton等首次提出FBSS这一概念，其广义上泛指在行椎板切除术或椎间盘摘除术后，患者仍有腰部、臀部或下肢的顽固性疼痛或其他不适症状，狭义上则指多次手术术后症状没有任何改善。国外有报道称其发病率可以高达5%~50%，平均为15%。有文献报道国内FBSS的发病率约为4.3%~25.4%，平均为4.96%。FBSS是腰椎术后较为常见的并发症，其治疗相对棘手，治疗方案的选择失当会导致患者长期受慢性腰腿痛的困扰，严重者甚至病残，不仅增加患者的痛苦，影响其生活质量，而且会加重患者及其家庭的经济负担。

## 二、腰椎手术失败综合征辨证分型

FBSS，从其临床表现可以将其归为"腰腿痛""痹证—顽痹""腿股风""痿证"等范畴。

古代医家认为腰为肾之府，肾虚乃腰痛之根本，《丹溪心法》中强调了肾虚在腰痛发病机理中的重要性："肾气一虚，凡冲寒、受湿、伤冷、蓄热、血涩、气滞、水积、堕伤，与失志、作劳，种种腰疼，叠见而层出矣。"《素问·痹论篇第四十三》曰："风寒湿三气杂至，合而为痹也，其风气胜者为行痹，寒气胜者为痛痹，湿气胜者为著痹也。"其记述较早认识到痹症与风寒湿外邪的相关性。此外伤后腰部瘀血是腰痛的重要病因之一，《圣济总录》云："若因伤折，内动经络，血行不畅，不能宣散，瘀积不散，则为肿为痛。"

现代中医认为本病病机为腰椎手术初期腰椎术后椎骨及其附属组织受损，血溢脉外，离经之血无力自行消散，聚而化为瘀血，刺激经络；加之肾虚正气不固，风、寒、湿邪乘虚侵袭机体脏腑经络，阻滞经络气机，气行不利，发为腰腿疼痛；手术后期症状缠绵，正气大伤，筋脉失养，筋骨痿软失用而出现肌肉萎缩；证属气血两虚，肝肾不足，或邪实为标，正虚为本。总之，肾虚为其根本，风、寒、湿、劳、瘀皆为其标。目前治疗 FBSS 尚无统一的辨证分型，但均以补益肝肾，祛除外邪，舒筋活络，活血化瘀为基本治疗原则。

## 三、腰椎手术失败综合征中医治疗

### （一）内治

**【气滞血瘀】**

多数学者认为气滞血瘀为腰椎手术后的主要证型。代表方为"舒筋活血方"，由党参、黄芪、杜仲叶、牛膝、徐长卿、川断、骨碎补、川芎、鸡血藤、豨莶草、寻骨风、伸筋草、白酒等组成，取其活血化瘀、抗炎镇痛功效。

**【瘀结化热】**

腰椎术后，出血瘀积，出现瘀热交炽，湿毒蕴结，为肿为痛，证属瘀结化热证，治当凉血解毒化瘀利水。代表方：生地黄、土鳖虫、泽兰各 10g；丹参 30g；土茯苓 20g，牛膝、赤芍、黄柏、泽泻各 15g，生大黄 8g，甘草 5g。

**【寒湿痹阻】**

腰椎术后经络失和，寒湿内侵，经脉痹阻，治疗宜采用温经活血，益肾通络之法。代表方为益肾通痹汤：川断 10g，狗脊 10g，桑枝 12g，鸡血藤 12g，土鳖虫 10g，地龙 10g，蜈蚣二条，制川草乌各 6g，白芥子 6g，仙灵脾 10g，鹿衔草 15g，生甘草 10g。

**【肝肾不足】**

手术后期患者腰腿肌肉衰弱无力，其病机为瘀血未尽，经络渐通，肝肾亏虚，筋骨痿软。辨证为瘀血阻络，肝肾不足。治疗当补益肝肾、和营通络共用。代表方为右归饮加减：熟地 10g，山药 10g，西杞 10g，红花 10g，当归 10g，菟丝子 10g，杜仲 10g，白芍 30g，炙甘草 5g，肉桂 3g，制附子 10g，生姜 6g。

### （二）针灸

在改善软组织血液循环，消除炎症反应，松解组织粘连、镇痛、松弛肌肉等方面有着良好疗效。

**【腹针疗法】**

主穴为水分、气海、关元。配穴为以腰痛为主者加外陵（双）、四满（双）、气穴（双），合并坐骨神经痛者加气旁（对侧）、外陵（患侧）、下风湿点（患侧）、下风湿下点（患侧）。皮肤常规消毒后选用 32 号 50mm 毫针，穴位直刺，根据病程长短而决定针刺深浅（病程短浅刺，病程长深刺），采用轻捻转慢提插手法，根据情况在相应穴位加三角针、三星针、梅花针。1 次/d，留针 30min/次，十次一疗程，一疗程后休息 3d 行下一疗程，连续治疗三个疗程。

**【银质针热疗法】**

在软组织痛特定病变部位，正确选准压痛点。以深层病变软组织为中心，避开血管、神经或脏器选出多个进针点。无菌操作下表面麻醉。银质针对准深层病变区方向分别作直刺或斜刺，经过软组织病变区，直达肌肉或筋膜等在骨骼上的附着处（压痛点）。在针尾上装一艾球燃烧。在一个病变区作一次银质针针刺治疗。1 次/周，最多治疗八次。

## 【电针夹脊穴】

患者俯卧位，根据病变部位选取病变节段双侧夹脊穴，用75mm毫针直刺，得气为止，予平补平泻手法，然后接电极，予连续波，频率为2/40Hz，强度以患者感觉合适为度，时间45min/次。治疗隔日一次，一周三次，四周为一个疗程，平均治疗二个疗程。

### （三）功能锻炼

腰椎术后腰背肌的功能锻练对于术后腰椎功能恢复、预防FBSS发生以及减轻FBSS症状等有着极为重要的作用。加强腰背肌的锻炼，能促进肌肉及其筋膜的血液循环，有利于酸性代谢产物排除，消除肌肉疲劳，还可避免或减轻棘上韧带、棘间韧带及脊柱小关节的劳损，起到预防慢性腰痛的作用，同时腰背肌锻炼，可增强脊柱的稳定性，巩固手术疗效。

针对腹横肌和腰部多裂肌肌肉进行训练，开始于低强度非功能性训练，如平卧位、四点跪位等，同时指导患者配合呼吸，逐渐增加强度及难度，配合肢体活动和功能性运动，如应用体操球等。患者逐渐达到每次完成10遍收缩，维持10s/遍。以上运动均与呼吸配合：用鼻子吸气，用嘴呼气，讲究呼气的深度，尽可能的运用腹式呼吸的方法；呼吸的速度与动作的速度基本一致，避免憋气进行训练；运动时呼气，静止时吸气；通过控制呼吸，把注意力集中在呼吸上。同时对患者进行健康教育指导，使患者能够坚持院外的锻炼，每周二次，30min/次。

## 四、腰椎手术失败综合征中医治疗进展

目前细胞及分子水平的实验研究证实了中医药具有减少炎性因子、改善血液循环、抗氧化、清除自由基、提高神经营养因子含量，减少神经细胞坏死、凋亡等作用，因此中医药在预防及治疗FBSS方面有着光明的前景。LaRocca等提出了瘢痕形成的"后源学说"，其在动物试验中发现硬膜外瘢痕由来源于周围肌肉和椎管内出血的纤维母细胞，通过采用明胶海绵和硅胶覆盖神经根袖和硬膜会减少纤维化的形成。以此学说为基础，众多硬膜外置入材料开始应用于临床，而多种活血化瘀中药制剂在其中也占有一席之地。有学者通过动物实验证实丹参凝胶、当归液可减少成纤维细胞的形成，具有良好的预防椎板切除术后硬膜外粘连的作用。

（沈晓峰 姜宏）

# 参 考 文 献

1. Alexanian AR, Maiman DJ, Kurpad SN, et, al. In vitro and in vivo Characterization of Neurally Modified Mesenchymal Stem Cells Induced by Epigenetic Modifiers and Neural Stem Cell Environment. Stem Cells Dev, 2008, May 17.
2. Bradford R, Rice-Edwards M, Shawden H.Herniation of a calcified nucleus pulposus in a child: case report. Br J Neurosurg. 1989;3(6):699-703
3. Duggal N, Mendiondo L, Pares FIR, et al. Anterior lumbar-body fusion for treatment of failed back surgery syndrome : aoutcome analysis[J]. Neurosurgery, 2004, 54(3):636—644.
4. Kiyoshi M, Hiromichi K, Atsushi O, et al. Regression of cervical disc herniation observed on magnetic resonance images. Spine, 1998, 23(9):990-995
5. Lampe R, Heimkes B, Pfluger T. [Protrusion of a calcified cervical intervertebral disk in a 5-year-old boy] Z Orthop Ihre Grenzgeb. 1998 Jan-Feb;136(1):35-8
6. Lebow RL, Adogwa O, Parker SL, et al. Asymptomatic same-site recurrent disc herniation after lumbar discectomy: results of a prospective longitudinal study with 2-year serial imaging. Spine, 2011, 36(25):2147-2151
7. Martin TM, Smith JR, Rosenbaum JT. testosterone and testosterone free index in mildanklosing spondlitis : relationship with bone mineral density and vertebral frantures[J]Curt Opin Rheumatol, 2002. 14(4) : 337-341.
8. Martinez Gonzalez O, Cantero Hinojosa J, Paule Sastre P et al. ankylosing spomdlitis. psoriatic arthritis, and redctive arthritis show imcreased bone resorption, but difief with regaerd to bone foemation[J] Br J Rheuma to1. 1994, 33(7) : 644-647.
9. Mumtord J, Weinstein JN, Spratt KF, etal.Thoracolumber brust fractures the clinical efficacy and outcome of nonoperarive management[J].Spine, 1993, 18(8):955-970

10. Nandoe Tewarie RD, Hurtado A, et al. Bone marrow stromal cells for repair of the spinal cord : towards clinical application. Cell Transplant, 2006, 15 : 563–77.

11. Nishio Y, Koda M, Kamada T, et al.The use of hemopoietic stem cells derived from human umbilical cord blood to promote restora–tion of spinal cord tissue and recovery of hindlimb function in adult rats[J].J Neurosurg Spine, 2006, 5(5) : 424–433.

12. North RB, Campbell JN, James CS, etal. Failed back surgery Syndrome:5–year follow–up in 102 patients undergoing repeated[J]. Operation Neurosurgery 1991 ; 28:685.

13. R Gunzburg, M Szpalski. Lumbar Disc Herniation . Lippincott Williams and Wilkins, 2002:67–69

14. Said–Nahal R. Miceli–Richard C, Gautreau C, et a1. Mortality and causes of death in 398 patients admitted to hospital with anky losing spondylitis [J] Ann Rheum Dis, 2002. 6l(3) : 201–206.

15. Sieper J, Braun J, Rudwaleit M, et a1. Anky losing spondylitis : an overview[J]. Ann rheumDis. 2002. 61(3) : 8–l1.

16. van der Heijde D, BarM HS, Ramos Remus C, et a1. Undiferentiated spondyloarthritis : anosological missing link[J]. Arthritis Rheum, 2005.52(4) : l205–12l5.

17. Wong DA, Transfeldt E, Macnab I, et al. Macnab's Backache.fourth eidtion. Philadelphia, USA:Lippincott Williams & Wilkins, 2007:79

18. 毕大卫, 尚天裕, 高瑞婷.垫枕对腰椎压缩性骨折治疗作用的生物力学研究 [J]. 中国中医骨伤科杂志, 1991, 7（3）: 10

19. 薄智云. 腹针疗法 [M]. 北京：中国科学技术出版社, 1999 : 123–124.

20. 陈蓟, 肖德明, 杨宏图, 等.丹参凝胶预防椎板切除术后硬膜外黏连的实验研究 [J]. 中国矫形外科杂志, 2006, 4(16): 1249–1251.

21. 陈鲁峰, 王庆敏, 高建平, 等.复方杜仲片对腰椎间盘突出症患者外周血中 IL–6 及其 mRNA 表达的影响 [J]. 中国中医骨伤科杂志, 2009, 17(12):21–23.

22. 陈日含, 庄培明.徐长卿全蝎对于腰椎间盘突出症神经根受压症状缓解作用观察. 颈腰痛杂志, 2008, 29（2）: 182~183

23. 陈宣维, 贾连顺, 孙海燕, 等.大鼠脊髓损伤后单核细胞趋化蛋白–1、巨噬细胞炎症蛋白–2α 基因表达的变化. 中国矫形外科杂志, 2004, 12 : 77–79.

24. 陈正形, 朱丹杰. 强直性脊柱炎病因、诊断及治疗 [J]. 国外医学骨科学分册, 2005, 26(6) : 376–379.

25. 崔晓忠, 卢致顺, 张育志.补阳还五汤促进腰椎间盘突出症术后神经功能恢复疗效观察 [J]. 中国中医骨伤科杂志, 2008, 16(8):63–64.

26. 戴斌, 沈海滨, 许建安, 等.甲基强的松龙合中药益肾通痹汤对腰椎术后神经根损伤保护的临床研究 [J]. 中国中医骨伤科杂志, 2009, 17(7):40–42.

27. 戴力扬. 胸腰椎骨折的治疗原则 [J]. 中华创伤杂志, 2007, 9（23）: 643

28. 邓强、安福.牵引治疗胸腰椎骨折 147 例体会 [J]. 甘肃中医, 2003, 16（4）, 23

29. 丁希飞, 冯煦, 董云发, 等.独活香豆素类成分的研究. 中成药, 2009, 31（7）: 1102~1104

30. 范中旗, 宋胜川, 吕杭州, 等.利水通络方治疗腰椎间盘突出症急性期疗效观察 [J]. 中国中医骨伤科杂志, 2009, 17(2):34–35.

31. 范中旗, 魏明坤, 李瑞玉. 活血化瘀治疗腰椎间盘突出症的机理[J]. 中医正骨, 2008, 20(6):74–75.

32. 冯大雄, 钟德君, 宋跃明.静脉移植骨髓间充质干细胞治疗大鼠脊髓损伤的实验研究 .中华实验外科杂志, 2006, 23 : 1572.

33. 葛孚章, 朱宝林, 宋洪强等. 运动与骨盆牵引治疗胸腰椎压缩性骨折的疗效比较 [J]. 中国矫形外科杂志, 2005, 13（10）: 734~735

34. 葛振山, 梁瑛琳, 吴雪芹. 分解组合式支具在胸腰椎骨折及腰椎滑脱中的应用 [J]. 中国骨伤, 2001, 13（4）: 216

35. 顾云伍, 董福慧, 尚天裕.胸腰椎压缩骨折愈合过程的组织学及抗压力动物试验 [J]. 中华外科杂志, 1983, 21（10）: 594

36. 顾云伍, 肖冠军, 董福慧, 等.胸腰段脊柱屈曲型压缩骨折 "自身复位" 疗法的生物力学探讨 [J]. 中华骨科杂志, 1984, 4（1）: 14

37. 顾云伍, 肖冠军.中医 "攀索叠砖" 复位机理的动物实验观察 [J]. 中华外科杂志, 1978, 16（3）: 177

38. 国家中医药管理局 .中医病证诊断疗效标准 .南京：南京大学出版社, 1994 : 214

39. 韩风岳, 徐迎红, 沈叶, 等. 中药治疗大鼠脊髓损伤的实验研究 [J]. 中国骨伤, 1995, 8(6) : 5–6.

40. 何承建, 曾俊华, 魏玉玲, 等.当归预防椎板切除术后硬膜外粘连的实验研究 [J]. 中国中医骨伤科杂志, 2007, 15(7):53–55.

41. 贺亮、张磊、吴建平等 .过伸复位法治疗屈曲型胸腰椎骨折的疗效分析 .中医正骨 2001；13（9）: 15~16

42. 洪家模、周浩意、吴东明. 等.悬吊复位法治疗胸腰椎骨折 cobb 角的改变及远期疗效观察 .中医正骨, 2006, 18（11）: 7~9

43. 胡侦明, 劳汉昌, 张宝华, 等. 脊髓损伤早期三七总皂甙抗氧自由基作用的实验研究 . 中国脊柱脊髓杂志, 1996, 6(4) : 164.

44. 黄东生, 苏培强.腰椎间盘突出症手术失败原因分析[J ]. 中国医刊, 2002, 18（12）:672–675.

45. 黄文杰 .补阳还五汤促进腰椎间盘突出症术后神经功能恢复的疗效观察 .山东中医杂志, 2007, 26(4):241–242.

46. 黄子毅、杨平 .补肾活血汤加减治疗老年性胸腰椎骨折 200 例[J]. 吉林中医药, 1999, 3:22

47. 贾连顺 .现代脊柱外科学 .第 2 版 北京：人民军医出版社, 2007:817

48. 姜宏, 刘锦涛, 惠祁华, 等.黄芪对破裂型椎间盘突出重吸收动物模型的影响 [J]. 中国骨伤, 2009, 22(3):6–8.

49. 姜宏.腰椎间盘突出症——重吸收现象与诊疗研究 .第 2 版 .南京：江苏科学技术出版社, 2012:137–142, 177–180

50. 蒋晶飞 .中药内服加康复锻炼治疗老年单纯性腰椎压缩性骨折 42 例 [J]. 浙江中医杂志, 2003,（5）: 201

51. 靳安国, 姚伟涛, 张辉. 腰椎间盘突出症术后疗效不佳的原因分析及对策 .中华骨科杂志, 2003, 23(11): 657–660.

52. 李朝旭, 白元涛. 复方三七片治疗腰椎压缩性骨折 40 例临床观察[J]. 辽宁中医杂志, 2004, 31（8）: 670

53. 李良业, 韩卢丽. 独活寄生汤治疗腰椎间盘突出症 87 例[J]. 中国中医骨伤科杂志, 2007, 15(6):56–57.

54. 李强, 应用推拿、垫枕复位术治疗胸腰椎压缩性骨折 28 例总结 [J], 上海中医药杂志, 2007, 41（7）: 40–41

55. 李胜志, 赵元琛 .肾气丸温补肾气探析 . 中医药信息 [J], 2011, 28(3):65–66.

56. 李岩, 赵雁, 黄启福, 等. 中医络病的现代认识 [J]. 北京中医药大学学报, 2002, 25(3):1–5

57. 李元明 .身痛逐瘀汤加减治疗腰椎间盘突出症 [J]. 中国中医骨伤科杂志, 2001, 9(4):39.

58. 梁伟国 .凉血解毒化瘀利水法对腰椎间盘切除术后疗效的影响 [J].

新中医, 2008, 40(8):51-52.

59. 刘国光. 肾托复位治疗胸腰椎屈曲型骨折 68 例观察 [J]. 骨与关节损伤杂志, 1993, 8（2）: 137

60. 刘华新, 陈文. 试述腰椎间盘突出症从肝论治 [J]. 四川中医, 2008, 26（12）:34-36

61. 刘世清, 马永刚, 彭吴, 等. 中药黄芪对试验性脊髓损伤的神经保护作用 [J]. 中国骨伤, 2003, 8(16): 463-465

62. 卢耀明, 蔡蔡阳斌、卓士雄等. 卢氏过伸复位法治疗胸腰椎压缩骨折临床疗效观察 [J]. 上海中医药杂志, 2007, 41（7）: 40-41

63. 马彦旭, 赵永昊, 王敏. 桃红四物合六味地黄汤加减治疗腰椎间盘突出症 96 例 [J]. 中国临床医药研究杂志, 2006, 159:26-27.

64. 孟祥奇, 惠祝华, 姜宏, 等. 可调式脊柱外固定器治疗胸腰椎骨折 [J]. 中华创伤杂志, 2012, 28（1）: 68-69.

65. 孟祥奇. 改良通木疗法治疗胸腰椎压缩骨折 36 例体会 [J]. 中医正骨, 2002, 5（2）:22-23

66. 潘浩, 肖鲁伟. 颈椎间盘突出组织的再吸收与临床意义. 中华骨科杂志, 2009, 29(9):889-890

67. 潘月勤, 王惠永. 中医药为主治疗胸腰椎压缩性骨折 150 例 [J]. 江苏中医, 1990, 11:29-30

68. 彭伍四. 腰椎间盘摘除术后的分期中医辨证康复治疗 [J]. 四川中医. 2005, 23(4):78-80.

69. 沈凌, 武玉锦, 刘垒, 等. 独活寄生汤加减治疗腰椎间盘突出症 280 例体会 [J]. 中国中医骨伤科杂志, 2007, 15(4):62-63.

70. 盛永华. 桃核承气汤治疗稳定型胸腰椎骨折早期 31 例 [J]. 中医药临床杂志, 2008, 20（1）: 57

71. 施杞, 王拥军. 痉证方与痿证方对大鼠脊髓持续性压迫损伤局部细胞凋亡的影响. 上海中医药大学学报, 2005, 19（1）: 35-37

72. 施杞. 益气化瘀疗法防治椎间盘退变性疾病的应用与发展 [J]. 上海中医药大学学报, 2008, 22(4):1-5.

73. 舒冰, 周重建, 马迎辉, 等, 中药川芎中有效成分的药理作用研究进展 [J]. 中国药理学通报, 2006, 22(9): 1043-1047.

74. 宋跃明, 沈彬. 丹参对牵张性脊髓损伤的防治作用. 中华创伤杂志, 1998, 14(6): 389.

75. 苏衍萍, 韩凤岳, 张平, 等. 髓复康促进大鼠脊髓修复再生的超微结构研究 [J]. 中国骨伤, 2000, 13(7): 389.

76. 孙海燕, 张宝华. 劳汉昌. 川芎嗪与甲基强的松龙对大鼠脊髓损伤后神经功能恢复的研究 [J]. 昆明医学院学报, 1999, 2O(1): 50.

77. 汤建光. 补肾活血汤治疗腰椎间盘突出症 96 例报告 [J]. 中医正骨, 2002, 14(8):11.

78. 王爱武, 刘娅, 雒琪, 等. 独活寄生汤抗炎、镇痛作用的药效学研究. 中国实验方剂学杂志 [J], 2008, 14(12):61-64.

79. 王诚宏, 慈鸿飞, 高谦等. 银质针治疗腰椎手术失败综合征的疗效观察 [J]. 中国临床康复, 2004, 8(11): 2082-2083.

80. 王付. 肾气丸组方特点及临床用药经验. 中国实验方剂学杂志 [J], 2012, 18(22):361-362.

81. 王国辉. 补阳还五汤为主治疗腰椎间盘突出症术后腰腿痛 93 例 [J]. 浙江中医杂志, 2005, 40(5):199.

82. 王蕾, 樊永平, 龚海洋, 等. 左归丸和右归丸对实验性变态反应性脑脊髓炎大鼠髓鞘及轴突再生的影响. 中国实验方剂学杂志, 2008, 14（4）: 42-45

83. 王小斌、贾国庆. 三维动态牵引复位治疗胸腰椎压缩性骨折 [J]. 颈腰痛杂志, 2007, 28（4）: 341-342.

84. 王晓玉, 张晓兰, 张丽, 等. 四妙丸对大鼠佐剂性关节炎作用机

的研究. 中国中药杂志, 2010, 35（21）: 2889-2892

85. 王拥军, 沈培芝, 石印玉, 等. 逐痰通络汤对腰椎间盘突出模型的利水消炎作用 [J]. 中医正骨, 1999, 11(6):205-207.

86. 吴喜南. 加味当归四逆汤治疗腰椎间盘突出症 30 例临床观察 [J]. 中医药导报, 2007, 13(6):40-41

87. 吴振昌. 胸腰椎压缩性骨折腹胀、便秘的早期中药治疗 [J]. 中国中医药科技, 2008, 15（3）: 238

88. 夏建龙, 杨挺, 李松涛. 圣愈汤加减对脊髓型颈椎病术后脊髓功能状态的干预 [J]. 中国实验方剂学杂志, 2010, 16(15):201-204.

89. 忻志平, 曹贺, 何永淮等. 电针夹脊穴治疗腰椎手术失败综合征的临床疗效观察. 辽宁中医杂志, 2009, 36(5): 813-815.

90. 熊应君, 陈根生, 黄林如等. 改良 Revis 悬吊复位法治疗胸腰椎骨折与脱位. 中国中医骨伤科杂志, 1997, 5（2）: 35-36

91. 徐建民, 李娟. 58 例腰椎手术失败综合征的原因分析 [J]. 中国矫形外科杂志, 2002, 10(11): 1126-1127.

92. 徐又佳, 郑祖根, 董启榕. 胸腰椎骨折体位复位与器械复位的比较研究 [J]. 中华创伤杂志, 1997, 13（1）: 33

93. 杨述华. 实用脊柱外科学 [M]. 北京人民军医出版社, 2004.176-184

94. 于栋, 张军, 唐东昕. 孙树椿治疗腰椎间盘突出症经验 [J]. 中国中医骨伤科杂志, 2007, 15(12):65.

95. 於孝奎, 徐旱情. 分期综合治疗腰椎间盘突出症. 中国骨伤, 1997, 10(5):24-25

96. 俞鹏飞, 姜宏, 刘锦涛. 消髓化核汤对腰椎间盘突出后重吸收影响的临床研究 [J]. 长春中医药大学学报, 2012, 28(2): 221-223, 225

97. 俞鹏飞, 刘锦涛. 姜宏从痹、痉、痿论治腰椎间盘突出症经验. 河南中医, 2011, 31（5）: 466-467

98. 郁文英. 牵引推拿加功能锻炼治疗腰椎间盘突出症. 颈腰痛杂志, 2005, 26(2):156

99. 原超, 陈艳君. 从湿论治腰椎间盘突出症的临床研究 [J]. 江苏中医药, 2009, 41(4):22-23.

100. 张恩忠, 朱慧芳, 孙文学. 充气式弹性脊柱固定牵引器治疗屈曲胸腰椎骨折的生物力学分析 [J]. 中国生物医学工程学报,1994,13（3）: 260-265

101. 张建发, 何勇, 李卫国等. 腰椎间盘突出症术后失败的近期疗效 [J]. 江西医学院学报, 2004, 3(6): 352-354.

102. 张曦, 高俊, 盛永华. "舒筋活血药" 治疗腰椎术后综合征 39 例临床观察 [J]. 江苏中医药, 2011, 43(4):49-50.

103. 张璇, 余震, 胡长林. 水蛭地龙提取液治疗急性脑梗死的作用机制及疗效 [J]. 中国脑血管病杂志, 2005, 2(6): 244-248.

104. 张彦华, 唐于平, 丁安伟, 等. HPLC 法测定 4 个活血化瘀方中 6 种芳香酸的含量. 药物分析杂志, 2010, 30（3）: 379-384

105. 张志峰. 壮骨片治疗腰椎间盘突出症肝肾亏虚证的临床研究 [J]. 中国中医骨伤科杂志, 2008, 16(8):18-19

106. 赵定麟, 侯铁胜, 陈德玉. 现代脊柱外科学. 上海: 上海世界图书出版公司, 2006:6710-680

107. 郑平, 朱青安, 吕安峰. 等. 过伸复位治疗胸腰椎骨折脱位的生物力学实验研究 [J]. 中国临床解剖学杂志, 1998, 16（3）: 270

108. 中药新药临床研究指导原则（第三辑）. 北京: 中华人民共和国卫生部, 2002：145

109. 周勇刚, 赵莉. 逐水渗湿法治疗急性腰椎间盘突出症 40 例 [J]. 中国中医急症, 2008, 17(10):1463.

110. 朱杰诚、镇力新、马乐峰. 等. 腰桥过伸复位法治疗胸腰椎骨折 52 例临床报告 [J]. 中国中医骨伤科杂志, 2002, 10（3）: 50-51

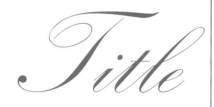

第四篇

# 与脊柱伤患相关之临床技术

# 第一章 脊柱手术术中X线检查

## 第一节 脊柱手术术中X线检查设备

### 一、脊柱手术术中X线机概述

自伦琴发现X线开始，脊柱外科学就因X线的发现有了长足的发展。尤其在脊柱外科手术时的术前、术中及术后，需多次应用X线拍片或透视技术。因此，这就需要了解X线设备的工作和使用原理及相关注意事项与基本要求，并需要结合无菌原则进行灵活的使用。除了专职的放射技术员外，各级脊柱外科医师，尤其是年轻医师均应同其他台下巡回人员一样穿戴相同的洗手衣和口罩，懂得外科无菌技术并知道如何应用铺巾防止术野的污染。手术中使用的C-臂X线机和便携式摄片机必须定期清洁和保养，机器应为手术室专用，不应和医院其他科室或患者共用。

### 二、C-臂X线机

随着我国卫生条件的改善，各大医院脊柱外科均配备有术中使用的移动式C-臂X线机，可以用来对骨折断端施术概况、对位、定位及内固定物等及时作出评估，以便随时修正和决定存留或取出（图1-4-1-1-1）。这种类型的机器也可以将拍摄的X线片永久保存。图1-4-1-1-2显示的是其手术术中定位的应用情况。

C-臂X线机的特点是体积小、移动方便，可根据需要透视及拍摄即时影像。通过C-机臂上的各种按钮，医师还可以对X线曝光强度、时间、灰度、清晰度、对比度等进行设定，以求适应不同部位的要求，同时还可以对图像进行不同的剪辑（图1-4-1-1-3）。

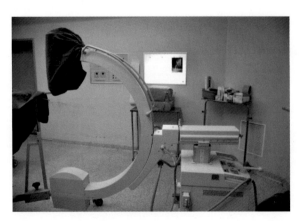

图 1-4-1-1-1 临床举例 移动式（推移式）C-臂X线机外观

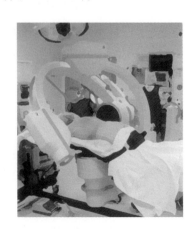

图 1-4-1-1-2 临床举例 术中用C-臂X线机对脊柱手术透视定位

在使用时,其摄片原则和其他 X 线摄片一样,同一部位应至少有两个以上角度,从不同方向摄片加以确认和对复位及内固定的判定,切不可盲目自信只摄一张片,以免因此造成惨痛教训。

建议有条件的医院应在手术室内至少保证有两台以上的 C 型臂可供使用、保养和检修。因为 C- 臂 X 线机和其他电子设备一样,亦会出现故障;多备一台机器不仅可作为备选以防术中意外发生,而且某些特殊的手术可能需要同时使用两台 C- 臂 X 线机进行手术,例如一些特殊重要部位螺钉的置入时,不方便频繁变换 C- 臂体位,例如齿状突骨折空心螺钉内固定手术;或患者一般情况较差需尽量缩短手术时间,尤其是对上颈椎手术更为重要。

### 三、推移式X线机

针对一些基层医院,如没有条件配备 C- 臂 X 光透视机或其他便携式摄片装置的,既往称之

皮柯（Peker）机的推移式 X 线机则简便实用,目前国内有多种型号,可以在手术时以摄片方式完成对局部的判定,但手术时间被大大延长。因此,此种普通 X 线摄片机也适用于在 C- 臂或其他可移动式摄片设备发生故障时作为一种备选方式。但无论如何,这种古典、原始的方式至今仍不应被忽略,在万不得已时它还是能解决具体问题的。

### 四、便携式X线摄片机

目前市场上也有在一种特殊部位使用的便携式 X 线摄片机,这些机器曝光量更低,使用更加方便（图 1-4-1-1-4）。此种类型的机器大多用于四肢及关节部位的手术中,尤其是手指、腕、足等体积较小的手术部位;亦可用于颈部外伤或异物的判定与定位等。由于此种机器在功能和使用上存在某一些不足之处,使其使用受到了一些限制。

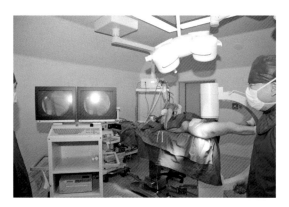

图 1-4-1-1-3　临床举例　C- 臂机用于脊柱微创手术

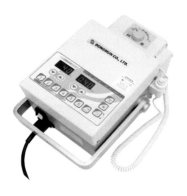

图 1-4-1-1-4　便携式 X 线摄片机

# 第二节　X线使用的原则与手术导航仪

## 一、严格对X线进行防护

由于X线对人体具有危害作用，故在脊柱外科手术中，需要用到一定的防护设备来保护患者及手术室内工作人员。经常接触放射线的工作人员还应同放射科人员一样佩戴放射剂量测定器。

基于以上原因，脊柱外科手术室在设计时需同放射科一样，在门窗及墙壁内装填一定的防护材料，包括含防护材料的脊柱外科手术室屏蔽门（例如防X射线手术室门）（图1-4-1-2-1）。

为保护患者，有条件的手术室应有专门的放射防护服供患者穿戴，用来对手术区以外部位X射线的防护。无论就躯体关怀或人文关怀都应积极争取做到。随着社会经济水平和认识的发展，应会逐渐普及。

此外，对于工作人员来说，目前有各种类型的防护服（如X线防护铅衣）、围裙、手套、护目镜（如双目护镜）和含铅防护屏（如X线防护屏）（图1-4-1-2-2~3）等可供选择。

无论防护技术是如何的出色，手术医师都应允分准备，对于手术都应做到胸有成竹，手术越顺利，X线及透视的使用次数就越少，这比任何防护设备都重要。

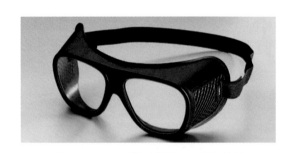

图1-4-1-2-2　临床举例　双目护镜

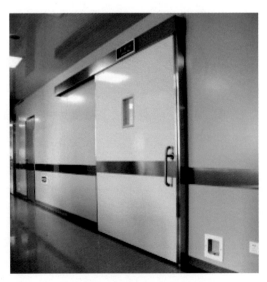

图1-4-1-2-1　临床举例　防X射线的手术室门及墙壁

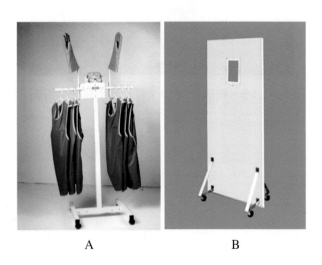

A　　　　　　　　　　B

图1-4-1-2-3　临床举例　X线防护铅衣及手套（A）
X线防护屏（B）

## 二、操作平稳

在移动或变换机器时应缓慢、平稳，注意患者手术体位，避免对患者造成不必要的压迫和位移。

## 三、严格无菌操作

同时在使用这些X线设备时，手术室各级人员包括医师、技术员或护士同时还必须遵循无菌原则，无论使用何种摄片方式，当在无菌术野附近使用时，C-臂机和无菌术野之间需至少保证有两层以上的无菌被单进行隔离。C-臂机部分可使用无菌单或专用的C-臂机无菌套进行覆盖（图1-4-1-2-4），抑或是对术野进行保护性覆盖（图1-4-1-1-2），避免污染术野。

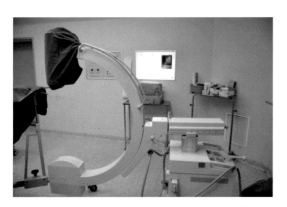

图1-4-1-2-4 临床举例 C-臂机机头加用无菌套保护

## 四、手术导航仪

手术导航仪的全称为计算机辅助手术导航系统（CASNS），它大幅度减少医护人员和患者的辐射，可以经皮内固定，手术前可以模拟手术过程，手术中手术器械位置同时在多幅影像上显示，无需X线扫描。它是一种三维定位系统，其原理基于全球卫星定位系统。预先扫描得到物体，通过计算机合成三维图像并建立虚拟坐标空间，手术过程中导航仪追踪带有定位器的手术器械在物体中的位置（实际坐标空间），

将两个坐标空间匹配就可实时显示定位图像。CASNS由扫描CT、导航工作站和能够发射信号的手术器械组成。该技术最早应用于颅脑外科，1993年Steinmann等将其用于脊柱外科，目前我国一些大型医院手术室中都常备有。该套设备需要有可靠电源连接。除了设备外部日常保洁外，应有专人进行软件的定期检测、升级维护。由红外线金属纤维组成的导航棒、参考架、适配器等应放在经高压蒸汽消毒的专用器械盒内，一般和常用的手术器械一样采用高压蒸汽消毒法，反射球建议一次性使用（为保证注册质量），如果要反复使用，可采用过氧乙烷消毒（图1-4-1-2-5）。

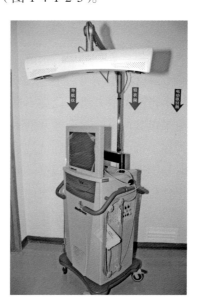

图1-4-1-2-5 临床举例 导航仪之一

## 五、新型3D造影式导航系统用床

近年来随着术中导航等的开展，出现了专门为配合C-臂对人体进行全方位的3D造影，配合各种导航仪的骨科导航手术床。低X光衰减系数的碳纤维床面板、可平移床面、超小底座皆最大限度地满足了移动C-臂的3D造影要求。机械传动全部采用精密齿轮啮合传动，精确、牢固、耐用，更无液压传动易漏油之忧虑。电动传动采用数码线控技术，使操作更简便。并且产品结构简单、安全合理，外观线条优美，极富时代感。

（于 彬 刘忠汉 林 研）

# 第二章　脊柱术中患者的体位、术野准备及消毒

## 第一节　脊柱手术术中体位与术野准备

### 一、患者的体位

在进入手术室之前，如患者清醒，手术医师应同患者确认手术部位，手术医师必须要清醒，并避免发生手术部位的差错。此类不良事件偶有发生，其后果极其严重，甚至涉及刑事问题，因此每位医师在消毒前务必重新确认施术部位及节段，必要时与影像学材料对比观察。此外脊柱外科手术对于体位的要求是比较重要的，手术体位一般根据手术需要由其本人或第一助手进行安放，手术体位不仅要满足施术的需要，同时要保护患者及兼顾医师的方便。考虑到脊柱外科手术所用的器械及物件较多，在体位的放置同时还要兼顾到大型器械的放置及无菌原则的维持（图1-4-1-2-1~3）。

### 二、避免骨突部受压

患者仰卧时，骨突处，尤其是骶骨应加垫保护。侧卧位时，则需在大粗隆及腓骨头处加垫予以保护。在任何情况下，始终要保持患者呼吸道畅通并避免在患者胸或腹部造成不必要的压力。当患者俯卧位时应特别小心，在这种体位下，应在患者肩下垫沙袋，并且在耻骨联合下方及髋关节下加垫薄枕，以减少对胸腹部的压迫。从髂嵴至锁骨区衬以适度软硬的卷筒状垫也可达到同样

的目的，也可选用各种制式支具和商品化床垫等。俯卧时间较长病例，千万注意对双眼的保护（一般多选用凡士林纱布保护）。

### 三、避免神经牵拉意外及压迫

麻醉时，当应用肌松药后，发生神经或神经丛牵拉伤的危险性将增加，尤其在上肢可导致臂丛神经产生牵拉伤。当上肢置于托板上时特别是在为了给术者或助手让出手术空间时可发生此类牵拉损伤；另一种可能的情况是为方便静脉注射治疗而使上肢过度外展时发生。手术中不允许将上肢悬于手术台边；将一切可能导致神经受骨骼压迫的位置加以棉垫保护，包括上臂桡神经处、肘关节尺神经沟及腓骨小头腓总神经走行处等。

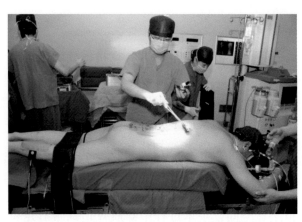

**图 1-4-2-1-1　临床举例　胸腰椎施术体位**

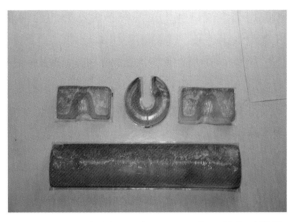

图 1-4-2-1-2　临床举例　应用于不同部位的各种软垫

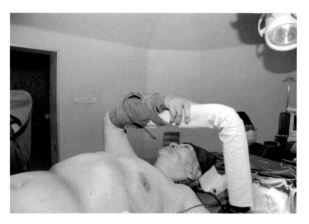

图 1-4-2-1-3　临床举例　经胸腹前路手术时术中可对上肢悬吊保护

# 第二节　施术局部（术野）的准备

## 一、施术局部术野准备概述

脊柱外科手术尤其是涉及四肢及一些特殊部位的手术需要特殊对待，除了局部组织的抗感染能力有限，包括关节软骨、肌腱等外，由于脊柱外科手术中大量使用内固定或外固定器械等，如果皮肤准备不充分是十分危险的。尤其是波及椎管的手术，对局部组织消毒的要求更高。在皮肤消毒和铺巾结束之前不要打开器械包；尤其是植入物用品和工具。

## 二、皮肤表面准备

对一般手术病例，术前皮肤表面的油及皮屑可用肥皂和水加以清洗，极个别者需要清洗 10min 左右，亦可使用以 50% 无菌盐水稀释为含 7.5% 聚维酮碘液作为皮肤清洁剂。对碘过敏者，可改用含有六氯酚的皮肤消毒液进行替代。清洗完毕后再用无菌毛巾拭干皮肤。

## 三、术中消毒

可使用碘伏进行消毒，亦可使用碘酊进行消毒（图 1-4-2-2-1），但碘酊消毒一般不使用于皮肤组织薄弱的部位，且在消毒后需应用乙醇进行脱碘处理。

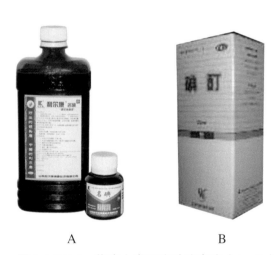

A　　　　　　　　　　B

图 1-4-2-2-1　临床上常用皮肤消毒液（A、B）

A. 碘尔康；B. 碘酊

## 四、消毒范围

原则上术野中心需首先进行消毒，然后依次向周围扩大，直到足够的皮肤范围，一般距切口 25cm 以内为标准。腰椎手术时消毒拭子应由头侧移向臀沟及肛门,不可沿反方向移动,更不可范围不足(图1-4-2-2-2)。

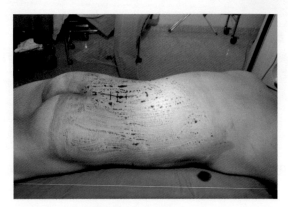

图1-4-2-2-2 临床举例 腰椎手术消毒范围不足举例(应超过臀沟)

## 五、特殊部位皮肤及开放性伤口消毒

### (一)特殊部位皮肤消毒

**【颜面部及会阴部】**

如需处理而不适用碘伏处理的,可应用低浓度碘伏进行消毒或其他含六氯酚的消毒液消毒,同时需对其进行必要的遮盖。

**【男性患者】**

进行大腿上1/3、骨盆及下腰椎手术时,可用胶布将外生殖器固定于对侧,用长且宽的胶布覆盖臀沟这一潜在的感染区。

**【女性患者】**

在进行消毒时应用长条胶布遮盖会阴区及臀沟。为此可使用无菌塑料贴膜进行覆盖。

**【四肢末梢】**

在消毒时要注意指蹼间及甲沟处的消毒,切忌使用有色消毒剂,以防由于使用有色消毒剂会在术中影响对肢体血液循环的观察判断。

### (二)开放性伤口的消毒

开放性伤口消毒时,如骨质外露且污秽时,不可将骨片(块)还纳,应常规使用破伤风抗毒素,术前使用双氧水及碘伏等进行消毒,避免使用强刺激型的消毒剂(如碘酊及其他含乙醇的液体),

多选用聚维酮碘或六氯酚等不含乙醇的消毒液,以避免组织坏死。之后再使用大量冲洗液进行冲洗。冲洗液中可酌情加入适量的抗生素。一般选用广谱抗生素,包括含杆菌肽、新霉素和多黏菌素的三联抗生素液体等,这种复合液体可适用于各种清洁或污染伤口。抗生素液体应至少留置浸泡伤口1min以上。在使用含有抗生素的液体进行冲洗后再进行消毒。有条件的单位可以使用专用的脉冲冲洗器械进行冲洗,临床及实验均证实其效果较普通的注射器冲洗效果更好。

## 六、铺单

### (一)概述

铺单对于任何外科手术都是非常重要的,所以不能交由没经验的助手进行。随意的、无序的铺单可导致未消毒的部位暴露而引发不良后果。铺单需要由有经验的助手完成,不仅要防止无菌单在手术过程中被弄乱,而且还要防止手术医生及无菌单被污染。铺单结束前对有怀疑的铺单过程,都应毫不犹豫的重新进行。对没有经过良好的培训的助手,最好由手术医师自己来铺单。

### (二)铺单原则

铺单的底层需应用巾钳或皮钉固定,以防止无菌单在术中滑落而造成术野中暴露污染的皮肤,任何情况下,底层无菌单至少应与皮肤消毒区重叠3英寸(7.5cm)。在整个铺单过程中,未戴手套的手不能接触消毒区皮肤。

为特殊部位设计的一次性纸质铺单可代替布单进行铺巾,其至少有一层是由防水的塑料组成,以防止液体渗至未经消毒的身体其他部位。

建议在整个手术的消毒铺单过程中尤其是在波及椎管部位的手术,整个过程需要有一名以上的医师或护士进行监督,以避免无菌手术野被污染。

### (三)无菌贴膜的使用

目前除了一般的无菌铺单外,还有许多大小

可供选择的贴膜可以使用，这种贴膜可使整个术野做到防水，当切开皮肤时，切口边缘也被贴膜整齐覆盖，可以有效地避免切口周围组织感染。

贴膜是透明的，可以清楚地观察皮肤组织及其血运的变化，所以可在四肢末梢的手术中使用；但不良的贴膜不可应用，要加以鉴别。

# 第三节　脊柱术野铺单

脊柱手术患者通常俯卧位、仰卧位和侧卧位。根据患者的手术部位，采用不同的体位，手术野铺巾应严格遵循铺巾原则，具体按以下方法进行。

## 一、颈椎手术仰卧、俯卧及侧卧位铺单

### （一）概述

患者仰卧或俯卧位，偶尔采用侧卧位。一些如骨折、脱位等的患者常常需要维持牵引，应注意术前、术中牵引可靠，维持颈椎力线和生理弧度。如果采用俯卧位，还要注意双眼、口、鼻等的防护，并防止压疮。

### （二）仰颈位

**【颈部固定】**

患者颈项部用沙袋或厚实的布垫垫实，头枕部用垫圈固定，颈两侧用沙袋制动。如果需要保持颈部过伸一些，可在患者肩背部加填一薄枕。（图 1-4-2-3-1）

**【消毒铺巾】**

常规消毒，颈椎前路手术铺巾方法如下。

1. 将两治疗巾团成球状，紧紧塞在患者颈肩部；

2. 4 块治疗巾折边后依次铺在颈部切口的上缘、对侧、下缘和近侧（图 1-4-2-3-2）；

3. 用手术专用薄膜黏贴切口，并固定四周的治疗巾；

4. 用 4 块菱形中单，分别覆盖颈部切口的四周，并延伸至手术台外（图 1-4-2-3-3）；

5. 铺上大单，再用手术专用薄膜黏贴固定手术切口部位（图 1-4-2-3-4）。

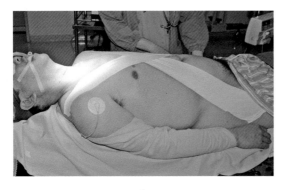

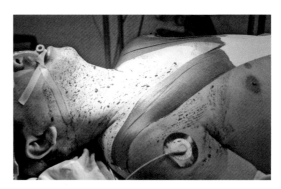

A　　　　　　　　　　　　　　　B

**图 1-4-2-3-1　临床举例　仰颈位　双肩向下牵引后常规消毒（A、B）**
A. 消毒前；B. 消毒后

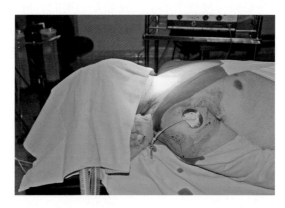

A

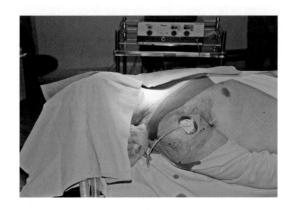

B

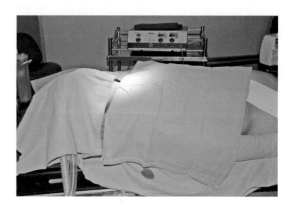

C

图 1-4-2-3-2　临床举例　依序用四条治疗巾保护术野（A~C）
A. 先放置第一条治疗巾；B、C. 依序放置第二、第三及第四条治疗巾

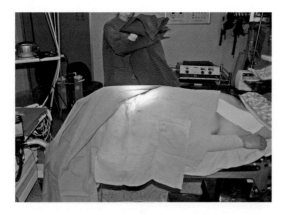

A

B

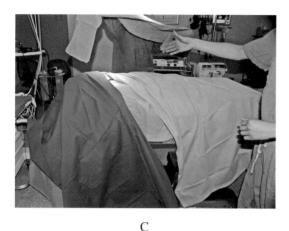

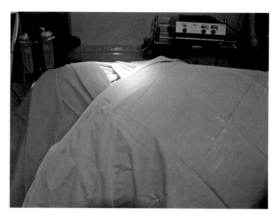

C                                                    D

**图 1-4-2-3-3　临床举例　依序用中单铺盖创口（A~B）**
A、B.先铺盖上方两块中单；C、D.再放置另二条中单

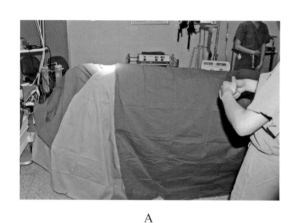

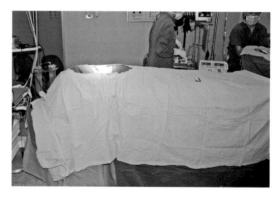

A                                                    B

**图 1-4-2-3-4　临床举例　最后铺上大单（A~B）**
A.铺盖大单；B.将大单拉开上下覆盖保护术野

**（三）俯卧位**

**【固定头颈部】**

患者头额部用垫圈固定，或固定在专用手术头架上，颈两侧可用沙袋制动。注意眼部不能受压。如果需要保持颈部过屈一些，可在患者胸部加垫一薄枕。

**【常规消毒，如下铺巾】**

1.将两治疗巾团成球状，紧紧塞在患者颈肩部；

2.用两块治疗巾展开重叠，打开后，中线从患者额部起，沿两侧耳廓向后；

3.至头枕部交叉，一边压住另一边；

4.四块治疗巾折边后依次铺在颈部切口的上

缘、对侧、下缘和近侧；

5.用手术专用薄膜黏贴切口，并固定四周的治疗巾；

6.用四块菱形中单，分别覆盖颈部切口的四周，并延伸至手术台外；

7.铺上大单，再用手术专用薄膜黏贴固定手术切口部位。

**（四）侧卧位**

**【固定头颈部】**

患者头颈部用垫子固定，或固定在专用手术头架上。注意维持颈椎中立位，并保持颈部生理弧度。

【常规消毒，铺巾如下】

1. 用一块中单对折后，直接铺垫在头颈肩下方；

2. 四块治疗巾折边后依次铺在颈部切口的头侧缘、上缘、下缘和肩背侧；

3. 用手术专用薄膜黏贴切口，并固定四周的治疗巾；

4. 用四块菱形中单，分别覆盖颈部切口的四周，并延伸至手术台外；

5. 铺上大单，再用手术专用薄膜黏贴固定手术切口部位。

## 二、胸腰椎手术仰卧、俯卧及侧卧位铺单

### （一）概述

患者俯卧位或侧卧位，偶尔采用仰卧。注意维持脊柱力线和生理弧度。如果采用俯卧位，还要注意双眼、口鼻等的防护并防止压疮。

### （二）仰卧位

【适用病例】

经胸骨劈开行上胸椎手术，或经腹行腰骶椎前路手术患者往往采用仰卧位。

【常规消毒，如下铺巾】

1. 四块治疗巾折边后依次铺在切口的上缘、对侧、下缘和近侧；

2. 用手术专用薄膜黏贴切口，并固定四周的治疗巾；

3. 用四块菱形中单，分别覆盖切口的四周，并延伸至手术台外；

4. 铺上大单，再用手术专用薄膜黏贴固定手术切口部位。

### （三）俯卧位

【注意保护】

患者头部偏向一侧后用垫圈固定，或固定在专用手术头架上。注意胸腹部两侧垫枕，防治腹部受压。

【常规消毒，如下铺巾】

1. 四块治疗巾折边后依次铺在切口的上缘、

对侧、下缘和近侧；

2. 用手术专用薄膜黏贴切口，并固定四周的治疗巾；

3. 用四块菱形中单，分别覆盖切口的四周，并延伸至手术台外；

4. 铺上大单，再用手术专用薄膜黏贴固定手术切口部位。

### （四）侧卧位

【稳妥放置体位】

患者侧卧，腋下垫一垫子，双手固定在专用手术固定架上。采用胸骨部、耻骨部和胸背部三点法固定侧卧的患者，注意维持胸椎、腰椎中立位，并保持生理弧度。

【常规消毒，如下铺巾】

1. 用一块中单对折后，直接铺垫在脊柱胸腰段手术区域的身下；

2. 四块治疗巾折边后依次铺在切口的头侧缘、上缘、骨盆侧和下缘；

3. 用手术专用薄膜黏贴切口，并固定四周的治疗巾；

4. 用四块菱形中单，分别覆盖切口的四周，并延伸至手术台外；

5. 铺上大单，再用手术专用薄膜黏贴固定手术切口部位。

## 三、战伤与批量手术时铺单要求与特点

### （一）概述

战时或批量患者的手术铺单原则与平时在医院手术室手术铺单一样。但是由于战时条件简陋，或批量患者手术时时间紧迫，铺单不够时，需要手术者根据患者的一般情况、伤口具体情况和现有的手术材料、敷料等实际情况，因地制宜、因人制宜地开展手术。

### （二）评估后统一安排

可以由经验丰富的医师对各个患者做一个基本情况的评估，统一安排手术先后。如果人手紧张，可以采用专人消毒、铺单，手术者连台直接

手术，术后专人负责苏醒、伤口敷料处理等流水操作方式。但应注意铺单的先后次序；先是无菌手术；之后是可能污染手术；最后是感染手术。每次铺单前注意术者手的再消毒。手术消毒铺单要充分考虑手术切口的延长可能。铺单尽可能在手术开始前进行，铺单后要注意对切口部位的保护，如果一时手术者无法立即开展手术，切口部应该用两层以上无菌单覆盖。

### （三）严格术野消毒

对于切开探查等一类手术切口，要严格消毒术野，做到切口边上至少有三层以上的无菌单保护，并尽可能使用无菌黏贴敷料来固定保护切口。对于开放伤口或污染伤口，要反复冲洗，仔细消

毒术野，手术切口周围至少要保证两层以上的无菌单覆盖术野。

### （四）酌情选用一次性消毒敷料包

有条件可以选用用无纺布等材料制作的一次性手术敷料包，它拥有一般手术需要的方巾、中单和大的洞巾，采用真空压缩包装，因其体积小、重量轻。出厂经过环氧乙烷消毒，保存时间长，使用后集中销毁处理方便。在战时和批量手术中运用方便，能满足各种脊柱外科手术铺单的需要，保证手术安全。

（林　研　马　敏　刘忠汉）

# 第三章　脊柱伤患植骨术

## 第一节　脊柱植骨术概述、适应证及自体骨移植术

### 一、脊柱植骨术概述

植骨技术在脊柱外科手术中应用较为频繁，主要用以替代、加强原有骨组织或填充骨缺损、以及促进椎节融合等不同目的。根据不同的部位强度和手术需求，可选用不同来源的植骨材料。早期由于植骨理论的不成熟，所以在植骨材料的选择上尚存在争议。植骨所需要考虑的主要是植入骨与原宿主骨的融合、植入骨提供的支持强度、植入骨的成骨能力，以及是否需要加以内固定或外固定支持等情况。随着植骨理论与技术的不断发展，尤其是通过诸如 Lane、Albee、Campbell、Venable 等人的努力后，使植骨理论基本建立，其基本概念取得大体统一，使植骨技术成为安全、有效的骨科技术之一。

目前，植骨的理论仍在继续发展中，有关新技术也正逐渐被应用于临床实践，很多新的植骨材料，尤其是人工材料和经过组织工程处理的新材料的应用，能预见到更简单、实用的植骨技术将在不远的将来用于临床。

### 二、植骨的适应证

1. 填充由于椎骨囊肿、骨瘤、外伤或其他原因所致的骨缺损或空腔；

2. 在椎节间进行植骨促使椎节融合；

3. 桥接大的骨缺损或建立椎骨的连续性；

4. 提供骨性阻滞以限制关节活动（关节阻滞术及关节融合术）；

5. 促使假关节融合；

6. 在畸形矫正、延迟愈合、畸形愈合、新鲜骨折或进行截骨术时促进愈合或填充骨缺损。

### 三、移植骨来源

目前临床上常用的植骨材料依据来源主要有自体骨移植、同种异体骨移植和人工骨移植。而异种骨移植由于存在伦理及技术的限制，目前在临床使用上应按国家或卫生系统相关规定及文件进行。

### 四、自体骨移植

植骨来源于患者自体，根据需要的不同，常取的骨组织包括髂骨、腓骨及胫骨（图 1-4-3-1-1）；亦可将术中切取下来健康的棘突、减压开窗骨等加以利用更为方便、节约。其可分别提供皮质骨、整骨、定型设计骨和松质骨。视部位不同，可选择包括手术部位邻近的骨移植和远处的骨移植。

皮质骨移植主要用于结构性支撑，松质骨移植用于成骨作用。结构支撑和成骨可兼顾，这是植骨术的主要优点之一。然而支撑和成骨功能可因骨的结构不同而有很大的区别。移植骨（特别是皮质骨）内的细胞成分可能大部分或全部死亡，然后发生缓慢的爬行替代，移植骨仅仅作为新骨形成的支架。在坚硬的皮质骨这一替代过程，大

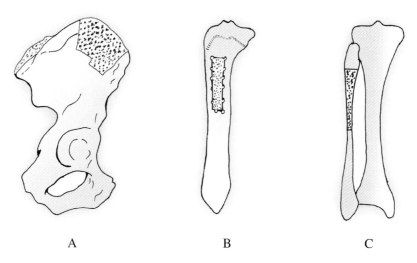

图 1-4-3-1-1　常用自体移植骨块的来源及取骨范围（A~C）
A.髂骨；B.胫骨；C.腓骨

大慢于海绵骨或松质骨。虽然松质骨的骨形成作用更强，但却不足以提供足够的结构性支撑，主要是手术早期阶段。在选择或组合移植骨时，外科医生必须清楚这两点有关骨结构功能的基本差别。移植骨与宿主骨愈合并达到足够强度，允许无保护使用后骨的结构会根据功能的需要发生相应的重塑与改建。

## 五、自体骨移植优点与缺点

### （一）优点

自体骨移植的优点不言而喻，具有无需考虑组织相容性，一般都在手术中取骨，植骨新鲜，未经冷冻储存或灭火处理，可含有成骨因子；术后骨融合快和效果确切等特点。

### （二）缺点

虽然自体骨可作为首选的植骨材料，但也有明显的缺点：

1. 延长了手术时间；

2. 植骨一般需另行切口，增加了手术失血及创伤；

3. 植骨部位可供植骨量有限，不一定能满足手术需要；

4. 取骨部位有潜在骨折的危险；

5. 取骨部位存在功能及美观上的缺陷；

6. 患者认同能力亦可能存在不同。

## 六、带血管蒂自体骨的临床应用

小量的自体植骨可选用的部位较多，如需自体大段骨移植较为理想的可选材料是腓骨近端，其近端约 2/3 可完整摘除用于进行植骨而不会引起下肢严重功能障碍。但 Core 等人的研究显示，多数患者在进行腓骨移植后的中期出现不同程度地肌肉无力。腓骨近端的结构特征具有特殊的优越性，其近端带有圆钝的隆起，内上有软骨面，表面被骨膜覆盖，使其成为替代桡骨远侧 1/3 和腓骨远侧 1/3 的理想移植物。移植后透明软骨面可能很快退变成为纤维软骨面。但即使如此，这种表面要优于粗糙的骨组织表面。借助于显微外科技术，可将腓骨的中 1/3 用于带腓动、静脉蒂的游离自体骨移植，这种移植技术国内外已应用多年，主要用于治疗脊柱 Pott's 病和胫骨先天性假关节和外伤所致的巨大骨缺损。

# 第二节　同种异体骨、人工骨及替代材料等

## 一、同种异体骨移植

同种异体骨系指取自患者之外的其他个体的骨组织移植，或称为异基因骨。异体骨主要应用于需要大块植骨而自体植骨量不能满足的情况下，如存在较大骨缺损的脊椎恶性肿瘤切除术后或骨囊肿需要植骨时，或由于患者不同意使用自体植骨时作为备选方案而采用异体植骨。儿童由于生长发育的问题，供区部位常无法提供桥接骨缺损所需的大块皮质骨，所取到的松质骨也无法满足填充较大空洞或囊肿的需要，同时还需考虑到骨骺损伤的问题，因此幼儿骨移植常从父母身上取骨。

异体骨移植仅提供宿主部位以网架结构，诱导成骨细胞进入爬行替代移植骨而达到成骨，多需要事先进行生物学处理，以减少移植骨与宿主骨的排异反应。在使用前还要对选材进行病毒、细菌的筛查，同时不能含有其他一些疾患，如恶性疾病（皮肤基底细胞癌）、胶原性血管病和代谢性骨病等。在取材后还要经由放射线、强酸或环氧乙烷消毒、冻干后再在低温下（-80℃~-70℃）深冻储存。

在处理早期的异体骨时，因要考虑到移植反应或排斥反应，常常对骨组织过度处理而仅保留移植骨的网架结构，因其内不含有成骨的活性因子，宿主成骨细胞也较难进入其内，即使进入其内也因缺少成骨因子而无诱导成骨活性，故移植骨一般不含有成骨诱导性。过度的处理并无良好结果，反而使移植骨的成骨能力大大降低。为解决这一问题，曾有人对其进行脱钙处理，这样虽然可以增强诱导活性，但移植骨的强度也大大降

低。目前的研究重点是如何使移植骨产生最小的排异反应却含有活性成骨因子来促进成骨。所以目前常用的方式是对移植骨进行有限的生物学处理，尽量保留原有骨组织内含有的成骨因子，使其既能满足移植强度的要求同时又具有成骨活性，以求达到两者之间的平衡，成为"活的"移植骨。

## 二、人工骨

人工骨系指通过人工方式在体外合成的骨替代材料。人工骨材料最大的问题是同宿主的融合性、异物反应、强度及成骨活性等问题。

## 三、植骨替代材料的临床应用

### （一）脊柱外科植入材料 OsteoSet

早于 18 世纪后期，即已将原型二水硫酸钙（$CaSO_4 \cdot 2H_2O$）（俗称熟石膏）加热后形成外科医用硫酸钙 $\alpha\text{-}CaSO_4 \cdot 1/2H_2O$ 用于外科临床，治疗骨缺损，包括骨关节开放性损伤所引起的骨缺损；尤多用于化脓性及结核性骨髓炎行蝶形手术后之病例。于 19 世纪中叶，Peltier 通过大量临床病例观察了硫酸钙填充骨缺损的临床作用及相关数据，并于 1978 年 Peltier 和 Jones 报道了 26 例骨囊肿患者采用硫酸钙颗粒治疗的满意效果，其中有 24 例获得 1~20 年的随访，显示于骨囊肿内有新骨形成。1980 年，Coetsee 报道了 110 例以硫酸钙治疗面额部和颅骨缺损的病例，也获得与自体骨相似的疗效。

在前述研究基础上，美国 Wright 公司（Wright Medical Technology Inc）投入大量资金和人力

将传统的硫酸钙外科化、临床化和产品化，自20世纪90年代通过FDA审查获准，并以专利产品形式用于临床，至今已十余年，颇受患者和临床医师欢迎。此种具有降解作用的外科级医用硫酸钙，不仅使用简便，且可避免让患者再次手术取骨所带来的痛苦与风险，用具有降解及成骨作用的硫酸钙颗粒来替代自体取骨进行脊柱融合术及对骨缺损处充填将可以完全消除这一不良后果。

### （二）OsteoSet成分及基本作用

实质上OsteoSet的主要成分是外科级医用硫酸钙（Surgical Grade Calcium Sulphate）。实验性研究表明，一般非外科用硫酸钙在组织体内的吸收速度难以与骨修复速度同步。因此，通过特殊生产工艺处理后，硫酸钙在相应技术下使其控制成为半水化合物，并通过控制其晶体大小及形态来改变硫酸钙的吸收率。此种颗粒状态的生物网络结构可以使骨缺损处的新骨继续长入其中，并使其被吸收的速度与局部新骨组织的生长速度同步。因此，也可以说骨科用硫酸钙是一种已为大量临床材料验证并具有生物活性的载体。

### （三）OsteoSet + DBM的骨诱导作用

在OsteoSet外科硫酸钙作为载体的基础上，再加入具有骨诱导作用的DBM，则形成一种新的骨替代材料。DBM为脱钙骨基质，含有骨形态发生蛋白BMP及TGF、IGF等二十余种骨生长因子。两者的组合，不仅具有骨缺损的充填作用，而且通过骨诱导作用为骨缺损受区的骨组织提供生长因子而有利于新生骨的增殖和骨化，并具有重新塑型的功能。

### （四）OsteoSet-RBK 药物载体型的抗感染作用

OsteoSet-RBK 中可加入抗生素，常用的为万古霉素、妥布霉素、庆大霉素等，剂量不超过成人的每日最大静脉注射量，其作用机理为以 $\alpha$-CaSO$_4$·1/2H$_2$O 为载体，在 $\alpha$-CaSO$_4$·1/2H$_2$O 逐步降解的同时，也以相应的速度释放抗生素，使局部药物有效治疗浓度可维持28天之久，从而达到预防感染及抗感染的作用。

### （五）生物降解骨水泥（MIIG）

又称之为微创可注射型植骨材料（Minimally-Invasive Injectable Graft，MIIG），MIIG具有OsteoSet的所有优点。所不同的是，MIIG由特制硫酸钙粉剂和相应的稀释剂组成，手术使用时配置成糊状，经过特制的针筒注入骨缺损区，直至完全充填。大约3~5min后，MIIG硬化，其机械强度与松质骨相当，不仅能为骨骼提供临时的内部支撑作用，而且可以根据需要在填充物上钻孔、安放内固定器械而不损坏其晶体结构和机械稳定性。MIIG在硬化过程中产热少，局部温度不超过33℃，对周围组织损伤也小。由于MIIG植入后最终可以100%吸收，即使术中不慎，有少量MIIG渗漏入关节间隙也不用进行清除。MIIG将完全为新生骨所替代，关节软骨下骨重建，使关节面不发生再次塌陷。由于MIIG是可注射的，为微创治疗单腔骨囊肿等良性病灶提供了可能性。通过穿刺吸出囊腔内容物，反复冲洗，再在透视下注入MIIG，完全充填病灶，使骨缺损得到快速、安全和有效的治疗。硫酸钙的生物相容性好，在体内能完全吸收而不影响骨生长，并在自然界广泛存在，是一种高效、安全、性价比极高的骨移植替代品。

# 第三节　常用植骨技术的种类与病例选择

## 一、松质骨碎片（块）植骨

松质骨碎片植骨被广泛采用。松质骨碎片是最好的成骨诱导材料，特别适合脊柱后路颈椎、胸椎、腰椎和腰骶部椎节融合术，亦可用于填充椎骨肿瘤、骨囊肿及其他原因引起的骨空腔或骨缺损，也适于骨结构重建及填充脊椎截骨术后楔形缺损区。由于其质软易碎，因此便于用来填充各处骨块间小的裂隙。髂骨是良好的松质骨来源，如果需要一定的硬度和强度可保留皮质骨。大部分植骨术中选用皮质骨植骨和金属材料相结合。由于脊柱后路融合术中骨生成是最重要的目的，因此，松质骨植骨尤适宜于脊柱融合术病例。

## 二、大块整段骨移植

在治疗脊柱先天畸形、恶性肿瘤广泛切除，或其他原因所致骨缺损时，整块骨移植是最实用的方法，除非不愈合处的部位靠近关节。大块髂骨、胫骨或整段腓骨移植强度好，且能填补骨缺损所形成的囊腔及恢复椎节的高度与曲度，可酌情选用。

带血管的游离自体整段腓骨移植具有更强的融合成骨及支撑能力，但技术要求也更高。其最大的用处在于修复脊椎矫正术后造成的椎节高度丢失（如Pott's病前路切骨减压矫形术后所引起的骨缺损），亦可辅以碎骨植入。

## 三、镶嵌植骨

进行镶嵌植骨时需在宿主皮质骨上做出长方形的骨槽或骨缺损，常使用电动锯操作，然后将相同大小的移植骨嵌入缺损中。此多用于前路颈椎椎节融合术、胸腰椎椎节截骨术后留下之骨缺损区充填与镶嵌。亦可根据骨缺损形态切取相应之形状嵌入。

## 四、H形植骨

即将较大骨块（多选用髂骨翼处切取）修整后剪成H形，主用于椎节后方上下椎节需要撑开、又需植骨的病例。一般多用于下腰椎或腰骶段。

## 五、髓内植骨

在骨移植技术发展的早期，曾尝试采用髓腔内植骨治疗骨干骨折不愈合，由于固定不牢固，愈合很少满意。髓腔内植骨会干扰内骨膜血液循环，因此反而影响正常的骨愈合。除了在跖骨、掌骨及桡骨远端外，髓腔内植骨已很少采用。

## 六、其他植骨术式

除前四类植骨技术在脊柱外科多用外，尚有以下各种术式，但大多用于四肢长管骨病例，简述于后。

### （一）单侧皮质骨贴附移植

在获得相对惰性的金属之前，贴附植骨是治疗骨干骨折最为简便和有效的方法。除皮质骨移植外，通常再附加松质骨移植以加强其成骨性。贴附植骨仍然适用于少数新鲜骨折、骨折畸形愈合、不愈合以及截骨的病例。

皮质骨移植也可用于桥接关节以促进关节融合；不仅可促使骨生成，而且有利于固定。在当前情况下，固定最好借助于内、外金属器械，只有在极为特殊的情况下才选用皮质骨贴附移植作为固定手段，而且只用于短骨和应力较小的情况下。以骨生成为目的的厚皮质骨已在很大程度上被取自髂骨的薄皮质骨和松质骨所取代。

### （二）双侧贴附植骨

双侧贴附植骨对治疗困难、少见不愈合或桥接巨大骨缺损有益。关节附近的骨不连在治疗时非常困难，主因邻近关节部位的骨块通常较小，骨质疏松，大部分为松质骨，只有薄层皮质骨，骨块常又小又软，使单侧植骨无法进行；或因螺钉脱出、钢丝折断等。双侧植骨则可通过夹板作用夹持住小骨块而达到固定。患有骨质疏松的老年患者的骨干骨折也宜采用双侧植骨治疗。

【双侧植骨桥接骨缺损的优点】

1. 机械固定作用比单侧贴附植骨更好；

2. 双侧植骨可增加强度和稳定性；

3. 双侧的植骨可形成一骨槽，松质骨可在其中压紧；

4. 与单侧植骨不同，双侧植骨在愈合过程中可防止挛缩的纤维组织危害移植的松质骨。

采用双侧植骨桥接下肢大的骨缺损后，必须长时间避免完全负重。因此，如果短缩不是太多，在植骨前应先将骨块对位，避免出现骨缺损。桥接上肢骨缺损时，全腓骨移植常比双侧植骨效果更好，除非近于关节处伴有骨质疏松或不愈合征。

【双侧与单侧皮质骨移植的缺点】

1. 强度不如金属固定物；

2. 采用自体骨移植时必须选择肢体作为供区；

3. 成骨功能不如自体髂骨移植，取骨手术也有一定的风险。

### （三）半圆柱状植骨

半圆柱状植骨适用于治疗胫骨和股骨大块缺损，用整块半圆柱状皮质骨放置于骨缺损处再补充髂骨松质骨骨植骨。这种大块植骨方法应用的范围有限，但它适用于骨肿瘤切除后所造成的骨缺损，可避免截肢。

# 第四节　常用植骨骨块（条）切取术手术方式（法）

## 一、髂骨植骨块切取手术方法

这一方法在临床上最为多用，不仅切取简便，且不同截面其大小及厚度各异（图 1-4-3-4-1），便于手术时选用。临床上大多选用骨块、条形骨片或保留内板的半骨条（块）状（图 1-4-3-4-2）。但在操作时主要注意以下几点。

### （一）确定切骨范围

如果不需要髂嵴作为植骨块的一部分，则可将髂嵴的外侧或双侧劈下，使其与骨膜及附着的肌肉相连。可行骨膜下剥离，以减少出血，并注意避开股外侧皮神经和臀上皮神经，尽可能保留

髂前上棘，即在髂前上棘后方 1.5~2.0cm 处取髂骨为宜（图 1-4-3-4-3）。

### （二）保持髂骨外形

如仅需带一侧皮质骨板的松质骨植骨块，仅需剥离外侧或内侧髂骨板表面的肌肉。鉴于保持外形的原因，一般习惯切取髂骨内侧骨板剥离髂肌。

### （三）刮取松质骨（条）

如需要碎骨片或骨条植骨，可用骨凿或弧形凿从髂骨翼外板取骨。在切除髂嵴后，可用刮匙插入髂骨内，从外侧骨皮质骨板中间的松质骨间隙中大量刮取松质骨。

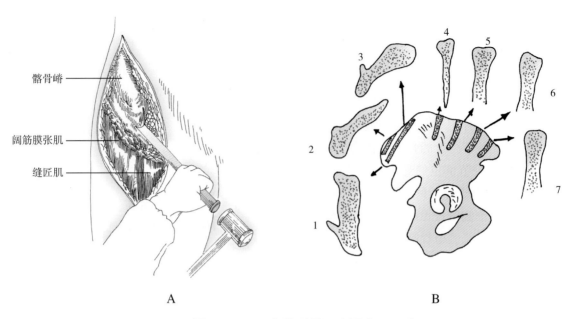

图 1-4-3-4-1　切取髂骨示意图（A、B）

A. 块状凿取髂骨嵴；B. 髂骨各断面的厚度与形态：1~4 位髂骨前中部骨片厚度与形态，5~7 为后部骨片厚度与形态

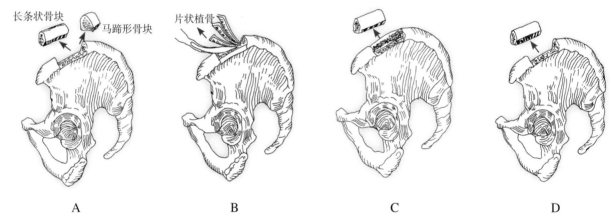

图 1-4-3-4-2　临床上常用之髂骨骨块（片）形态示意图（A~D）

A. 长条状及马蹄骨块；B. 片状（条状）骨块（片）；C. 保留内板的髂骨骨块；D. 三面皮质骨骨块

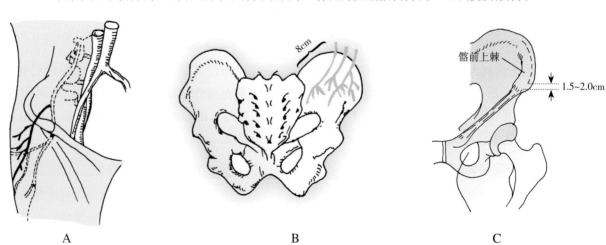

图 1-4-3-4-3　避开神经示意图（A~C）

注意股外侧皮神经和臀上皮神经的走行

### （四）电锯切取骨块时注意要点

从髂骨外板切取皮质骨块时，先以骨凿或动力锯切割出取骨范围，然后再以宽骨凿轻撬取下骨块。应选用动力锯切取楔形植骨块或全层植骨块较为容易，且比用锤或骨凿取骨创伤小。应用摆动锯或空气动力切割钻取骨效果满意。操作过程中，应不断浇室温的生理盐水，避免局部过热。髂嵴前部不要取骨太多，以免造成后期难看的畸形。在对髂骨后部取骨时，切口应与臀上神经平行。骶髂关节上方取髂骨片可用于下腰椎或腰骶侧方融合，简便有效（图 1-4-3-4-4）。

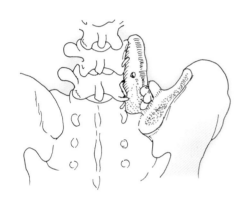

**图 1-4-3-4-4　髂骨片植骨示意图**
从骶髂关节上方切取髂骨片用于下腰椎及腰骶部植骨融合

### （五）按解剖状态闭合创口，并注意止血

取骨后，将骨膜和肌肉起点按原解剖状态确切对合，行牢固的间断缝合。如取骨后出血过多，可通过伤口填塞和局部压迫止血。尽可能不要使用明胶海绵或是骨蜡，因为骨蜡可延迟骨的愈合，而大量明胶海绵可造成无菌性浆液渗出。有报道认为凝胶可有效减少松质骨出血，较之凝血酶粉或浸有凝血酶的明胶泡沫效果要好。术中应仔细消灭残腔，并给予负压吸引 24~48h，在本院伤口处理中都获得了满意的结果。

## 二、腓骨移植切取手术方法

在大部分手术中，截取腓骨中上段的 1/3~2/3。一般于腓骨长肌后缘与比目鱼肌前缘肌间隔的前方进入，骨膜下剥离后并将腓骨长肌向前翻转。由腓骨远端向近端剥离，使附着于腓骨上的斜形肌肉便于剥离。之后在取骨区上下各钻几个孔，按前法取骨根据需要，上端可从腓骨小头开始，下端不能超过外踝上 5cm 处，以免影响踝关节的稳定性。切开皮肤、皮下组织和深筋膜，显露腓骨长肌、腓骨小头和腓肠肌等；再将腓骨长肌向前内拉开，即可显露腓骨，切开并剥离骨膜。用线锯按需要的长度截断腓骨。若取用腓骨上端，必须将腓总神经仔细分离并妥善保护，剥离附着于腓骨小头的股二头肌腱和外侧副韧带等软组织，取下腓骨。按层缝合切口（图 1-4-3-4-5~7）。也可用线锯、电动摆锯或气动钻切取。骨刀易引起骨块的劈断或骨折而较少选用。近腓骨中段的骨表面有滋养血管进入，有时需要进行结扎止血。

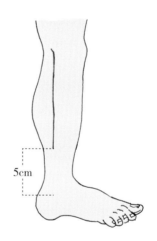

**图 1-4-3-4-5　腓骨取骨术切口示意图**

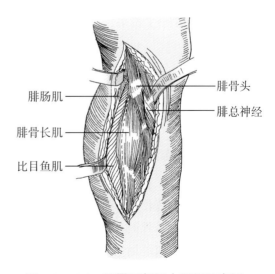

**图 1-4-3-4-6　显露深部肌肉组织示意图**

腓肠肌
腓骨长肌
比目鱼肌
腓骨头
腓总神经

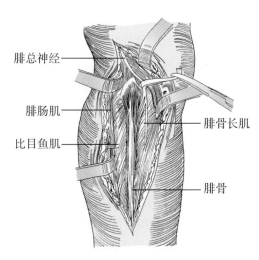

**图 1-4-3-4-7　切取腓骨示意图**

如果切取腓骨近端用于替代腓骨远端或桡骨远端，操作时其切口应偏近端，但注意勿损伤腓总神经。可先在股二头肌腱远端后内方暴露腓总神经，顺神经向远端追踪至环绕腓骨头处，此处腓总神经被腓骨长肌起点覆盖，保持刀背指向腓总神经的方向切断跨越神经的部分腓骨长肌纤维，然后将腓总神经自正常位置转移至前方。同时，在继续解剖时，注意保护腓骨颈与胫骨之间的胫前血管。当对腓骨近侧植骨块切取后，应将股二头肌腱和腓侧副韧带与邻近的软组织缝合固定。

### 三、胫骨植骨块切取手术方法

在切取胫骨植骨块时，为减少失血，应使用止血带（建议使用充气式），取骨完毕后，松止血带止血，切勿污染无菌单。

#### （一）切口

于胫骨前内侧做一微弧形纵切口，切口位置选择需避免在胫骨嵴上遗留痛性瘢痕（图 1-4-3-4-8）。

#### （二）显露胫骨

不要翻转皮肤，直接切开骨膜至骨。以骨膜剥离器向内外侧剥离骨膜，暴露胫骨嵴至胫骨内侧边缘之间的整个胫骨面。为了在纵切口的两端更好地显露，可在两端加切横切口，使骨膜切口呈 I 字形。

#### （三）钻切骨孔

由于胫骨的形状决定了骨块的近端要比远端宽，但为了平衡强度，骨块近端的骨皮质比远端要薄。在取骨之前先在预定的取骨区域四角及纵向钻 4~10 个孔（见图 1-4-3-4-8）。

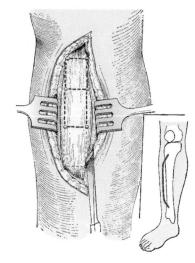

**图 1-4-3-4-8　切取胫骨示意图**
切开皮肤、皮下组织和骨膜，充分显露胫骨的前内侧

然后以一单片锯斜形切断皮质取下骨块，这样可保留胫骨的前缘及内侧缘。取骨时不要超过骨孔的范围，特别是在宽度与长度边缘范围，否则供骨区强度会减弱，更可能引发日后的骨折。尤其在取骨的远端要特别注意，按照所需要骨板的大小做好标志，在标志线的边和角处用骨钻钻孔，以防凿取骨板时引起劈裂骨折（用电锯取骨时不需要钻孔）。沿骨孔的排列方向，用平骨凿逐步将骨板凿下。取骨后，按层缝合切口。用下肢石膏托固定。注意凿取骨板的宽度，不能超过胫骨嵴及其内后侧缘的弧度；骨板四边应是表面宽、里面窄，以便保留胫骨边缘的弧度，防止发生骨折（图 1-4-3-4-9）。将骨块从骨床上撬起时，助手应牢牢抓住，以免掉到地板上造成污染。

#### （四）注意事项

1. 在关闭切口之前，可用刮匙在胫骨近端取一些松质骨，但注意不要损伤胫骨近端的关节面，在儿童不要损伤骺板。

2. 在儿童，胫骨骨膜较厚，可单独缝合关闭。

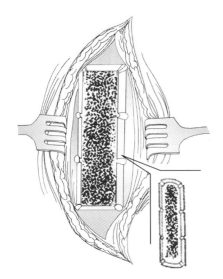

**图 1-4-3-4-9　钻孔取骨示意图**
在胫骨前内侧骨皮质上钻孔、取骨，示意图

在成人，胫骨骨膜较薄，可能无法满意地单独修复，将骨膜和深层皮下组织一起缝合关闭是比较明智的。

3. 如果取骨方法正确，则切取后无需进一步修整。由于以下原因可常规修整骨块的内壁，一是较窄的内骨膜面部分，可以用作中间植骨连接皮质骨块；二是由于内骨膜面粗糙不规整，去除后能使植骨块与受区骨更好的接触。

## 四、松质骨的切取方法

松质骨植骨几乎可以满足除了需要有较大支撑强度外的任何植骨需要。虽然不太清楚移植骨块中是否有细胞存活，但临床结果证明松质骨植骨成骨愈合比皮质骨要快得多。

大块的松质骨或皮质 - 松质骨复合植骨块，可取自髂前上棘或髂后上棘，小块松质骨块可以取自股骨大粗隆、股骨髁、胫骨近侧干骺端、内踝、尺骨鹰嘴及桡骨远端，但至少要保留 2cm 的软骨下骨，以防止关节面的塌陷。

如果对移植骨的形状和硬度不做要求，那么可行骨块及骨条的形式取骨。如果希望保留髂嵴，可将髂骨外板与较多松质骨一并取下，如需更为坚硬的骨块，则髂嵴的后 1/3 或前 1/3 是较为满意的取骨部位。与髂嵴成直角可切取楔形骨块，Jones 等发现以动力锯切取的全厚髂骨块的强度要高于骨刀切取的骨块，可能是因为用骨刀切取对髂骨块可造成更多微骨折的原故。

如果患者位于俯卧位，则采用髂骨后 1/3 取骨，如为仰卧位，则可自前 1/3 取骨。在儿童，髂骨的骨骺通常与附着的肌肉一起予以保留，因此要在骨骺下方与其平行切开，并在髂嵴后方造成青枝骨折。通常仅取一侧皮质骨板及松质骨，然后将折断的髂嵴与骨骺一起进行复位，用粗的不可吸收线缝合，固定于和残留髂骨相接触的位置上。在成人，取全层骨块时，也可应用相同办法，以保留髂嵴及其外形，术后患者不会轻易觉察到髂骨的缺损，外观效果也更为理想。这种方法较少导致"滑坡"式腹疝。亦可采用将髂嵴中部劈开，取骨后，将髂嵴边缘缝合在一起。在较大儿童也可应用这种方法，目前还没有证据证明这种方法会干扰骨骺的生长。

从髂骨取自体骨植骨也并非没有并发症，已有数位作者报道，全层髂骨取骨后患者发生了腹疝；带肌瓣髂骨块植骨行髋关节融合时，如切取全层髂骨，偶可导致腹疝，取此植骨块时要包括外展肌及外侧的骨膜，骨块切取后仔细修复剩余的支撑结构是非常重要的，这可能是防止疝形成的最好方法。如在髂嵴下取全层髂骨后仅遗留骨窗，则不易导致疝形成。除疝形成之外，髂骨取骨还有可能发生神经损伤，血管损伤，髂骨取骨后畸形也是有可能发生的并发症。在髂骨前部取骨时有可能损伤股外侧皮神经及髂腹股沟神经，如果解剖分离超过髂后上棘外侧 8cm 以上，就有损伤臀上皮神经的危险性。臀上血管也可因牵拉时被坐骨切迹顶部挤压而造成损伤。在髂骨前部切取大块全层骨块可改变髂嵴前部的外形，造成明显的畸形。据报道，髂嵴切取手术后还可能发生动静脉瘘、假性动脉瘤及骨盆不稳等严重并发症。

（沈　彬　刘　林　赵定麟）

# 第四章　脊柱伤患的石膏技术

尽管内固定器材已广泛应用，但至今仍无法取代石膏技术。近年来发现内固定治疗中存在许多并发症有待解决，从而又使临床医师重新评价传统治疗技术的优越性，当前石膏技术仍然成为脊柱外科临床医师的基本功之一，应予以重视。

## 第一节　石膏绷带技术概述

目前临床上选用的石膏系脱水硫酸钙，用天然石膏，即含水硫酸钙，经捣碎、加热达100℃~200℃，使其失水煅制而成。后与每平方厘米有12根细纱的浆性纱带制成，当前已由工厂机械化加工成密封之成品备用。宽度一般分为8cm、10cm及15cm三种，长约5m，可根据患者伤情、部位及年龄等酌情选用。

### 一、石膏术临床疗效及优点

石膏技术已沿用二百余年，至今仍为骨科临床治疗骨折及各种矫形疾患的基本方法之一。尽管手术疗法与内固定技术日臻完善，也仍然无法取代这一传统技术。现将其临床疗效与原理及优点阐述如下。

#### （一）石膏可塑性强、易通过三点加压纠正骨折畸形

由于医用石膏为熟石膏，当其接触水分后重新结晶而硬化时，需数分钟至20min左右。利用这一间隔期可以有充裕时间将骨折端加压与塑形到复位所要求的位置，这是其他技术难以具备的。由于此特点，其可以较容易地完成骨折复位与制动所需要的三点加压与塑形，从而保证了骨折复位后的稳定性。加之，三点塑形是通过手掌的大鱼际加压完成，其与肢体的接触面积大，因而不易造成皮肤压迫疮。在脊椎上主要用于胸腰段稳定性骨折等病例。

#### （二）石膏固定确实后可使患者早日离床活动

石膏是直接缠绕于躯干或肢体之体表，并与其外形相一致，凝固后十分坚硬，从而起到确实的固定作用。而确实的固定又是各种伤患康复的基本条件。可促使早日下床活动，不仅可改善患者的精神状态，且更有利于康复与功能重建。

### （三）作为脊柱畸形的非手术疗法

主指脊柱侧凸等儿童病例可以通过石膏的塑性或楔形切开等方式较容易地对畸形加以矫正或固定。

### （四）其他优点

**【便于转移、后送】**

在战争与灾害情况下，不伴神经损伤的脊柱伤时有发生。由于客观环境不允许患者在该地区滞留，多需及早转移后方。因此，将患者快速用石膏背心固定，干燥后即可较容易地向安全地区转运。

**【便于观察创面】**

对开放性损伤可通过在石膏背心上开窗达到观察及处理创面的目的。

**【其他】**

石膏价格便宜，来源丰富，加工容易，上石膏后的患者也便于门诊观察，减少住院时间。

## 二、石膏术适应证与禁忌症

### （一）适应证

在临床上主要用于以下几个方面。

**【稳定性脊柱骨折】**

例如稳定型脊柱压缩性骨折及附件骨折等。

**【纠正先天性脊柱畸形】**

除对儿童早期特发性侧凸作为非手术疗法外，下肢、先天性马蹄内翻足等畸形亦可矫正。

**【骨病】**

对慢性骨关节病、骨关节感染及颈椎病等的治疗和手术前后均可辅以石膏固定，包括脊柱手术前、后常用的石膏床等。

### （二）禁忌证

主要指全身情况差，尤其心肺功能不全、65岁以上年迈者，以及伤病部位不稳定，或有严重创面需观察换药者。

## 三、石膏术准备工作

### （一）一般准备

**【物品】**

适当规格的石膏绷带；温水（35℃~40℃）、石膏刀、撑开器、电锯、剪刀、针、线、衬垫物（棉垫、棉纸、袜套）、红蓝色铅笔等；

**【交代事项】**

向患者交代包扎时注意事项，并向家属和患者说明石膏固定的必要性；

**【清洁肢体】**

非急诊情况下，应用肥皂水清洗患肢，有创口者应先换药。

### （二）患者石膏前准备

**【搬运】**

对一般病例无需特别注意，唯对在牵引中的病例必须小心搬动，尽量连同小型牵引装置，例如带牵引滑轮的勃朗氏架等，一并搬至石膏床上；或是有专人负责持续牵引，对小儿肱骨髁上骨折伴有尺骨鹰嘴牵引者可由助手负责牵引，并与患儿一同坐在推车上送至石膏室，以防骨折移位。

**【体位】**

除在骨科石膏（牵引）床上按制式操作的石膏外，均应根据骨折的特点置于相应的体位，一般病例多为功能位。

**【保护】**

无论有衬垫石膏或无衬垫石膏，均应在骨隆突处，妥善放置衬垫，以防皮肤受压。将肢体置于所需的位置并予保持，用器械固定或专人扶持，直到石膏包扎完毕硬化定型为止。扶托石膏时应用手掌，禁用手指。

## 四、石膏技术操作分类

当前石膏技术操作主要分为以下两大类。

### （一）无衬垫石膏

即除在骨突起部及石膏的上下两端以棉纸

或纱套保护外，其他部位直接被石膏绷带绕缠。其优缺点及适用范围如下。

**【固定确实】**

由于石膏绷带直接与肢体接触，十分服帖，因此其对骨折局部的制动作用较为确实，故适用于要求严格对位的骨折类型，而对各种炎症等进行性病变则不适用。

**【技术要求高】**

既有困难的一面，又可促使医师加强责任心及对技术精益求精的追求，从而有利于患者。

**【需密切观察】**

因其包绕较紧，肢体远端有可能出现血循环回流不畅，除交代注意事项、要求其抬高患肢及加强功能活动外，尚需密切观察，如此则更有利患者的治疗。

### （二）有衬垫石膏

其对骨折复位后制动功能较差，但其具有以下特点。

**【固定舒适】**

因石膏里层有棉卷等作为衬垫，故较前者松动及舒适。适用于无需严格维持对位的骨折及各种炎性疾患。

**【易于掌握】**

因有衬垫，在技术操作上较易于掌握，且适用于非专科人员的培训。

**【勿需密切观察】**

因其对血循环障碍的作用较小，除仍需交代注意事项外，一般无需经常随访；但包扎技术不佳者除外。

## 五、包扎石膏注意事项

包扎石膏过程中及包扎后，均应注意以下各种事项。

### （一）滚动手法

缠绕石膏要按一定方向沿肢体表面滚动，切忌用力牵拉石膏卷，并随时用手掌塑形，使其均匀、平滑、符合体形（内壁更为重要）。

### （二）修剪

石膏包扎完毕或待石膏定型后（一般需5~8min），应将其边缘修理整齐，并修去妨碍关节活动的部分。石膏背心及髋人字石膏包扎后，应在腹部"开窗"，以免影响呼吸。反褶露出的衬垫物边沿，用窄石膏绷带固定。

### （三）防止断裂

在易于折断部位，如关节处，应用石膏条带加强。移上床时应防止石膏被折断，以枕头或沙袋垫好。石膏未干固以前，注意勿使骨突处受压。

### （四）标注

上石膏后应用红蓝铅笔分别注明日期和诊断，并在石膏上划出骨折的部位及形状，使随访观察者一目了然，便于处理。

### （五）烘舱

石膏定型后，可用电烤架，或其他方法烘干。但须注意防止漏电和灼伤皮肤。对石膏背心及髋人字形石膏需翻身烘烤后面。

### （六）密切观察病情

有下列情况应立即劈开石膏进行检查

1. 石膏压迫　疑有石膏压疮或神经受压者；
2. 感染可疑者　手术后或开放伤患者有原因不明的高热，疑有感染可能之病例；
3. 有肠系膜上动脉综合征者　主指上石膏背心或石膏腰围的患者有可能出现此种意外。

### （七）更换石膏

如因肌肉萎缩或其他因素致使石膏松动时，应及时更换石膏。

### （八）功能活动

在石膏背心固定状态下，可嘱患者加强功能锻炼。

## 六、石膏固定患者护理

### （一）注意保护

在石膏未干前搬动患者时，注意勿使石膏

折断或变形；需用手掌托住石膏，忌用手指捏压。患者放于病床上时必须将石膏用软枕垫好。

### （二）密切观察

抬高患肢，注意有无受压症状，随时观察指或趾端血运、皮肤颜色、温度、肿胀、感觉及运动情况，遇有变化，立即报告医师并协助处理。

### （三）石膏干燥

应设法促使石膏尽早干燥，可用电热器烘烤或通风方法，但不应对肢体远端烘烤，以防引起意外。

### （四）注意创口处理

手术后及有创口的患者，如发现石膏被血或脓液浸透，应及时处理，并注意病室卫生，消灭蚊蝇，严防创口生蛆。

### （五）生活护理

生活上给予帮助，防止粪、尿浸湿石膏，经常保持被褥平整、清洁及干燥，防止发生褥疮。每天用温水或乙醇按摩骨突出部位，并用手指蘸乙醇，伸入石膏边缘按摩皮肤。

### （六）功能活动

患者未能下床前，帮助翻身每天至少 4 次，并提醒或指导患者做石膏内的肌肉收缩活动。情况许可时，鼓励下床活动。

### （七）注意保温

冬季应对肢体远端外露部位（指、趾等）用棉花包扎保温，但切忌直接烘烤，尤其在血循环不佳情况下。

## 七、石膏绷带一般包扎方法

### （一）包扎准备

【人员安排】

小型石膏 1~2 人，大型石膏，如石膏背心、髋人字形石膏等，则不应少于 3 人。

【病员准备】

除向病员交代上石膏时的注意事项外，尚应对躯干或肢体加以清洗（急诊可免去），投予麻醉前用药（指需复位者）。有创口者，作好换药准备或先换药。涉及胸腹部的石膏，不宜空腹或过饱。

【石膏及工具准备】

根据石膏的大小，范围与方式等不同而准备相应规格与数量的石膏绷带卷。并准备相应的工具，以免临时找不到而延误时间，甚至影响石膏质量。

### （二）操作步骤

【体位】

将躯干（或肢体）置于功能位（或特殊要求的体位）。如患者无法持久维持这一体位，则需采用相应的器具，或可由专人扶持，或者采用简单的支架悬吊牵引固定。

【保护骨突部】

迅速在骨骼隆起部垫上棉纸或棉垫，以免因石膏直接压迫而引起皮肤坏死。如范围较大，亦可在垫好棉纸后再浸泡石膏卷（图 1-4-4-1-1）。

【浸泡石膏卷】

将适量石膏绷带卷按顺序轻放入水桶底部，先放入者先用。一般一次不宜超过三卷，以免在水中浸泡过久结块。

【取出石膏卷】

按顺序先将放入的石膏卷取出，双手持住两端轻轻向中央挤压，以除去多余的水分，但不宜过干（图 1-4-4-1-2）。

【做石膏条】

石膏卷的第 1~2 圈因石膏粉较少需剪除，之后快速将石膏绷带在石膏台上按所需长度铺开，并折叠成长条状；边铺边用左手压平，一般为 6 层。如单纯用石膏托固定，可加厚至10~12 层。超过膝或肘关节石膏托，上端应相应加宽与加厚（图 1-4-4-1-3）。

【放置石膏托】

将石膏托置于需要固定的部位，于关节部

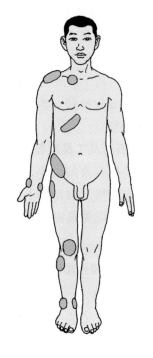 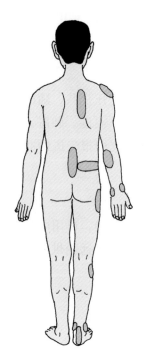

**图 1-4-4-1-1　保护骨隆突处示意图**

石膏固定前在骨骼隆起部位垫棉纸或棉垫，以免皮肤受压形成压迫疮

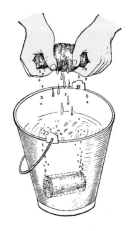

**图 1-4-4-1-2　浸石膏卷示意图**

石膏绷带卷要轻轻地放到水桶底部，待气泡出完，两手握住石膏卷的两端取出，除去多余的水分即可使用

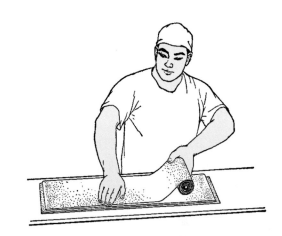

**图 1-4-4-1-3　制石膏条示意图**

将浸透的石膏绷带卷迅速在木板或玻璃板上摊开，按所需长度来回折叠、抹平，作为石膏托，一般为5~6层

为避免石膏皱褶，可将其横向剪开一半或1/3，呈重叠状，而后迅速用手掌将石膏托抹平，挤出中间的空气，使其紧贴皮肤。对单纯石膏托固定者，上下端翻转呈双层状，并按体形加以塑形。此时，内层需用浸过水的纱布绷带包扎，外层则用干纱布绷带。包扎时一般先在肢体近端缠绕两层，而后再一圈压一圈地依序达肢体

远端。于关节弯曲部切勿过紧，必要时应横向将绷带剪开适当宽度，以免边缘部的条索状绷带造成压迫。对需双石膏托固定者，依前法再做一石膏托，置于前者相对之部位。纱布绷带缠绕于两者之外，缠绕要求同前。

**【石膏固定】**

对采用石膏固定者，当石膏托放妥后，再

取另一石膏绷带卷挤去水分，剪除石膏粉较少的一段后，按纱布绷带的缠包方法，将肢体由近端向远端全部缠绕，并边缠边用手掌（切忌用手指）将石膏中残存的空气压出，并使每层之间紧贴在一起。于石膏的上下端、关节以及骨折部位适当加厚（一般 2~4 层）。

**【石膏表面处理及塑型】**

包扎完毕后，术者将双手洗干净，迅速将石膏外层抹平，使其光滑，并按身躯或肢体外形或按复位要求加压塑形。因石膏易于成形，必须在成形前数分钟内完成，否则不仅达不到目的，反而易使石膏损坏。

**【修整石膏】**

对超过固定范围的部位，并影响关节活动的部分（指不需固定的关节），及趾（指）端等石膏应修削。边缘部如石膏嵌压过紧，可用钝剥离器将石膏内层托起。对髋人字形石膏或石膏背心及蛙式石膏等，在会阴和肛门部应当留有较大空隙。

**【标志】**

最后在石膏显眼部位用红蓝铅笔注明诊断、石膏固定日期及施术者等。

# 第二节　脊柱常用的石膏技术及新型石膏

于脊柱外科伤患的石膏，多属操作较复杂的石膏技术，临床上较为常用的有以下数种。

## 一、颌-颈石膏

### （一）概述

用于一般颈椎伤病或作为术后辅助治疗，较塑料制品疗效更佳。其包扎范围从前方自下唇下方达胸骨柄中部，后方自枕骨粗隆部至第 4 胸椎棘突处，两侧上端使双耳外露，下端使肩关节活动自如（图 1-4-4-2-1）。包扎时患者取坐位，挺胸，两眼向前平视，在牵引下行石膏固定。

### （二）准备

先在患者头颈及胸部套上一段中号棉纱套，并在纱套下端靠两侧肩部剪开（约 25cm 长），将胸部与背部纱套片分别用胶布作暂时固定于皮肤上。再用一条长 80cm、宽度为 10m 布绷带，在中间部作 1/2 纵形剪开 20~25cm 的长口，套于患者的下颌骨部和枕骨下部，作为临时牵引吊带用，并钩挂于小滑轮上，将头颈部稍向后

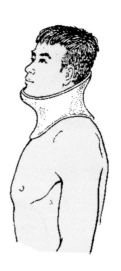

**图 1-4-4-2-1　颌 - 颈石膏示意图**
前方从下颌到胸骨柄和锁骨内 1/3 处，后面从枕部到肩胛冈上方

倾斜牵引，重量为 1~1.5kg，两侧肩部各放一条厚 4 层、长 40~60cm 的棉纸，前后把棉纸重叠于剑突部和两肩胛骨中。

### （三）包扎

先备一条宽 10cm、长 120cm 的石膏条，剪成 3 段，其中约 45cm 长两段，各放两侧肩部棉

纸上，30cm 长的一段纵形，放于枕骨粗隆部至两肩胛骨中间处。备宽 10cm、长 120cm 石膏条，剪成两段，各为 60cm，一条的中点位于下唇部，绕过两侧颌下与枕骨粗隆部的石膏条重叠之。另一条由下颌向颈后部作环形包扎，并重叠于颈后部的石膏条上。此时喉部稍许放松，切勿过紧。再备 15cm 宽、60cm 长的石膏条两段，呈燕尾状（人形）置于下唇和枕骨粗隆部，用以加固。最后用 10cm 宽的石膏绷带将颌、颈、前胸和肩背部表面缠包之，待石膏硬化后即解除牵引带。

### （四）修削

两耳外露，后侧上端位于枕骨粗隆，下端修至第 4 胸椎棘突处，呈椭圆形。前面上方露出下唇，下方达剑突处，并修成鸡心状。两侧肩部于锁骨外缘处修整。喉部开一长方形小窗。

## 二、头-颈-胸石膏

### （一）概述

适用于颈椎骨折脱位患者。其固定作用较前者确实，与头 - 环技术相似。包扎范围自前额部达胸部肋弓缘处（图 1-4-4-2-2）。患者体位基本同前；亦可根据病情需要选择相应体位。

### 【准备】

所用物品与颈—颌石膏相似，唯纱套长于前者。

### 【包扎】

具体方法见后。

### （二）具体操作

### 【第一步】

先包颈 - 胸石膏。取两条 15cm 宽，比胸廓周径略长的石膏条作胸部环形包扎，两端重叠于前胸。颈 - 胸段石膏与前者相同。于颈胸连接处要加固，以防折断。

### 【第二步】

石膏稍硬化后即除去牵引，用 5cm 宽、30cm 长的石膏条贴敷与两侧颌面部（耳廓前方），下端与颈部石膏相连，上方与石膏条所做成的头环相接。

### （三）修削

按包扎范围进行修削，使脸部正中及两耳外露，两侧肩关节能自由活动，喉结部开一个 2cm×4cm 纵形小窗。

## 三、石膏背心

### （一）概述

适用于胸腰段骨折脱位及其他伤患等。对胸腰段新鲜骨折亦可于复位后再行石膏背心固定术，疗效均满意（图 1-4-4-2-3）。

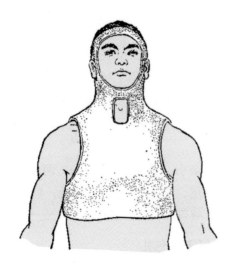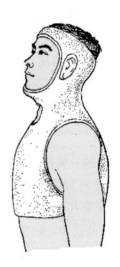

**图 1-4-2-2-2　头 - 颈 - 胸石膏示意图**
固定范围从头部到胸部肋缘下

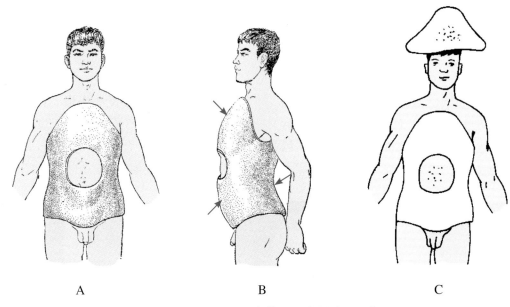

**图 1-4-4-2-3　石膏背心示意图（A~C）**

A.B. 脊柱保持伸展位，前面从胸骨柄到耻骨联合，背部从肩胛冈下到骶部，使胸骨柄、耻骨联合和腰部构成三个压力点。腋窝和腹股沟部的边缘应加修整，上腹部开窗以利呼吸。C. 石膏背心干固后，可以头顶沙袋方式做腰背肌锻炼

（二）物品准备

【悬吊复位器】

1套，包括悬吊铁弓1个，8字形铁环一副，80cm×10cm长帆布复位带1条。复位前将帆布带的两端缝制固定于8字形铁环上。

【辅助用品】

备100cm×12cm长薄棉垫1条放置于腰部，14cm×10cm棉垫3块，缝于两髂前上棘及尾骶部。20cm×5cm棉垫2块，用胶布固定于两肋弓缘。此外，尚应准备大号棉纱套1段（全躯干）及常用物品。

【X－线机】

一般为C-臂透视机或30mAX-线机(拍片用)。

（三）悬吊复位

先将纱套套于躯干部，将两肩部及会阴部缝合固定，于两髂前上棘及尾骶部用棉垫保护。在骨折部放置预先准备好的长棉垫与复位帆布带，将石膏床升高到顶点后即拉紧吊绳，再将石膏床缓慢地降至原位，以达到使胸腰段悬空20~25cm的目的。此时患者头部紧贴床面，骨折部成超伸展位，以有利于胸腰椎骨折的复位。

骨折复位情况下悬吊时间一般为10~20min，可从X线照片或透视判定骨折复位情况（参考本篇第六章第二节内容及图1-4-6-2-4）。

（四）包扎方法

先用1~2卷15cm宽的石膏绷带作全躯干的缠包，用以固定衬垫物。再连续用15cm宽，较胸围或腹围略长的石膏条，由上至下对躯干部做环形包扎，共两层。每条覆盖上一条宽度的1/2，石膏条两端于前胸或腹部重叠10~15cm。再用加长的石膏条自胸骨柄处开始，绕过腰部，抵达耻骨联合处作S形包扎，两条石膏在腰部呈交叉状，并于胸骨柄或耻骨联合处相互重叠，以增强其牢度。最后再用1~2卷石膏绷带作全躯干缠包、塑形。尤应注意在髂前上棘部塑形，以防患者起立时石膏背心向下滑动。待石膏硬化后于腰部垫上合适的枕头，将床再次升高，解除悬吊牵引勾环及两踝固定带，然后再将床降低到原位。

（五）修削石膏

将靠近帆布吊带周围多余石膏修削去一部分，使之有抽带的空隙，但不能过大，然后慢

慢地抽出帆布带，剪去外露的棉垫，用石膏条封闭洞口。待石膏硬化后进行修削，将上下两端之纱套翻至石膏表面，并用1~2卷石膏绷带固定之。于腹部开一个18cm×15cm纵椭圆形洞口（上缘位于两侧季肋部，下缘在脐下两横指处）。抽出肋弓处棉垫，使腹部有一定空隙。待石膏全干后，可酌情做腰背肌功能锻炼，包括头顶沙袋等活动。

## 四、石膏床

### （一）概述

用于脊柱结核等慢性伤患。自颈椎至骶髂关节视其部位不同，石膏床的长度及范围而各异，一般分为带头石膏床、躯干石膏床和带腿石膏床等（图1-4-4-2-4）。

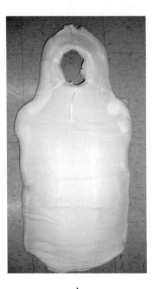
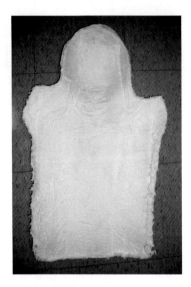
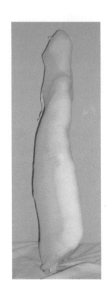
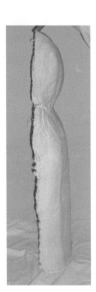

A        B        C

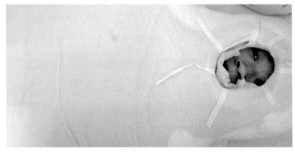

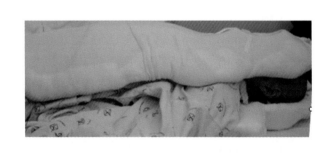

D           E

**图1-4-4-2-4 临床举例 双合式石膏床（A~E）**
A.石膏床上盖；B.下盖；C.上、下盖侧方观；D.临床使用中，上方观；E.同前，侧方观

### （二）操作体位

患者一般取卧位，并用软垫及沙袋保持脊柱的生理曲度，双下肢一般外展30°。

### （三）操作步骤

#### 【纱布覆盖】

用一块大纱布覆盖整个需上石膏的部位。

#### 【具体操作】

取15cm宽的长石膏条，长度视身长及部位而定，纵向置于患者背部中央，再于中央旁两侧连续3~4条，每条重叠1/2，使整个背部都被石膏条覆盖；且两侧要超过腋中线，此为第一层。然后取两条较前者为长且厚的石膏条成斜形交叉放置背部，再用短条石膏横向排列一层。

最后在石膏模型外层用1~2卷石膏绷带作半环形来回覆盖，使表面光滑。待石膏硬化，把整个石膏模型掀离患者背部。按范围要求把石膏床边缘修削整齐，使患者的两肩活动不受妨碍。对带腿石膏床要能使患者卧床大小便，不玷污石膏床为宜。

### 【包扎】

待完全干固后，在石膏床凹面及骨隆突部铺上一层棉花，外方再用一纱套覆盖，缝牢即可使用。

## 五、新型石膏简介

聚氨酯绷带（Durolite）是20世纪80年代始应用于临床的一种新型骨科外固定材料，系由人造纤维织品用聚氨酯浸泡而成，它与水接触后即开始硬化，10~15min固定成型，30min后基本干固。尽管其价格较高，但优点亦较明确，主要为以下三点。

### （一）快

干固快，仅需半小时至数小时，能早期负重；

### （二）轻

重量轻，且模型牢度较高；

### （三）透

不仅透气性、抗水性较好，一旦硬化，再次浸泡或受潮并无影响，此外，其对X线透过性亦好。

### 【附】交代石膏固定后注意事项

凡上石膏，包括石膏托者，在其离开医院前均应认真交代相关之注意事项，尤其是石膏背心及四肢骨折其具体内容如下。

#### 石膏注意事项

一、石膏固定后，伤肢必须抬高（高于心脏水平）5~7天，以减轻肢体肿胀。肿胀消退后，伤肢即可自由活动。

二、石膏固定后，要密切观察伤肢的手指或足趾血循环、感觉和运动情况。如发现手指或足趾肿胀明显、疼痛剧烈、颜色变紫、变青、变白、感觉麻木或有运动障碍时，应立即紧急处理，切勿延误时间，以免造成不可挽救的残废。

三、如有疼痛、不适，应到医院检查。切勿随意挖、拆或破坏石膏绷带，以免引起不良后果。

四、天冷季节，对石膏绷带的肢体要注意保暖，但不能加热，更不可火烤，以免引起肢体远端肿胀而造成血循环障碍。

五、石膏如有松动或破坏，失去固定作用时，要及时更换石膏或改用其他固定。

六、石膏固定后的注意事项已及时向伤、病员和其家属交代清楚，并请家属签名以示其重要性，此单交给伤、病员或家属保管，以便随时阅读，并引起重视。

年　　月　　日

午　　时　　分

让患者及其家属认真、仔细阅读上述内容，并解释各种问题无误解后，嘱其在医院保管之登记本（或其他文书上）签字，并注明年、月、日时间，以示重视。

（卢旭华　王　亮　赵定麟）

# 参 考 文 献

1. 赵定麟，李增春，刘大雄，王新伟．骨科临床诊疗手册．上海，北京：世界图书出版公司，2008

2. 赵定麟，赵杰，王义生．骨与关节损伤．北京：科学出版社，2007

3. 赵定麟．现代骨科学，北京：科学出版社，2004

4. 赵定麟．现代脊柱外科学，上海：上海世界图书出版社公司，2006

5. Bakody E. Orthopaedic plaster casting : nurse and patient education. Nurs Stand. 2009 Aug 26–Sep 1 ; 23（51）: 49–56.

6. Dean BJ, Hinsley DE, Mackay B, et al. The advantages gained by the use of modern materials in the post operative casting procedure for foot and ankle surgery. Foot Ankle Surg. 2009 ; 15（2）: 62–4.

7. Hall P. Orthopaedic plaster casting. Nurs Stand. 2010 Jan 27–Feb 2 ; 24（21）: 59.

8. Ng BK, Lam TP, Cheng JC. Treatment of severe clubfoot with manipulation using synthetic cast material and a foam–casting platform : a preliminary report. J Pediatr Orthop B. 2010 Mar ; 19（2）: 164–70.

# 第五章　脊柱现代支具技术

## 第一节　脊柱支具的基本概况

### 一、脊柱支具定义与概述

#### （一）定义

支具（Brace）又称矫形器（Orthoses），出自美国的 Vernon Nikcl（1953），是希腊语"Ortho"与"Statikos"两词组合的缩写。加仓井周一认为支具是一种以减轻四肢、脊柱、骨骼肌系统功能障碍的体外支撑装置。康复支具是指医学治疗或肢体创伤及其手术后为提高肢体功能而使用的体外支撑装置。

#### （二）概述

现代支具的应用是骨创伤学、运动创伤学、康复学近年发展的临床新业务。骨、关节创伤和运动创伤患者术后，尤其是近关节和关节损伤术后，一般需石膏固定数周或更长的时间，在此期间，患肢及关节不能活动，待拆除石膏后再进行功能训练时，患肢已出现不同程度的关节粘连或僵硬，遗留功能障碍。此时再开始做康复训练，患者疼痛明显，康复难度大，效果不理想，而及早使用支具有利于患肢的运动和功能训练。支具对矫正肢体畸形、促进疾病恢复及改善功能活动的作用已在临床治疗上充分体现出来。随着骨外科的不断发展，早期修复重建手术成为关节创伤和运动创伤的主要治疗手段，治疗目的从解剖学的组织愈合发展至关节功能的恢复，经历了一个较高水平的飞跃。

支具技术作为配合治疗，是完成术后康复的重要辅助手段之一，已日益显示其先进性，并得到越来越多临床医生的重视。但由于大部分医院专业科室尚未成立专门的工作室，有的仍沿用传统的石膏室，兼管支具工作，使这一科技含量很高的治疗工具未能发挥应有的作用。因此，相关理论的研究，新技术的普及、推广日显重要。

### 二、支具的历史及国内应用概况

#### （一）支具的历史

最早的支具是用作骨折部位的夹板，首次是在 Nechian 沙漠被发现的一具公元前二千七百年的木乃伊，在葬服里有完好无损的肢体夹板。公元前 370 年 Hippocrates 详细论述了各部位闭合骨折使用夹板的方法，并指出夹板的压力部位不能在骨突起部。第一个用动力支具治疗脊柱侧凸的是希腊医师 Galen（公元 131~201），他设计一种背夹来控制胸部扩张的方向，以纠正脊柱侧凸。

之后一千年间，支具虽一直被应用，但始终是笨重和不很有效的。到 12 世纪 Bologna 的医学校设计制作了脊柱和四肢的标准化支具，包括木制和金属支具，趋向于简单化和轻便化，推进了支具的发展。文艺复兴时代的法国医生 Ambroise Pare（1510~1590）出版了一本有关支具的专著，详述了脊柱矫形支具、四肢骨折支具、髋部负重支具及限制足部畸形的矫形鞋（图 1-4-5-1-1）。

17 世纪许多著名的医学家都对支具的发展

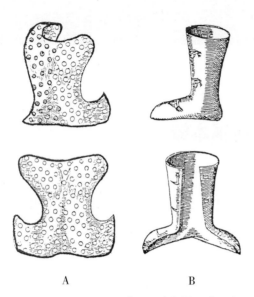

**图 1-4-5-1-1　Ambrose Pare（1575）支具示意图（A、B）**
A. 矫正躯干弯曲的腰围；B. 矫正足部畸形的护靴

作出了贡献。剑桥大学的 Gelsson（1597~1677）使用支具矫正佝偻病的膝外翻畸形，日内瓦的 Venel 于 1790 年创立了第一家运动系统疾病医院并广泛使用支具，特别对脊柱侧凸和足部畸形的治疗有较深入的研究；同一时期的 Levacher 和 Portal 创用了有头部悬吊系统的脊柱支具，被认为是现代 Halo 支具的先驱。

18 世纪中叶巴黎大学医学院的 Andry.N 教授致力于畸形的预防，用在突起部位加垫的办法矫正脊柱侧凸，并倡用动力支具治疗脊柱前凸，他还在有关著作中阐述了支具矫形的生物力学原理。

19 世纪，外科医生和支具设计制作者（Orthopedist，矫形师）密切合作，使支具配制成为每个骨科诊所的一部分。以骨折夹板而闻名的利物浦的 Thomas.H.O（1834~1891）设计了几乎所有关节部位的支具，他设计的长髋部夹板很像目前使用的坐骨负重支具。

20 世纪支具的应用有了长足的进步。1940 年美国密尔沃基市（Milwaukee）的 Blount 和

Sohmiat 研制的脊柱矫形支具问世，被称为密尔沃基支具（图 1-4-5-1-2）。开始是用作儿麻后遗症脊柱畸形术后的控制，但很快被发现这是一种脊柱侧凸非手术治疗的有效方法。此类带有颈圈或颈托及上部金属结构的支具被统称为 CTLSO（Cervscothoracic Lumbarsacral Orthosis），使矫治脊柱侧凸的范围可达颈椎。20 世纪 60 年代一些低于腋下的脊柱支具在欧洲问世，其中以法国的色努式支具最为有效，并较易被患者所接受。20 世纪 70 年代的波士顿支具（Boston Brace）以其显著的效果而被各地的矫形外科医师广泛应用。此外还有 Newington 支具、miani 支具、Pasadena 支具等，这类不带颈圈高只及腋下的支具被统称为 TLSO（Thoracolumbarsacral Orthosis），对矫正侧弯中心在 T$_7$ 以下的脊柱侧凸最为有效。

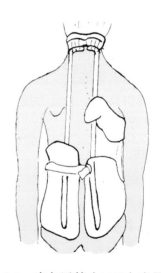

**图 1-4-5-1-2　密尔沃基（1940）支具示意图**

**（二）我国支具应用概况**

我国传统医学在骨折治疗中应用夹板支具有着悠久的历史。公元四世纪葛洪首倡的不超关节的小夹板固定治疗四肢骨折，沿用了十几个世纪。14 世纪的骨科大师危亦林在《世医得效方》中记述了用夹板对脊柱骨折作伸展位固定，类似于现代的腰围支具。17 世纪初，王肯堂总结了历代治疗骨折的经验，设计了多种外

固定夹板。18 世纪在吴谦等编著的《医宗金鉴》中出现不少治疗骨折的器具图谱。19 世纪初胡延光等编著的《伤科汇纂》介绍了超关节的夹板治疗腕部骨折，及带关节的夹板用于固定关节部位骨折。

20 世纪 50 年代以后，以天津医院为代表的小夹板治疗四肢骨折，在总结历代名医经验的基础上得到了重大的发展，1966 年出版的《中西医结合治疗骨折》对四肢各部位夹板的设计与应用作了详尽的介绍，并在全国范围得到普及推广。此段时期的小夹板多为木制材料，价格低廉，虽然在治疗上有一定局限性，也出现过因使用不当所致的一些并发症，但作为一个年代骨折治疗的主要手段，使数以万计的伤病员得到了治疗和康复。

除治疗骨折之外，20 世纪 80 年代以前，国内较少开展对骨病、矫形的支具治疗，仅有各地的假肢工厂为部分小儿麻痹症、脑性瘫痪等患者制作过矫形支具，但由于材料和工艺的限制，这些支具比较笨重，疗效也不大确切，故没有得到矫形外科医师的普遍认同和推荐。

20 世纪 80 年代初吴之康等著名骨科专家注意并介绍了国外各种新型支具的开发与临床应用的良好效果。1986 年初北京协和医院应加拿大国际发展中心（I.D.R.C）的邀请，派员赴加进修支具矫形技术。在著名骨科教授戈登.阿姆斯特朗（Gordon Armstrong）和著名矫形专家金.默莱尔（Gene Morell）的指导和帮助下，于1987 年在北京开设了国内第一家应用现代技术的支具矫形治疗中心。在 IDRC 和国内诸多骨科专家的支持帮助下，至今已在上海、天津、济南等地开设了支具中心，治疗了大批患者并取得了良好疗效。

近年来由于材料、工艺等相关学科的快速发展，一些新型优质支具在不断出现，逐步取代了传统的金属支架等矫形器，并在很多情况下取代了石膏固定。一些大医院的骨科都附设支具室，聘用有经验的支具制作师与临床医师一起工作，支具已成为矫形外科的一种重要治疗手段。目前在先进国家，除了使用可塑、快干材料随时制成定形支具外，同时利用气压原理及记忆合金材料等正在研发各种新颖、实用的支具，尤其多用于颈、胸、腰段的制动与固定。

## 三、支具的基本作用

### （一）固定和矫正

通过固定病变部位来矫正肢体已出现的畸形，预防畸形的发生和发展。

### （二）稳定和支持作用

通过限制肢体或躯干关节的异常活动，维持骨和关节的稳定性，减轻疼痛或恢复其承重功能。

### （三）保护和免负荷作用

通过对病变肢体的固定和保护，促进炎症和水肿吸收，保持肢体和关节的正常对线。对某些承重的关节，可以减轻或免除肢体或躯干的长轴承重，从而促进病变愈合。

### （四）代偿和助动作用

通过支具的外力源装置（如橡皮筋、弹簧等），代偿已瘫痪肌肉的功能，对肌力较弱者予以助力，使其维持正常运动。

## 四、支具分类

### （一）按支具治疗部位分

可分上肢支具、下肢支具和脊柱支具。

### （二）按支具治疗目的分

可分为：

1. 保护性支具；
2. 固定性支具；
3. 免负荷性支具；
4. 矫正性支具；
5. 功能性支具；
6. 站立用支具；
7. 步行用支具；

8. 牵引用支具；

9. 功能性骨折治疗用支具等。

### （三）按主要制作材料分

可分为石膏支具、塑料支具、皮革支具、金属支具及混合支具等。

## 五、支具命名

支具又称为矫形器、护具、夹板等。1972年美国科学院假肢支具教育委员会提出了支具的统一命名方案。该方案按支具安装部位的英文缩写命名，即将支具作用于人体相应各关节英文名称的第一个字母连在一起，再取支具英文名称的第一个字母，构成支具的名称。1992年国际标准组织将上述方案确认为国际标准，并在各国推广普及（表1-4-5-1-1）。

## 六、支具室基本设施

### （一）支具室内设施及用具

【成品柜】

摆放于支具室四周，选用可视度较好的多层玻璃柜，陈列各种支具、护具，便于取用。

【X线片观察灯】

用于观察各种影像学图片。

【材料储存箱】

用于存储低温板、树脂等材料。

【操作台】

用于热塑材料等的裁剪、成形等处理。

【冷热水源】

为取水方便，室内设置冷热水源。

【恒温水箱】

用于低温热塑板材的软化处理。

表 1-4-5-1-1　支具的命名

| 中文名称 | 英文缩写 | 英文全称 |
|---|---|---|
| 颈支具 | CO | cervical orthoses |
| 颈胸支具 | CTO | cervico-thoracic orthose |
| 胸支具 | TO | thorax orthoses |
| 胸腰骶支具 | TLSO | thorax lumbus sacrum orthoses |
| 腰骶支具 | LSO | lumbus sacrum orthoses |
| 骶髂支具 | SIO | sacro-iliac orthoses |
| 手支具 | HO | hand orthoses |
| 腕支具 | WO | wrist orthoses |
| 腕手支具 | WHO | wrist-hand orthoses |
| 肘支具 | EO | elbow orthoses |
| 肘腕支具 | EWO | elbow-wrist orthoses |
| 肩支具 | SO | shoulder orthoses |
| 肩肘支具 | SEO | shoulder-elbow orthoses |
| 肩肘腕支具 | SEWO | shoulder-elbow-wrist orthoses |
| 肩肘腕手支具 | SEWHO | shoulder-elbow-wrist-hand |
| 足支具 | FO | foot orthoses |
| 踝足支具 | AFO | ankle-foot orthoses |
| 膝支具 | KO | knee orthoses |
| 膝踝足支具 | KAFO | knee-ankle-foot orthoses |
| 髋支具 | HO | hip orthoses |
| 髋膝踝足支具 | HKAFO | hip-knee-ankle-foot orthoses |

（二）操作器械

随着康复医学的普及及低温、高温热塑性板材和树脂材料的不断问世，应用生物力学设计理论的各类支具不断被开发。低温热塑板材料和树脂材料凭借其操作简便、可塑性强等优点被广泛应用于临床。支持操作低温热塑板材料和树脂材料的设备和工具主要有：

【恒温水箱】

设有水温可恒定调节器（0°~100°），用以处理热塑性材料（图1-4-5-1-3）。

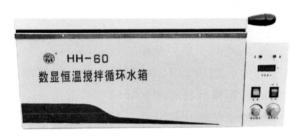

图1-4-5-1-3　恒温水箱

【吹风机或风扇】

加速石膏干燥速度和低温热塑板的免水重塑。

【其他工具】

1. 石膏刀、剪、锯、绷带剪等作为修整和拆除用具；

2. 包扎衬垫用的材料　棉花、棉卷、管状丝质内衬、棉垫、绷带、胶布等；

3. 油性标记笔、铅笔、钢尺、卷尺、相交单、剪刀、三角巾、臂吊等。

（三）支具的成品、半成品

包括热塑性材料，石膏、树脂固定材料等（图1-4-5-1-4）。

（四）支具制作室需要的基本设备

需要自行制作支具时，由于支具由金属材料、塑料（聚丙烯板材等高分子材料）、木材和皮革等加工制作而成。为了有效地完成支具的制作，需要测量工具、加工打磨工具和抽真空设备等。

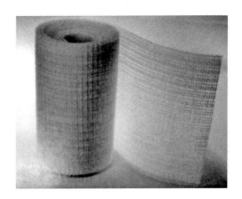

图1-4-5-1-3　热塑性固定材料石膏卷

【测量和划线工具】

测量和划线工具包括直角尺、直钢尺或折尺、量角器、游标卡尺等。

1. 直角尺　直角尺上没有度量尺寸的刻度，用于检验平面或直边的平直程度、两垂直平面的垂直程度的，也可用作导向工具划平行线或直线。

2. 直钢尺和折尺　直钢尺和折尺上都刻有精确度为1mm的确定尺寸的刻度线。

3. 量角器　量角器是用来确定两条直线（边）或两个平面间的夹角的，它可以任意地调整角度。

4. 游标卡尺　是用来测量精度要求较高的工件尺寸的，不能用来测量表面粗糙的工件。游标卡尺常用的精确度有0.01mm、0.02mm、0.05mm 3种可供选择。它可以直接测量出工件的外尺寸、内尺寸、长度、深度，还可以间接地测量出孔距。

【加工打磨工具】

1. 工作台　工作台是存放材料、工具、量具、刀具、工件并安装台虎钳以及进行各种手工操作的场所。一般要求台面高度在80cm左右。

2. 台虎钳　台虎钳是安装在工作台上用来夹持工件的一种平口钳。

3. 锉刀　是锉削加工的主要工具，常用碳素工具钢$T_{10}$或$T_{12}$制成，用于实体材料的锉削。

4. 扳手　包括马口扳手和扭矩扳手等。

（1）马口扳手：也叫弯头扳手，用于弯制

箍板和支条厚度方向的圆弧；

（2）扭矩扳手：是一种用来拧紧螺纹连接并使其达到一定量的力矩从而实现一定量的预紧压力的工具，常用于一些要求较高的能承受一定载荷的螺纹连接的紧固，如普通螺栓、螺钉、双头螺柱的紧连接且只受横向外载荷或只受轴向外载荷的情况，或紧定螺钉的紧固等。

5. 曲线锯和振动锯

（1）曲线锯：是一种手持式电动工具，主要用来修剪工件的边缘，可以安装不同类型的锯条，用于锯木板、塑料板、铝板等。

（2）振动锯：既可用于切开石膏绷带，又可用于将热塑成形后的塑料板材或树脂材料从石膏模型上分离切开。

6. 钻床和钻头　钻床是用来在工件上进行钻削加工的机器，常用的钻床有台式钻床、立式钻床和摇式钻床 3 种。钻床配合不同的钻头在实体材料上切削出不同的圆孔。钻床配以不同的刀具并选择相应的切削用量，可完成钻孔、扩孔、铰孔、攻丝等各种加工。

7. 打磨机　常用的打磨机有砂轮型砂带打磨机、平面砂带打磨机和铣磨床磨头打磨机。

（1）砂轮型砂带打磨机：用来抛光加工余量较小而形状、尺寸要求一般但表面粗糙度要求较高的金属工件。

（2）铣磨床磨头打磨机：配以粒度或粗或细的砂带打磨头，用于打磨或抛光非金属工件内外的各种形状的表面。

8. 烘箱　烘箱是用来加热、烘烤板材、坯料、半成品等的设备。烘箱有立式和卧式两种。

（1）立式烘箱：可用于加热金属工件、热塑性塑料接受腔坯料等，还可用于烘烤潮湿的石膏模型以及在石膏模型上盔制的潮湿的待定型的皮革制品等。

（2）卧式烘箱：可用于加热金属工件、热塑性塑料板材、泡沫板材以及潮湿的石膏模型、盔皮制品等。

9. 热风枪　是一种用于对支具进行局部加热变形的电加热工具。热风枪一般配有不同的喷嘴以供更换。口径大的喷嘴加热范围大；口径小的喷嘴热量比较集中，加热范围较小，适于小区域的加热。

10. 抽真空设备　抽真空设备主要为真空泵，是用来进行热塑性塑料板材抽真空成形和合成树脂成形的抽真空的设备。抽真空的真空度可根据需要通过调节真空度控制器上的指针来控制。

# 第二节　支具处方与支具技师工作模式

## 一、支具处方

支具的使用是一种医疗、康复行为，应有文字形式，体现其科学性、服务性，以及医师、康复师的支具技师间的技术责任。支具处方是医师、康复师和支具技师间工作关系的重要凭证，也是康复治疗计划中的重要组成部，应当根据总体治疗方案的需要制定。在康复医师对患者进行检查评定后，根据患者的评定结果、治疗目的、支具的结构原理和适应证开出支具处方，由支具制作技师承担佩戴或制作任务。支具处方包括患者的一般情况、诊断、支具名称、使用部位、使用要求、使用目的、患者的特殊要求和注意事项。支具处方由医师、康复师根据患者病情开出，支具室核实后执行。以下是支具处方的范例（表 1-4-5-2-1）。

表 1-4-5-2-1　支具处方

支　具　专　用　处　方

姓名＿＿＿＿＿　性别＿＿＿＿＿　年龄＿＿＿＿＿　科别＿＿＿＿＿　病室＿＿＿＿＿　床号＿＿＿＿＿　住院号＿＿＿＿＿

地址＿＿＿＿＿＿＿＿＿＿＿＿＿＿＿＿＿＿＿＿＿　电话＿＿＿＿＿＿＿＿＿＿＿＿＿＿＿＿＿＿＿

诊断：

使用部位：　　　　　　　　左　　　　　　　　右

　　　肩　　肘　　腕　　掌指　　髋　　膝　　踝　　跗　　颈　　胸　　腰

使用要求：

功能位：

特殊位置：伸展　　　屈曲　　　内旋　　　外旋　　　内收　　　外展　　　内翻　　　外翻

使用目的：固定　　　　康复　　　　矫形　　　　治疗　　　　其他

支具名称型号：

注意事项：1. 请严格按医生要求佩戴支具，如违反要求，后果由本人负责。

　　　　　2. 支具佩戴中出现不适，请速来就诊或与我科联系。

　　　　　3. 试戴支具时患者应与医生配合，注意型号匹配，松紧适度。

　　　　　　医师：　　　　　　技师：

　　　　　　　　　　　　　　　　　　　　　　　　　＿＿＿＿＿年＿＿＿＿＿月＿＿＿＿＿日

## 二、支具技师工作模式

### （一）概述

支具技术是一门医工结合的边缘学科，故支具技师应熟知人体解剖学，了解运动创伤、骨创伤、关节外科的基本知识，掌握各类支具基本工作原理和适应证，能制作支具，具备独立工作能力，善于与医师、患者沟通，有较强责任心。

支具的使用由医师、康复师、支具技师共同组成康复协作治疗组，以患者为中心，支具处方为纽带，各行其责、各尽其职，相互协作。支具技术随医师定期查房，观察支具佩戴情况和患者配合支具使用情况，每日查房 1~2 次，对支具佩戴不当引起的松动、滑脱、压疮、皮肤发红等症状，应立即进行处理。对于体质衰弱、缺乏支具使用主动性的患者，支具技师要通过沟通向患者说明支具使用的必要性，取得患者的同意，提高其使用的信心，主动配合治疗。除此以外，技师还应接待门诊患者，参加全科医师业务学习，了解医师诊断治疗技术上的新进展，结合本职工作，积极提出治疗方案，完成科室日常工作。

### （二）支具技师具体工作

支具技师接到支具处方后，应做如下工作。

1. 了解患者全身一般情况和支具使用部位的情况，有无支具使用禁忌证，如伤口、皮肤病、皮肤破溃等，确定患者一般及局部肢体情况良好，方可执行使用。由于同一类型、功能的支具价位不同，还应充分了解患者的使用要求（功能、外观、舒适感、质量等），选择最佳方案予以治疗。

2. 佩戴支具时应注意支具型号的选择，需要辅助材料时，取型并现场制作。

3. 特殊要求的支具，应与医师协商制作、佩戴。

4. 佩戴支具后，支具技师应严密观察每日佩戴情况，如支具是否符合处方医师要求，与人体轴位的适配性，患者穿着的舒适感、功能性及取下支具时肢体的状态。

5. 使用训练：因患者康复情况决定支具佩戴的时间，故支具技师应对患者进行佩戴使用的训练，协助患者尽快习惯佩戴支具产生的不便，术前 3 天应嘱患者佩戴支具完成各项日常生活动作，为术后康复治疗提供最大限度的配合。

6. 交付使用时，技师应向患者（小儿向其监护人）说明支具的使用目的、使用方法、使用时间（日间用、夜间用、昼夜用、综合治疗使用周期）。对住院患者应每天查房，密切观察有无支具佩戴并发症。门诊患者应向其详细讲明支具佩戴后可能发生的情况及处理方法，如佩戴不适，应及时与医师联系或到医院就诊。

# 第三节　脊柱支具的应用及注意事项

## 一、颈围及颈托

适用于颈椎病患者、颈椎外伤及颈椎手术后的固定。颈部制动的目的一是使颈部肌肉休息。二是将颈椎适当固定制动后，可限制颈部的过度活动，减少颈椎退行性变以及已经形成的压迫物与神经根、交感神经、椎动脉及颈脊髓之间的相对摩擦，减少椎间关节的创伤性反应，缓解和改善椎间隙的压力状态，增加颈部的支撑作用，减少继续损伤及劳损，有利于组织水肿的消退及损伤的修复，还可以起到巩固疗效、防止复发的作用；此外还有其他各种设计（图 1-4-5-3-1~3）。

## 二、先天性脊柱侧凸治疗支具

支具治疗脊柱侧凸的基本原理是通过使骨盆前倾来控制腰椎前凸，通过在平直的腰椎前凸部分施加外力，以及通过衬垫施加外力作用于椎旁肌或者与椎体相连的肋骨，通过上述外力对脊柱施加负荷。包括 Milwaukee 支具及臂下支具（TLSOs）包括 Boston 支具和 Wilmington 塑料背心（图 1-4-5-3-4~6）。应该说对特发性脊柱侧凸的矫形治疗是支具应用比较成功的例子。目前对脊柱侧凸保守治疗公认有效的方法为支具和电刺激疗法。Nachemson 发表了由脊柱侧凸研究会资助的多中心前瞻性调查结果，证实支具治疗的成功率（74%）远高于电刺激治疗（34%）。Boston 型支具（图 1-4-5-3-7）的有效率高达 87.1%。文献资料统计应用支具后的侧凸纠正率为 32%~70%。

支具矫治脊柱侧凸的原理是根据生物力学三点或四点矫正规律，三点加力用于单纯胸腰段或腰段侧弯，四点加力则用于双侧弯，并在合适位置加垫以对抗旋转力。同时由于患者本能地避开压垫，成为纠正侧凸的一个主动因素。根据经验，支具治疗适用于生长发育期脊柱柔软性较好，Cobb 角在 40° 以下的患儿。Cobb 角达 45° 或以上者一般应做手术治疗，但对低龄患儿亦可先用支具控制，以推迟手术时间。支具一般应穿戴到身体发育停止再逐渐去掉支具，这个过程大约可持续 6 个月至 2 年，此时取下支具 2~4h 后的站立位脊柱 X 片所示侧凸角度应与穿戴支具的角度相同。目前国内各支具室较多采用 Boston 型支具（属 TLSO），对侧凸顶点在 $T_9$ 以下者效果较好，顶点在 $T_9$ 以上者，应使用 CTLSO 支具。

## 三、用于胸腰椎伤患支具

胸腰椎伤患应用支具的适应证比较广泛，包括胸腰椎骨折脱位、腰椎间盘突出症、腰椎不稳

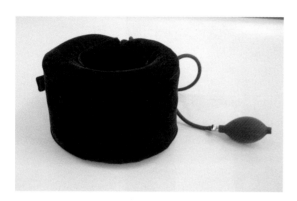

图 1-4-5-3-1 充气式颈围

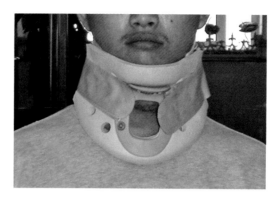

图 1-4-5-3-2 颈托

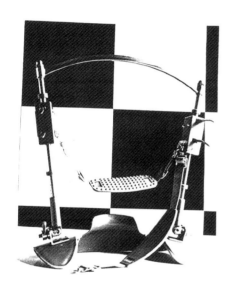

图 1-4-5-3-3 复合材料制成的多功能颈椎支具

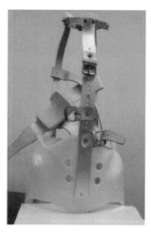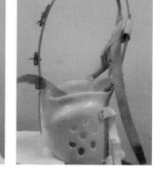

图 1-4-5-3-4 Milwaukee 支具

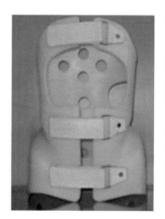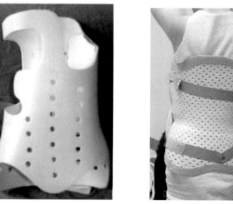

图 1-4-5-3-5 Boston 支具

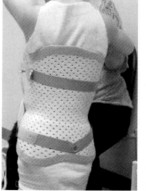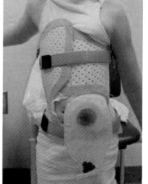

图 1-4-5-3-6 Wilmington 塑料背心

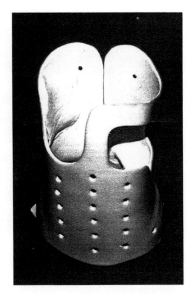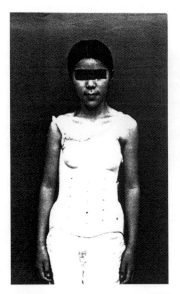

**图 1-4-5-3-7　Boston 型支具及患者佩戴情况**

症、结核、肿瘤等。但在某些情况下佩戴支具过早下床活动是有害的。比如对稳定性胸腰段骨折，应在卧床一个月左右再戴支具下床；脊柱结核患者应在病灶比较稳定，或病灶清除和植骨融合术后六周左右再使用支具。由于热塑支具的可脱卸，此类患者可在卧床休息时不用支具，而在起床站立行走时再佩带支具。在骨折愈合或病灶痊愈后也不宜继续长期使用支具，以免腰背肌萎缩无力导致脊柱的不稳定。

## 四、用于截瘫支具

截瘫患者使用支具的目的是借助机械外力支持体重，控制关节稳定，以利站立和行走。$T_{10}$ 以上平面损伤的患者由于腰部肌肉全瘫，双下肢完全失去自控能力，支具较难发挥作用，仍以轮椅代步为好。$T_{10}$ 至 $L_2$ 平面损伤的患者往往可以屈髋和提动骨盆，可根据下肢肌力和诸关节稳定程度设计相应支具，这类支具的关节部位在站立时锁定在伸直位，坐下休息时髋、膝可以屈曲。但此类患者佩戴支具后往往仍需扶拐才能行走。$L_2$ 以下平面的损伤往往是不完全截瘫，而且主要是踝部不能自控、足下垂等，仅需配置小腿支具或矫形鞋，在踝部加设拉簧或在足底设电刺激装置。

## 五、用于小儿麻痹后遗症支具

小儿麻痹的恢复期使用支具主要是为了使肢体保持功能位，以免发生挛缩畸形。在后遗症期用支具的目的是为了代偿部分肢体功能，主要是稳定关节，支持体重，技术原则与截瘫支具相同。另外，对短肢畸形可使用高鞋跟，以进一步改善步态。

## 六、支具佩戴常见问题及处理

### （一）支具型号不符

成品康复支具的型号选择很重要，过大、过小都会影响治疗效果，故使用前严格按照佩戴操作步骤执行。佩戴后确认其达到支具处方所提出的使用目的时，方完成其佩戴过程。需要取型、制作的支具，应在其皮肤破溃处及骨粗隆处、重要神经血管分布的部位做特殊医疗处理后方可佩戴。另外儿童运用支具治疗应根据畸形矫正情况及儿童生长情况及时调整或更换支具。

### （二）支具相关并发症

**【支具故障】**

在支具的使用过程中应竭力杜绝这种情况的出现，适配时及时仔细检查，若有器械部分松动、脱落、辅助扣带破损等均不可交付使用。检查故障应作为每日查房及随访内容之一，发现问题，及时解决。

**【患者自行拆除支具】**

由于关节微创手术创伤很小，术后反应轻，患者有时认为损伤已经痊愈，自行拆除支具，往往会导致手术失败或出现严重的关节反应（如肿胀、疼痛等）。因此，支具技师在佩戴支具前应进行详细的介绍，说明支具应用的重要性和佩戴要求，取得患者配合治疗，支持支具技师的医疗工作。如果患者自行拆除支具，可能导致术前症状复发，必要时需实施二次手术，增加患者身体、精神等负担，造成不必要的损失。

## 附：一般常见术后并发症

支具技师还应熟练掌握四肢、脊柱手术后可能发生的并发症，以便及时调整支具的使用。

1. 深静脉血栓（DVT） 好发于 40 岁以上的肥胖患者，60 岁以上最为常见。故技师应详细了解患者既往手术史，有无深静脉血栓病史、血液高凝状态、较高的血栓形成倾向，是否患有恶性肿瘤、结肠炎、静脉曲张，是否口服避孕药等激素类药物等。术后 1 个月内的患者可早期进行术

肢康复训练，以促进患肢血液循环。患者如出现浮肿、疼痛、皮肤颜色改变时应请医师做医疗处理。微创手术后即刻进行踝关节训练和直腿抬高训练等主动下肢肌力训练，这都是防止 DVT 发生的有效措施。

2. 切口感染 非常少见。在微创手术和切开手术同时进行时，要特别注意无菌操作，避免关节内灌注液污染手术野和手术医师，导致切开手术切口的感染。微创术后感染一般都是皮肤表浅感染，保持引流通畅，常规抗菌处理即可。

3. 关节液渗出 术后患者可选用弹力袜等加压包扎防止关节冲洗液或渗出液的渗出。手术反应性关节肿胀、疼痛、发热，大多为局部出血和炎性渗出所致。通常在术后 24~48h 内出现，若发生，可适当松解支具，避免局部压迫并及时请医师处理，若术后因肢体局部情况需要去除支具，必须与医师联系，必要时改用临时制动。在进行前后交叉韧带重建时，由于要钻骨隧道，如果初学者手术时间较长，可能使关节灌注液渗入小腿深筋膜浅层，导致术后小腿肿胀，应注意观察，与切口感染区别。

（王予彬 战峰 郝跃东 刘大雄）

# 第四节 新型充气式胸腰椎固定背心（马甲）

## 一、新型充气式胸腰椎固定背心概述

新型充气式胸腰椎固定背心，又名多功能胸腰固定救生马甲，由上海海军 411 医院骨科主任严力生教授经多年研究形成的产品，为我国当代最新研制设计出的一种平时、战时均可选用的急救与治疗用具。此种集平战和水上救生为一体的严力生型胸腰（椎）部外固定救生背心（马甲），可以确保伤病员的防治与救护。其制作材料是选

用热塑型聚氨酯（TPU）、尼龙复合物及聚碳酸脂（PC）等组成。根据胸腰部生理弧度，经反复试用，研制出以龙骨为支撑、气囊充气加压而起到制动与固定作用的 I 型胸腰固定救生背心（马甲）；在此基础上增加了救生气囊及自涨式压缩充气钢瓶构成 II 型产品。 根据模拟落水实验，落水后自动充气时间 3~5s。救生固定背心(马甲)的浮力可达到 100 kg，90 kg 体重人体可在海上漂浮时间 > 96 h；在伤员漂浮时面部能确保持

朝上状态。24 h 浮力损失 ≤ 5%。穿戴后水上漂浮状态下其四肢可自由活动无呼吸及视力障碍。因此，此种设计不仅牢靠，符合医疗要求；且在落水后自动充气并确保救生功能的安全和有效；对舰船上乘员及工作者胸腰椎伤患者均可及时合理治疗并完成落水后的救护，具有积极的医治作用，对胸腰椎外伤骨折及其他患者在舰船内的搬动、转运及后送提供可行性。

## 二、新型充气式胸腰椎固定背心材料制作、测试与型号

### （一）材料

内外层基础材料是选用纯热塑型聚氨酯（TPU）作为面料；龙骨材料则选用质量轻、强度高的聚碳酸酯（PC）材料；背带扣桦采用可调节长度的扣带；马甲衣襟采用万能粘带扣，腰部再用武装带式松紧带粘带扣加强；充气系统由气囊可塑阀门气压球及微型自涨式压缩空气钢瓶

（15×2cm）等构成；再选用兼具荧光标识的橘黄色织物作为面料，如此则便于海上搜寻与援救时的识别。

### （二）设计、制作与型号

龙骨的设计根据正常人胸腰椎的生理弧度，按照腰椎前凸角50°（取30°~80°的中间数）、腰骶角为38°（34°~42.5°）来设计；以PC材料做成的龙骨，按大小号码设计制成宽 2 cm,长 32~48 cm 不等的龙骨 6 条。每条龙骨中设计有 3~6 个孔，直径 5 mm，间隔 8 cm（图 1-4-5-4-1）；在此基础上形成 I 型和 II 型差别性设计。

**【I 型背心的设计】**

将 TPU 面料按照设计要求用模具进行热合，形成竖条状并与底部气囊连通，竖条状龙骨置入气囊间隔中；龙骨的孔穴用铆钮加固，使固定器有较好的通透性；缝置扣襻系统及气囊阀门；完成含有龙骨与气囊相间的胸腰固定部分；再缝制扣襻完成 I 型胸腰固定背心（马甲）（图 1-4-5-4-2、3）

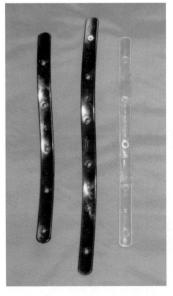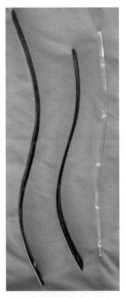

A　　　　　　　　B

**图 1-4-5-4-1 符合人体生物力学曲线的龙骨实物（A、B）**
A、正面观；B、侧面观；

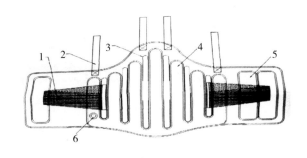

**图 1-4-5-4-2 I 型胸腰椎固定背心之基本结构，后方观示意图**
1.松紧器；2.背带；3.龙骨；4.气囊；5.尼龙搭扣；6.气阀

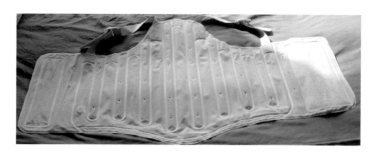

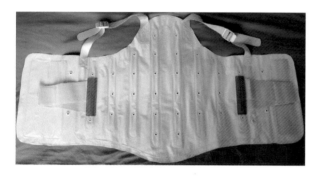

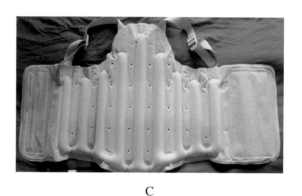

图 1-4-5-4-3　Ⅰ型充气马甲展开状态（A~C）

A.内面观；B.背（外）面观；C.充气后内面观

**【Ⅱ型背心的设计】**

在前者基础上再与胸襟与肩背部同时增加TPU热合形成备用潜置的救生气囊即为Ⅱ型多功能胸腰固定马甲（图 1-4-5-4-4~6）。在气囊下方，相当于救生马甲右前下方置入微型自涨式压缩充气钢瓶（见图 1-4-5-4-6C）。本设计依据国人身高

选择 180 cm、170 cm、160 cm，腰围 85 cm、75 cm、65 cm 三个标准分为大、中、小三种规格。由于气囊充气后有自动调节缩小腰围的作用，穿戴以后其腰围的制动、固定与舒适度均可自然调整；前后胸背部贴合正常。

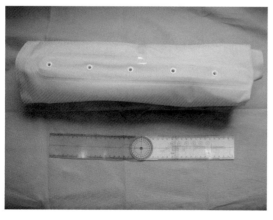

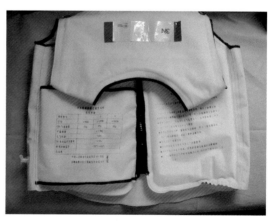

图 1-4-5-4-4　Ⅱ型充气救生马甲未使用状态，形状小巧，便于折叠及携带（A、B）

A.包装状态；B.展开状态

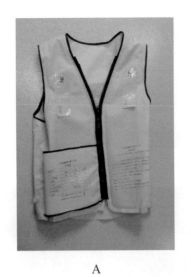

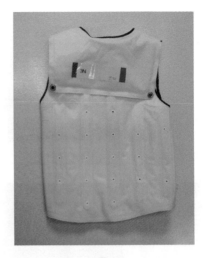

A        B

图 1-4-5-4-5　Ⅱ型充气救生背心（马甲）未充气状态前后观（A、B）

A. 正面观；B. 背面观

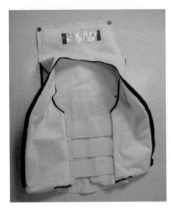

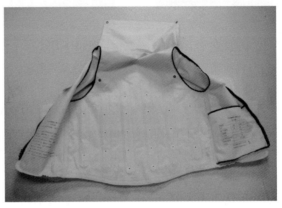

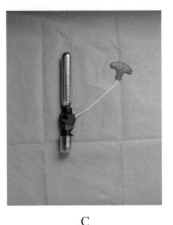

A      B      C

图 1-2-5-4-6　Ⅱ型充气救生背心（马甲）展开状外观及自动充气钢瓶（A~C）

A. 正面；B. 背面；C. 压缩空气钢瓶

## 三、新型充气式胸腰椎固定背心使用方法

### （一）一般概况

　　将符合体型规格的复合多功能胸腰固定马甲展开状态下围于胸腰部，适度系紧粘搭扣襻系统，再用气压球连接气囊阀门，充气至气囊膨鼓，感觉固定确实即可。移除气压球接头，紧锁气压阀门。脱卸时，先打开气囊阀门，并轻捏气压阀门将气囊空气排出；松开胸腰部粘贴搭扣，固定马甲即卸下。一般情况下，患者卧床时无需穿戴，拟站立、行走或搬运等活动时才穿戴固定，尽可

能在平卧状态下操作。本马甲对于孕妇、严重胸腰椎不稳定骨折、或伴下肢瘫痪及严重心肺疾患者不宜使用。

### （二）Ⅰ型胸腰固定背心马甲的临床应用

　　上海海军 411 医院骨科筛选临床病例共 532位，平均年龄 48.8 岁（16~82 岁）；男 368 例，女 154 例。其中胸腰椎外伤患者现场急救应用 56例，胸腰椎外伤后送救护 15 例，急性腰扭伤入院后 17 例，腰椎间盘突出症辅助治疗 24 例，胸腰段手术后固定 280 例，轻度胸腰压缩性骨折保守治疗者 62 例（持续固定时间 6~8 周），其他腰

痛患者 20 例；另 58 例用于舰船乘员腰痛患者。本组病例经专职医护人员观察穿戴固定前后状态，表明腰痛及活动改善等情况，无其他不适主诉。

### （三）Ⅱ型救生背心马甲临床应用按海上救生要求的相关参数测试

【测试参数】

1. 对已制好的Ⅱ型救生马甲按海上救生要求

进行参数测试并使用 90kg 假人模拟落水并观察相关状态参数见表 1-4-5-4-1；

2. 分别选择会游泳者、不会游泳者及有腰痛、腰部不适的战士各 20 名，穿戴Ⅱ型救生马甲后模拟落水试验，分别观察固定效果、落水后潜式救生气囊充气时间、漂浮状态、四肢活动、半小时游泳（划水）距离等，其测试结果见表 1-4-5-4-2。

表 1-4-5-4-1　救生马甲按海上救生要求的参数测试

| 测试项目 | 参数值 |
| --- | --- |
| 固定救生马甲的重量 | 0.9 kg |
| 固定救生马甲的体积 | 52 cm × 16 cm × 5.5 cm |
| 落水后自动充气时间 | 3~5 s |
| 救生固定马甲的浮力 | 100 kg |
| 90 kg 假人海上漂浮时间 | > 96 h |
| 伤员漂浮状态的面部朝向 | 向上 |
| 24 h 后浮力损失 | ≤ 5% |
| 穿戴水上漂浮状态下的四肢活动度 | 自由灵活 |

表 1-4-5-4-2　三组人员使用Ⅱ型充气救生马甲的结果

| 人 员 | 年龄（岁） | 漂浮面部朝向 | 水中活动能力 | 30min 平均游泳（划水）距离（m） |
| --- | --- | --- | --- | --- |
| 会游泳者 | 20~26 | 朝上 | 灵活自如 | 500 |
| 腰痛或腰部不适患者 | 20~30 | 朝上 | 灵活自如 | 200 |
| 不会游泳者 | 18~23 | 朝上 | 灵活自如 | 100 |

【结果】

新型充气式胸腰椎固定背心测试结果证实本设计合于临床急救，治疗及防护应用器材的各种数据和相关要求。

### 四、新型充气式胸腰椎固定背心治疗效果

#### （一）Ⅰ型胸腰椎固定背心（马甲）的应用效果

对于诊断明确的腰椎间盘突出症引起的腰痛，穿戴以后固定确实，腰痛减轻；按 VAS 评分从穿戴前的平均 8.2 分（7~10 分）降至 2 分

（0~3 分）。急性腰扭伤者穿戴以后疼痛基本消失、下地行走时方便。无神经压迫的胸腰椎骨折患者其 VAS 评分 8.6 分，穿戴后可以下地行走，同时行走时无明显疼痛，骨折 8~10 周后临床愈合，根据 MacNab 评定均为优。对于胸腰椎手术后患者，术后 3 天 VAS 评分 3~5 分，然后戴胸腰椎固定器后下地行走有力、无明显不适，VAS 评分为 0~3 分。此种满意疗效主要来自背心的。由于复合背心有前后多条龙骨支撑和相间多型气囊，再通过充气加压，使得固定更为坚强、牢靠。龙骨上的透气孔共 38 个，在 20℃环境里，通过穿戴固定马甲连续 2 h，患者无不适感及内衣潮湿

现象，说明整件固定器具有良好透气性。严力生等认为其透气性及孔的数量、直径大小尚可进一步研究完善。胸腰固定马甲通过龙骨的支撑及气囊张力获得双重固定，且受力均衡。固定范围（$T_{10}$~$S_1$）牢靠，通过正常人穿戴后站立位屈髋活动其胸腰部不能伸曲变位、X线动力性摄片未见腰椎弧度的改变，表明固定确实。

### （二）Ⅱ型多功能胸腰固定背心（马甲）的应用效果

对于腰肌劳损、胸腰椎间盘突出症、腰部扭伤的舰船员，穿戴后原有腰痛和不适症状消失，VAS评分从5~7分减少至穿戴后的0~3分。同时在舰船活动恢复正常，可胜任完成日常操作工作。由表1-4-5-4-2可见三组人员穿戴后救生气囊的充气及漂浮、游泳（划水）能力及四肢灵活性等参数均符合救生要求。

## 五、新型充气式胸腰椎固定背心设计特点

### （一）Ⅰ型胸腰椎固定救生背心（马甲）及其特点

【一般特点】

众所周知，胸腰椎骨折的现场急救及搬运过程中，要求伤病员脊柱须保持平直、避免前屈或仰伸，否则易导致继发性损伤。目前临床上尚缺乏有效的针对胸腰椎损伤急救、搬运的保护装置。另一方面，对于胸腰椎伤病尚需要固定治疗、胸腰椎手术后更需外固定支撑，通常采用胸腰固定支具、普通的腰托（围）和石膏背心，虽然能起到一定的固定与保护作用，但也存在各自的不足与缺点。因此，作者研制出既能达到临床救治、现场急救及车船搬运要求，又能使胸腰固定确切舒贴、灵活轻巧、便于携带的胸腰椎外固定器-Ⅰ型胸腰固定马甲。临床使用取得理想的效果并得到广大患者欢迎，其与现有的胸腰固定支具相比，克服了体积较大、质地硬、笨重、脱下后不宜折叠、穿戴不服帖等缺点；与普通的腰托（围）相比，避免了固定范围局限、不能达到有效的急救固定

及手术后的固定治疗的缺点；与石膏背心固定相比，克服了石膏固定不透气、不宜脱卸、外观臃肿、患者穿戴较难忍受等缺点。

【其他优点】

Ⅰ型胸腰椎固定马甲则具有以下优点：

1. 携带方便可折叠；

2. 气囊充气加龙骨双重固定，增加了固定强度，疗效确实；

3. 按解剖生理设计符合生理要求，更为舒贴；

4. 穿戴方便、透气性好、可重复使用；

5. 腰固定较适用现场急救、车船搬运。

病例选择同时在临床的实际应用中，对于诊断明确的腰椎间盘突出症者、急性腰扭伤以及无神经压迫的胸腰椎骨折患者进行了固定治疗，穿戴以后疼痛基本消失、下地行走方便。根据临床疼痛指数VAS评分、MacNab临床疗效评定均显示出理想的效果。在胸腰椎损伤高度怀疑骨折脱位或伴有脊髓神经损伤的患者的院前急救中，也具有较大的意义。

### （二）Ⅱ型多功能胸腰固定救生马甲及其特点

【一般特点】

对于海上医学救援来说，受海况、气象甚至其他因素的影响，海上伤病员的急救及转运过程中落水可能性概率甚高，尤其是战时或训练状态下，无疑增加了海上胸腰椎损伤伤员救治的难度。作者受海上救生衣的启发，将海上漂浮救生与胸腰椎损伤救治相结合，以Ⅰ型胸腰固定马甲为基础上，设计增加并潜置一个救生气囊及自涨式充气钢瓶，可以保证伤员在落水时起到既兼顾胸腰部的保护又具有漂浮救生作用的Ⅱ型多功能胸腰固定救生马甲。

【其他优点】

Ⅱ型设计不但具有Ⅰ型胸腰固定马甲的作用，而且兼备有海上救生的功能。研究结果表明：对90kg假人穿戴Ⅱ型救生马甲后模拟落水相关参数的观察；伴有腰痛、腰部不适的会游泳和不会游泳者各20名，穿戴Ⅱ型救生马甲模拟落水后，其固定效果、落水后潜式救生气囊充气时间、漂

浮状态、四肢活动、半小时游泳（划水）距离等要素的进行观察，显示Ⅱ型多功能胸腰固定救生马甲不但具有良好的固定作用、而且具有理想的救生作用。

### （三）结论

多功能胸腰固定救生马甲的设计研制，重视胸腰椎损伤的院前急救与搬运，将治疗开始于该类型损伤的第一时间；并将海上救生与胸腰椎损伤救治相结合的救生用具，为海上医学救援提供了新的思路。Ⅰ型多功能胸腰固定救生马甲主要适用于临床上胸腰椎疾病、胸腰椎手术后及胸腰部软组织损伤时的外固定，也适用于胸腰椎骨折的现场急救固定及狭窄楼道的搬运；Ⅱ型多功能胸腰固定救生马甲适用于舰船人员胸腰伤病患者的穿戴及船舱搬运。不但固定疗效确实及并备救生作用，而且体积小、可折叠、质量轻、便于携带等特点，具有临床推广及医学救生的意义。

（严力生　鲍宏玮　钱海平　罗旭耀）

# 参 考 文 献

1. Divanoglou A,Seiger A, Levi R.Acute management of traumatic spinal cord injury in a Greek and a Swedish region:a prospective, population-based study.Spinal Cord,2010,48(6):477-482

2. 李克宣，娄培友，曾伸杰，等．无神经损伤的胸腰椎骨折体位复位塑性背托及早期活动处理的疗效．骨与关节损伤杂志,2001,16 (4):244

3. 尹艳，周勇，赵延宝，等．自制脊柱外固定支具在胸腰压缩骨折康复中的应用．现代康复,2001,12(5):26

4. 吴占勇，孔建军，魏运动，等．脊柱急救外固定支架的设计与临床应用．中华骨科 杂志,2009,29（6）:600-601

5. 赵军舰，田广利，张兵，等．脊柱损伤外固定支具的临床应用．中国急救复苏与灾害医学杂志,2009,4（3）:184-185

6. 严力生，周春，钱海平，等．复合胸腰固定马甲的研制与临床应用（初步报告）．中国骨与关节损伤杂志,2009,24（6）:529-530

7. 冯其金，谷福顺，郑昆仑．脊柱外固定技术临床应用研究进展．解放军医药杂志,2012,24（10）:28-30

8. 鲍宏玮，严力生，钱海平，等．胸腰椎骨折后路长节段固定与短节段固定的疗效分析．颈腰痛杂志,2013,34（1）:76-78

9. Bible JE,Biswas D,Whang PG,et al.Postoperative bracing after spine surgery for degenerative conditions: a questionnaire study. The Spine Journal,2009,9（4）:309-316

10. 郭志民，周军，郭延杰，等．支具外固定对脊柱内固定术后患者早期的运用:236 例效果观察．中国临床康复,2004,8（8）:1416-1417

# 第六章　脊柱伤患牵引术

到目前为止，骨科牵引术仍是脊柱外科、创伤骨科及矫形外科治疗学中的一种传统、行之有效、且无法用其他技术完全代替的疗法。

因此，对每位从事临床骨科工作的医生来说，都必须重视，并熟练地掌握它，尤其是对年轻医师。

## 第一节　脊柱牵引疗法的原理、用具与分类

### 一、牵引疗法原理

目前，牵引疗法仍为骨科的基本治疗技术之一，经多个世纪沿用至今仍不失其临床价值，尤其是对骨与关节损伤和多种慢性疾患，应视为首选、最为有效的治疗手段之一。其原理如下。

#### （一）具有促进骨折断端复位的作用

分析脊椎及四肢骨折断端的移位方向，基本上不外乎以下四种。

【压（短）缩移位】

主要由于纵向肌群及韧带的收缩所致。在牵引状态下，如果纵向的牵引力与肌群的纵向收缩力平衡，则此种短缩必然随之消失。压缩性短缩者亦具有同样效应。

【成角移位】

除与暴力的作用方向及角度有关外，亦与周围肌群的收缩力不对称有关。牵引不仅可纠正因暴力作用方向所致的成角，且由于较为均衡的牵引力而使周围肌肉得到休息与松弛，从而可以使角度畸形获得纠正。

【旋转畸形】

除肌肉作用外，大多因损伤机制及椎体所处的体位所致。因此，通过正常体位情况下的牵引，可以纠正椎节间的旋转畸形。对四肢骨折可根据肌肉作用特点，按骨折远端对近端这一原则来调整牵引的角度而矫正旋转畸形。

【侧向移位】

这是骨折最常见的畸形，较多见于椎体、椎节及四肢骨折。通过牵引，可以使椎节或肢体的纵向肌群的肌张力增加，从而迫使向侧方移位的骨折端回归原位。

#### （二）使伤患局部得以休息、消除反应性水肿及制动作用

实验与临床研究结果表明，在任何创伤与病

患情况下，局部的制动与固定是其恢复与痊愈的基本条件之一。为此，采用持续牵引的方式，可使伤患局部获得较长时间的"静"，使早期的创伤反应迅速消退，并促进后期的修复。对于慢性疾患，例如颈椎病，在其发作时局部组织大多伴有反应性水肿；在牵引与制动状态下易于消退，从而达到治疗目的。

### （三）预防及矫正畸形

各种伤患，尤其是少年脊椎畸形及四肢邻近关节的伤患，因多种因素而引起或促使畸形的形成。通过牵引以及牵引状态下的功能锻炼，既有利于创伤的康复，又可避免因长期制动而引起的畸形与关节僵硬等不良后果。

### （四）便于开放性创面的观察与处理

对伴有创面的躯干及四肢骨关节损伤，一般多可采取闭合创面的疗法。但对某些感染性创面，以及需要观察局部皮肤、皮瓣等有血供障碍的患者，则应使创面呈暴露状。对于此种病例，牵引疗法具有显而易见的优越性，可选用相应的牵引方式。

## 二、牵引所需用具

根据患者的伤情和所处环境不同（和平时期、战争时期与自然灾害时期等均有差异），医生本人的习惯与学派不同，以及其他各种不同的因素，对牵引术的选择、使用与掌握也难以统一；因此，其所选择的牵引用具也随之而异。现将临床上常用的器具阐述如下。

### （一）简易式牵引床

除定型的骨科牵引床外，一般医院既往大多采用普通的医用床垫以木板再配备相应的牵引装置组合而成（图 1-4-6-1-1）。除部分边远地区外，目前已较少使用。

**【木架式牵引床】**

是由牵引木架、三级梯、靠背架、牵引锤和脚蹬箱等组成。除牵引滑轮及重量外，全系木制品，便于拆卸、调换和增补，且价格合理，较为实用（图 1-4-6-1-2）。

**【金属（钢）架式、制式（新）牵引床】**

为工厂成品，购置方便。牵引床系组合式，易于拆换、组合及调整。视其结构不同,功能也异,目前多引进国外产品或仿国外设计，在选时应结合国情及国内治疗方法及习惯上的差异酌情考虑（图 1-4-6-1-3）。

**【电动牵引床】**

为近年来发展较快，且已商品化的制式产品，主要用于脊柱伤患（图 1-4-6-1-4），目前已成为理疗科及康复中心的常备用具。

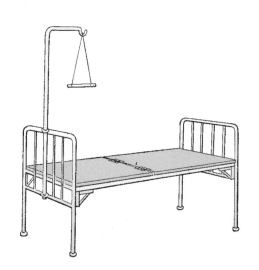

**图 1-4-6-1-1　简易式牵引床基本结构示意图**
包括床、床板（折叠式）及拉手，可用于牵引和固定及功能活动

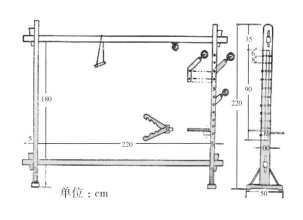

单位：cm

**图 1-4-6-1-2　木制牵引支架及规格示意图**
装有滑轮木撑、滑轮、固定勃郎氏牵引支架的剪形夹等

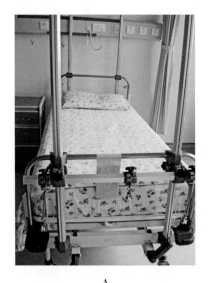

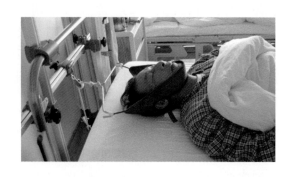

A B

**图 1-4-6-1-3 临床举例 制式（新）牵引床（A、B）**
A.纵向观；B.使用中

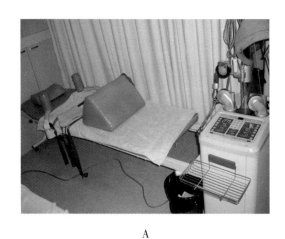

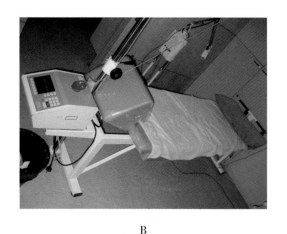

A B

**图 1-4-6-1-4 临床举例 电动牵引床（A、B）**
A.腰椎电动牵引床；B.颈椎电动牵引床

**（二）牵引附件**

在制式牵引床上，一般都配备完整，无需另外准备。但对一般骨科床或传统模式者，仍需准备以下用品：

**【三级梯】**

外形与大小如图 1-4-6-1-5 所示。主要用于使床脚抬高，其目的是利用患者身体重量来达到对抗牵引的作用，从而有利于骨折端的复位与稳定。当牵引重量超过体重 1/7 时，一般将床脚置于 50cm 高度。牵引重量为体重 1/14~1/8 时，床脚置于 30cm 处。而一般维持牵引重量时，则床脚不应超过 10cm。

**【三高度床脚垫】**

因三级梯所占面积较大，且存放不便，故目前多采用三种不同高度的木制床脚木垫取代之（图 1-4-6-1-6）。其长、高、宽分别为 50、30 和 20cm，两个为一套。可根据牵引重量不同而选用相应高度的一面。各面的中央部均有一凹槽，以使床脚嵌入，不易滑出。

**【靠背架】**

呈合页状，两侧有撑脚以便选择不同的高度，并可完全合拢，呈平板状（图1-4-6-1-7）。

**【折叠式或框架式饭桌】**

目前已有成品供应，多呈折叠状，翻开后可置于胸前，以便患者用餐。目前新的病床设计已附有此种附件，可酌情选择使用。

**【其他附件】**

1. 脚蹬箱　置于健侧足底部，以防止患者功能锻炼时身体下滑（图1-4-6-1-8）。

2. 拉手　悬于牵引架上，视患者身高而加以

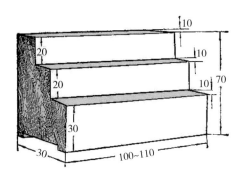

图1-4-6-1-5　三级梯示意图

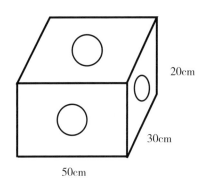

图1-4-6-1-6　三高度床脚垫示意图

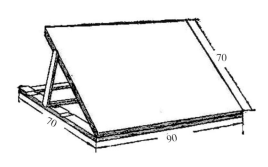

图1-4-6-1-7　背靠架示意图

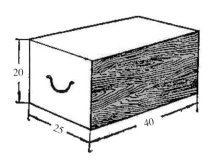

图1-4-6-1-8　健侧脚踏箱示意图

调节。

3. 牵引滑轮　指牵引架上所配备的牵引滑轮。一般分别置于大腿、小腿及足三者牵引力线所需的部位。大腿与小腿的牵引滑轮多安装于角状木板上，而后再嵌于牵引架的竖档中，以防牵引重量受阻。使用时应经常检查，尤其应注意牵引绳的磨损情况，以防突然断裂。

4. 牵引绳　应选择无弹性的蜡绳，以减少牵引时的摩擦力及阻力。

5. 牵引重量　除牵引座（一般为500g）外，再配备若干500g、1000g和2500g重量的牵引锤，以便于选择和调整（图1-4-6-1-9）。

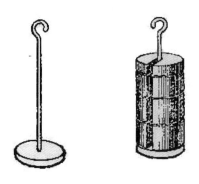

图1-4-6-1-9　牵引重锤示意图

## 三、牵引分类

牵引一般分为以下三大类。

### （一）吊带牵引

凡牵引力通过定型吊带对力点作用进行牵拉而使其作用力传达到伤患处，并得以复位、固定与制动目的之技术，称吊带牵引。多用于颈椎伤患及胸腰椎伤患，头颈部重量一般不超过 2.5kg，骨盆牵引吊带双侧分别为 3~8kg。

### （二）颅骨牵引

此种牵引是将牵引力直接通过颅骨而抵达颈段或颈胸段损伤部位，并起到复位、固定与休息之目的。此种牵引力的作用点虽小，但因其力量集中，故较之吊带牵引作用更明显。因其损伤骨质，非必要时不应滥用，尤其对处于骨骺发育阶段的儿童及青少年应尽可能地少用或不用。

### （三）其他

对四肢伤患牵引病例，尚需准备勃朗（Brown）氏架，或托马氏（Thomas）架以及其他相关用品。

# 第二节　脊柱伤患常用之牵引术

## 一、颅骨牵引术

### （一）概述

用于颈椎骨折脱位者，尤其是需通过牵引获得复位，或其中的不稳定性者等，亦可作为某些颈部手术前后的辅助与安全保障措施。

### （二）用具

除一般骨骼牵引用具外，应准备颅骨牵引弓一副，手摇钻一套及安全钻头 2~3 个，此钻头刃部上方 0.4cm 处有一台阶，可阻止钻头穿过颅骨内板。该套器械置于消毒包内，高压灭菌后备用。

### （三）术前准备

将患者头发全部剃光，用肥皂及清水轻拭头部，取仰卧位，两侧用沙袋固定。

### （四）画线定位

先于头顶正中画一矢状线，再沿两侧乳突向上画一冠状线，使两线相交，于此中心点沿冠状线向两侧 4cm 处各划一交线，即为牵引弓入口部位。

### （五）钻孔牵引

局麻下分别将两侧入口部皮肤各切开 1cm，直达骨膜。用安全钻头与颅骨的弧度成垂直方向钻穿颅骨外板（成人 4mm，儿童 3mm）。然后将颅骨牵引弓的钉钩插入，并稍许拧紧，使其固定（图 1-4-6-2-1）。

### （六）调整松紧度

在牵引过程中，常因尖端的压迫及骨质的吸收作用而使牵引弓松动，甚至滑出。因此，于牵引的次日起，即应再稍许拧紧（约 0.5~1 圈），此后每 3~5 天重复 1 次，但切勿用力，以防穿过颅骨的内板而损伤脑组织（图 1-4-6-2-2）。

### （七）脱落处理

在牵引过程中，牵引弓万一滑出脱落，可煮沸消毒后重新放上。

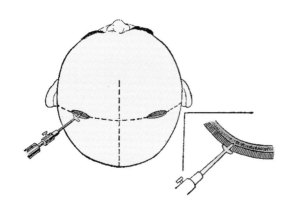

**图 1-4-6-2-1　颅骨牵引术钻孔部位示意图**

定点画线：仰卧平位，剃光头，在两侧乳突之间画一冠状线，再沿鼻尖到枕外粗隆画一矢状线。将牵引弓两端钩尖放在横线上作切口标志；依序在两标志点各作一切口，达骨膜，用带深度控制的颅骨钻钻孔，方向与牵引弓钩尖方向一致，仅钻入颅骨外板（成人约 4mm，小儿约 3mm）

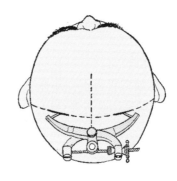

**图 1-4-6-2-2　颅骨牵引弓已放妥示意图**

安装颅骨牵引弓，旋紧牵引弓上固定螺旋，以防松脱、或向内挤紧刺入颅内

## 二、头部吊带牵引

### （一）适应证

用于一般较稳定、不伴有脊髓损伤的颈椎骨折脱位、颈椎病和某些不适合头颅骨牵引的颈部损伤。

### （二）用具

布制悬吊牵引带（又称 Glisson 氏带，亦可用布绷带自做）、牵引架、牵引锤及撑开弓。

### （三）操作

将牵引带的长端置于下颌部、短端贴于枕后，再将双侧牵引带挂至顶端的牵引弓上，该弓之间距应等于头颅宽度的一倍。然后即沿颈椎的纵轴方向持续牵引，重量视伤患病情而定。一般病例牵引重量 1.5~2.0kg；用于复位的骨折病例重量较大，多为 3~4kg（图 1-4-6-2-3）。

### （四）注意事项

【牵引重量】

不可过重（如病情需要可改颅骨牵引），否则下颌部皮肤有压迫坏死的危险。

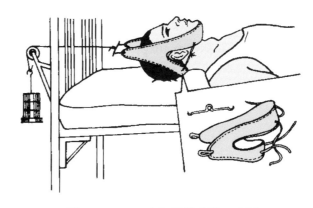

**图 1-4-6-2-3　头部吊带牵引示意图**

右下图为牵引带细部及牵引扩张弓

【压力分散】

颌部可放一泡沫海绵，以缓解局部压力，使其分散。

【牵引力线】

视伤情而定，一般以维持颈椎生理弧度为宜。

【功能活动】

牵引过程中应鼓励患者功能锻炼。

【后续治疗】

骨折在复位后，可酌情改用石膏或其他方法固定。

## 三、胸腰椎悬吊牵引

### （一）适应证

胸腰椎压缩型骨折不合并神经压迫与刺激症状者。椎板及后结构骨折者忌用。

### （二）用具

除牵引床及滑轮等物外，另备帆布制的悬吊牵引带一副，该带由1~2层帆布制成，宽15~20cm，长60~70cm，两端穿以木圆棍，再于木棍的两端与较粗的牵引用蜡绳相连。

### （三）操作

患者仰卧，将牵引带中点对准骨折节段之棘突，并于牵引带与皮肤之间垫一宽棉垫。为减少患者疼痛可先用1%Novocain10ml分别在上下棘间封闭。然后将牵引绳悬吊挂于同侧牵引架上，间距以略大于身体宽度为准。牵引重量视患者体重而定，一般每侧约6~10kg。要求腰部升起，在身体与床铺之间以能放入一拳为准。一般持续3~5天，俟X线拍片证明复位满意后，改换石膏背心固定，亦可在牵引下敷以石膏，而后再抽出牵引带（图1-4-6-2-4）。

## 四、骨盆悬吊牵引

### （一）适应证

骨盆环完全断裂且伴有明显侧向分离者，仅靠胫骨结节牵引难以消除侧向移位。因此，应在首先纠正纵向移位的基础上，再配合以悬吊牵引复位。

### （二）方法

所用牵引带与前者见（见图1-4-6-2-4）相似，但宽度约25~30cm。先将吊带置于臀部将其悬吊，牵引重量亦以臀部抬起并能以放入一拳为度。开始作垂直状悬吊（图1-4-6-2-5），当X线片证实纵轴复位后（一般应于骨折后一周内完成），改为向对侧交叉悬吊，利用其挤压作用纠正侧向移位。双下肢可置于勃朗氏架上牵引，并将床尾抬高30~50cm起反牵引作用，并有利于骨折的稳定。一般需持续3~7天，根据X线拍片所见再改用石膏短裤固定。

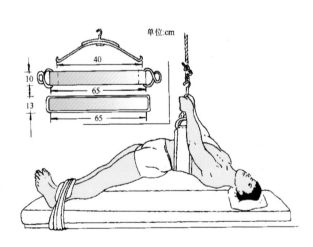

**图1-4-6-2-4　腰椎悬吊牵引示意图**
用于胸腰椎骨折复位及石膏背心实施过程中，视体形不同选用不同宽度吊带

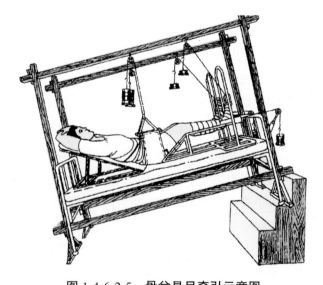

**图1-4-6-2-5　骨盆悬吊牵引示意图**
主用于骨盆骨折，双侧悬吊绳可平行（一般骨折）或交叉悬吊（有骨盆分离者），重量以臀部悬空一拳为准

### 五、骨盆带牵引

#### （一）适应证

用于腰骶部一般性损伤及腰椎间盘脱出症等。

#### （二）用具

除一般牵引物品外，主要是骨盆牵引吊带。亦为布制成，前方正中开口，两边各有 3~4 对细带用作打结及扎紧。侧方各有一根用于牵引的长带。

#### （三）方法

将牵引带扎于骨盆部（贴身可穿薄裤），并于骨突处垫以海绵或棉垫，通过双侧牵引带再连接牵引绳及滑轮实施牵引。持续时间视病情而定，自数天至月余不等（图 1-3-3-4-6）。

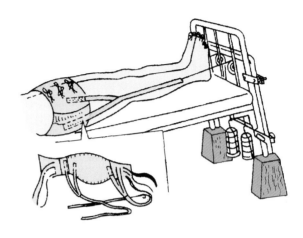

**图 1-4-6-2-6　骨盆带牵引示意图**

## 第三节　牵引患者的观察、护理及功能锻炼

### 一、牵引患者的观察

在牵引过程中，特别对牵引时间较长者，必须注意观察以下问题。

#### （一）牵引的反应

指各种牵引方式可能出现的不良反应，临床上多见于做骨牵引及皮肤牵引的患者，现分述如下。

【骨牵引者】

金属物在体内易因刺激作用而出现各种反应，甚至在钉眼处易引起感染，尤其是在肌肉的部位，由于肌肉纤维的频繁舒缩，穿钉处更易发生，例如股骨髁部、掌骨头及跖骨头等部位。此外易滑动的克氏针更促进了感染的形成。早期，仅钉眼处发红及有少许分泌物，如涂以碘酒或滴注青、链霉素溶液（过敏试验阴性者使用）多可使感染消退。但如分泌物较多，炎症反应已形成时，则需全身应用抗生素，并密切观察。

如仍不能控制，则应将钉拔出，局部换药引流。对已有脓肿形成或引流不畅者，则应尽早切开排脓，以防继发骨髓炎，并对骨折局部更换其他治疗方法。

【皮肤及吊带牵引者】

如包扎松紧不当，胶布刺激性太大（胶布质量不佳时极易发生，尤其是在诸原料中缺少安息香酸酊成分的）或皮肤过敏等，均可在贴敷胶布的局部及周边出现皮疹、潮红，甚至形成水泡。早期水泡多较小，可将其中液体抽出，涂以外用消毒剂，仍可继续牵引。如水泡较大，或已引起明显的感染时，则应除去胶布，更换其他治疗方式，并予以换药及全身应用抗生素。

#### （二）牵引重量的掌握

牵引重量不仅是骨折本身的需要，尚应考虑其他因素。

【初期牵引重量】

骨折、脱位的初期牵引重量一般较大。但在

使用时必须考虑到患者的肌肉状态、年龄、骨折类型和移位程度等。

**【后期维持重量】**

当通过脊柱或肢体测量或 X 线片观察，证明骨折纵向已达复位时，则应采取维持重量。重量的减少不应一次完成，应分批递减。若已出现因牵引过度而致骨折断端分离者，则初次减去重量要大。

**【皮肤及吊带牵引的牵引重量】**

由于胶布的黏着力有限，一般为 2kg，最大牵引重量不应超过 2.5kg，否则易出现反应或胶布撕脱。吊带牵引重量多超过前者，但不应超过一倍以上。

**【对颈椎及腰椎椎间盘脱出者】**

应以维持牵引为佳，牵引重量与骨折复位患者相反，在牵引初期重量较轻，3 天后则逐渐加重。以患者能够承受而又无不良反应为宜。颈椎不应超过 2kg，腰椎不超过 15kg。

**【特殊牵引】**

对胸腰椎骨折悬吊牵引及骨盆悬吊牵引等，重量均以臀下或腰下放入一拳为度。

**（三）牵引力线的掌握**

**【注意牵引力线】**

脊柱伤患牵引力线与四肢伤患基本相一致，即将躯体置于功能位上，并按脊柱轴向方向牵引。但应注意骨折的类型及椎节位移的方向等而加以调节；对压缩性骨折则需仰伸，而伸展型骨折牵引力线则应前屈，并随时加以调整。

**【消除阻力】**

在整个牵引过程中，绳索或吊带所途经的各处不应有阻力，并将滑轮的摩擦力降到最低限度。

**（四）反牵引力的要求**

**【牵引力与反牵引力必须平衡】**

当牵引力超过人体重量与床单之间的阻力时，可将人体向下方牵去，从而降低了牵引力的作用。为此，必须以床脚抬高的方式，利用人体的重量而形成反牵引力，其大小与人体的倾斜度成正比。

**【牵引力与床脚升高之关系】**

大量的临床实践表明，当牵引力超过自身体重的 1/7 时，床脚升高 50cm；1/7~1/10 时，升高 30cm；1/10~1/15 时，升高 20cm；小于 1/15 时，升高 10cm 即可。因此，床脚抬高的距离随着牵引力量的增减而升降。

**【减少体位性不适】**

床脚抬得过高会使患者出现头、胸、腹部等各种不适和异常反应。为此，可利用靠背架让患者上身呈半卧位姿势，以减少反应，且便于看书、写字等。

**（五）牵引时间的掌握**

**【一般原则】**

根据伤患本身的要求不同，其牵引时间亦长短不一，单纯作为术前复位及等待手术者，多在数天之内牵引。而同时兼顾复位及固定者，则牵引时间多在 3 周以上。颈椎病及腰椎间盘脱出症等牵引时间一般持续 3~4 周。

**【颅骨牵引者】**

根据颈胸段骨折等损伤要求不同情况的掌握，牵引时间不宜超过 4 周，并注意预防局部感染或引起颅骨内板的破裂损伤。

**【吊带牵引者】**

一般多在 3~6 周之间，如超过此期限，需对吊带加以检查，对损坏或黏污者需予以更换。

**（六）酌情摄片观察**

对脊柱骨折脱位病例，均应定期床边摄 X 片，以验证骨折复位情况。如采取床边透视观察，切勿时间过久，以免放射线损伤，当前多使用带有影像增强装置的 C- 臂 X 光机观察为佳。

**（七）积极预防各种并发症**

**【密切观察】**

尤其神志不清、幼儿及高龄者，由于各种因素，欧洲人长期卧床后并发症特别多，甚至有 1/3 左右的患者死于并发症。国内虽无此种现象，但对各种并发症应注意观察与预防，高龄患者尤应特别注意。

【床上功能锻炼】

床上牵引下的功能锻炼是预防并发症最有效的方法，而且有利于患者的功能重建。

【长期卧床牵引容易出现的并发症】

主要为坠积性肺炎、尿路感染及尿路结石形成、下肢静脉栓塞、褥疮、肢体废用性萎缩和骨质疏松等，因此必须采取相应的预防与观察措施，防患于未然。

【出现并发症的对策】

必须尽早采取积极治疗措施控制其发展，若与牵引疗法矛盾时，应权衡矛盾的主次，以不影响疗效前提下更换其他疗法。

## 二、牵引下功能锻炼

### （一）概述

对任何牵引患者，尤其是长期牵引的患者，只要无禁忌证，都必须嘱其每天定期功能锻炼，开始时应由医护人员指导。首先让患者认识到，在牵引状态下躯体的功能活动不仅不会影响伤患处的稳定性，且有利于伤患康复。另一方面，临床医师也必须明确，指导患者进行功能锻炼是其本职工作的一部分。功能锻炼的方式需依据病情酌情选择。

### （二）全身一般活动

主要为引体向上，可以使四肢、胸及头颈等同时得到较充分的活动。至少 3~4 次 /d，20~50 下 / 次。该活动不仅有助于防止关节僵硬，预防各种并发症，且可增进食欲，培养乐观情绪及改善全身的代谢状态。

### （三）骶髂肌锻炼活动

无论是颈椎病或腰椎间盘突出，均应对脊柱两侧骶髂肌进行功能锻炼，包括仰卧位的四点支撑腰椎和俯卧位的蜻蜓点式两种骶髂肌锻炼方式，3 次 /d，30~50 下 / 次。

### （四）被动活动

对年老体弱或神经支配障碍者，应由专人负责对全身诸关节进行生理范围内的功能锻炼。一般每天 3~4 次，每个部位 20 下，并鼓励与协助患者翻身或坐起，拍击后背部，以预防肺不张。

### （五）脊柱外伤病例

对脊柱骨折，包括颈椎不稳定性损伤脱位者不宜做引体向上锻炼，以免引起或加重脊髓的损伤，但四肢功能锻炼（或被动活动）仍应进行。

### （六）有下列情况之一者，功能锻炼应慎重，或酌情减少活动量

【心肺功能不佳者】

对代偿能力差者尤应避免；

【下肢静脉栓塞形成者】

应减少下肢活动量，以防血栓脱落引起意外；

【合并有颅脑与脏器损伤者】

需根据伤情而定，原则上在病情稳定后应鼓励患者适当活动。

## 三、牵引患者护理

### （一）为保持牵引的有效性，应注意以下几点

【牵引的重锤】

应悬空，不可着地或靠于床架上，滑轮应灵活。

【不能随便改变牵引重量】

作临床护理时，不可随意去掉重量或放松绳索。

【牵引绳】

应与被牵引的肢体长轴形成一直线。铺床时注意不可将被褥等压在绳索上，以免影响牵引力量。

【保持反牵引力量】

行下肢牵引时应垫高床尾，颅骨牵引时抬高床头，不应随便改变患者的位置。如向床头搬移患者，需有人拉住牵引绳，方可取下重量。

【注意皮肤】

应注意牵引部皮肤有无炎症或水疱。

【预防感染】

颅骨牵引者应保持钉或针眼处的清洁与干

燥，以防感染。

### （二）一般护理要点

**【保持患者舒适】**

腰下可垫软枕，头部稍垫高，注意保暖。

**【牵引床架上设秋千式拉手】**

以便患者练习上身起卧动作，并可在排便或作臀部皮肤护理时抬起上身。

**【防止关节强直及肌肉萎缩】**

自牵引日起，即应按医嘱教会患者做有规律的功能锻炼，如手指、足趾、踝关节及股四头肌运动等。

**【防止褥疮】**

凡骨突出部位，如肩胛部、骶尾部、足后跟、踝关节等处，每天至少用温水擦洗两次，然后用50% 乙醇按摩，保持局部皮肤干燥。受压部位应用棉垫、软枕或棉圈等衬垫。

**【防止其他各种并发症】**

长期卧床不动及头低脚高位，易发生以下并发症：

1. 坠积性肺炎　年老体弱患者易发生，应鼓励患者利用拉手做上身运动，每天定时协助起坐，叩击背部，鼓励咳嗽；

2. 泌尿系感染及结石　每天定时协助患者改变卧位、多饮水及积极控制感染；

3. 便秘　调节饮食，多吃高纤维素食物。每天做腹部按摩，必要时用开塞露、灌肠或服缓泻剂；

4. 血栓性静脉炎　老年者尤易发生静脉炎，嘱定时活动肢体，以促进静脉血回流。

（蒋家耀　王　亮　石　磊　卢旭华）

# 参 考 文 献

1. 赵定麟，李增春，刘大雄，王新伟.骨科临床诊疗手册.上海，北京：世界图书出版公司，2008

2. 赵定麟，赵杰，王义生.骨与关节损伤.北京：科学出版社，2007

3. 赵定麟.现代骨科学.北京：科学出版社，2004

4. Boyd MC，Mountain AJ，Clasper JC. Improvised skeletal traction in the management of ballistic femoral fractures. J R Army Med Corps. 2009 Sep；155（3）：194-6.

5. Ekere AU. Skin traction kit cervical collar hybrid appliance：a treatment option in cervical injuries. West Afr J Med. 2009 Sep-Oct；28（5）：347.

6. Franssen BB，Schuurman AH，Van der Molen AM，et al. One century of Kirschner wires and Kirschner wire insertion techniques：a historical review. Acta Orthop Belg. 2010 Feb；76（1）：1-6.

7. Kwon JY，Johnson CE，Appleton P，Rodriguez EK. Lateral femoral traction pin entry：risk to the femoral artery and other medial neurovascular structures. J Orthop Surg Res. 2010 Jan 22；5：4.

8. Scannell BP，Waldrop NE，Sasser HC，et al. Skeletal traction versus external fixation in the initial temporization of femoral shaft fractures in severely injured patients. J Trauma. 2010 Mar；68（3）：633-40.

# 第七章 脊柱外科应急性（类）手术

在战争、地震等特殊情况下，专科医师大多被直接派往现场一线或在基层医疗机构处理伤员。在人手不够或配套不全情况下，各位医师必然要面临各项工作去救治伤员。此时，一专多能或全面掌握各项应急性手术将成为每位医师的基本功，为此应对此类应急性手术有一全面了解，并应通过实践逐渐掌握，以备急需。

## 第一节 静脉切开术

### 一、静脉切开术适应证

1. 凡伤病情危重急需输血、输液而静脉穿刺有困难或难以保持通路通畅者。

2. 为保证手术中输血、输液通道的通畅，预先作静脉切开。

3. 保证麻醉及急救用药补液通道。

### 二、静脉切开术麻醉

多用 0.5%~1.0% 利多卡因局部浸润麻醉或其他麻醉。

### 三、静脉切开术手术步骤

四肢表浅静脉均可选用，通常多选用内踝前或卵圆窝处大隐静脉。现以内踝前大隐静脉切开术为代表描述。

#### （一）切口

在内踝前方，与静脉垂直方向切开皮肤，长约 2~2.5cm。用蚊式止血钳将皮下组织分开，找出静脉，并轻轻将其挑起（图 1-4-7-1-1）。

#### （二）切开静脉

在静脉上、下端，各穿过一根中号丝线，远端丝线结扎，近端提起。在两线之间用尖头小剪刀（或尖刀）将静脉斜行剪开一小口（图 1-4-7-1-2）。

#### （三）插入输液管

从静脉切口插入口径相应的静脉输液导管（或塑料管）约 3~4cm 深。输液管应先用生理盐水冲洗干净，并充满注射液，以防空气进入形成气栓（图 1-4-7-1-3）。

#### （四）观察是否通畅

结扎固定插管后，当静脉内血液有回流，表

明通畅，即将近端用丝线结扎，使静脉固定在管壁上。缝合皮肤，并将输液管固定在皮肤缝线上，

以防滑脱（图 1-4-7-1-4）。

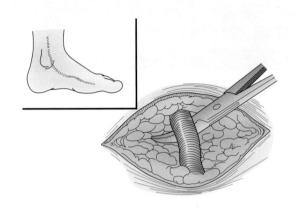

图 1-4-7-1-1　静脉切开切口及显露示意图

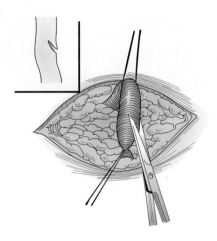

图 1-4-7-1-2　剪（切）开静脉示意图

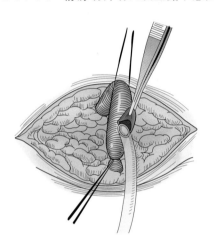

图 1-4-7-1-3　导入输液管示意图

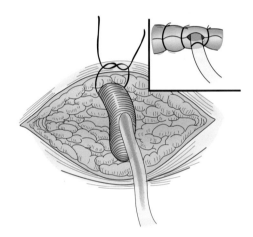

图 1-4-7-1-4　结扎固定输液管示意图

# 第二节　中心静脉压测定

## 一、适应证

1. 主要对休克或其他重大手术的伤病员，包括在手术中及手术后需大量输血、输液者，需用中心静脉压测定来指导输血、输液的容量和速度。

2. 对原因不明的循环衰竭，可用以鉴别是由于血容量不足或心脏功能障碍所致。

## 二、麻醉

多用 1% 利多卡因局部浸润麻醉。

## 三、手术步骤

### （一）选择静脉

上肢大多选用肘前贵要静脉或头静脉，下肢

首选卵圆窝处的大隐静脉。用制式中心静脉压测定导管或长约50~60cm的塑料管，按事先测量好从肘前静脉切口至胸骨切迹，或从大隐静脉切口至剑突处的长度，用线缚好标记，以便明确管的尖端到达上腔或下腔静脉近右心房水平的距离。管内用生理盐水冲洗后充满注射用液，并排尽空气。按静脉切开术步骤切开静脉，并将导管插入（图 1-4-7-2-1）。

### （二）导管远端接上"Y"型管

此时应分别连接输液吊瓶和测压管。测压管旁附有从 0 到 30cm 的标尺。注意必须把 0 点放在与心脏同样高的位置。仰卧时，以腋中线为准，当体位改变时，应注意调整。

### （三）测压

测量中心静脉压时，扭紧开关 1，放松开关

2、3，使输液瓶内液体充满测压管。然后关闭 2，开放 1，则测压管内液体下降至一定水平不再下降时，即为所测的中心静脉压（水柱）（图 1-4-7-2-2）。

### （四）判定

正常中心静脉压 0.78~1.18kPa（8~12cmH$_2$O）。低于 0.49kPa（5 cmH$_2$O），为血容量不足之征。到达 0.78kPa（8 cmH$_2$O）左右，应减慢输液速度。超过 1.18kPa（12 cmH$_2$O），应停止输液。但在使用时必须反复测量，并结合动脉血压、肺动脉压、尿量、乳酸含量等临床表现，做全面的客观分析。

导管留置时间一般不超过 5 天，否则容易发生静脉炎或血栓形成。

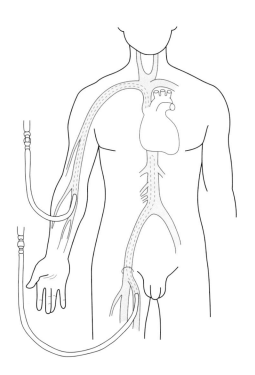

**图 1-4-7-2-1　中心静脉压测定静脉选择示意图**

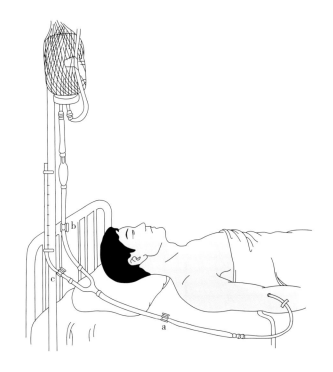

**图 1-4-7-2-2　Y 形管示意图**
中心静脉压测定时塑料管远端接 Y 形管
a. 开关 1；b. 开关 2；c. 开关 3

# 第三节　动脉输血

## 一、适应证

对严重休克或复苏急救的伤病员，经静脉快速输血后情况无改善，可考虑动脉输血。临床上多选择桡动脉为入路，其次是肱动脉及股动脉。

## 二、麻醉

多用局部浸润麻醉。但在复苏术、患者处于昏迷状态中可无麻醉。

## 三、手术步骤

### （一）腕部切口（多选用）

在左（或右）腕部桡侧，沿桡动脉方向作一长约 2~3cm 的平行切口。切开皮肤、皮下组织，在肱桡肌腱和桡侧腕屈肌腱之间，即可剥离出桡动脉。注意与动脉伴行之静脉相区分，如有搏动，则更易辨认（图 1-4-7-3-1）。

### （二）输血

在紧急情况下，未准备或缺乏动脉加压输血装置，可取两副 50 或 100ml 针筒，用枸橼酸钠溶液蘸湿，将吸满血液的针筒，按向心方向直接刺入动脉内，快速推入；并接上另一针筒交替进行（图 1-4-7-3-2）。

输血完毕，拔出针头，在动脉穿刺部压迫止血数分钟，必要时用细丝线缝补 1~2 针，然后缝合切口皮肤。

### （三）酌情选择其他血管

在危急情况下，由于桡动脉较细，不易触知搏动或发生动脉痉挛，输血效果有时不太理想，故也可采用肱动脉或股动脉输血。待完成输血后，用细丝线缝补 2~3 针。

### （四）肱动脉切口

在肘窝上方沿肱二头肌内侧缘作纵切口，长 3~4cm。切开深筋膜，从肱二头肌内侧缘将其向

![图1-4-7-3-1]

**图 1-4-7-3-1　显露桡动脉示意图**
动脉输血时桡动脉切口及选择游离动脉

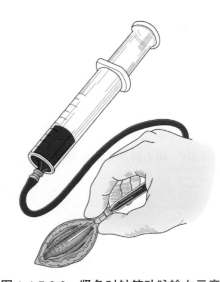

**图 1-4-7-3-2　紧急时针筒动脉输血示意图**

外侧牵开，即可见到肱动脉和位于其内侧的正中神经（图 1-4-7-3-3）。

### （五）股动脉切口

腹股沟韧带下卵圆窝处，作 3~4cm 长的斜切口，沿着大隐静脉进入股静脉的外侧，即可找到股动脉（图 1-4-7-3-4）。

### （六）动脉输血装置（图 1-4-7-3-5）

可采用：

【气囊加压输血】

即将贮血瓶的通气橡皮管接上血压计皮球，连续打气加压至 21.3~26.7kPa（160~200mmHg），血液即可快速输入。

【Y 形管代用】

用 Y 型管代替动脉输血针筒，使用时交替开关橡皮管上的夹子即可。

【塑料袋加压】

如用塑料输血袋，可在塑料袋外直接挤压输血，或利用输液加压装置。

## 四、注意事项

### （一）动脉输血量

一般在 200~400ml 左右，如血压回升，即可

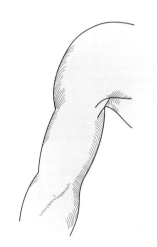

图 1-4-7-3-3　肱动脉切口示意图

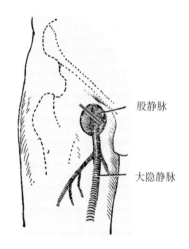

图 1-4-7-3-4　股动脉位置示意图

股静脉

大隐静脉

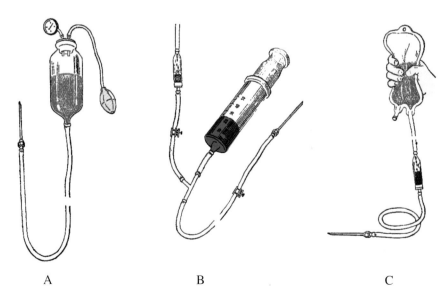

A　　　　　　　　B　　　　　　　　C

图 1-4-7-3-5　动脉输血装置示意图（A~C）

A.气囊加压输血；B.Y 形管输血，可代替针筒；C.塑料袋挤压（手压、充气袋加压等）输血

改用静脉输入。

### （二）防治动脉痉挛

可用 0.5%~1% 普鲁卡因溶液 5~10ml，经动脉推入。

### （三）紧急情况下

来不及配血，亦可用 50% 葡萄糖液 60~100ml

快速推入动脉内。但绝对禁忌在动脉内加用去甲肾上腺素等升压药物，以免发生严重的动脉痉挛。

### （四）在加压输血时

用力要均匀，不可过猛。针筒芯经常用枸橼酸钠生理盐水淋湿，防止血液黏着，推拉困难。

# 第四节　气管切开术

## 一、气管切开术概述

颈段气管自环状软骨到胸骨上切迹大约有 6~7 个气管环，上部位置较浅，下部位置较深。甲状腺峡部一般位于第 2~4 气管环的前面，其下方有甲状腺下静脉与无名静脉相连，左右构成一静脉丛。气管两侧有颈动脉鞘，包绕颈总动脉、颈内静脉和迷走神经（图 1-4-7-4-1）。

颈部筋膜的层次和筋膜间隙对气管手术有重要意义。颈部正中从皮肤到气管间一般分为颈浅筋膜、颈深筋膜浅层、胸骨舌骨肌、胸骨甲状肌筋膜、甲状腺前筋膜和气管前筋膜。气管前间隙与前纵隔间隙相通。手术时如过多地分离软组织，

在切开气管后，易使空气自气管切口逸入皮下组织，引起颈部广泛的皮下气肿，甚至沿气管前筋膜进入纵隔引起纵隔气肿。

## 二、气管切开术适应证

### （一）解除喉源性呼吸困难

如喉及喉以上炎症、异物或外伤均易引起的呼吸道阻塞，应及时消除。

### （二）减少呼吸道死腔和便于排除呼吸道分泌物

如面颈部灼伤和机械伤累及咽、喉、颈段

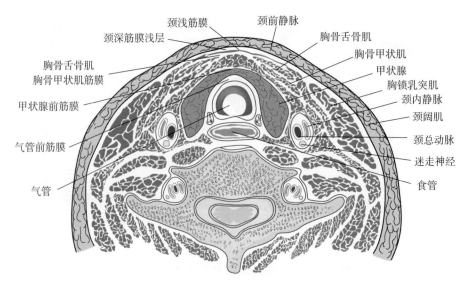

**图 1-4-7-4-1　颈段气管周围解剖示意图**

气管及食管而影响呼吸道通畅者；颅脑伤、高位颈椎伤病（颈4以上脊髓伤病者）或其他疾病引起昏迷和胸部外伤或胸部大手术后等造成咳嗽困难、分泌物潴留或肺功能受严重影响者。

### （三）面颌部手术

为便于麻醉和防止血液及唾液流入气管，可考虑先作气管切开术。

## 三、气管切开术麻醉

多用局部浸润麻醉，上自甲状软骨，下至胸骨切迹，用1%普鲁卡因在皮下作菱形浸润麻醉，正中切口部位再加做皮内注射麻醉剂（图1-4-7-4-2）。

## 四、气管切开术手术步骤

### （一）仰颈

多取仰卧位，肩下垫枕，头后仰，使颈部处于过伸位；头部必须保持正中位，使颏尖、喉结及胸骨切迹三点在一条直线上。对颈椎伤患不可过度仰伸以防发生意外（图1-4-7-4-3）。

### （二）切口

术者用左手拇指和中指在环状软骨两侧固定喉部和气管，右手持刀在颈前正中线自环状软骨下缘至胸骨切迹间纵行切开皮肤及皮下组织（图1-4-7-4-4）。

### （三）显露气管

沿正中线切开颈前筋膜，再用直止血钳沿切口方向纵形分开甲状腺前肌群（胸骨舌骨肌和胸骨甲状肌），然后用拉钩将其向两侧拉开，显露甲状腺峡部及其下方的气管环。注意分离时应严守中线，必须在气管切开三角区内进行，并随时用手指触摸气管位置，始终沿正中线操作，两侧拉钩用力必须均衡，不可将气管拉向一侧，以免损伤颈侧大血管（图1-4-7-4-5）。

### （四）切开气管软骨

将甲状腺峡部稍向上推 拉钩将其牵向上方，充分显露气管环（如甲状腺峡部较宽，妨碍气管环的显露，也可用两把止血钳夹住甲状腺峡部，切断并缝合结扎）。然后用尖刀在气管前壁刺入，刀刃从下向上挑开第2~5气管环中的任何两个软骨环。注意刀尖不可插入过深，以免损伤气管后壁（图1-4-7-4-6）。

### （五）插入气管导管

切开气管后，立即用小弯止血钳夹住气管切口两侧的软骨间组织，并向两侧提起，吸除气管内血液和分泌物，插入适当的气管套管，立即拔出管芯（图1-4-7-4-7）。

### （六）固定套管

皮肤切口一般不必缝合，以防发生皮下气肿。如切口较长，可在切口上部缝合1~2针。切口用一块剪开的纱布覆盖，套管系带在颈侧缚紧（图1-4-7-4-8）。

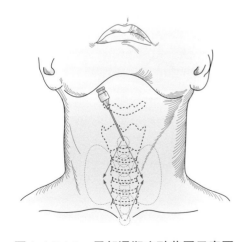

**图1-4-7-4-2　局部浸润麻醉范围示意图**

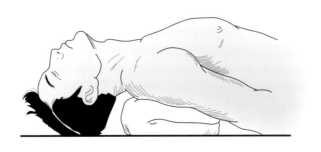

**图1-4-7-4-3　仰颈位示意图**
气管切开时仰颈体位（有颈椎伤患者切勿过仰）

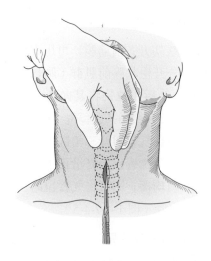

图 1-4-7-4-4　气管切开切口示意图

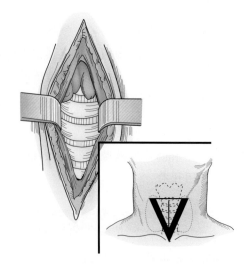

图 1-4-7-4-5　显露气管，侧方为危险区示意图

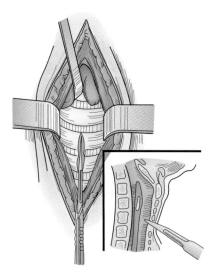

图 1-4-7-4-6　切开气管软骨示意图

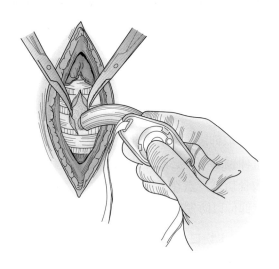

图 1-4-7-4-7　插入气管导管示意图

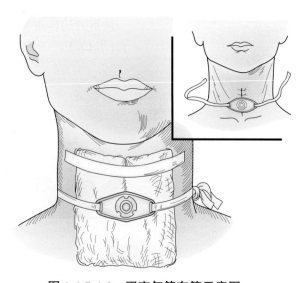

图 1-4-7-4-8　固定气管套管示意图

## 五、特种情况下气管切开术

指在战场、野外或车船上缺乏气管切开的条件时为救命而实施的手术，主要有以下两种急救手术。

### （一）紧急气管切开术

伤、病员仰卧，用衣物垫在肩下，使颈部显露；或将伤、病员肩部置于手术者坐位时的右膝上。用左手拇指和中指固定气管，右手持小刀按上述方法切开皮肤和皮下组织，然后边用左手示指探触气管边向下切开，直到气管前筋膜。确认气管后，用刀尖挑开 2~3 个气管环，用刀柄插入气管切口内并加以转动，张开切口，立即插入一段硬橡皮管或其他短管。最后将通气管固定在颈部上（图 1-4-7-4-9）。

### （二）环甲膜切开术

体位同紧急气管切开术。在环甲膜处作横切口，长约 3cm，深达喉腔，用刀柄插入切口并转动 90° 以扩张切口，立即插入气管套管或其他短管，并固定在颈部上（图 1-4-7-4-10）。

本手术只在伤病员已出现窒息十分危急的情况下方可施行。因环甲膜处插管过久，可能引起喉狭窄，故一般应在伤病员脱离危险后即行正规气管切开术，并将环甲膜处切口逐层缝合。

### （三）术后处理

（1）密切观察伤病员的呼吸和切口情况。

（2）保持内套管清洁通畅。根据分泌物的情况，定时取出清洗消毒后，再行插入。

（3）为保持呼吸道内一定的湿度，可用薄层湿纱布覆盖套管口，并在套管内滴入 5% 碘化钾或 1：1000 青霉素溶液，室内保持适宜的温度和湿度，必要时可给蒸汽吸入。

（4）待病情好转后即可试行堵管，经连续堵管 24h 以上而无呼吸困难，即可拔管。拔管后，切口用蝶形胶布黏合，数日后即可愈合。

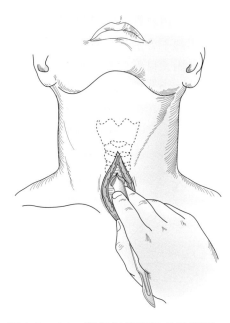

图 1-4-7-4-9　紧急气管切开术示意图

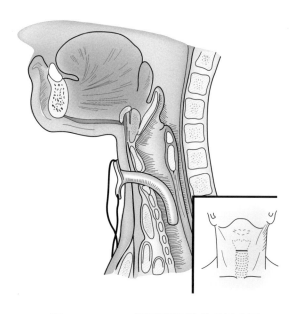

图 1-4-7-4-10　切开环甲膜术式示意图

# 第五节  胸内心脏按摩术

## 一、胸内心脏按摩术要领与要求

1. 挤压心脏时要急骤有力，使产生冲击性血流，有利于末梢的血液灌注；

2. 挤压心脏时，要手掌、大鱼际和指节用力，切不可指尖用力，因易损伤心肌，甚至穿破心室壁；

3. 拇指在每次按摩时，应来回更换位置，不可固定在一点，避免该处的心肌受损伤；

4. 应有节律地进行按摩，约 80 次 /min；

5. 在心脏按摩过程中应触到颈动脉或股动脉的搏动。

## 二、胸内心脏按摩术适应证

凡心搏骤停或心室纤维颤动，均适用。

## 三、胸内心脏按摩术手术步骤

### （一）切开胸壁

仰卧时，头部放低 5°~10°，左臂外展，左胸背部略垫高。术者站在伤病员左侧，在助手一面继续进行胸外按摩情况下，一面快速用 75% 酒精消毒手术区。一般在左前胸第 4 或第 5 肋间，快速切开胸壁肌层及肋间肌，进入胸腔内。切口可从胸骨左缘至腋中线，女性应沿乳房下皮肤皱褶作弧形切开（图 1-4-7-5-1）。

### （二）显露胸腔

用肋骨牵开器撑开肋间隙，如无牵开器，应在胸骨旁胸廓内血管外侧切断该肋间隙上、下的肋软骨，用两手分别拉开肋间隙，推开肺脏，快速进入胸腔内，显露心脏。注意勿损伤胸廓内血管（图 1-4-7-5-2）。

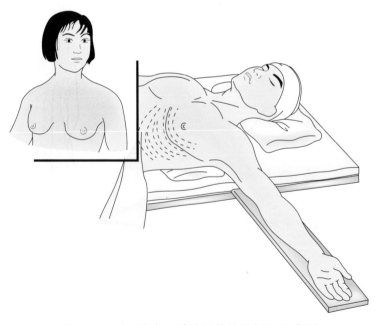

图 1-4-7-5-1  胸内心脏按压体位及切口示意图

### （三）心脏直接按摩

开胸后，右手立即伸入胸腔内，捏住心脏，拇指在前其余四指在后，挤压心脏。如心脏较大，可做心包外压向胸骨法按摩心脏。方法是用右手从心脏后面向前压向胸骨，左手平置于胸骨外，压住胸骨，使胸廓不因受压而发生移动，影响按摩效果（图 1-4-7-5-3）。

以上按摩是切开心包显露心脏做直接按摩前，为脑、心、肾等提供血运的必要步骤。

### （四）切开心包

经心包外按摩约数分钟后，如要切开心包做

直接按摩，可用止血钳在心尖部膈神经的前侧夹起心包，快速纵行剪开心包。注意不可损伤膈神经（图 1-4-7-5-4）。

### （五）心包内按摩

【按摩方法】

用右手伸入心包腔内，将心脏托出心包外，进行直接按摩。直接心脏按摩方法有四种：

1. 右手心脏按摩法：右手四指放在左心室后面，拇指和大鱼际放在右心室前面，心尖置于掌心（图 1-4-7-5-5）。

2. 左手心脏按摩法：心尖置于掌心，拇指和

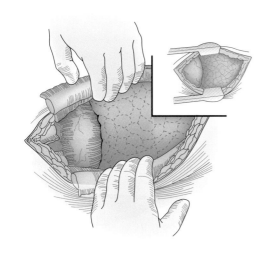

图 1-4-7-5-2　显露胸腔示意图

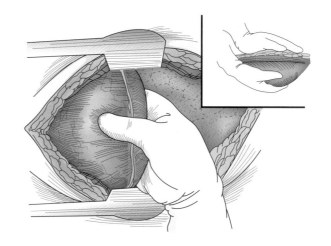

图 1-4-7-5-3　直接按压心脏示意图

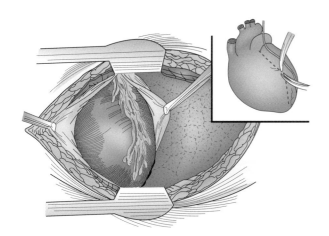

图 1-4-7-5-4　切开心包示意图

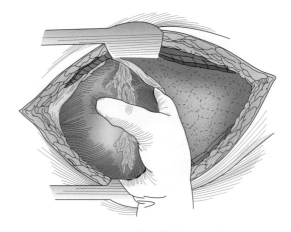

图 1-4-7-5-5　右手按摩法示意图

大鱼际放在右心室前面，注意切勿置于右心室流出道口，其余4指放在左心室后面（图1-4-7-5-6）。

3. 双手心脏按摩法：适用于扩大的心脏，右手掌置于左心室后面，左手掌在右心室前面（图1-4-7-5-7）。

4. 压向胸骨法：同心包外压向胸骨法。

【除颤】

如心脏出现心室纤维颤动，不必急于除颤，应继续按摩及人工呼吸供氧，待纤维颤动变粗颤后，用除颤器电击除颤。除颤器两极需裹以盐水纱布，一极置于心尖后，一极置于心底前方，稍加压于心脏上即行除颤。成人一般用200~450V电压（可逐渐增至750V），儿童150~250V，时间一般为0.15~0.25s（图1-4-7-5-8）。

【缝合诸层】

心脏复苏后，小心清除心包内的积血。心包切口边缘要仔细止血，必要时做缝合结扎止血。然后在心包切口靠心尖部切除一块心包，使成一较大缺口，做心包腔引流。胸膜腔用冰盐水冲洗后，缝合心包切口。腋中线第6~7肋间放置闭式引流管，胸壁按层缝合。胸膜腔内注入青霉素20万单位(青霉素皮试阴性者)和链霉素0.5g（图1-4-7-5-9）。

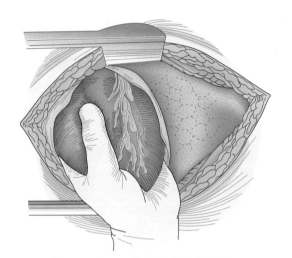

图1-4-7-5-6　左手按摩法示意图

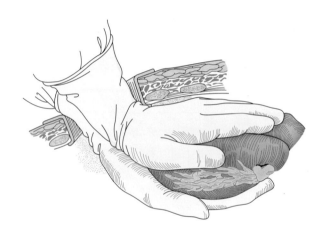

图1-4-7-5-7　双手心脏按摩法示意图

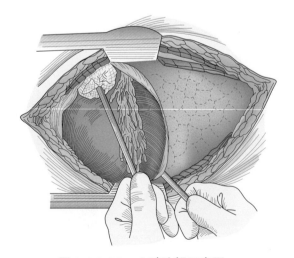

图1-4-7-5-8　心脏除颤示意图

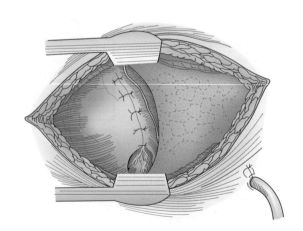

图1-4-7-5-9　缝合心包等诸层示意图

## 四、术后处理

1. 注意保持引流管通畅。

2. 如水封瓶内引流出较多血性液，应及时按丢失量给予输血。

3. 全身应用抗生素。

4. 一般在术后第 2~3 天拔除引流管。

5. 心脏恢复节律性跳动后，其他急救处理按不同情况做针对性处理。

（刘忠汉　马　敏　卢旭华　赵定麟）

# 参 考 文 献

1. 赵定麟，李增春，刘大雄，王新伟.骨科临床诊疗手册.上海，北京：世界图书出版公司，2008

2 赵定麟，赵杰，王义生.骨与关节损伤.北京：科学出版社，2007

3. Ali AM, Abdelkhalek M, El-Ganiney A.External fixation of intertrochanteric fractures in elderly high-risk patients.Acta Orthop Belg. 2009 Dec；75（6）：748-53.

4. Baechler MF, Groth AT, Nesti LJ, Martin BD. Soft tissue management of war wounds to the foot and ankle. Foot Ankle Clin. 2010 Mar；15（1）：113-38.

5. Donato MC, Novicki DC, Blume PA. Skin grafting. Historic and practical approaches. Clin Podiatr Med Surg. 2000 Oct；17（4）：561-98.

6. Giotakis N, Panchani SK, Narayan B, Larkin JJ, Al Maskari S, Nayagam S. Segmental fractures of the tibia treated by circular external fixation. J Bone Joint Surg Br. 2010 May；92（5）：687-92.

7. Landau AG, Hudson DA, Adams K, Geldenhuys S, Pienaar C. Full-thickness skin grafts：maximizing graft take using negative pressure dressings to prepare the graft bed. Ann Plast Surg. 2008 Jun；60（6）：

661-6.

8. Ming-Jie Yang, Qi-Lin Shi, Yu-Dong Gu.Treatment of cubital tunnel syndrome with ulnar nerve olisthe by minimal medial epicondylectomy combined with decompression with endoscope. SICOT Shanghai Congress 2007

9. Ming-Jie Yang, Qi-Lin Shi, Yu-Dong Gu.The clinical experience of endoscopic carpal tunnel release（ECTR）and the prophylactic methods to avoid the complication of ECTR. SICOT Shanghai Congress 2007

10. Parekh AA, Smith WR, Silva S, Agudelo JF, Williams AE, Hak D, Morgan SJ. Treatment of distal femur and proximal tibia fractures with external fixation followed by planned conversion to internal fixation. J Trauma. 2008 Mar；64（3）：736-9.

11. Serletti JM, Moran SL. Soft tissue coverage options for dorsal foot wounds. Foot Ankle Clin. 2001 Dec；6（4）：839-51.

12. Teli M, Lovi A, Brayda-Bruno M. Higher risk of dural tears and recurrent herniation with lumbar micro-endoscopic discectomy. Eur Spine J. 2010 Mar；19（3）：443-50. Epub 2010 Feb 3.

# 第八章　脊柱伤患术前及术中采血与输血和输血反应

## 第一节　脊柱伤患术前与术中采血

### 一、术前采血

#### （一）概述

术前采血一般有异体采血和自体采血。异体输血的危险性受到越来越多的关注，其不良反应有非溶血性发热反应、变态反应、免疫改变以及多种病原体的传播，如人类免疫缺陷病毒，乙型、丙型肝炎病毒和疟疾等尤为人们关注。同时血液的需求量也越来越大，血源不足的现象非常突出，基于这两种原因，自体输血逐渐得到了普遍关注。目前自体输血有以下几种形式：

1. 术前预存自体血；
2. 血液稀释自体输血法；
3. 术中出血回输；
4. 术后出血回输。

#### （二）异体采血

术前多采取异体血备用，异体采血的适应证各国规定并不完全一样，美国血库联合会（America Association of Blood Bank）建议，异体献血的指征为：供血者的血红蛋白高于 125g/L，年龄 17~75 岁，体重重于 55kg，肝炎病毒、梅毒螺旋体及人类免疫缺陷病毒的检测阴性。我国卫生部 1998 年第 2 号令"血站管理办法（暂行）"（1998 年 9 月颁布）中，对献血者健康检查标准规定为年龄 18~55 周岁，体重男性重于或等于 50kg、女性重于或等于 45kg，血压 12~20kPa/8~12kPa（90~140mmHg/60~90mmHg）、脉压差大于 4kPa（30mmHg），脉搏 60~100 次 /min（高度耐力的运动员超过或等于 50 次 /min），体温正常，体格检查基本合格的公民可以献血。献血者还要进行必要的血液常规检查，除了肝炎病毒、梅毒螺旋体及人类免疫缺陷病毒的检测阴性外，还有一些其他相关指标，如 SGPT 等。

#### （三）自体（预防）采血

【概述】

术前术者自体血预存既有利于节约社会资源，又对患者有利，目前各国无一致公认的采血标准。斯福坦血库的自体采血标准是体重超过 36.3kg、红细胞比积大于 0.34。我国卫生部 2000 年 6 月印发了《临床输血技术规范》[卫医发（2000）184 号] 中的附件二"自身输血指南"中明确指出，采用术前储存式自身输血，患者身体一般情况好，术前血红蛋白大于 110g/L 或红细胞压积大于 0.33，行择期手术，患者签字同意。按相应的血液储存条件，手术前 3d 完成采集血液；每次不超过 500ml（或自身血容量的 10%），两次采血时间不少于 3d；在采血前后可给患者铁剂、维生素 C 及叶酸（有条件的可应用重组人红细胞生成素）等治疗。

【自体采血要求】

目前对自体采血的年龄体重以及是否进行病原体检测还没有硬性的标准，自体血预存的方法也没有严格的程序。但如果患者在采自体血时能达到异体采血的标准，则异常反应的机会将减少。术前预存自体血要综合考虑患者的身体状况，只要患者一般情况良好，无严重的感染及营养不良，无严重的心、脑血管疾患，血红蛋白高于 100g/L，即可以采用术前预存自体血的方法。目前入院后术前准备的时间一般为 4~6d，入院后即加紧术前准备，并根据患者情况预存自体血，不会延长患者的住院时间。所以采用术前 3~5d 预存自体血 400ml 进行术中回输是完全可行的。

### 【禁忌证】

自体采血的禁忌证为心律紊乱、充血性心力衰竭、6 个月以内的心肌梗死、心绞痛、癫痫大发作、不稳定高血压、恶性肿瘤患者。

### 【自体输血的优势】

术前预存术中与术后自体输血可以避免异体输血的严重并发症。采血后骨髓中红细胞生成率可增加三倍，中性粒细胞及血小板在数小时即回升到正常水平，24~72h 血容量恢复正常，不会降低患者对手术的耐受性，并可以节省大量的血源，方法简单，价格低，在操作中只要严格遵循操作程序，增强责任心，可收到良好的效果。

## 二、术中采血

### （一）概述

术中采血一般在麻醉后、手术主要出血步骤开始前，抽取患者一定量自身血，在室温下保存备用，同时输入胶体液或等渗晶体液补充血容量，使血液适度稀释，降低红细胞压积，使手术出血时血液的有形成分丢失减少。我国卫生部 2000 年 6 月印发了《临床输血技术规范》[卫医发（2000）184 号]中的附件二"自身输血指南"中称之为急性等容血液稀释。常用于身体一般情况好、血红蛋白高于或等于 110g/L 或红细胞压积大于 0.33，估计术中有大量失血的患者。还可用于术中需要降低血黏稠度、改善微循环灌注等情况。血液稀释程度一般使红细胞压积不小于 0.25。术中必须密切监测血压、脉搏、血氧饱和度、红细胞压积和尿量的变化，能监测中心静脉压更好。

### （二）采血要求

术中采血采用血液稀释自体输血法技术复杂，必须有熟练的麻醉师协助，要求术中严密监测。如果患者血红蛋白没有达到上述标准，或有低蛋白血症、凝血机能障碍、静脉输液通路不畅及不具备监护条件等情况，不宜进行术中采血。

### （三）术中采血的技术

### 【术中回收创面出血】

脊柱手术患者预计出血较多（一般 600ml 以上），患者身体情况良好，血红蛋白高于或等于 110g/L，红细胞压积大于 0.35%，血小板计数大于 $100 \times 10^9$/L。麻醉后，建立可监测和通畅的输液通道，依据患者体重、血红蛋白和红细胞压积，按照 20~40ml/min 速度，抽取血液（一般不超过 1000ml）。同时输入等量的晶体液和胶体液，稀释液用量为抽血量的 2~3 倍，红细胞压积不小于 30%。手术后期，止血完毕后反顺序回输。

### 【注意事项】

术中采血术前要充分估计手术失血情况，全面评估患者身体情况，术中要严密观察，还要特别注意以下事项：

1. 严格掌握适应证和禁忌证；

2. 防止抽取速度过快，发生低容量性休克；

3. 抽取血液和输液应同步，既防止心肌缺血、心律失常，又要避免超负荷；

4. 回输时酌情利尿，防止急性肺水肿；

5. 可以减少但不能替代术中和术后自体输血和异体输血。

### （四）术中采血的优势

适当的血液稀释后动脉氧含量降低，但机体组织需要的充分的氧供不会受到影响，主要代偿机制是心输出量和组织氧摄取率增加；血液黏稠度降低使组织灌注改善；纤维蛋白原和血小板的浓度与红细胞压积平行性降低。一般只要红细胞压积大于 0.20，凝血不会受到影响。与术前预存自体血相比，术中采血方法简单、耗费低。

有些不适合术前预存自体血的患者，在麻醉医生严密监视下，可以安全地进行术中采血。疑有菌血症的患者不能进行术前预存自体血，术中采血不会造成细菌在血内繁殖。肿瘤手术不宜进行术中血液回收，但可应用血液稀释自体输血法在术中采血。

# 第二节　术中与术后自体输血

术中与术后自体输血（Perioperative Auto-transfusion）是血液保存的一个部分，是术中、术后异体输血的一个补充，它可以替代或减少异体输血，从而减少异体输血的各种并发症。术中与术后自体输血和其他血液保存技术联合使用，如术前术中自体采血储存、术中控制性降压等，最终通过减少患者手术期输血、减少异体输血来保证骨科患者的手术安全。

## 一、术中与术后自体输血概述

术中与术后自体输血就是将患者术中或术后手术部位的出血收集后，经处理再回输给患者，从而能避免术中、术后异体输血或减少异体输血的量。一般多用于手术时间长、出血量大的骨科大手术，如关节翻修、脊柱融合、骨盆骨折。

早在 1860 年，英国 Brainard 第一次报道了回收式自体输血，血液回收技术在一次世界大战期间的德国得到广泛使用。但是由于设备、技术的局限，同时异体血库技术的成熟和推广，此项技术直到 20 世纪 60 年代末，由于体外循环技术的广泛应用，才首先在心胸外科手术中运用。1970 年美国生产了第一台自体输血仪 ATS100，标志着术中自体输血技术开始进入了临床应用。目前除了在心血管外科手术使用外，在骨科的脊柱矫形、关节置换或翻修等大手术中也广泛开展了患者术中出血回收后在术中或术后回输技术。据报道，术中与术后自体输血技术的使用可减少术中用血量的 32%~50%。回输血中红细胞平均压积（Hct）可达 45%~55%，远远高于患者自体正常血红细胞平均压积（35%~40%）。

## 二、术中与术后自体输血技术使用

### （一）术中与术后自体输血原理

通过各种"血液回收"的装置，如术中或术后流出血经负压吸引，收集后，结合抗凝剂等保护血液的药物，在无菌条件下把失血集中在一个储血装置，经洗涤、过滤、浓缩后输还给患者。自身血液回收必须采用合格的设备，回收处理的血必须达到一定的质量标准。

从传统的人工简单过滤，到体外循环专用仪器和技术应用于回收血液再处理，新一代的自体血液回收利用系统可同时将其分离成红细胞、血小板、血浆以供不同情况选样使用，处理 250ml 浓缩血细胞仅用 3min，回收血细胞最高达 90%。目前先进的血液回收装置已达到全自动化程度，按程序自动过滤、洗涤、分离红细胞，并装袋备用。回收式自体输血对各种骨科大型手术有非常积极的意义。

### （二）过滤式自体输血技术（图 1-4-8-2-1）

通过负压吸引，将创口、创面等手术野内的失血回收到储血罐内，在吸引血液的同时，吸引管上连接着抗凝药物（每 1000ml 生理盐水中加入 30,000 单位肝素），混有抗凝药的回收血液在储血罐内（罐内可以选用 3.8% 枸橼酸钠液等作为保护液），经过多层过滤、沉淀后进入回收管，经过浓缩后进入血液袋，回输患者。初次过滤和再次过滤的滤网孔径逐渐减小，最后回输前必须通过40μm过滤才能确保回输血安全。

血液经过回收后，除含有正常的血液成分外，还有伤口软组织碎块、碎骨渣等杂质，还含有脂肪块、血凝块、乳糜小粒等，这些大分子物质一旦输入体内会引发下腔静脉栓塞、肺栓塞、脑栓塞等，因此必须通过过滤的方式去除。最早使用的就是过滤式自体输血技术。它具有仪器简单、成本和技术要求低、易于推广使用的优点。

由于回收血液会发生溶血、负压吸引等物理因素，导致红细胞物理损伤、血凝块引发血小板和凝血因子消耗等情况；还会含有麻醉药、游离血红蛋白、激活的凝血因子、聚合血小板的释放物，特别是由血小板、红细胞和白细胞碎片、血凝块或异物形成的微聚体可能引发支气管收缩痉挛、增加肺血管阻力，引起肺高压；或因血小板减少和凝血因子损耗导致凝血功能异常引发DIC。因此在自体血过滤回输技术基础上，再进一步通过对回收血液进行进一步处理，这一过程称之为洗涤处理。

### （三）洗涤式自体输血技术（图1-4-8-2-2）

在过滤去除较大的杂质后，回收血液再经过离心、盐水冲洗、浓缩、药物处理、再过滤等环节，显著减少了上述物质，提高了回输血的质量。

经过洗涤处理的回收血，红细胞形态正常或轻度受损，生活能力正常或轻度下降，与库存血比，抗渗透压细胞溶解能力强，2,3-DPG含量正常。

经过离心和清洗后，血小板已名存实亡，残留的也丧失了功能；凝血因子和血浆蛋白几乎全军覆灭；白细胞也有部分丢失、破坏和溶解。大量通过洗涤式自体输血的患者需要检测患者出凝血功能，及时补充血小板和新鲜冷冻血浆。建议每回输3500ml自体血，用3~4个单位的新鲜冷冻血浆和1~2个单位的血小板，丢失的蛋白建议用白蛋白或右旋糖酐补充。

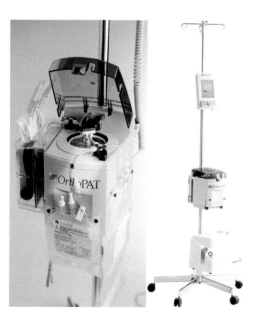

图1-4-8-2-1　床边使用的自体输血仪

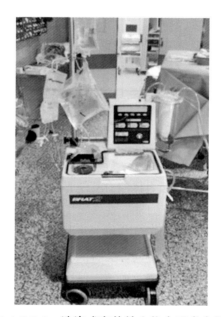

图1-4-8-2-2　洗涤式自体输血仪在手术中使用

## 三、术中与术后自体输血优劣评估

### （一）术中与术后自体输血的优势

术中与术后自体输血除了不需要血型配伍，还具有以下优势。

【安全有效】

能即时提供完全相容的同型血型。经过处理的血液在短短几分钟后又重新输回体内，能及时补充丢失的血容量和红细胞，减少机体输血反应。

【减少了输血反应】

自体输血后，不会产生临床异体输血所引起

的发热、过敏、溶血等常见的输血反应。

**【维护自身免疫功能】**

自体输血后，可避免异体输血引发的免疫反应，减少对自身免疫功能的干扰。

**【杜绝了经血液播散的传染病】**

自体输血后，避免了输入异体血，可阻断通过血液播散的各种已知或未知的传染病，如丙肝、艾滋病等。

**【减少血库压力和库血反应】**

自体输血可以代替或减少异体输血，减少骨科大手术的异体输血量，特别是减少血库手术备血、血液损耗等压力。同时回收血不仅避免了大量异体输血产生的代谢性酸中毒、低钙血症、高钾血症的发生，回收的自体血的2,3—DPG和ATP含量均高于库血，有良好的运输氧的能力。

**【其他】**

自体输血避免了异体输血需要的术前配型、术中血库取血的各个环节中可能出现的技术和责任差错，保证了患者的医疗安全。自体输血避免了宗教信仰等伦理问题。

**（二）术中与术后自体输血的局限**

自体输血发展迅速，且具有上述优点，但是在临床使用中还有不少需要提高的地方。

**【技术要求高】**

术中与术后自体输血不仅要求医护人员掌握全套血液回收、过滤、洗涤等技术，还需要定时对回收血进行简单的分析，并根据回收血量、分析数据等，采用不同种类和浓度的抗凝剂，通过各种药物使用来净化血液，保护有效成分，最终保证自体输血安全有效。

**【设备要求高】**

无论是过滤式术中与术后自体输血、还是洗涤式术中与术后自体输血技术，都需要有净化程度高的专用收集、处理设备。专用仪器设备不仅在自体血回收、处理、回输等过程中能严密处置和及时显示、提示进展，还要能根据现场医务人员指令，应对各种意外情况，保证输血安全。

**【人员配备多】**

术中与术后自体输血需要病区（含骨科、术后苏醒、监护等）的医生、护士、手术室护士、麻醉师、检验师和专门技术员共同完成；设备的事先消毒、维护、校验，事后清洗、保养等需要专门技术人员定期参与。术中血液收集、处理需要专门的技术人员始终在仪器边，观察设备运转情况，处理各种意外。因此术中与术后自体输血需要一支专业的团队，需要配备一定的专业技术人员。

**【费用高】**

由于仪器设备和处理的试剂、药物等需要投入，因此术中与术后自体输血的收费比直接使用库存血要高得多。

## 四、术中与术后自体输血注意事项

术中与术后自体输血首先需要收集出血，传统的负压会损伤红细胞，所以需要用专门的负压吸引。抗凝药种类、吸引器头端的结构设计、吸引回路质量和冲洗液等均会影响红细胞的回收质量。收集的血液要及时抗凝，防止凝固或减少血凝块产生。由于在储血罐沉淀、过滤等需要有一定的血量，过少的量经过沉淀、过滤后，都消耗在处理过程中，一般多于500ml后，才能获得有效的经过处理后的血液。

术后引流血液回收和术中一样，有两种方法，一种是采用红细胞洗涤技术，另一种是过滤回输法。前一种方法一般要求引流血量在900ml以上时才有使用价值，而且在实际使用过程中非常不方便，整个回收仪器需要随着患者从手术室推移到监护室或病房。所以在人工关节置换或翻修术中，多选用后一种引流血回收法。此方法通常在术中放入引流管后即开始血液回收，收集术后6h内的引流血，经一层滤膜，除去大颗粒物质，如骨、骨水泥碎屑、脂肪颗粒后，直接回输给患者。术中引流血袋可在常温下搁置，无需降温。在回收术后引流血时一定要加强无菌操作，严防引流期间血液被污染，一般仅回输术后6h的引流血。

对于严重休克和术中创伤较大的患者，应注意引流血中有较多的游离血红蛋白，引流血中大量细胞成分的破坏，血钾将有所升高。回收式自体输血适用于术中有输血可能，但又不宜或不能用于术前预存自体血的患者。

现代设备可以洗涤带菌自体血，减少细菌生存，但如手术区域或引流血有污染可能，不宜采用。术后使用床旁血液回吸收机一般仅回输6h之内的引流血。术中失血回输的设备价格昂贵，消耗品费用高，一般认为只是在出血量超过900ml时才有较好的应用价值。

回收血中的杂质经过过滤、离心和洗涤后并未完全清除，一些药物也可能无法清除，因此要注意加强观察患者输血后的变化。回收血液一旦被体内的肠内容物、尿液、胆汁污染，被病灶中

的结核脓疡、感染脓液污染，或怀疑已经污染时，要及时停止回输。在关节、脊柱手术中，如果证实是恶性肿瘤，能通过血液播散，一般不建议用术中与术后自体输血，以防止肿瘤病灶医源性播散。

回收的血液虽然是自身血，但与血管内的血和自身储存的血仍有差别。血液回收的质量取决于回收术中、术后出血的技术方法、回收血液的处理好坏等。处理不当的回收血输入体内会造成严重的后果。而且对人员、设备、处理技术有较高的要求，同时在使用成本上也要考虑。目前一般在出血量估计多于900ml以上的手术中应用。

目前术中与术后自体输血技术发展的热点是尽可能多的失血回收，提高回收率，更好地保护血液中有效成分。

# 第三节 输血反应及处理

## 一、输血反应概述

虽然异体输血在采血前后经过严格筛选，在采集、储存、运输、保管、使用等有严格的规范，安全性得到保证。但是无论是异体输血还是自身输血，输血反应还是比较常见的，需要及时处理。输血反应最常见的是发热反应，其次是过敏反应，而溶血反应及细菌污染血液的严重反应极为少见，通过输血传播的疾病常见的有病毒性肝炎、疟疾、梅毒、艾滋病等。为减少输血反应的发生，成分输血发展迅速，将全血分别制成高浓度制品，如红细胞、白细胞、血小板等，据临床需要有针对性地选用。

## 二、输血发热反应

### （一）症状

在输血过程中或输血后1~2h内发生。出现

发冷、寒战、体温可升高至39℃以上，持续半小时至数小时，有的患者可伴有恶心、呕吐、皮肤潮红等症状。

### （二）原因

可能是致热原（死菌、细菌产物）引起的，其次是多次输血使患者体内产生抗白细胞或抗血小板抗体，再次输血可发生凝集反应而导致发热；与保养液或输血用具被污染，违反无菌操作原则造成污染有关。

### （三）处理措施

**【暂停输血】**

一旦发生应停止输血，并给予生理盐水输入，密切观察生命体征；

**【对症处理】**

患者发冷、寒战时给予全身保暖，高热时给予物理降温；

【给予抗过敏药物】

对高热者可投予退热剂或肾上腺皮质激素；

【预防】

严格管理血液保养液和输血用具，输血过程中严格执行无菌操作原则，防止污染。

## 三、输血过敏反应

### （一）症状

大都发生在输全血后期，轻者仅为皮肤瘙痒或荨麻疹，常在数小时后消失。重者可出现喉头痉挛、支气管哮喘、血管神经性水肿，严重者发生过敏性休克。

### （二）原因

过敏反应发生的原因是输入的血液中含有致敏物质；患者呈过敏体质；患者多次接受输血产生过敏性抗体，再次输血后可因抗原、抗体的作用而产生过敏反应。输入血液中的异体蛋白同过敏机体的蛋白质结合，形成全抗原致敏有关；与献血员在献血前用过可致敏的药物或食物等有关。

### （三）处理措施

【减速输血】

根据过敏反应表现，轻者减慢输血速度，继续观察；重者立即停止输血。

【有效处理各种症状】

出现呼吸困难者，给予氧气吸入，喉头水肿严重时可配合气管插管或切开手术，若发生过敏性休克，立即进行抗休克治疗。

【对症处理】

视病情不同可给予皮下注射 0.1% 肾上腺素 0.5~1ml，或给予抗过敏药物治疗。

【预防】

勿选用有过敏史的献血员；献血员在采血前 4h 内不宜食用高蛋白和高脂肪食物，宜用少量清淡的饮食。主动询问患者是否有特殊过敏体质或过敏反应，密切观测，有过敏史的患者，输血前可应用异丙嗪等。

## 四、输血溶血反应

### （一）症状

前期可有头疼、四肢麻木、腰背剧疼、胸闷、黄疸、血红蛋白尿，同时伴有寒战、高热、呼吸急促和血压下降等。后期出现少尿、无尿等急性肾功能衰竭症状，可迅速死亡。溶血反应还可伴有出血倾向。

### （二）原因

输血前红细胞已被破坏溶血；输入异型血；Rh 因子系统不同引起溶血。

### （三）处理措施

【立即停止输血】

在立即停止输血同时应与血库联系，并保留余血。采集患者血标本，重做血型鉴定和交叉配血试验。

【对症处理】

静脉应用肾上腺皮质激素，纠正休克、升压、输血浆或低分子右旋糖酐补充血容量。

【保护肾脏】

口服或静脉滴注碳酸氢钠，以碱化尿液，防止血红蛋白结晶阻塞肾小管。双侧腰部封闭，用热水袋热敷双侧肾区，防止肾小管痉挛，保护肾脏。

【密切观察生命体征和尿量】

对尿少者应用利尿剂，对少尿、无尿者按急性肾衰处理，出现休克症状时，立即配合抗休克疗法。

【预防】

认真做好血型鉴定和交叉配血试验，输血前仔细核对，杜绝差错。严格执行血液保存规则，不可采用变质血液。

## 五、大量输血后反应

### （一）循环负荷过重

由于输血或输液过快，患者会出现心悸、胸

闷、烦躁等症状，建议通过监测患者中心静脉压、心功能，来调节输血或输液量。

### （二）出血倾向

在大量出血输入异体血后，患者体内凝血因子大量流失或机体凝血机制启动，消耗了大量凝血物质，虽然输血后血容量、红细胞等得到补偿，但是患者凝血因子得不到补偿，会出现伤口出血增加、皮下出血点、新鲜瘀血斑等，严重的还会出现 DIC 症状。建议采用成分输血、密切监测患者凝血功能情况，必要时可以输入血小板、新鲜冰冻血浆等，以及时治疗。

### （三）枸橼酸钠中毒反应或高钾血症

常见于大量输血，尤其是输注了库存时间比较长的异体血后。要密切监测患者，必要时可以静脉给予葡萄糖酸钙对症处理。

## 六、其他如空气栓塞、细菌污染反应

空气栓塞主要是操作失误，没有排除输血皮条中的残留气体导致，一般气体量少的话，不会引发症状。但是由于输血常常通过比较粗大的静脉或者直接通过上下腔静脉完成，相比平时输液外周细小静脉，静脉压力小，甚至负压存在，更容易导致空气进入心脏、血管，导致空气栓塞等严重并发症，要格外留心。

因输血传染的疾病（病毒性肝炎、疟疾、艾滋病及梅毒等）往往要在输血后很长时间才出现症状。严格把握采血、贮血和输血操作的各个环节，是预防输血反应的关键措施。同时作为术者，应该按照我国卫生部 2000 年 6 月印发的《临床输血技术规范》[ 卫医发（2000）184号 ] 中的规定，按照手术及创伤输血指南，执行输血知情告知制度。告知患者输血治疗的理由和输血可能发生的并发症，患者签署输血治疗同意书。同时认真填写各项用血、输血记录单。一旦发生不良反应或出现输血并发症，及时填写输血不良反应汇报单，在规定时间内上报。

（张　振　林　研）

# 第九章 脊髓显微外科

## 第一节 显微镜手术的基本操作

### 一、体位

脊髓在前屈位时伸展，在后伸位时弛缓。脊髓在伸展和紧张状态下进行手术操作，容易引起脊髓损伤。因此，脊髓手术时的体位应以使脊髓松弛为目的，要保持从中间位稍向后伸位的体位。为了把手术操作的损伤限制在最小限度，即使椎弓切除术不易施行，也要采取缓和脊髓紧张的体位。因此，在颈髓手术时要用颅三点固定器，在胸髓和腰髓手术时要使用四点支撑台。

### 二、椎弓切除术

椎弓切除术可用一般的方法施行。在硬膜内脊髓外的肿瘤时，若将病灶一侧一直削入到椎弓根，就能获得较大的视野。显微镜下手术时，为了防止血液流入手术野，要仔细地进行肌层止血。对于来自棘突深处的出血使用止血棉填塞止血的操作，绝不可马虎从事。出血来源不明时可在显微镜下止血。

### 三、硬膜外静脉丛的止血

彻底止住硬膜外静脉丛的出血是非常重要的。抬起椎弓时要用钝器剥离椎弓下面的硬膜外静脉丛，勉强剥离时就有静脉弥漫性出血。切除椎弓后，将硬膜外静脉丛和脂肪组织一起用双极电凝加以凝固。凝固后的血管和脂肪组织形成一层薄膜，沿着此膜将双极电凝插入到侧方的椎弓下面时，就能比较容易地将隐藏在深处的硬膜外静脉丛加以凝固。绝对不能使用单极电凝进行凝固，因为它能烧灼硬膜下的脊髓。对于破裂深处的静脉进行反复的、盲目的电凝也毫无用处。用湿棉片夹着赛璐玢或止血用海绵挤碎放上，这种5mm×5mm的小片压紧出血部位，充分加水的同时，间断地用棉片吸引，这是利用赛璐玢自身的止血效果，再加上赛璐玢膨胀后引起的压迫止血效果的方法。在凝固止血完后的一侧椎弓下面的硬膜外腔也插入2mm×20mm的赛璐玢长片。在切断的椎弓断端仔细地涂以骨蜡，即结束止血操作。

### 四、硬膜的切开

用钩将硬膜提起，用13号的圆刃刀将硬膜纵向切开（图1-4-9-1-1）。如果使用红宝石刀（Rubymes）等尖刃刀，就会同时把蛛网膜也给切开，所以必须使用圆刃的手术刀。由于硬膜是由二层构成，所以不能一次切开，用刀刃反复磨磋硬膜打开一个2~3mm的小孔时，就有透明的蛛网膜膨出。此时自硬膜缘有小的出血，助手要不断地加水冲洗。脊髓的硬膜是由纵走的纤维构成的，所以可用二根镊子夹住小孔的两边慢慢向左右拉开，每拉3~4cm，就用3号绢线圆针将硬膜缘固定在周围的肌层。硬膜的切开完成后用

10cm×10cm的棉片将周围覆盖，如果肌层有小出血，血液就渗进棉片，就能知道出血点的所在。如果出血点不清楚，也可在手术显微镜下做彻底止血。

## 五、蛛网膜的切开

自此即进入显微镜下操作。将蛛网膜提起用剪刀切开。仔细地将来自脊髓后静脉和后根与蛛

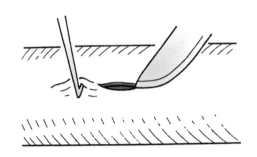

**图 1-4-9-1-1　硬膜切开示意图**
用细钩提起硬膜后用刀尖切开

## 六、脊髓表面的止血操作

左手持吸引管，右手持双极电凝，将吸引管的负压降至0.98~1.96kPa（10~20mmH₂O）水柱，通过吸引管前端的5mm×5mm的带线棉片进行吸引，要助手不停地加水冲洗，在认清出血点的同时用最低凝固强度加以凝固（图1-4-9-1-3）。用MQA（特殊吸水纸）吸引并不妥当，因为它能使出血点不清楚。

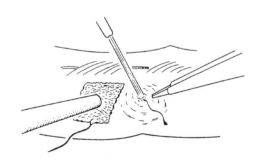

**图 1-4-9-1-3　脊髓表面止血操作示意图**

网膜相连的中隔膜切断。勉强地牵拉时会使静脉破裂出血。将经由蛛网膜流向硬膜的静脉凝固后切断。将切开的蛛网膜缝合在左右两侧的硬膜切开缘上（图1-4-9-1-2）。当脊髓手术结束、缝合硬膜时，蛛网膜也就这样和硬膜一起缝合。由于能保存住蛛网膜下腔，可减少术后粘连。为了防止血液自术野流入正常侧的蛛网膜下腔，不可忘记在术野的头尾两侧的蛛网膜下腔内插入带有细长线的绵片。

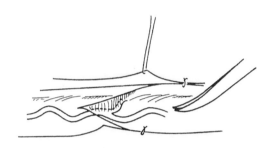

**图 1-4-9-1-2　切开蛛网膜示意图**
将脊髓后静脉在与中隔膜相连处切开，再将切开的蛛网膜断面与硬膜缝合固定

## 七、脊髓血管的观察

脊髓后静脉在脊髓背面蜿蜒走行，脊髓后动脉则沿后根走行。只凭色调很难鉴别动静脉，一般的说动脉较细，走行较直，静脉蜿蜒屈曲且合流。跨越静脉而交叉的是左右动脉的交通支。在小的不规则的交通静脉中能看到后沟静脉从后正中沟走出而成为一条线。血管系统是以薄的纤维束固定在外层软膜上。把脊髓后静脉一边向上方提起一边仔细地切断纤维束时就能把静脉游离出来。此时流入脊髓后静脉的交通支破裂，要加以凝固（图1-4-9-1-4）。一般认为脊髓后静脉系统的侧支循环很发达，即使将脊髓后静脉系统做大范围的凝固也不致引起神经症状。但是有时会看到从脊髓出现粗的交通支，如果将其凝固就有引起静脉梗阻的可能，因此要仔细检查静脉下面，如果发现有这种静脉，就不要加以凝固，需要保存其流出路径。脊髓前方的脊髓前动脉和静脉是

被外层软膜覆盖着的。

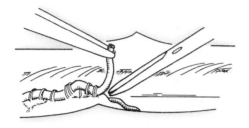

**图 1-4-9-1-4　脊髓后静脉切断示意图**

## 八、后根的观察

在观察左右后根时要判断其正中位置、脊髓的肿胀和扭曲程度等。为了准确了解后根髓节，可在硬膜放上夹子（Dlip）进行 X 线照相。

## 九、齿状韧带的观察

从脊髓侧面的后根进入部再向腹侧进入时就看到白色的齿状韧带。齿状韧带是由软膜的外层构成的，位于脊髓侧方的中央或稍稍偏于腹侧。通过观察齿状韧带可以推测脊髓扭曲等。将 3~4

个齿状韧带的硬膜附着部切断，并用针线牵引时，能将游离的脊髓提起一定程度。

## 十、后正中沟的观察

脊髓的软膜是由内外两层构成，即外层软膜和内层软膜。内层软膜从脊髓的前方和后方进入脊髓，在前方构成前正中裂，在后方构成后正中沟，将脊髓分为左右两部分。后正中沟一直到达连合部，所以将后正中沟剥离展开时就能到达脊髓中央。因此后正中沟的观察对于进入脊髓内部是很重要的。外层软膜覆盖整个脊髓直到延髓下部，在前方进入前正中裂内形成前正中中隔。透过外层软膜就能看清形成一条沟的后正中沟，由于出现一条极细的后沟静脉，所以它可作为辨认后正中沟的指标。在正常脊髓很容易辨认出来，但在脊髓肿胀部位就不容易认出来。肿瘤在脊髓内偏居于左侧或右侧时，后正中沟就偏向对侧。根据左右后根的位置来判断正中部位，这样也可以找出后正中沟。如果后沟静脉作为肿瘤的血管而发达起来时，就能在外层软膜上看到蜷曲成团的血管网。

# 第二节　显微镜手术的临床应用

## 一、神经鞘瘤的手术

硬膜内的神经鞘瘤多从后根发生。位于脊髓后方的手术较易。把粘连在肿瘤周围的蛛网膜和软膜仔细地剥离下去，很快就能把肿瘤从脊髓游离出来。充分地凝固神经根，加以切断就能切除肿瘤。由前根发生的肿瘤位于脊髓前方，因此切除椎弓时要把椎弓根充分削开。打开硬膜就在被拉长的齿状韧带的对侧看到肿瘤。即使由后根发

生的肿瘤也有在齿状韧带前方发育的。将 2~3 个齿状韧带在硬膜附着部位切断，就能用针线将脊髓提起（图 1-4-9-2-1）。如果肿瘤小又无粘连就能把它拉出来，如果大，可用 CUSA[①] 先减少肿瘤内压，然后再把它拉出来。此时的手术体位如为明显的前屈位，脊髓就被牵引而压向前方，脊髓的紧张度增强，所以这种体位并不可取。从神经剥离和切除肿瘤是很困难的，因此要在每个附着部位凝固神经并加以切断。通常在术后很少出

---

① CUSA 系超声波外科用吸引装置（Cavitron Ultrasonic Surgical Aspirator）。

现神经功能丧失的症状。肿瘤进入根囊部因而切除困难时，就再把硬膜横向切开，获得足够的视野后加以切除。硬膜缝合有困难时，为了避免发生皮下脑脊液漏，要充分缝好肌层。

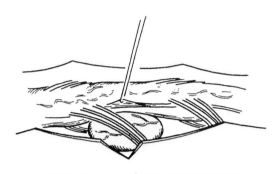

**图 1-4-9-2-1　肿瘤位于前方示意图**
神经鞘瘤位于脊髓前方时，可将硬膜囊壁横形切开，切断齿状韧带、提起

## 二、脑脊膜瘤的手术

基本上和神经鞘瘤的手术没有什么不同。由于是从硬膜发生的肿瘤，肯定是附着在硬膜上面的。有时出血很多，但是如果切断附着部，阻断营养动脉时，肿瘤就会陷于缺血而坏死。如果硬膜肥厚，应想到有硬膜内浸润的可能。如果附着部是在后方，就将附着部的正常硬膜切除 5mm 宽左右。肿瘤位于脊髓前方因而切除硬膜有困难时，就只将附着部的硬膜充分加以凝固，不过这种做法有复发的可能。硬膜的缺损部可用冷冻干燥硬膜修补。硬膜缝合有困难时，用干燥硬膜与周围的肌层一起缝合成覆盖硬膜囊的形态。此时特别要把背肌充分缝合好，以免脑脊液漏到皮下。

## 三、髓内肿瘤的手术

为了切除髓内的肿瘤必须凝固脊髓后面的静脉。一般认为这种凝固并不影响神经症状。但是Mii 等把从脊髓内出现的粗的交通静脉凝固后，当时就发现脊髓电位急剧降低，认为这是由于发生了静脉性梗阻的缘故。注意观察脊髓后静脉，保存其粗的交通静脉，保持其流出经路是很必要的。进入脊髓内的方法可采用经后正中沟进入法，此法能准确地把后索分为两半，并把纵行纤维的切断限制在最小限度。

# 第三节　婴、幼儿时期脊椎脊髓疾病的显微外科

## 一、疾病治疗的范围

### （一）囊性脊柱裂

1.脑脊膜膨出；

2.脊髓脊膜膨出；

### （二）隐性脊髓闭合不全

1.脂肪（脊髓）脊膜膨出；

2.皮肤窦道和与其连接的皮样囊肿；

3.纤维带；

4.脊髓纵裂；

5.神经管原肠性囊肿；

6.脊髓终丝囊肿。

### （三）脊髓再栓系综合征

1.脊髓脊膜膨出手术后；

2.脂肪（脊髓）脊膜膨出手术后。

### （四）脊髓空洞症

1.与脊髓脊膜膨出并发；

2.与脂肪（脊髓）脊膜膨出并发。

### （五）Chiari 畸形

酌情选择相应病例。

（六）脊髓肿瘤

不包括成神经管细胞瘤和性胶原细胞瘤等的转移瘤。

（七）脊髓血管畸形

亦可酌情选择相应病例。

## 二、术前准备

### （一）手术器械

由于患儿年龄是从出生到青春期的幅度较大，所以要根据身长大小而设计手术台和手术器械。除了手术刀以外，剪刀、镊子、持针器、吸引管、止血钳子等，尤其是牵开器都要考虑到手术区而准备大小适宜的器械。电动外科用具能用于切开和止血，准备有高输出功率和低输出功率的电动外科用具各一台，分别用于以无需输血的手术为目标的硬膜内和硬膜外操作更为方便。椎板切开时，六个月以内的婴儿可用 Metzenbaum 剪刀，1 岁左右可用解剖剪刀，椎弓切除钳子用 1mm 宽的可减少骨损伤，超声波刀或激光刀（$CO_2$，YaG）有时也很方便，但需了解其特点再使用。其他电刺激装置和各种术中监测仪器也很需要，根据不同的使用方法有时能起很大作用。

### （二）体位

几乎全部病例都采用俯卧位，为了多少有点前屈位，在前胸和髂前上棘处垫上折叠的或卷起的毛巾，在颜面、肩、膝和足部等处也垫上弹簧垫以便采取适宜的肢体位置来防止压疮。为了防止体温降低，用水袋保温，在其下面垫上毛巾或弹簧垫。

## 三、术前检查

术前检查包括血尿常规检查、电解质、肝肾功能、心电图、胸部 X 线照相，泌尿科和骨科的系统检查。神经放射线学检查有脊椎 X 线平片、脊髓 MRI、脊髓造影和 CT 脊髓造影等。

## 四、手术操作

### （一）切口

通常是沿脊椎纵轴做正中切开，但在脊髓脊膜膨出时，为了保留在中央处露出的神经板来关闭切口，就要尽量保存其周围的正常皮肤而做纵纺锤状切开，然后再进行下一步操作。隐性脊髓闭合不全伴有皮下肿瘤、皮肤凹陷或血管瘤等皮肤异常时，为了切除它们也要做相应的纵纺锤状切开。

### （二）椎板切开术

Z 字形或锯齿形切开椎板（Zig-Zag Laminotomy），此为在做椎管内手术之前必行手术。为了防止发育期儿童将来的脊椎变形，应该做椎板切开而不做椎板切除。但是只做椎板切开也有在关闭创口后切开的椎板陷落而引起椎管狭窄的危险，因此用 Z 字形（或锯齿形）椎板切开术来防止这种可能。

### （三）椎管内手术

上述各种疾病从此即进入显微外科手术，其要点为：

【脑脊膜膨出】

通常不做显微外科手术。

【脊髓脊膜膨出】

由于椎弓缺损不需做椎板切开术。切开皮肤之后就看到有如后正中沟裂开似的神经板，对其两外侧的蛛网膜和皮肤组织进行切除（此时如皮肤组织切除的不充分而有遗留时，日后将发生皮样囊肿）。然后缝合神经组织两外侧的蛛网膜和软膜，进行脊髓乃至脊髓圆锥的重建。以后的硬膜、脊柱旁肌肌膜和皮肤的缝合可在肉眼直观下进行。

【脂肪（脊髓）脊膜膨出】

根据其膨出的类型而手术亦有难易之别。

1. 背侧型　脂肪瘤仅在脊髓背侧浸润移行，而未将神经根牵连在内者；

2. 腹侧型　伴有终丝增厚者；

3. 过渡型　脂肪瘤的移行与背侧型相同，但已牵连神经根者；

4. 尾部型　脊髓圆锥和终丝之间的移行模糊不清，其内容为脂肪瘤，多存在于骶椎椎管内；

5. 尾部类似型　脂肪瘤以其原来的形态移行于脊髓圆锥，移行部存在于腰椎椎管内根据与移行部连接的脂肪瘤的形态分为丝状（Fila）和狐尾状。

（1）脂肪瘤与周围硬膜间的剥离　皮下脂肪瘤自其尾侧通过脊柱劈裂处进入椎管内，通常是被硬膜覆盖着而移行于脊髓的。但是尾部型也有在硬膜外上行 2、3 个椎体之后再进入硬膜内而移行于脊髓的，从这个移行部透过硬膜看到正常脊髓的部位开始向尾侧切开硬膜。一边将切开的硬膜缝在两侧的脊柱旁肌上，一边向尾侧切开，就达到脂肪瘤的茎部，把这个茎部左右的硬膜再向尾侧剥离，脂肪瘤就从四周完全游离出来。在这个操作中如果用锐器剥离是很危险的，尤其是过渡型不仅牵连神经根，而且也有脊柱旁的横纹肌牵连着神经根而进入脊髓背侧的情况。此时做电刺激可看到肌肉收缩，所以如果不利用手术显微镜扩大视野，就无法进行剥离。另一方面，即使对电刺激不起反应，也有牵连神经根的可能，所以应该避免用锐器剥离。

（2）脂肪瘤与脊髓圆锥间的剥离　紧接着（1）的操作而进行脂肪瘤与脊髓圆锥之间的剥离，但由于境界模糊不清只能做到次全切除。这种处理只是解除栓系，脊髓向上移行数毫米到 1cm，有的病例也向腹侧下陷数毫米。

（3）脊髓圆锥末端的处理　在（2）的操作之后再切除脂肪瘤，但只能做到次全切除。切除范围是为了促使脊髓向上方做生理性移动，所以做到能形成脊髓圆锥的程度即可。

（4）脊髓圆锥的形成　经过（3）的处理之后，脊髓圆锥呈半圆形或凹面，将两侧面外侧的软膜和蛛网膜拉近缝合时，断面就形成脊髓圆锥的原来形态。

【连接在皮肤窦道上的皮样囊肿】

通常是皮肤异常地紧，下面直接附着在脊髓圆锥，或是经过椎管内的皮肤窦道到达皮样囊肿而附着在脊髓圆锥上。由于这个附着部的境界也模糊不清，只能做被膜的次全切除，但其内容物要全部切除。在感染且形成脓肿时，即使在高倍显微镜下操作，也不能避免伤及马尾神经而剥离囊肿的被膜，但脓液和角蛋白等内容物要彻底除掉。

【纤维带】

在硬膜内从硬膜仅切掉带状物，这是一种解除栓系状态的方法。

【脊髓纵裂】

其手术要点是切除骨嵴与形成腹侧和背侧的硬膜。

【神经管原肠性囊肿】

囊肿与脊髓的移行部境界不清，所以只做次全切除即可。

【脊髓终丝囊肿】

囊肿一般能全部切除，如剥离困难也可做次全切除。

【脊髓再栓系综合征】

脊髓脊膜膨出和脂肪脊膜膨出术后患者，其硬膜内手术都是从头侧向尾侧进行，与脂肪脊膜膨出的术式相似，但粘连更为严重。脂肪瘤残留较多时需要做第二次手术切除，按上述（4）的术式进行。

【脊髓空洞症】

根据空洞的病理形态可施行后颅窝减压术、后颅窝 - 上部颈椎减压术、Gardner 手术、空洞 - 蛛网膜下腔分流术、空洞 - 腹腔分流术以及脊髓终端中央管造口术（Terminal Ventriculostomy）等手术。

【Chiari 畸形】

可做后颅窝 - 上部颈椎减压术、上部颈椎内小脑扁桃体切除术及第 4 脑室造口术 + 脉络丛切除术等。

【脊髓肿瘤】

对儿童病例的基本对策和成人是相同的。但是术后的放射线疗法能抑制儿童的生长发育，抗癌药物的辅助治疗应与儿科肿瘤专家协商。基本的治疗方针要参考下列项目和术中的快速病理诊断。

1.病理组织学改变是良性还是恶性，如为恶性要分出级别。

2.肿瘤是在硬膜外或硬膜内，如在硬膜内时需明确是在脊髓内或是在脊髓外。

3.肿瘤是原发性还是转移性，原发性时常有颅内转移，转移性时是单发还是多发，以及是否有来自附近组织和脏器的浸润性肿瘤。

综合分析以上各项，良性者可做全切，恶性者做次全切除，术后做放射线疗法或用抗癌药。

**【脊髓血管畸形】**

可行栓塞术及手术治疗，手术治疗前应和这方面的专家协商。

**（四）手术创口的缝合**

通常在肉眼直观下操作。

**【硬膜缝合】**

一定要做到不漏水的间断缝合。不用非溶解性尼龙丝的连续缝合，因为发育期儿童的硬膜也要向纵向延长，所以做连续缝合将限制硬膜的发育。为了防止将来硬膜和脊髓的粘连，还要做硬膜修补和吊起硬膜以扩大脑脊液腔。

**【椎弓固定】**

要切实止住来自椎板切开断面和来自用气钻打开的椎弓固定用小孔的出血，两者都用骨蜡止血，但对椎弓小孔未能完全插入骨蜡时，有时就不能止住小孔内侧的出血。对于第二次手术也有人主张做椎弓成形术的。

**【软组织缝合】**

肌层与皮下组织均做双重（二层）缝合。在脊柱裂的骶椎下部，有时不去掉脊柱旁肌就不能进行修补，可将脊柱旁肌和肌膜的内侧做成有茎底边，在两外侧切开使之翻转做合掌式缝合。或者将两侧的脊柱旁肌全层自基底剥离来覆盖中央的骨缺损部。

# 第四节　青少年脊髓疾病的显微外科

少年期较为多见的是脊髓空洞症和脊髓动静脉畸形及脊髓肿瘤等。

## 一、青少年手术的一般注意事项

一般说青少年的身体状态都很好，大多数患者也能承受长时间的手术，而且术后恢复力也强，因此，如果有手术适应证就应积极地进行手术治疗。像脊髓肿瘤这类进行性加重的疾病则另当别论，而像脊髓空洞症或动静脉畸形等的症状有时会暂时地停止发展，在这种情况下决定手术适应证就有一定困难，尤其在这一年龄段还有特殊的社会问题（比如高中、大学入学考试），常使临床医师很难决定手术的施行时间。有时会使医师感到对待家长要比对待患者更为重要，因此对于疾病的实情、自然经过的预后以及治疗方法等必须予以充分说明。

## 二、不同疾病的显微外科适应证

### （一）脊髓空洞症

本病是以并发 Chiari 畸形或粘连性脊髓蛛网膜炎及脊髓损伤等各种疾病为其病因而发生的。本病的经过一般是：

1.有空洞但症状未发展；

2.空洞在自然经过中萎陷而症状好转；

3.空洞缓慢地扩大，症状也随之出现进行性加重；

4.脊髓萎缩、空洞缩小并留有严重的症状。

患者总要经过上述的某一过程，因此，手术的适应证主要是上述3，有时希望改善上述4的残留症状也做手术治疗。手术的方法，现在主要采用枕骨大孔部减压手术，或者空洞开放（造口）术。

（1）枕骨大孔部减压术 仅做大孔部的外减压时，也许不需要在显微镜下进行操作。也就是仅做包括大孔部和后颅窝的约 1/2 与寰椎，有时再行枢椎后方组织的切除就能解除下垂之小脑扁桃体的压迫，进而能使空洞缩小，这完全可以在（肉眼）直观下操作。但现在一般所做的大孔部减压术是在上述的操作之外，再加上硬膜的造口（开放），有的医院还做第 4 脑室造口，在闩脑部（obex）用人工栓塞物质阻断与中央管通连的方法。像这种硬膜或硬膜内的手术操作需要在显微镜下进行。脑神经外科原则上不在硬膜内做大孔部减压术，其理由是分开扁桃体在第 4 脑室造口时，通常在手术显微镜下操作并不怎么危险，但是在并发 Chiari 畸形的空洞症病例有时存在着蛛网膜粘连或左右扁桃体的粘连，在剥离它们时就有可能损伤延髓实质和脑干部有关血管的危险，这是理由之一；其二是切开蛛网膜导致脑脊液流出，术后能引起脑膜炎，进而发生大孔部的蛛网膜粘连，就可能使空洞再次扩大。因此要在不损伤蛛网膜的状态下，大范围切开硬膜，用干燥的硬膜做硬膜成形。此时，要在显微镜下谨慎地切开硬膜，不可损伤蛛网膜，尤其后颅窝的硬膜很薄，更应注意。如能这样在蛛网膜外操作而结束手术，术后就不会出现与脑脊液有关的问题。

如果有大孔部的蛛网膜粘连而需要切开或剥离蛛网膜时，根据上述理由要在显微镜下慎重地进行操作，同时还要做蛛网膜成形术。用 9/0 或 8/0 的尼龙线缝合已切开的蛛网膜，或者将蛛网膜的切开端缝合固定在硬膜的切开端后施行硬膜成形术，这样就能减轻术后的蛛网膜粘连。

（2）空洞 - 蛛网膜下腔分流术 这个手术方法需要切开脊髓实质，因此一定要采用显微外科技术。切开脊髓做空洞造口有两个部位，即脊髓后正中裂和外侧的后根进入部。在研究各个病例的病理形态和空洞形态的基础上来决定采用某一部位。脑神经外科是把后根进入部的

切开作为首选部位，尤其对于伴有 Chiari 畸形的空洞症，最近几乎全部病例都做了经由后根进入部的空洞造口，这是因为在空洞存在范围中的某一水平（多数是下部颈椎水平），空洞常靠近左侧后角或靠近右侧后角，且最接近脊髓表面而存在着的缘故，正因如此，多数病例在术中能在后根进入部看到空洞，所以在这个部位切开就比较容易，而且还能把脊髓损伤限制在最低程度。

如果空洞不偏而存在于中央部，或者有蛛网膜粘连，在把粘连一直剥离到外侧可能有危险时，可选用脊髓后正中裂切开。此时一定要在显微镜下准确认出后正中裂，然后在不伤及后索的状态下慎重切开，再做空洞造口。

如上所述，由于切开部位的不同，空洞 - 蛛网膜下腔分流术就有两种方法，在后根进入部切开所做的分流术其显微外科的要点，首先最重要的是决定做分流术的部位（水平），因此在术前对 X 线检查所见要进行充分的探讨，尤其是 MRI 的中轴影像（Axial Image）最为有用。利用中轴影像能够明确查出空洞伸展到后角部以及能够安全地插入分流管的水平。但对于并发侧弯的病例也要考虑到分流术部位应该是对将来可能做脊柱矫形术不致引起障碍的水平。怀疑有蛛网膜粘连时不可能做这种分流术，就必须选用空洞 - 腹腔分流术，因此需要用脊髓造影证实蛛网膜下腔是开通着的才能做空洞 - 蛛网膜下腔分流术。其次是在进行手术时从切除椎弓开始就在显微镜下操作则较为安全。切开后根进入部做分流术时，椎弓的切除范围不需要太大，将做分流术的 1~2 个椎弓的一侧切除就足够用，在用气钻或 Kelison 咬骨钳切除一侧椎弓时。如果在肉眼直观下操作，就有从硬膜外压迫和损伤脊髓的危险。因此应从切除椎弓开始就在显微镜下进行操作。Iwasaki 等切除一侧的椎弓时，先用气钻将椎弓削薄，再用微型 Kelison 咬骨钳开窗，骨窗的长度为 2cm 即可。在骨窗的正中将硬膜切开约 1.5cm，然后再同样地切开蛛网膜，将左右的蛛网膜切开端缝在硬膜切开端上。在露出的脊髓的外侧认准后根进

入部，如能透视到空洞，就在此处做约 5mm 的锐性切开以打开空洞。如果不能透视到空洞，就在邻接的头尾两侧的后根神经纤维束之间以 45° 的角度放进手术刀切开脊髓。分流管是用硅制薄的专用管，准确地放置在空洞内和蛛网膜下腔，在脊髓切开部位将分流管和软膜缝合固定。由于事先已经将蛛网膜和硬膜缝合固定，所以蛛网膜成形术就可在缝合硬膜的同时进行。

如上所述，后正中裂和后根进入部的确定和切开以及蛛网膜成形等如不在显微镜下操作，不仅困难而且还有危险。

### （二）脊髓动静脉畸形

本病的手术治疗是对显微外科技术要求很高的疾病之一，但是从最近的趋势来看，并不是所有病例都适于手术治疗。相反，利用人工栓塞物质所做的栓塞术的治疗方法正在逐步形成主流。

#### 【外科治疗病例的选择】

脊髓动静脉畸形根据血管造影所见分为幼稚型、血管球型和单线圈型。但是最近有在血管造影所见上和单线圈型颇相类似的病变，其动静脉分流部位于硬膜上，因此命名为硬膜型以便与单线圈型相区别。以上各型动静脉畸形中以幼稚型的手术最为困难。此型的流入动脉主要来自脊髓前动脉且数目很多，病灶也在脊髓内与脊髓实质混同存在，很难保住流入动脉，而且病灶全切后不可能不加重神经症状。所以手术的适应证是一部分血管球形、单线圈型及硬膜型。所说的血管球形的一部分是只限于栓塞术有危险，病灶也类似血管母细胞瘤，而且能够整块地全部切除的病变。单线圈型和硬膜无论用手术或者栓塞术都能治疗，但是用栓塞术时出现再次开通的病例并不少见，所以有的医疗单位以手术治疗为首选方法。

#### 【外科手术治疗的要点】

对于可以作为手术适应证的动静脉畸形首先要做的重要处理就是要确保流入动脉，但实际上能够确保的流入动脉只有在一般经后路手术时来自脊髓后动脉的分支，而来自脊髓前动脉的流入动脉常常是不在充分剥离病灶之后就不能加以处理。其次是病灶的切除与脑病变时不同，要在脊髓实质与病灶之间进行准确的剥离，决不可使病灶带有一部分脊髓实质的状态下而加以切除。但是很明显这样操作就有在术中发生病灶破裂的危险，所以即便是在显微镜下操作也要给予最大限度的注意，要十分小心谨慎地进行操作。使切除病灶增加困难的因素还有在脊髓表面有很多屈曲扩张的流出静脉，这些静脉常妨碍髓内操作的进行，在流入动脉处理得还不够充分时就切断流出静脉是危险的，所以要在显微镜下谨慎地进行剥离，至少要在处理完流入动脉之前保存下最粗的流出静脉。单线圈型和硬膜型的处理是在用血管造影明确动静脉吻合部位之后将其切断即可。如果切除脊髓表面屈曲而行的静脉，则在术后有发生因静脉回流障碍引起的神经症状更为加重的危险。

### （三）脊髓内肿瘤

切除髓内肿瘤必须使用手术用显微镜，尤其脊髓后正中裂的确定和剥离应在高倍视野下慎重操作。在后正中裂做脊髓切开术如果操作粗暴，几乎可以肯定要在术后出现后索症状。至于肿瘤本身的剥离，如果像室管膜瘤那样能够和脊髓组织明确区分开时，要在尽量不损伤脊髓的状态下，用神经剥离器慎重地将肿瘤剥离。如果肿瘤过大，要先做肿瘤内部减压，然后再将肿瘤与周围组织加以剥离。即使像星状细胞瘤只有一部分与周围组织境界不清，也不要勉强剥离，可以留下一部分肿瘤。如上所述，在切除肿瘤时最重要的是要把双极电凝的使用限制在最小限度内，充分注意不要使正常的髓内血管和组织受到凝固。使用吸引管时也应注意不要损伤正常组织，要尽可能地予以保护，这是手术操作的要点。

# 第五节　青壮年脊椎脊髓疾病的显微外科

## 一、概述

　　最早将显微镜引用于手术的是耳鼻喉科领域，其次是眼科、脑神经外科、整形外科、矫形外科。在脑神经外科普及手术用显微镜的功绩最大者是外科医师 Yasargil，与手术用显微镜同时出现的是显微镜手术时必用的双极电凝，现在的神经外科是不能想象没有手术用显微镜和双极电凝的，这与脊椎脊髓外科的气钻的存在是同等重要的。

　　手术用显微镜的优点当然是手术视野被放大而且明亮，在深部也能得到照明以及双眼立体感。双极电凝的优点是即使在血液和水分的存在下也能做到可靠的凝固止血，而且能在对重要的中枢神经毫无不良影响的情况下进行电凝固。气钻的优点是在脊椎脊髓手术时可安全地去除骨组织，并对非常脆弱的脊髓不产生任何影响，而高速旋转的气钻最为安全，尤其在骨组织变薄之后就更需要使用金刚石圆头钻。拟摘除的骨组织如较厚，则用钢钻快速手术，变薄后，则用金刚石钻，像抚摸骨表面将骨组织削得像纸一样薄。此时让助手用生理盐水进行充分冲洗并进行吸引。术者以双手把持气钻削除骨组织。

## 二、肿瘤性疾病

　　硬膜外肿瘤大多为转移性瘤，成人多见硬膜内肿瘤。一般的说脊髓肿瘤约 30% 是神经鞘瘤，约 25% 是脑脊膜瘤，其次是神经胶质瘤、血管瘤。神经胶质瘤中以室管膜瘤多见，其次是星形细胞瘤，此二者占大多数，几乎都是良性瘤。

### 【神经鞘瘤】

　　发生在脊髓神经根的 Schwann 细胞，几乎都发生在后根，很少发生在前根。约有 16% 的肿瘤通过椎间孔到达硬膜外，形成所谓哑铃状肿瘤。由于肿瘤自后根发生，故位于脊髓的后外侧。偶尔也存在于脊髓前方，或发生在脊髓之内。因为大多数是髓外良性瘤，所以最适于显微外科治疗。发生肿瘤的后根已经死亡，但附着在肿瘤上的神经根则应在显微镜下予以剥离。

### 【脑脊膜瘤】

　　约占全部脊髓肿瘤的 1/4，女性多见，是40~50 岁左右多见的肿瘤。脊髓的脑脊膜瘤约有80% 发生在胸椎脊髓的外侧或前外侧。虽然是髓外的良性瘤，但需要切除肿瘤所附着的硬膜部分，因此必须修复硬膜。尤其肿瘤位于脊髓前方时，手术操作上有一定困难。必须利用显微外科技术，以免摘除时影响脊髓。

### 【室管膜瘤】

　　在脊髓的神经胶质细胞瘤中发生频率最高的肿瘤，是多见于胸椎水平的髓内肿瘤，其次多见于脊髓圆锥。室管膜瘤与正常脊髓组织之间境界清楚，肿瘤可全部摘除，因此应努力运用显微外科技术予以全切。

### 【星形细胞瘤】

　　脊髓的星形细胞瘤多见于颈椎、胸椎水平，与室管膜瘤相比较，此瘤具有浸润性，与正常脊髓组织之间的境界也不清晰。但 Sfein 称成人病例半数左右境界清楚有全切的可能。一般属于低度者多，偶尔有恶性者，肿瘤与脊髓组织之间的境界不清，此时预后不良。

### 【血管母细胞瘤】

　　常常是视网膜血管瘤（Hippel-Lindau 病）的部分病，且常为多发性。血管母细胞瘤多见于颈椎及胸椎，也有时发生在腰椎部。基本上是髓内肿瘤，但有时也附着于神经根而发生。在组织学上属于良性瘤，肿瘤很容易与正常脊髓组织相区别，因此此肿瘤是显微外科手术的适应证。

### 三、脊髓动静脉畸形

近年由于 Djindjian 和 Dichiro 等神经放射医师们的努力，使选择性脊髓血管照相有了进步，脊髓动静脉畸形的诊断得到提高，并且由于显微外科技术的进步，它们的治疗也得到提高。又由于血管内手术的进步，治疗方针也发生了变化。脊髓动静脉畸形历来都是使用 Dichiro 等的分类，即分为单线圈型，血管球型和幼稚型三型。一般认为此三型的病灶均在脊髓之内。以后逐渐判明脊髓动静脉畸形中还有硬膜动静脉畸形。

Oldfield 和 Doppman 将脊髓动静脉畸形区别为硬膜动静脉瘘和硬膜内动静脉畸形，把硬膜内动静脉畸形分为幼稚型动静脉畸形、血管球型动静脉畸形和动静脉瘘。历来所说的单线圈型的大部分是硬膜动静脉瘘，它的病灶在神经根的硬膜，正好存在于根袖部位。所谓单线圈脉管（Single Coiled Vessel）就是这种分支静脉，据称脊髓背侧单线圈的分支静脉淤血能引起脊髓病的发病。关于硬膜动静脉畸形的发生有先天性学说和以外伤为病因的后天性学说，现在都承认后天学说。关于硬膜内脊髓动静脉畸形的症状，有认为是因出血引起的，有的认为是因为病灶的侵占（Steal）导致缺血或者因静脉系统瘀血所引起的脊髓病。关于硬膜动静脉畸形的治疗，有人认为可行血管内栓塞术，但是有重新开通的可能性。另外，根动脉对病灶和脊髓都有营养作用，所以栓塞术也伴有危险，需要通过手术来阻断输入动脉和切断输出静脉。存在于脊髓内的动静脉畸形的理想治疗方法是利用显微镜手术，在不阻断通往脊髓的血行的情况下切除病灶，但是即使运用显微外科技术，对幼稚型来讲，在技术上也是非常困难的。手术同时保存脊髓血行的栓塞术当然也是困难的。

### 四、颈椎病

在颈椎发生的，以脊椎及其支撑组织的退行性病变为基础而形成的骨刺引起的疾病以及脊椎的椎间盘突出是脊椎脊髓外科最多见的疾病。骨刺发生在脊椎椎体的边缘、前方、侧方和后方。由于侧方和 Luschka 关节的骨刺压迫神经根而出现神经根症状，由于后方的骨刺压迫脊髓而出现脊髓病。利用神经病学的检查以及影像诊断明确查出病变时则需手术治疗。手术方式有经前路和经后路进入的方法，在选择上有许多争议。因为病变存在于脊髓前方，所以原则上是经前路进行手术。对于颈椎病的经前路手术是需要在手术用显微镜的窥视下运用确实和安全的气钻操作。在切除椎间盘和骨刺之后，要不要做自体骨的固定，是根据术者的经验和习惯来选择的。有时也需要做椎体切除。

### 五、椎间盘突出

#### （一）概述

椎间盘的变性自 20 岁前后开始，随着年龄的增加，其变性程度也日益加重。椎间盘突出的发生方式大体上分为髓核自纤维环的裂孔突出而引发急性症状与髓核和纤维环同时发生变性，椎间盘整个膨出两种情况。前者在青年人比较多见，后者则多发生在中年以后。症状有脊髓或神经根或者二者同时存在的症状。

#### （二）颈椎椎间盘突出

症状急剧出现时多为强烈的外伤所诱发，此时有强烈的颈痛，颈部运动受限，尤其前后屈曲受限。症状慢性出现时，开始比较轻，随着症状的进展，多出现神经症状，尤以脊髓病的症状明显。治疗在轻症时可用保守疗法，如有显著的神经症状不见好转时需做手术治疗。不同术者的术式多少有些差别，但一般是在手术用显微镜下经前路进入，仔细地将突出的椎间盘切除。

### （三）胸椎椎间盘突出

非常少见，即使现在，包括 MR 在内的影像诊断虽有很大进步，也很少见到此病。但如做出诊断，其手术治疗对脊髓脊椎外科医生来说是很有意义的。有许多关于经椎弓根进入法、肋骨椎骨横突切除术和侧方脊柱切开术等经后侧路进入的报道，也有做开胸术经侧前路进入的方法。因为只做椎弓切除术来摘除脱出的椎间盘的危险性大，故现在已不做此术。

### （四）腰椎椎间盘突出

人类在进化过程中发达到能站立，仅在下肢荷重，据说人类因此有 80% 都经历过腰痛，但经过休息和保守治疗大都能好转。只有从腰痛发展到下肢痛、日常生活活动受到限制时才去仔细检查。其原因之一就是椎间盘突出，但是这种病也常常在静养和牵引等治疗过程中，膨出或突出的椎间盘的含水量减少，因而占位效应减轻，神经根绞窄症状也随之好转。对于保守治疗不见好转的病例则需手术治疗。手术方法基本上已经确定，经后路进入，如果在显微镜下使用所谓"Love 法"，就能把对关节面的影响限制在最小限度内。术后的标准典型经过应该是术后第二天开始走路，1~2 周出院，一个月恢复工作。

## 六、后纵韧带骨化

关于它的病理、临床表现、包括 MR 在内的各种神经放射线学检查所见以及治疗方法等的报道许多。最近欧美也有人报道此病，但它是在以日本为首的东南亚地区多见的疾病。出现在颈椎的最多，其次是胸椎，腰椎则少见。多在中年以后发病。出现明显神经症状的病例是必须手术的，但现在仍然在争论经后路进入脊髓减压法和经前路进入脊髓减压法两者的优劣。

颈椎后纵韧带骨化患者的病变位于椎管前方，因此是以经前路进入切除病变作脊髓减压为治疗方针。当然要运用显微外科技术，细心注意地用气钻将骨化的后纵韧带切除。如果是三个或三个半椎体，在 $C_2$ 下部以下时，则施行经前路减压，自髂骨采取移植骨进行固定。如果是 4 个椎体以上，又波及 $C_2$ 的 OPLL 时，则经后路做椎管扩大术来达到脊髓减压。另一方面胸椎后纵韧带骨化较为少见，其手术治疗在技术上也很困难。因为胸椎部分的脊柱有生理性后凸，所以经后路进入法，即切除椎弓来为脊髓减压是危险的，理想的方法是通过开胸术经前路减压。但此时必须是肺功能良好。如果肺功能没有问题，胸椎后纵韧带骨化同样能够运用显微外科技术安全地进行手术。

## 第六节 脊椎脊髓显微外科有关技术

## 一、椎体、椎弓的显露

考虑到从皮肤到病灶的深度和术者手指的长度，脊椎脊髓外科的物镜焦点距离以 300mm 为适宜。此时皮肤与透镜下端之间的距离也就是能让手术器械出入的有效空间距离只有 20cm 左右，因此首先要解决的问题是清除皮肤表面上的障碍物。即使把止血钳整理束在一起，在手术器械出入时也要接触它们。再有对显微镜光源的杂乱反射使手术野看不清楚的情况也不少见。针对这种情况设计了许多以 Yasargil 的"鱼钩"（Fishhook）为代表的那种用单个爪或数个爪的尖端挂在皮肤上，再用弹簧或胶皮带牵引的器械。

直达棘突的切开如果是从项韧带正中间韧带里露出来就能减少出血。在到达棘突之后，最重要的是要剥离到骨膜下，最好是使用尖端呈针状稍为弯曲的电刀。历来所用的骨膜剥离器其幅度过宽，不适用于弯成锐角的棘突或椎弓的暴露，此时如果分别使用幅宽为 3~4mm 的推进剥离型和拉回剥离型骨膜剥离器则更为方便。

关于脊椎两旁的肌群，可向左右均等地分开，如半侧椎弓切除则仅分开病侧的肌群。历来所用的牵开器也考虑到这种情况，制成两侧有平片和一侧有平片而对侧有能插入棘突间的针的结构，但仅是平片的幅度可以变动。将脊椎旁的肌群剥离到骨膜下，如果肌膜的损伤极小，就不需要带有止血目的的宽幅平片。例如 Casper 牵开器其全周都是平片，用它做体腔的手术是很适合的，但它不适用于切口长的脊柱手术，为了适应这个目的，改良的 Gerben 牵开器是合理的，实用的观点是进入手术切口的部分要具有足够的长度和强度以便获得恰好暴露出椎弓所需要的幅度，对于较长的手术切口可连续安装数个而加以使用。对于较长的切口可以连续安装多个这样的牵开器。

## 二、椎弓切除和硬膜外的处理

历来切除椎弓时常使用 Luer 咬骨钳做咬掉骨质的工作，但是自从 Busch、Staude 及 Raimondi 等人发表骨成形性椎板切开术以来，最近不仅儿童也有成人病例采用了这种技术。这个方法有能使后方组织在几个月后恢复其强度，并有效地减轻"颈性晕厥"等迟发性术后并发症等优点，手术操作也不很困难。其特点是把几个椎弓带着黄韧带一起整块切下，这是在有了优秀的气钻之后才能做到的方法。对于把手问题不大，但对磨钻钻头的选择必须慎重，从理论上讲磨钻的直径应该是越细越好，但是如果太细就看不到沟的深部。因此，开始时要用直径约为 1.5mm 钢磨钻头。磨钻头的形状如为球形则有过了最大直径后一下子钻得过深的危险，故以圆锥形最为安全。

切除椎弓后所剩下的残留部分可用宽 1~2mm 转换式角形咬骨钳切除。历来所用咬骨钳的夹钳，尤其前边部分较长，在通过物镜和手术切口之间的狭窄空隙时，有挂住牵开器等的危险。因此要短一些，以便术者能全部握在手中的程度。咬骨钳的齿要尽量地薄、圆滑没有棱角，还要制成能将削下的骨碎片自动吐出来的结构。

椎弓切除的幅度如果大，损伤硬膜外静脉丛的危险性也大，很好地控制静脉丛出血是脊椎脊髓外科的重要技术之一，使用双极电凝时，引起新的静脉损伤和出血的情况并不少见。图 1-4-9-6-1 所示是德国肝脏外科医生所用的凝固器，它是使双极前后离开 1mm 加以固定的双极凝固器，更换成镊子型使用时，非常适用于硬膜外静脉丛出血的止血。用法的要点是把静脉丛拉起，把凝固器放在骨组织上通电，在拿开时要加生理盐水。

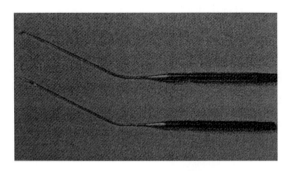

**图 1-4-9-6-1　双极电源**
硬膜外静脉丛出血，用双极电凝固器止血

历来所用的椎间盘钳也有不少是齿的部分较厚，幅度也宽，齿的角度也不合适。因此，根据多数 CT 像考虑到能把整个纤维环内部都搔刮到，而且还能深入到后纵韧带下面角度的显微外科用髓核钳（图 1-4-9-6-2），这种钳子还有一处在图中看不到，就是在上齿的正中间开着一个小洞，便于取出塞在齿上的髓核。

## 三、硬膜的切开和硬膜内操作

切开硬膜时，要用长柄尖刃刀向长轴方向浅切，然后两手持镊子沿纤维方向将其拉开最为安

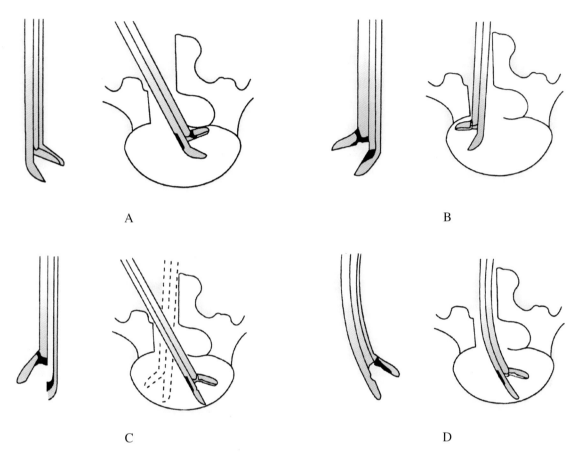

**图 1-4-9-6-2　显微外科用髓核钳示意图（A~D）**
A. 切除右后侧髓核；B. 切除左后侧；C. 切除左前侧，再转至对侧；D. 切除右前侧髓核

全，但此时要密切注意不可弄破蛛网膜。此时要放上大片的保护膜，每隔 10mm 将牵引硬膜的线挂在左右两侧，最好将硬膜逐步拉开到所需要的最小限度。规则放置牵引硬膜的线不仅便于术者观察，而且还能不断提醒术者在显微镜下是以什么程度大小的事物为对象而进行操作的。

肿瘤如果是脑脊膜瘤，在多数情况下不打开蛛网膜就能切除，只要血液不流进蛛网膜下腔，术后就能很快康复。透过蛛网膜的观察能诊断出是蛛网膜内肿瘤或是脊髓内病变时，就要打开蛛网膜并将其切缘固定在硬膜上。以前是用缝合进行固定，但是最近使用的银制小夹证明其适用性。

神经鞘瘤等肿瘤位于硬膜内或蛛网膜内但在髓外时，首先用湿棉片覆盖脊髓，以免直接触碰脊髓或使之受热和干燥。神经鞘瘤多从感觉神经

发生，所以位于脊髓后面，如用柄长 17cm 左右的深部脑血管吻合术用镊子，足能达到肿瘤部位。也有 5% 左右的神经鞘瘤是发生在运动神经的，用显微外科剪刀切断齿状韧带后，如果肿瘤内容是液体，就加以吸引。如为实质性，则将肿瘤被膜做小切开后，吸引除去其内容，肿瘤体积变小后就容易切除。

做脊髓切开术时要尽可能避开脊髓后动脉而在后正中沟进行，软膜的切开也和蛛网膜一样要用锐利的尖刃刀。脑手术时脑挈子能起到分开和扩展脑的作用，可是脊髓不便使用挈子，所以 Stein 很早就介绍了把软膜吊起的技术，但是在不损伤后索的要求下做这种操作是要有相当熟练的技巧。因此就设计了使用 Melosel 的球牵开器（Ball-Retractor）。Melosel 是类似海绵的原材料，用它做成直径 3~5mm 的球形，先将它压缩干燥，

在它中间打开1个能通过线的小孔。用水浸泡时这个圆盘的体积就能扩大20倍。在脊髓的狭窄间隙中插入这种圆盘，由于脑脊液或生理盐水的浸泡，它就恢复成球形。利用它膨胀而产生的压力就把脊髓扩展开，也就是利用此球将脊髓向左右扩展开，使肿瘤与正常部分分开，这样就能在手术操作中保护正常部分。

由 Hoff、Wilson、Tew 以 及 Hankinson 等人介绍了此法，除了对脊髓前面的肿瘤或血管畸形采用此法外，也是对颈椎的椎间盘突出和骨赘可以施行的显微外科技术。其中，Hoff 等人认为，在颈椎 X 线平片的侧面像上，其前后径如在 13mm 以内，与患者发生神经症状有很大关系，如果有不能忍受的疼痛，进行性的神经功能丧失症状，以及明显的神经、脊髓单侧或两侧的压迫症状时，就应积极地进行减压。不能像以前那样固定椎体，等待神经组织的自然恢复，甚至等待骨赘的吸收，而是要求要有对神经根和脊髓能迅速地做到尽可能的减压。Hoff 等人的方法是不仅要把椎管前面全部扩展开，而且还要去掉 Luschka 关节的肥厚，更进一步直观到椎间孔。因此椎体切除术的范围要比以前的方法有一定程度的扩大，但从手术入口向内部做较大范围的切削，必须同时解决减压和固定椎体两个相反问题的方法。前已介绍的尖端为半球形转换或角形咬骨钳是很适用，既不损伤硬膜，又能将神经组织充分减压。再有在颈椎椎间盘突出时，后纵韧带与硬膜之间存在游离碎片的情况并不少见，在有充分照明和扩大视野的情况下，观察有无后纵韧带的断裂和骨化等也与提高手术效果有关。

（周天健）

# 参 考 文 献

1. 陈德玉，贾连顺，袁文，肖建如，倪斌，戴力扬，沈强. 颈椎前路带锁钢板临床应用的并发症及预防. 中华骨科杂志，2001年第21卷5期

2. 陈德玉，卢旭华，陈宇等. 颈椎病合并颈椎后纵韧带骨化症的前路手术治疗［J］. 中华外科杂志，2009, 47（8）

3. 陈德玉. 颈椎伤病诊治新技术，北京：科学技术文献出版社，2003

4. 胡有谷. 腰椎间盘突出症. 第3版，北京：人民卫生出版社，2004：541-550

5. 林研，李增春，赵卫东等. 直视下以"微创"技术治疗多节段严重型颈椎病［J］. 中华外科杂志，2009, 47（16）

6. 刘保卫，王岩，刘郑生. 髓核成形术治疗腰腿痛患者的选择. 中国脊柱脊髓杂志，2004, 14:93-95

7. 龙亨国，祝海炳，洪文跃，等. 射频消融髓核成形术治疗腰椎间盘突出症. 中国脊柱脊髓杂志，2005, 15：154-156

8. 饶书诚，宋跃明. 脊柱外科手术学（第三版）. 北京：人民卫生出版社，2006

9. 芮永，吴德升，李志强. 两种颈椎前路减压结构重建手术的疗效评价［J］. 同济大学学报（医学版），2006, 27（4）

10. 王晓宁，侯树勋，吴闻文，等. 射频消融髓核成形术治疗颈椎间盘突出症初步报告. 中国脊柱脊髓杂志，2004, 14:99-101

11. 王晓宁，侯树勋，吴闻文等. 髓核成形术治疗颈、腰椎间盘突出症的疗效分析. 中国脊柱脊髓杂志，2005, 15: 334-336

12. 王新伟，邓明高，陈德玉等. 三种方法恢复颈椎生理曲度及椎间高度的比较［J］. 颈腰痛杂志，2004,25（1）

13. 小山素磨. 脊髓·神经根 Microsugical. 东京：南江堂，2000, 101

14. 叶秀云，董海欣，李也白. 螺旋融合器治疗多节段颈椎间盘突出的长期疗效分析［J］. 温州医学院学报，2008,38（2）

15. 袁文，张颖，王新伟等. 保留椎体后壁的椎体次全切除术治疗多节段颈椎病的前瞻性研究［J］. 中华外科杂志，2006,44（16）

16. 赵定麟，李增春，刘大雄，王新伟. 骨科临床诊疗手册. 上海，北京：世界图书出版公司，2008

17. 赵定麟，王义生. 疑难骨科学. 北京：科学技术文献出版社，2008

18. 赵定麟，赵杰. 实用创伤骨科学及进展. 上海科学技术文献出版社，2000

19. 赵定麟. 对颈椎病前路减压及内固定术相关问题的认识［A］. 第三届全国颈椎病专题学术会议论文集［C］.2008.

20. 赵定麟. 现代骨科学，北京：科学出版社，2004

21. 赵定麟. 现代脊柱外科学，上海：上海世界图书出版公司，2006

22. 赵定麟. 关于颈椎病若干临床问题的经验与建议［J］. 中华外科杂志，

2008, 46（5）

23. 赵定麟. 认识脊髓前中央动脉征候群［A］. 第三届全国颈椎病专题学术会议论文集［C］. 2008.

24. 祝建光, 汪波, 常时新等. 脊髓型颈椎病颈椎 MR 测量与前路次全切除减压疗效的关系［J］. 上海交通大学学报（医学版）, 2006,26（9）

25. Ben Sassi S, El Euch G, Regaieg A.Man-in-the-barrel syndrome with combination of infarctions in the anterior spinal artery and posterior inferior cerebellar artery territories.Cerebrovasc Dis. 2009;27（2）:201–2. Epub 2009 Jan 20.

26. Chen Wang, Zhuo–Jing Luo.Three steps and one core" anesthesia strategy in the operation of cervical vertebra—spinal cord protection. SICOT Shanghai Congress 2007

27. Chen YC, Lee SH, Chen D. Intradiscal pressure study of percutaneous disc decompression with nucleoplasty in human cadavers. Spine, 2003, 28:661–665

28. Chen YC, Lee SH, Saenz Y, et al. Histologic findings of disc, end plate and neural elements after coblation of nucleus pulposus: an experimental nucleoplasty study. Spine J, 2003, 3:466–470

29. Chen Z, Lin L, Cao GH, Wu JM.［Treatment of cervical spondylotic myelopathy and radiculopathy by anterior subtotal vertebrectomy and decompression combined graft and internal fixation］Zhongguo Gu Shang. 2009 May; 22（5）: 394–5.

30. Chuan–Yi Bai, Kun–Zheng Wang, Xiao–Qian Dang.Comparison of solis and the titanium plate fixation in anterior cervical surgery. SICOT Shanghai Congress 2007.

31. Cohen SP, Williams S, Kurihara C, et al. Nucleoplasty with or without intradiscal electrothermal therapy（IDET）as a treatment for lumbar herniated disc.J Spinal Disord Tech, 2005, 18（Suppl）:119–124

32. De–Cheng Li, Gao Lei, Yang–Xue Zhao Clinical And Experimental Research In The Treatment Of Cervical Disc Hernation By Percutaneous Resection With Collagenase NucleolYsis. SICOT Shanghai Congress 2007.

33. De–Sheng Wu, Ding–Lin Zhao, Yan Lin.Long–term outcome of cervical disectomy and fusion with thread interbody fusion cage. SICOT Shanghai Congress 2007

34. Gao Lei, Yang–Xue Zhzo, De–Min Luo,ETAL.The treatment of cervical disc herniation by the plastic operation of intervertebral discs by per cutem plasma cutter. SICOT Shanghai Congress 2007

35. Hong–Hai Xu, Zhen–Qun Luo, Ming Ling,etal.Factors related to the poor results of the posterior approach for the treatment of spondylotic cervical myelopathy. SICOT Shanghai Congress 2007

36. Hong–Hai Xu, Zhen–Qun Luo, Ming Ling.Anterior Segmental Decompresion And Corpectomy In The Treatment Of Multi–level Cervical Spondylotic Myelopathy. SICOT Shanghai Congress 2007.

37. Hong–Wei Gao, Gao Lei, Yang–Xue Zhao.The comparision of two surgical therapy in cervical discectomy. SICOT Shanghai Congress 2007.

38. Hsieh JH, Wu CT, Lee ST.Cervical intradural disc herniation after spinal manipulation therapy in a patient with ossification of posterior longitudinal ligament: a case report and review of the literature.Spine（Phila Pa 1976）. 2010 Mar 1; 35（5）:E149–51.

39. Jian Wang, Yue Zhou, Tong–Wei Chu, et al.Comparative study on anterior cervical surgery by microendoscopic and open operation. SICOT Shanghai Congress 2007

40. Jian Wang, Yue Zhou, Tong–Wei Chu, et al.Comparative study on anterior cervical surgery by microendoscopic and open operation. SICOT Shanghai Congress 2007

41. Jian Zhang, Xi–Jing He, Hao–Peng Li,etal.Biomechanical evaluation of anterior cervical spine stabilization with step–cut grafting and absorbable screw fixation. SICOT Shanghai Congress 2007

42. Jie Zhao, Xiao–Feng Lian , Tie–Sheng Hou,etal.Two–staged surgical treatment with anterior and posterior approach for severe cervical spondylotic myelopathy. SICOT Shanghai Congress 2007

43. Jun–Jie Du, Zhuo–Jing Luo.use of Titanium mesh imparcted with local versus iliac autogenous bone grafting in anterior cervical reconstruction. SICOT Shanghai Congress 2007.

44. Kim PS. Nucleoplasty. Techniques in Regional Anesthesia and Pain Management. 2004, 8:46–52

45. Klineberg E.Cervical spondylotic myelopathy: a review of the evidence. Orthop Clin North Am. 2010 Apr; 41（2）: 193–202.

46. Koyama T.My Microsugical strategy for intramedullary Tumor. Spine & Spinal Cord, 2003, 16:657–666

47. Lei Xia, Yi–Sheng Wang, Li–Min Wang.A comparative study on maintenance of disc height by different anterior cervical fusion methods. SICOT Shanghai Congress 2007.

48. Liu Y, Yu KY, Hu JH.Hybrid decompression technique and two–level corpectomy are effective treatments for three–level cervical spondylotic myelopathy.J Zhejiang Univ Sci B. 2009 Sep; 10（9）: 696–701

49. Mummaneni PV, Kaiser MG, Matz PG,.Cervical surgical techniques for the treatment of cervical spondylotic myelopathy.Joint Section on Disorders of the Spine and Peripheral Nerves of the American Association of Neurological Surgeons and Congress of Neurological Surgeons.J Neurosurg Spine. 2009 Aug;11（2）:130–41.

50. Nardi PV, Cabezas D, Cesaroni A. Percutaneous cervical nucleoplasty using coblation technology. Clinical results in fifty consecutive cases. Acta Neurochir（Suppl）, 2005, 92:73–78

51. Powell MF, DiNobile D, Reddy AS.C–arm fluoroscopic cone beam CT for guidance of minimally invasive spine interventions.Pain Physician. 2010 Jan;13（1）:51–9.

52. Qiang Shen. Anterior cervical discectomy and SYN cage–assisted fusion for cervical radiculopathy and myelopathy. SICOT Shanghai Congress 2007

53. Scheer JK, Tang J, Eguizabal J.Optimal reconstruction technique after C–2 corpectomy and spondylectomy: a biomechanical analysis.J Neurosurg Spine. 2010 May; 12（5）:517–24.

54. Singh V. Scientific basis for nucleoplasty. Techniques in Regional Anesthesia and Pain Management. 2005, 9:13–24

55. Song KJ, Taghavi CE, Lee KB, Song JH, Eun JP.The efficacy of plate construct augmentation versus cage alone in anterior cervical fusion.Spine（Phila Pa 1976）. 2009 Dec 15;34（26）:2886–92.

56. Tani S, Nagashima H, Isoshima A.A unique device, the disc space–fitted distraction device, for anterior cervical discectomy and fusion: early clinical and radiological evaluation.J Neurosurg Spine. 2010 Apr;12（4）:342–6.

57. Tie–Sheng Hou, Jie Zhao, Jing–Feng Li .Clinical Outcomes of Surgical Treatment for Cervical Spondylotic Myelopathy. SICOT Shanghai Congress 2007.

58. Tie–Sheng Hou, Ming Li, Jie Zhao.Anterior decompression and fusion

with the secuplate for cervical spondylotic myelopathy. SICOT Shanghai Congress 2007.

59. Tsai YD, Liliang PC, Chen HJ.Anterior spinal artery syndrome following vertebroplasty: a case report.Spine（Phila Pa 1976）. 2010 Feb 15;35（4）:E134-6.

60. Wang W, Gao CJ, Ren LX. ［The strategy of posterior decompression and re-establishing the insertion of extensor for ossification of posterior longitudinal ligament involved in C（2）］Zhonghua Wai Ke Za Zhi. 2008 Sep 15;46（18）:1419-23.

61. Wang XW, Gu T, Yuan W. ［Treatment and mechanism of cervical spondylosis with sympathetic symptoms］Zhonghua Wai Ke Za Zhi. 2008 Sep 15;46（18）:1424-7.

62. Wei Ma, Xue-Yuan Wu.The outcome comparison between cervical spine stability reconstruction and vertebral artery adventitia decollement decompression in treating vertebral artery- type cervical spondylosis. SICOT Shanghai Congress 2007.

63. Wei Zhou, Jun Tan, Li-Jun Li.Lateral mass screw fixation of the subaxial cervical spine with minimal invasive technique. SICOT Shanghai Congress 2007

64. Wei-Hu Ma, Rong-Ming Xu, Shao-Hua Sun.One-stage operation of the combination of anterior and posterior approach to treat lower cervical disease. SICOT Shanghai Congress 2007.

65. Wen Yuan.Related problems on cervical spine surgery. SICOT Shanghai Congress 2007

66. Yang F, Tan MS, Yi P. ［Alternatives of anterior and posterior approaches for cervical spondylotic myelopathy］Zhongguo Gu Shang. 2009 Aug;22（8）:612-4.

67. Yang HS, Chen DY, Lu XH.Choice of surgical approach for ossification of the posterior longitudinal ligament in combination with cervical disc hernia.Eur Spine J. 2010 Mar;19（3）:494-501.

68. Yu-Hua Hu, Chang-Feng Wang, Jia-Shun Li.A neurologic evaluation and curative effect facts of cervical spondylotic myelopathy anterior decompression and fusion. SICOT Shanghai Congress 2007.

69. Zhang GL, Ge BF. ［Operative treatment of metastatic tumors of spine］Zhongguo Gu Shang. 2010 Jan;23（1）:73-5.

70. Zhuo-Jing Luo, Bing Lu, Ming-Quan Li,etal.Biomechanics of anterior decompression, bone grafting and instrumentation. SICOT Shanghai Congress 2007.

# 索 引
# Index

索引

7

11

索引

## 其 他